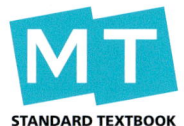

標準臨床検査学

シリーズ監修
矢冨　裕
東京大学大学院教授・臨床病態検査医学

横田浩充
慶應義塾大学病院・臨床検査技術室室長

臨床医学総論

臨床医学総論　放射性同位元素検査技術学
医用工学概論　情報科学・医療情報学　公衆衛生学

編集

小山高敏
東京医科歯科大学医学部臨床教授・血液内科

戸塚　実
東京医科歯科大学大学院教授・先端分析検査学

執筆（執筆順）

小山高敏
東京医科歯科大学医学部臨床教授・血液内科

川良徳弘
文京学院大学大学院教授・保健医療科学研究科

三宅修司
みやけ医院・院長

小野敏嗣
千葉西総合病院部長・消化器内科

池田　均
東京大学大学院准教授・臨床病態検査医学

山本夏代
同愛記念病院医長・消化器内科

古谷信彦
文京学院大学大学院教授・保健医療科学研究科

荒木　修
群馬大学大学院講師・臨床検査医学

常川勝彦
群馬大学大学院講師・臨床検査医学

野間喜彦
川島会川島病院・糖尿病科部長

松岡　陽
東京医科歯科大学大学院・腎泌尿器外科学

木原和徳
東京医科歯科大学大学院教授・腎泌尿器外科学

田島麻記子
東京医科歯科大学大学院・周産・女性診療科

高　昌星
佐久穂町立千曲病院・内科

赤星　透
北里大学名誉教授

木村孝穂
群馬大学大学院准教授・臨床検査医学

村上正巳
群馬大学大学院教授・臨床検査医学

田中明子
東京医科歯科大学医学部附属病院・眼科

岩崎朱見
人形町耳鼻咽喉科めまいクリニック・院長

藤谷　登
千葉科学大学大学院教授・危機管理学研究科

長　雄一郎
東京医科歯科大学大学院教授・形態・生体情報解析学

宮﨑安洋
JAとりで総合医療センター皮膚科科長

佐藤隆宣
東京医科歯科大学大学院・腫瘍外科学

伊達広行
北海道大学大学院教授・医用生体理工学分野

戸塚　実
東京医科歯科大学大学院教授・先端分析検査学

井上優介
北里大学医学部教授・放射線診断科

本間　達
東京医科歯科大学大学院・生体機能支援システム学

細萱茂実
東京工科大学教授・医療保健学部

片岡浩巳
川崎医療福祉大学教授・医療技術学部

萩原三千男
東京医科歯科大学医学部附属病院
臨床検査技師長・検査部

仲座政宏
北里大学医療衛生学部専任講師・健康科学科

本田孝行
信州大学教授・病態解析診断学

森田久美子
東京医科歯科大学大学院
准教授・健康教育学

田中　茂
十文字学園女子大学大学院教授・人間生活学研究科

宮内博幸
産業医科大学教授・産業保健学部

医学書院

標準臨床検査学
臨床医学総論

| 臨床医学総論　放射性同位元素検査技術学
| 医用工学概論　情報科学・医療情報学　公衆衛生学

発　　　行　2013年 3月15日　第1版第1刷Ⓒ
　　　　　　2022年11月15日　第1版第7刷
シリーズ監修　矢冨　　裕・横田浩充
編　　　集　小山高敏・戸塚　　実
発　行　者　株式会社　医学書院
　　　　　　代表取締役　金原　　俊
　　　　　　〒113-8719　東京都文京区本郷 1-28-23
　　　　　　電話 03-3817-5600（社内案内）
印刷・製本　三美印刷

本書の複製権・翻訳権・上映権・譲渡権・貸与権・公衆送信権（送信可能化権を含む）は株式会社医学書院が保有します．

ISBN978-4-260-01703-9

本書を無断で複製する行為（複写，スキャン，デジタルデータ化など）は，「私的使用のための複製」など著作権法上の限られた例外を除き禁じられています．大学，病院，診療所，企業などにおいて，業務上使用する目的（診療，研究活動を含む）で上記の行為を行うことは，その使用範囲が内部的であっても，私的使用には該当せず，違法です．また私的使用に該当する場合であっても，代行業者等の第三者に依頼して上記の行為を行うことは違法となります．

JCOPY〈出版者著作権管理機構　委託出版物〉
本書の無断複製は著作権法上での例外を除き禁じられています．複製される場合は，そのつど事前に，出版者著作権管理機構（電話 03-5244-5088，FAX 03-5244-5089，info@jcopy.or.jp）の許諾を得てください．

刊行のことば

　「標準臨床検査学」シリーズは，「臨床検査技師講座」(1972年発刊)，「新臨床検査技師講座」(1983年発刊)，さらには「臨床検査技術学」(1997年発刊)という医学書院の臨床検査技師のための教科書の歴史を踏まえ，新しい時代に即した形で刷新したものである．

　臨床検査は患者の診断，治療効果の判定になくてはならないものであり，医療の根幹をなす．この臨床検査は20世紀の後半以降，医学研究，生命科学研究の爆発的進歩と歩調を合わせる形で，大きく進歩した．そして臨床検査の項目・件数が大きく増加し，内容も高度かつ専門的になるにつれ，病院には，臨床検査の専門部署である検査部門が誕生し，臨床検査技師が誕生した．臨床検査の中央化と真の専門家による実践というこの体制が，わが国の医療の発展に大きく貢献したこと，そして，今後も同じであることは明らかである．

　このような発展めざましい臨床検査の担い手となることを目指す方々のための教科書となることを目指し，新たなシリーズを企画した．発刊にあたっては，(1)臨床検査の実践において必要な概念，理論，技術を俯瞰できる，(2)今後の臨床検査技師に必要とされる知識，検査技術の基礎となる医学知識などを過不足なく盛り込む，(3)最新の国家試験出題基準の内容をすべて網羅することを念頭に置いた．しかしながら国家試験合格のみを最終目的とはせず，実際の臨床現場において医療チームの重要な一員として活躍できるような臨床検査技師，研究マインドが持てるような臨床検査技師になっていただけることを願って，より体系だった深い内容となることも目指している．また，若い方々が興味を持って学習を継続できるように，レイアウトや記載方法も工夫した．

　本書で学んだ臨床検査技師が，臨床検査の現場で活躍されることを願うものである．

2012年春

矢冨　裕
横田浩充

序

　臨床検査の専門家としての臨床検査技師制度がスタートして55年ほどが経過した(当時は衛生検査技師)．時代の変遷により臨床検査技師の教育制度も大きく変わってきた．すなわち，臨床検査技師に求められる役割が変わってきていることを意味している．臨床検査技師制度発足当時の臨床検査技師に求められたのは，臨床現場における確かな技術とそれに裏打ちされた精度の高い検査データの提供である．ピペッティング精度が検査データの精度に直結した時代であり，場合によっては臨床検査技師の技術の高い低いによって臨床医の診断・治療を左右するような時代であったかもしれない．しかし，近年の自動化の進展は目覚ましく，特に検体検査領域ではどの施設においても，ある程度以上の精度が保証された検査データを短時間に多数提供することができる．実際は高い精度の維持には，今もって専門家の高い知識と技術を必要とするが，はたから見ると機械が何でも自動的にやっていると思われても仕方ないほどの高度な自動化である．いくら時代が変わっても，精度の高い検査データの提供が臨床検査技師にとって本質的で重要な基盤であることに変わりはないが，このような環境変化によって臨床検査技師に求められる役割が変化していくことは当然の流れである．その1つとして，近年は臨床検査技師に病態解析能力の必要性が強く求められている．臨床検査の専門家としての立場から病態を解析し，その情報を臨床医の診断・治療に利用してもらうことが必要な機会は間違いなく増加している．

　そのような観点から，本書は『臨床医学総論』としてまとめさせていただいた．いうまでもなく，臨床検査技師の病態解析は検査の原理や特性に関する専門家としての立場から行われるべきである．しかし，臨床医とのコミュニケーションにおける"共通語"といってもよい疾患に関する知識が不十分であっては成り立たない．本書の「臨床医学総論」では各専門の先生方に広い範囲にわたる疾患について，その基礎や特徴について解説いただき，病態解析に欠かせない多彩な知識の習得に役立つように配慮した．また，合わせて「放射線同位元素検査技術学」「医用工学」「情報科学・医療情報学」「公衆衛生学」の分野についても各専門の先生方に執筆いただいた．病態解析にはさまざまな知識を総合的に利用することが必要である．臨床検査の学問体系としてこれらの分野は必ずしも大きな分野ではないが，臨床検査技師の病態解析に糸口を与える知識になることは少なくないと考える．

　本書の構成は臨床検査技師国家試験の出題基準に則ったうえで，臨床検査技師を志す学生にとって学習しやすいように配慮されており，教科書として最適であると信じる．また，すでに臨床検査技師として勤務している方々にとっても，病態解析に欠かせない必携の一冊としてご利用いただければ幸いである．

2013年2月

小山高敏
戸塚　実

目次

I 臨床医学総論

第1章 総論 ……小山高敏 2

- **A 病気の原因** …… 2
  - 1 遺伝 …… 2
  - 2 腫瘍，癌 …… 3
  - 3 感染 …… 4
  - 4 老化 …… 4
  - 5 心因 …… 5
- **B 病気の症状** …… 5
- **C 患者心理** …… 5
  - 1 不安，恐怖 …… 6
  - 2 逃避，否認，怒り …… 6
  - 3 あきらめ，落胆，抑うつ …… 6
  - 4 受容 …… 6
  - 5 インフォームド・コンセント …… 6
- **D 疾患の経過と転帰** …… 7
- **E 救急医療** …… 7
  - 1 一次救命処置 …… 7
  - 2 二次救命処置 …… 8

第2章 循環器疾患 ……川良徳弘 9

- **A 心不全** …… 9
- **B 不整脈** …… 11
  - 1 徐脈性不整脈 …… 11
  - 2 期外収縮 …… 12
  - 3 上室頻拍・WPW症候群 …… 12
  - 4 心房細動・心房粗動 …… 12
  - 5 心室頻拍 …… 13
  - 6 心室細動・多形性心室頻拍，QT延長症候群，ブルガダ症候群 …… 13
- **C 先天性心疾患** …… 14
  - 1 心室中隔欠損症 …… 14
  - 2 心房中隔欠損症 …… 14
  - 3 ファロー四徴症 …… 15
  - 4 動脈管開存症 …… 15
- **D 弁膜疾患** …… 15
  - 1 僧帽弁狭窄症 …… 15
  - 2 僧帽弁閉鎖不全症 …… 16
  - 3 大動脈弁狭窄症 …… 16
  - 4 大動脈弁閉鎖不全症 …… 17
  - 5 三尖弁疾患 …… 17
  - 6 肺動脈弁疾患 …… 17
  - 7 感染性心内膜炎 …… 17
- **E 虚血性心疾患** …… 18
  - 1 安定狭心症（労作性狭心症） …… 18
  - 2 冠攣縮性狭心症 …… 19
  - 3 不安定狭心症 …… 19
  - 4 急性冠症候群 …… 19
  - 5 急性心筋梗塞 …… 20
- **F 心膜疾患** …… 20
  - 1 急性心膜炎 …… 20
  - 2 心タンポナーデ …… 21
  - 3 収縮性心膜炎 …… 21
- **G 心筋疾患** …… 21
  - 1 肥大型心筋症 …… 21
  - 2 拡張型心筋症 …… 22
  - 3 拘束型心筋症 …… 22
  - 4 心筋炎 …… 22
- **H 血圧異常** …… 23
  - 1 本態性高血圧症 …… 23
  - 2 二次性高血圧症 …… 23
  - 3 低血圧症 …… 23
- **I 脈管疾患** …… 24
  - 1 閉塞性動脈硬化症 …… 24
  - 2 レイノー現象 …… 24
  - 3 大動脈瘤 …… 24
  - 4 大動脈解離 …… 24
  - 5 静脈疾患 …… 25

6 リンパ管疾患 …………………………… 25
　　　7 血管炎 …………………………………… 25

第3章 呼吸器疾患　　　　　三宅修司　27

A 感染性肺疾患 ………………………………… 28
　　1 細菌性肺炎 ………………………………… 29
　　2 肺結核症 …………………………………… 30
　　3 非結核性抗酸菌症 ………………………… 30
　　4 ウイルス性肺炎 …………………………… 31
　　5 肺真菌症 …………………………………… 31
　　6 マイコプラズマ肺炎 ……………………… 31
　　7 クラミジア（クラミドフィラ）肺炎 …… 32
B アレルギー性肺疾患 ………………………… 32
　　1 気管支喘息 ………………………………… 32
C 閉塞性肺疾患 ………………………………… 33
　　1 慢性閉塞性肺疾患 ………………………… 33
　　2 細気管支炎 ………………………………… 35
D 拘束性肺疾患 ………………………………… 36
E 肺循環障害 …………………………………… 38
　　1 肺血栓塞栓症 ……………………………… 38
　　2 原発性肺高血圧症 ………………………… 39
F 胸膜疾患 ……………………………………… 40
　　1 胸膜炎 ……………………………………… 40
　　2 気胸 ………………………………………… 41
G 悪性腫瘍 ……………………………………… 41
　　1 肺癌 ………………………………………… 41
H その他 ………………………………………… 44
　　1 過換気症候群 ……………………………… 44
　　2 サルコイドーシス ………………………… 44

第4章 消化管疾患　　　　　小野敏嗣　46

A 炎症性疾患 …………………………………… 46
　　1 食道炎 ……………………………………… 46
　　2 胃炎 ………………………………………… 47
　　3 感染性腸炎 ………………………………… 47
　　4 潰瘍性大腸炎 ……………………………… 48
　　5 Crohn病 …………………………………… 49
　　6 腸結核 ……………………………………… 49
B 消化性潰瘍 …………………………………… 49
　　1 胃潰瘍・十二指腸潰瘍 …………………… 49
　　2 ゾリンジャー・エリソン症候群 ………… 50
　　3 腸閉塞 ……………………………………… 50
C 過敏性腸症候群 ……………………………… 51
D 悪性腫瘍 ……………………………………… 51
　　1 食道癌 ……………………………………… 51
　　2 胃癌 ………………………………………… 52
　　3 大腸癌 ……………………………………… 52
　　4 大腸ポリープ ……………………………… 52

第5章 肝・胆・膵疾患 ……………………… 54

A 肝疾患 ……………………………… 池田　均　54
　　1 急性肝炎 …………………………………… 54
　　2 劇症肝炎 …………………………………… 55
　　3 慢性肝炎 …………………………………… 56
　　4 肝硬変 ……………………………………… 57
　　5 肝癌 ………………………………………… 59
　　6 自己免疫性肝炎と原発性胆汁性胆管炎 … 60
　　7 脂肪肝 ……………………………………… 61
B 胆道疾患 …………………………… 山本夏代　61
　　1 胆管炎・胆嚢炎 …………………………… 61
　　2 胆石症 ……………………………………… 63
　　3 胆管癌・胆嚢癌 …………………………… 64
C 膵疾患 ……………………………… 山本夏代　65
　　1 急性膵炎 …………………………………… 65
　　2 慢性膵炎 …………………………………… 66
　　3 自己免疫性膵炎 …………………………… 67
　　4 膵癌 ………………………………………… 67
　　5 膵神経内分泌腫瘍
　　　（インスリノーマ・ガストリノーマ）… 69

第6章 感染症　　　　　　　古谷信彦　70

A 細菌感染症 …………………………………… 70
　　1 腸チフス，パラチフス …………………… 70
　　2 細菌性赤痢 ………………………………… 71
　　3 腸管出血性大腸菌感染症 ………………… 71
　　4 ヘリコバクター・ピロリ感染症 ………… 72
　　5 コレラ ……………………………………… 72
　　6 結核症 ……………………………………… 73
　　7 レジオネラ症 ……………………………… 74
　　8 淋疾 ………………………………………… 74
　　9 ブドウ球菌感染症 ………………………… 74
　　10 連鎖球菌感染症 …………………………… 75

		11 多剤耐性菌感染症 …………………… 76
		12 嫌気性菌感染症 ……………………… 77
		13 敗血症 ………………………………… 78
	B	ウイルス感染症 ………………………………… 79
		1 麻疹 …………………………………… 79
		2 風疹 …………………………………… 80
		3 手足口病 ……………………………… 80
		4 流行性耳下腺炎（ムンプス）………… 80
		5 流行性角結膜炎 ……………………… 80
		6 ヘルペスウイルス感染症 …………… 81
		7 インフルエンザ ……………………… 82
		8 エイズ ………………………………… 83
		9 ウイルス肝炎 ………………………… 84
		10 ノロウイルス感染症 ………………… 86
	C	リケッチア感染症 ……………………………… 87
		1 ツツガムシ病 ………………………… 87
	D	クラミジア感染症 ……………………………… 87
		1 オウム病 ……………………………… 87
		2 クラミジア肺炎 ……………………… 87
		3 性器クラミジア感染症 ……………… 88
		4 トラコーマ …………………………… 88
	E	スピロヘータ感染症 …………………………… 88
		1 梅毒 …………………………………… 88
		2 ワイル病 ……………………………… 89
	F	真菌感染症 ……………………………………… 90
		1 放線菌症 ……………………………… 90
		2 カンジダ症 …………………………… 90
		3 クリプトコッカス症 ………………… 91
		4 アスペルギルス症 …………………… 91
		5 ニューモシスチス肺炎 ……………… 91
	G	原虫感染症 ……………………………………… 92
		1 アメーバ赤痢 ………………………… 92
		2 マラリア ……………………………… 92
		3 トキソプラズマ症 …………………… 93
		4 クリプトスポリジウム症 …………… 93
	H	輸入感染症 ……………………………………… 93
		1 デング熱・デング出血熱 …………… 93
		2 ウイルス性出血熱 …………………… 94

第7章 血液・造血器疾患 …… 小山高敏 95

| | A | 貧血 ……………………………………………… 95 |

		1 鉄欠乏性貧血 ………………………… 95
		2 巨赤芽球性貧血 ……………………… 96
		3 再生不良性貧血 ……………………… 97
		4 溶血性貧血 …………………………… 97
		5 骨髄異形成症候群 …………………… 98
	B	白血病 …………………………………………… 98
		1 骨髄性白血病 ………………………… 98
		2 リンパ性白血病 ……………………… 100
		3 成人T細胞性白血病 ………………… 101
	C	慢性骨髄増殖性疾患 …………………………… 102
		1 真性赤血球増加症（真性多血症）…… 102
		2 原発性骨髄線維症 …………………… 102
	D	悪性リンパ腫 …………………………………… 103
	E	M蛋白血症 ……………………………………… 103
		1 多発性骨髄腫 ………………………… 103
		2 原発性マクログロブリン血症 ……… 105
	F	血小板減少症 …………………………………… 105
		1 特発性血小板減少性紫斑病 ………… 105
		2 血栓性血小板減少性紫斑病 ………… 106
	G	先天性出血性疾患 ……………………………… 106
		1 血友病A ……………………………… 106
		2 血友病B ……………………………… 107
		3 フォン　ヴィレブランド病 ………… 107
	H	後天性出血性疾患 ……………………………… 108
		1 播種性(汎発性)血管内凝固(症候群)… 108
		2 ビタミンK欠乏症 …………………… 108
		3 血管性(アレルギー性)紫斑病 ……… 109

第8章 内分泌疾患 …………………… 110

	A	下垂体疾患 …………………………荒木　修 111
	B	甲状腺疾患 ……………………………………… 114
	C	副甲状腺疾患 ………………………常川勝彦 116
	D	副腎疾患 ………………………………………… 117

第9章 腎・尿路・男性生殖器疾患 …… 124

	A	糸球体腎炎 …………………………野間喜彦 125
		1 急性糸球体腎炎 ……………………… 126
		2 急速進行性糸球体腎炎 ……………… 126
		3 再発性持続性血尿 …………………… 127
		4 慢性糸球体腎炎症候群
		（慢性糸球体腎炎）………………… 127

B	ネフローゼ症候群	128
C	腎不全	129
D	慢性腎臓病	131
E	尿路結石　　　松岡　陽・木原和徳	132
F	尿路感染症	133
	1 腎盂腎炎	133
	2 膀胱炎	134
	3 尿道炎	134
G	前立腺肥大症	134
H	泌尿器腫瘍	134
	1 腎腫瘍	134
	2 膀胱腫瘍	135
	3 前立腺癌	135
	4 精巣腫瘍	135

第10章 女性生殖器疾患　田島麻記子　137

A	子宮疾患	137
	1 子宮内膜炎	137
	2 子宮筋腫・子宮腺筋症	138
	3 子宮内膜症	139
	4 子宮頸癌	139
	5 子宮体癌	140
	6 卵巣腫瘍	140

第11章 神経・運動器疾患　高　昌星　142

A	脳血管障害	142
	1 ラクナ梗塞	142
	2 一過性脳虚血発作	143
	3 くも膜下出血	143
	4 もやもや病（Wills動脈輪閉塞症）	143
B	感染症	143
	1 ウイルス性髄膜炎	143
	2 ウイルス性脳炎	144
	3 単純ヘルペス脳炎	144
	4 日本脳炎	144
	5 インフルエンザ脳症	145
	6 進行性多巣性白質脳症	145
	7 プリオン病	145
	8 孤発性 Creutzfeldt-Jakob 病	145
	9 医原性 Creutzfeldt-Jakob 病	146
	10 変異型 Creutzfeldt-Jakob 病	146
	11 細菌性髄膜炎	146
	12 脳膿瘍	146
	13 神経梅毒	146
	14 クリプトコッカス髄膜炎	146
	15 脳アスペルギルス症	147
C	てんかん	147
D	腫瘍	148
E	変性・脱髄疾患	148
	1 変性疾患	148
	2 脱髄疾患	152
F	筋疾患	153
	1 筋ジストロフィ	153

第12章 アレルギー疾患・膠原病・免疫病　赤星　透　156

A	アレルギー性疾患	156
	1 アレルギー反応	156
	2 アレルギーの検査法	158
	3 アレルギー性疾患の臨床	159
B	膠原病および類縁疾患	160
	1 膠原病の概念	160
	2 膠原病の検査法	161
	3 膠原病と類縁疾患の臨床	161
C	免疫不全症	164
	1 免疫不全症の分類	164
	2 先天性免疫不全症の臨床	164

第13章 代謝・栄養障害　木村孝穂・村上正巳　166

A	先天性代謝異常	167
	1 ポルフィリン症	167
	2 フェニルケトン尿症	168
	3 ゴーシェ病	168
	4 ニーマン・ピック病	168
	5 ウィルソン病	169
B	糖代謝異常	169
	1 糖尿病	169
	2 糖原病	172
C	脂質代謝異常	173
	1 脂質異常症	173

D	蛋白代謝異常 175	3	カドミウム 190
	1 アミロイドーシス 175	4	ヒ素 191
E	尿路代謝異常 175	E	有機溶剤 191
	1 痛風 175	F	青酸（シアン） 191
F	ビタミン代謝異常 176	G	ガス 191
G	鉄代謝異常 176		1 一酸化炭素 191
	1 ヘモクロマトーシス 176		2 硫化水素 191
H	生活習慣病・肥満 176	H	農薬 191
	1 肥満 176		1 有機リン系 192
	2 メタボリック症候群 178		2 パラコート 192
		I	医薬品 192
			1 鎮痛剤 192

第14章 感覚器疾患 179

A	眼疾患 田中明子 179		2 睡眠剤 192
	1 屈折異常 179		3 抗精神病薬 192
	2 結膜炎 180		4 環系抗うつ薬 192
	3 白内障 180		5 覚醒剤 192
	4 緑内障 181		6 アルコール 193
B	耳疾患 岩崎朱見 182		7 麻薬 193
	1 外耳炎・外耳道湿疹 182		
	2 中耳炎 182		
	3 メニエール病 184		

第16章 染色体・遺伝子異常症

長 雄一郎 194

C	鼻疾患 岩崎朱見 185	A	常染色体異常 195
	1 アレルギー性鼻炎 185		1 ダウン症候群 195
	2 副鼻腔炎 186	B	性染色体異常 195
			1 ターナー症候群 195

第15章 中毒 藤谷 登 188

			2 クラインフェルター症候群 196
A	概論 188	C	遺伝子異常 196
	1 検出法 189		
	2 治療 189		

第17章 皮膚および胸壁の疾患 198

B	自然毒 189	A	皮膚疾患 宮崎安洋 198
	1 動物毒 189		1 はじめに 198
	2 植物毒 189		2 アトピー性皮膚炎 199
C	家庭用品 190		3 白癬 200
	1 タバコ 190	B	乳腺疾患 佐藤隆宣 201
D	重金属 190		1 良性疾患 201
	1 水銀 190		2 乳がん 202
	2 鉛 190		

II 放射性同位元素検査技術学

第1章 放射性同位元素の物理と計測装置 ……伊達広行 208

- A 原子と原子核 …… 208
  1. 構造と状態 …… 208
  2. 放射性同位元素 …… 209
- B 放射性崩壊（壊変）…… 209
  1. 質量欠損と結合エネルギー …… 209
  2. α 崩壊・β 崩壊，電子捕獲，γ 線放出 …… 210
  3. 放射能と半減期 …… 211
  4. 放射平衡 …… 212
- C 放射線の物質の相互作用 …… 213
  1. 衝突（反応）断面図 …… 213
  2. 光子線と物質との相互作用 …… 214
- D 放射線の計測装置と臨床機器 …… 215
  1. 放射線の検出原理と方法 …… 215
  2. ガス入り検出器 …… 215
  3. 半導体検出器 …… 216
  4. シンチレーション検出器 …… 217
  5. シンチグラフィ …… 218
  6. PET …… 219

第2章 放射性同位元素を用いた試料計測検査 ……戸塚 実 220

- A 検査法の概要 …… 221
- B 放射性物質を投与する方法（*in vivo* 法）…… 221
  1. 赤血球寿命検査 …… 221
  2. 血小板寿命検査 …… 222
  3. 血液量検査 …… 223
  4. 鉄代謝検査 …… 224
  5. その他の検査 …… 225
- C 放射性物質を投与しない方法（*in vitro* 法）…… 225
  1. ラジオイムノアッセイ …… 225
  2. 免疫放射定量法 …… 228
  3. ラジオレセプターアッセイ …… 228

第3章 放射性同位元素を用いた画像検査 ……井上優介 229

- A 検査法の概要 …… 229
- B 放射性同位元素の壊変 …… 229
- C 放射性医薬品 …… 230
- D 放射線測定と画像化 …… 230
  1. シンチグラフィ …… 230
  2. SPECT …… 230
  3. PET …… 230
- E 主な核医学画像検査 …… 231
  1. 骨シンチグラフィ …… 231
  2. 脳血流シンチグラフィ …… 231
  3. 肺血流・換気シンチグラフィ …… 232
  4. 心筋シンチグラフィ …… 232
  5. 心交感神経シンチグラフィ …… 232
  6. 心筋脂肪酸代謝シンチグラフィ …… 233
  7. 甲状腺シンチグラフィ …… 233
  8. 副腎皮質シンチグラフィ …… 233
  9. 副腎髄質シンチグラフィ …… 233
  10. 唾液腺シンチグラフィ …… 233
  11. メッケル憩室シンチグラフィ …… 233
  12. 消化管出血シンチグラフィ …… 234
  13. 肝シンチグラフィ …… 234
  14. 肝受容体シンチグラフィ …… 234
  15. 肝胆道シンチグラフィ …… 234
  16. 腎動態シンチグラフィ …… 234
  17. 腎静態シンチグラフィ …… 234
  18. センチネルリンパ節シンチグラフィ …… 235
  19. ガリウムシンチグラフィ …… 235
  20. FDG PET …… 235
- F まとめ …… 235

III 医用工学概論

第1章 医用エレクトロニクスの基礎 ……… 本間 達 238

A 臨床検査と生物物性 ……… 238
1. 生体物性と生体計測 ……… 238
2. 生体物性の基礎 ……… 239

B 電気・電子工学の基礎 ……… 240
1. 電気回路の基礎 ……… 240
2. 直流回路の性質 ……… 244
3. 交流回路の性質 ……… 245
4. 半導体の性質と用途 ……… 247

第2章 医用機器・設備 ……… 本間 達 251

A 医用電子回路 ……… 251
1. アナログ回路 ……… 251
2. ディジタル回路 ……… 257
3. 変調と復調 ……… 262

B 電気的安全対策 ……… 263
1. 電撃に対する人体反応 ……… 263
2. 電撃の周波数特性 ……… 264
3. 医用電気機器の安全基準 ……… 264
4. 病院電気設備の安全基準 ……… 266
5. 電磁波障害とその対策 ……… 269

第3章 生体情報収集技術 ……… 本間 達 272

A 生体情報の収集 ……… 272
1. センサ・トランスデューサーの原理と構造 ……… 272
2. 増幅器とのマッチング ……… 277
3. 記録器・表示器の原理と特性 ……… 278

IV 情報科学・医療情報学

第1章 情報科学の基礎とコンピュータ ……… 細萱茂実 282

A 情報科学の基礎 ……… 282
1. 情報理論の基礎 ……… 283
2. コンピュータにおける情報の扱い ……… 284
3. 論理演算 ……… 287
4. セキュリティ管理とデータ通信の信頼性 ……… 288
5. コンピュータによる情報処理形態 ……… 289
6. 医療情報システムにおける情報の交換・伝達・蓄積・利用 ……… 289

B ハードウエア ……… 289
1. コンピュータの発達 ……… 290
2. コンピュータの基本構成と中央処理装置 ……… 290
3. 記憶装置 ……… 291
4. 入力装置/出力装置 ……… 292
5. データ通信 ……… 292

C ソフトウエア ……… 294
1. オペレーティングシステム(OS) ……… 294
2. プログラミング言語 ……… 295
3. 代表的な高水準言語 ……… 295
4. アプリケーションソフトウエア ……… 295
5. データベース ……… 296

第2章 コンピュータネットワークと情報処理システム ……… 片岡浩巳 297

A コンピュータネットワーク ……… 297
1. 通信と伝達 ……… 298
2. ネットワークの概念 ……… 303
3. ネットワークの構成 ……… 304

B セキュリティ ……… 307
1. 認証 ……… 307
2. 暗号化 ……… 307

C 情報処理システム ……… 308
1. システム構築の概念 ……… 308
2. システム形態 ……… 309

第3章 医療情報システム ……… 萩原三千男 312

A 医療情報システム ……… 312
1. オーダエントリシステム ……… 312

xiv 目次

2 電子カルテシステム ……………………… 313
3 遠隔診断支援システム …………………… 314
4 医用画像情報システム …………………… 315
5 個人・資格認証システム ………………… 316
B 医療情報の保護とプライバシー …………… 317
1 情報の保護に関する知識 ………………… 317
2 プライバシーに関する理解 ……………… 317
3 情報セキュリティシステム ……………… 318
C 医療情報システムの運用 …………………… 319
1 データの入出力 …………………………… 319
2 データの保護と圧縮 ……………………… 320

第4章 臨床検査情報システム
………………………………… 細萱茂実 323

A 臨床検査部門の役割 ………………………… 323
1 臨床検査部門の役割と構成 ……………… 323
2 臨床検査におけるクリニカル
インディケータ …………………………… 324
B 臨床検査情報システム ……………………… 324
1 医療情報システムと臨床検査情報システム
…………………………………………………… 324
2 検体検査システム ………………………… 325
3 他の検査部門システム …………………… 328
4 診療支援機能 ……………………………… 330

V 公衆衛生学

第1章 総論 ………………………… 仲座政宏 332

A 公衆衛生学の定義 …………………………… 332
B 公衆衛生の目標 ……………………………… 333
C 健康の概念と予防医学の概念 ……………… 333
D 予防医学の概念 ……………………………… 333
1 第一次予防 ………………………………… 333
2 第二次予防 ………………………………… 334
3 第三次予防 ………………………………… 334
E 健康保持・増進の概念 ……………………… 335
1 プライマリヘルスケア …………………… 335
2 ヘルスプロモーション …………………… 335
3 健康増進の歴史的変遷 …………………… 335

第2章 人口統計と健康水準 … 仲座政宏 337

A 人口静態統計 ………………………………… 338
B 人口動態統計 ………………………………… 340
1 出生に関連する指標 ……………………… 340
2 死亡に関連する指標 ……………………… 342
3 婚姻と離婚 ………………………………… 342
4 生命表と平均余命・平均寿命および
健康寿命 …………………………………… 343
C 疾病・傷害統計 ……………………………… 344
1 国民生活基礎調査 ………………………… 344
2 患者調査 …………………………………… 344

第3章 疫学 ………………………… 仲座政宏 347

A 疫学の考え方 ………………………………… 347
1 疫学の定義と対象 ………………………… 347
2 疫学的因果関係 …………………………… 348
3 疫学で用いられる指標 …………………… 349
B 疫学の調査方法 ……………………………… 350
1 記述疫学 …………………………………… 350
2 分析疫学 …………………………………… 351
3 介入研究 …………………………………… 351
4 リスク評価の指標 ………………………… 352
5 バイアス,エラーおよび交絡因子 ……… 354
6 スクリーニング(集団検診) …………… 355

第4章 感染症予防 ………………… 本田孝行 358

A 感染症の成立要因 …………………………… 358
1 感染源 ……………………………………… 358
2 感染経路 …………………………………… 359
3 宿主の感受性(宿主因子) ……………… 360
B 感染症法 ……………………………………… 360
1 感染症の予防および感染症の患者に対する
医療に関する法律(感染症法) ………… 360
C 感染症流行予測事業・発生動向
調査事業 ……………………………………… 363
1 感染症流行予測調査事業 ………………… 363

		2 感染症発生動向調査（サーベイランス）…… 363
D	医療関連感染対策	…………………………… 363
	1	感染防止対策加算（保険診療において）…… 363
	2	医療関連感染対策の実際 ……………… 364
	3	医療従事者のワクチン接種 …………… 364
	4	結核を防ぐための胸部単純X線写真 …… 364
E	日本のワクチン接種	………………………… 364
	1	日本のワクチン接種の現状 …………… 364
	2	予防接種法 ……………………………… 365
	3	ユニバーサルワクチン ………………… 365
	4	海外渡航者の予防接種 ………………… 365
	5	海外の病院で研修を受けるための予防接種証明 ……………………… 366
F	結核	…………………………………………… 366
	1	世界における結核 ……………………… 366
	2	医療従事者の健康診断 ………………… 366
	3	BCG …………………………………… 366
G	エイズ	………………………………………… 367
	1	日本の動向 ……………………………… 367
	2	世界の動向 ……………………………… 367
	3	HIV検査 ………………………………… 367
H	新興感染症，再興感染症，検疫感染症 …… 367	
	1	狂犬病 …………………………………… 368
	2	マラリア ………………………………… 368
	3	デング熱 ………………………………… 368
	4	鳥インフルエンザ ……………………… 368
	5	ウエストナイル熱/脳炎 ……………… 368
I	衛生動物，寄生虫	……………………… 369

第5章 保健 …………………………………… 370

A	健康の保持増進 …………………… 森田久美子 370
	1 栄養保健 ………………………………… 370
	2 食品安全および食品衛生 ……………… 371
	3 母子保健 ………………………………… 373
	4 学校保健 ………………………………… 373
	5 成人保健 ………………………………… 377
	6 老人保健 ………………………………… 378
	7 精神保健 ………………………………… 379
B	国際保健 …………………………… 森田久美子 380
	1 国際機関・医療協力 …………………… 380
	2 世界の保健状況 ………………………… 381

C	産業保健 ……………………………… 田中 茂 385
	1 業務上疾病 ……………………………… 386
	2 労働安全衛生管理 ……………………… 386
	3 一般健康診断・特殊健康診断 ………… 386
	4 交替制勤務 ……………………………… 386
	5 産業疲労，過重労働（過労死） ……… 387
	6 トータル・ヘルスプロモーション・プラン（THP） …………………………… 387

第6章 環境・衛生 ………………… 宮内博幸 389

A	地球環境 ………………………………………… 389
	1 地球温暖化問題 ………………………… 389
B	生活環境 ………………………………………… 390
	1 屋内環境 ………………………………… 390
	2 上水 ……………………………………… 391
	3 下水 ……………………………………… 391
	4 廃棄物 …………………………………… 391
	5 悪臭 ……………………………………… 393
	6 花粉症 …………………………………… 393
	7 交通災害 ………………………………… 393
C	物理環境 ………………………………………… 393
	1 電離放射線 ……………………………… 393
	2 非電離放射線 …………………………… 394
	3 寒冷・高温 ……………………………… 394
	4 気圧 ……………………………………… 394
	5 騒音 ……………………………………… 395
	6 振動 ……………………………………… 395
D	化学環境 ………………………………………… 395
	1 大気 ……………………………………… 395
	2 有害ガス ………………………………… 395
	3 粉じん …………………………………… 395
	4 有機物質 ………………………………… 395
	5 内分泌撹乱物質 ………………………… 395
	6 大気汚染 ………………………………… 396
	7 水質汚濁 ………………………………… 396
	8 公害のエピソード ……………………… 397
E	環境リスクの評価 ……………………………… 398
	1 量反応関係・量影響関係 ……………… 398
	2 環境基準，許容濃度 …………………… 398
	3 1日許容摂取量 ………………………… 398
	4 生物学的モニタリング ………………… 398

F	環境検査法	398
	1 水質検査，空(大)気試験	398
G	労働環境	399
	1 職業病	399
	2 物理的環境因子によるもの	399
	3 化学的環境因子によるもの	399
	4 作業条件によるもの	400

第7章 行政 ………………森田久美子 401

A	衛生行政	401
	1 衛生行政	401
	2 医療制度	402
	3 社会保険	403
	4 社会福祉	407

和文索引 …………………………………… 409
欧文索引 …………………………………… 416

I 臨床医学総論

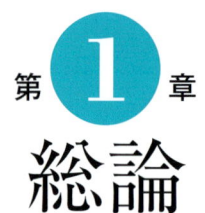

第1章 総論

学習のポイント

1. 肉体または精神に機能的または器質的な変化を生じ，それが自覚的または他覚的にわかる状態を病気といい，遺伝，腫瘍，感染，老化，心因などの原因が考えられる．
2. 病気の診断は，自覚的，他覚的症状を参考にし，医師の問診や診察を通して，臨床検査や画像検査も適宜追加して行われている．医療（従事）者は，病気の経過を観察し最終的結末（転帰）を予想して見届け，患者心理も考え，協力して病気の治療にあたる．
3. 救急医療には，心臓マッサージすなわち胸骨圧迫，気道確保，人工呼吸開始が主となる一次救命処置と，医療チームによる二次救命処置がある．

本章を理解するためのキーワード

❶ 悪性腫瘍
細胞が正常の調節系を逸脱して過剰に増える結果として起こる病態を，腫瘍という．とりわけ，形質変化した細胞が無制限に増殖し，正常細胞，組織の機能を障害したり，他臓器に転移して全身にも影響を及ぼして生命を短縮させるような腫瘍を，悪性腫瘍ないし悪性新生物という．

❷ 日和見感染
宿主の感染防御能が低下した易感染性宿主に起こる感染で，健常者には感染しないような病原体によって起こるもの．

❸ 心身症
身体疾患のなかで，その発症や経過に心理的・社会的因子が密接に関与し，器質的ないし機能的障害が認められる病態．

❹ 一次救命処置（BLS）
心肺蘇生とともに，自動体外式除細動器による除細動，気道異物除去などの処置を包含したもの．

A 病気の原因

生体のすべての臓器がよく調和して完全に機能を営み，周囲の環境によく適応して生活している状態を，健康（health）という．WHO（世界保健機関）の憲章前文では，「完全な肉体的，精神的及び社会的福祉（well being）の状態であり，単に疾病または病弱が存在しないことではない」としている．つまり，健康とは，社会的な状態に対する適応性にまで考慮して判断すべきものとされている．

肉体または精神に機能的または器質的な変化を生じ，それが自覚的または他覚的にわかる状態を，病気または疾患（disease）という．

一般にほとんどすべての病気は遺伝要因と環境要因とが合わさって発症する．両者の要因がかかわる割合により，単一遺伝子疾患，多因子遺伝疾患，外傷や事故などのほとんど無関係な疾患の3つに分類される．

1. 遺伝（heredity, inheritance）

遺伝とは，生殖によって親から子へと形質が伝わるという現象のことで，生物の基本的な性質の1つである．単一遺伝子疾患（メンデル遺伝疾患）は遺伝病ともよばれ，1個あるいは少数の遺伝子に変化が生じて発症するまれな疾患である．例え

ば単一の遺伝子異常がそのまま発病につながる血友病などがある．多因子遺伝疾患は，癌，高血圧，糖尿病などいわゆる生活習慣病のほとんどを占め，罹患者数は多く，遺伝要因と生活習慣などが複雑に相互作用することによって発症する．遺伝要因として複数の異なる遺伝子座の変化がかかわり，同一家族内でも組み合わせに違いがみられたり，同一の組み合わせでも環境要因が異なれば発症しないこともある．遺伝要因は疾患の発症のみならず，進行や治癒などの経過にも影響することがある．例えば，環境要因が強い感染症に対する経過が，遺伝要因の免疫能で規定されているような場合である．

2. 腫瘍(tumor), 癌(cancer)

細胞が正常の調節系を逸脱して過剰に増える結果として起こる病態を，**腫瘍**(tumor)という．細胞が過剰に増殖しているだけで，正常の細胞や組織に悪影響を及ぼさず，他臓器に転移することもなく，生命予後に影響しないものを**良性腫瘍**(benign tumor)という．一方，形質変化した細胞が無制限に増殖し，正常細胞，組織の機能を障害したり，他臓器に転移して全身にも影響を及ぼして生命を短縮させるような腫瘍を**悪性腫瘍**(malignant tumor)や**悪性新生物**(neoplasm)という．癌(cancer)は一般的に悪性新生物と同義で，上皮組織から発生する癌腫(carcinoma)と，非上皮組織から発生する肉腫(sarcoma)を合わせたものをいう．19世紀にドイツの病理学者ウィルヒョー(Virchow)が，癌細胞は正常細胞が刺激を受けて発生すると考えた．最近では，癌は，細胞に**遺伝子の変化**(genetic change)や**エピジェネティックな変化**(epigenetic change)が多段階的に起きることで発生する遺伝子疾患としてとらえられるようになった．エピジェネティックな変化とは，遺伝子の変異や増幅などの遺伝子自体の変化を伴わずに，後天的な修飾により遺伝子発現が制御される機序が，細胞内で固定されて細胞分裂後も娘細胞に引き継がれるような変化のことをいう．遺伝子プロモーター領域DNA塩基のメチル化による遺伝子発現の抑制やDNA結合蛋白質ヒストンの化学修飾による遺伝子発現の変化などがある．

癌の原因は，外的要因(外因)と内的要因(内因)に分けられる．内因は内的な環境要因(狭義の内因)と遺伝的要因に分けることができる．

a. 外因

外因は生体を取り巻く環境中に存在する要因で，化学物質，放射線，紫外線，ウイルス，細菌などがある．例えば喫煙は，肺癌，咽頭癌，喉頭癌，膀胱癌，口腔癌，食道癌などの危険因子として知られる．感染症との関連では，B型やC型肝炎ウイルスと肝臓癌，エプスタイン・バール(Epstein-Barr；EB)ウイルスとリンパ腫，鼻咽頭癌，human T-lymphotropic virus type 1 (HTLV-1)と成人T細胞白血病・リンパ腫，*Helicobacter pylori*菌と胃癌などの例がある．アスベスト(石綿)も胸膜中皮腫の外因として知られる．

b. 内的環境要因(狭義の内因)

内因として重要なものは，細胞増殖の際のDNA複製に伴う間違い(エラー：error)である．大部分の複製エラーは，DNA複製酵素自身がもつ校正機能やその他の修復酵素の働きで修復される．しかし，まれにエラーを見過ごして，遺伝子変異として細胞内で固定される自然突然変異を起こすことがある．複製，修復エラーのほかにも，酸化的ストレス(活性酸素)が増えることもDNA損傷誘発の一因となる．活性酸素は，酸素呼吸の際に発生する物質でもあるが，例えば，タバコの煙，タール成分，化学薬品，排気ガスなど，今まで自然界になかった化学物質や過量の紫外線，放射線，感染症，精神的ストレスは過剰な活性酸素発生の原因となるので，そのような状況をできるだけ回避することが癌予防にもなる．

c. 遺伝的要因

遺伝性の大腸癌として知られる家族性大腸腺腫症の原因遺伝子*APC*遺伝子の変異が有名である．家族性に癌が高頻度に発生する狭義の遺伝性

癌の原因遺伝子は，原因遺伝子を有する個体が癌を発症する率が高いので特定が比較的容易である．大腸癌のほかにも乳癌や前立腺癌でも遺伝性素因の関与が報告されているが，大腸癌でも遺伝性癌は数％程度で，遺伝的要因の大部分は発症率の低い，体質や民族，人種に固有の複数の要因が関与した多因子性のものと考えられる．

3. 感染(infection)

　何らかの病原体が宿主の体表面または生体内に付着増殖し，定着している状態を感染(infection)という．この感染をもとに宿主が病原体に反応して，自覚的・他覚的症状が出現してきた状態を感染症(infectious disease)という．病原体には細菌，ウイルス，真菌，マイコプラズマ，リケッチア，クラミジア，原虫，寄生虫などがある．寄生虫以外は，微生物ともよばれる．

　病原体が感染するか，感染症を発症するかは，病原体の病原性と宿主の感染防御能とのバランスによる．衛生環境やペットとの接触，生の食品接種などの環境要因もかかわる．さらに感染は顕性感染，不顕性感染，潜伏感染，日和見感染に分類される．

①顕性感染：感染後，症状を示して発病するもの．

②不顕性感染：感染した後も発病することがないもの．抗体の存在などで感染を確認できる．

③潜伏感染：感染後，症状は現れないものの病原体は排除されず，宿主内に長期間存在するもの．後で，宿主の感染防御能が低下するために発症することで感染の存在が判明するもの．

④日和見感染(opportunistic infection)：宿主の感染防御能が低下した易感染性宿主に起きる感染で，健常者には感染しないような病原体により感染が起こるもの．感染防御能が低下して感染症にかかりやすい人を，抵抗減弱宿主(compromised host)という．

　人間には常在菌といわれる微生物が咽頭や腸管に共生している．感染症のときに，抗生物質(細菌や真菌に対する抗菌薬のこと)が投与されて，感染症のきっかけとなった細菌でなく，投与されている抗生物質に感受性のない微生物が増殖して，それらが新たな感染症を引き起こすこともある．このように微生物が変化してくる現象を菌交代現象といい，それによって引き起こされる感染症を菌交代症という．抗生物質が不適切に，長期使用された場合に起きやすい．そのようなとき，抗生物質に対する耐性を備えた病原菌，耐性菌の出現をみることもある．ウイルス感染症である普通の感冒に抗生物質を投与しないほうがよい，というのも常在菌減少によるウイルスの増殖，菌交代症，ウイルスに無効である薬剤の副作用を懸念してのことである．

　病院の中で発生した病原体が入院中の患者などに感染して発病する感染症を院内感染症(nosocomial infectious disease)という．例えばペニシリン系抗生物質のメチシリンに耐性の黄色ブドウ球菌(methicillin-resistant *Staphylococcus aureus*；MRSA)や多剤耐性緑膿菌が患者や医療従事者を介して他の患者に感染して発病する場合があり，治療に難渋する．

4. 老化

　老化とは加齢に伴う生理機能の減退で，体の恒常性が時の経過とともに変化し，ついには崩壊してしまう一連の過程のことをいう．広義の老化(aging)は，性成熟期以後の過程で，衰退，死亡するまでの全経過を示し，徐々に自然に発生する変化をいう．狭義の老化(senility)は，老年期以後，細胞や個体の機能が衰退し，細胞の機能が失われる過程のことをいい，最終段階は死である．

　老化に伴い，身体各臓器やそれを統合する役割を果たす神経系や内分泌系にさまざまな形態的・機能的変化が起こる．一般的にはそれだけで何らかの病気が起こるわけではなく，生体にさらに病的要因が加わったときに，ある病気が発症する．各臓器の加齢による変化が，病気発症の閾値を低下させていると考えられる．つまり，老化が

表1 主な症状

全身症状	発熱, 悪寒戦慄, 全身倦怠感, 易疲労感, 体重減少・増加, 浮腫, リンパ節腫脹, 寝汗(盗汗), 不眠, 痛み(頭痛, 胸痛, 腹痛, 腰痛, 関節痛, 筋肉痛など), 貧血
消化器系	食欲不振, 悪心, 嘔吐, 嚥下困難, 吐血, 下血, 便秘, 下痢, 黄疸, 腹部膨満
呼吸・循環器系	呼吸困難, 動悸, 脈拍異常, 胸痛, 咳, 痰, 喀血
目, 耳, 鼻, 口	視力低下, 複視, 視野障害, 耳鳴り, 聴力低下, 耳漏, 鼻汁, 鼻出血, 歯肉出血, 歯肉腫脹, 巨舌
頭頸部	頭痛, めまい, 顔面紅潮・蒼白, 顔面浮腫, 咽頭痛, 前頸部腫脹, 項部強直
精神・神経系	意欲低下, 不安, 意識障害, 痙攣, 不随意運動(振戦など), 歩行障害, 言語障害, 運動麻痺, 筋力低下, 知覚障害
泌尿器系	尿量異常(多尿, 乏尿, 無尿), 頻尿, 血尿, 膿尿, 排尿困難, 尿失禁
皮膚	発疹, 皮膚掻痒, チアノーゼ, 脱毛, 多毛, 紫斑(出血斑)
四肢	関節痛, 関節腫脹, 下腿浮腫, 筋肉痛

病気を発症しやすくさせるのである.わが国も高齢化が進行しているが,高齢者は機能障害を起こしやすい点も若年者と異なり,残存した身体機能を保って,社会復帰を図ることを主眼とした医療も重要である.

5. 心因

大脳の辺縁系や視床下部の活動は,自律神経系や内分泌系を介して身体機能に影響を与える.そのため心理的な要因が身体機能に影響を与えたり,逆に身体的要因が精神機能に影響を与えることがある.例えば心理的ストレスが視床下部を刺激し,アドレナリンの分泌を高めて,血圧を上げて心拍数を増加させ,逆に心悸亢進で不安をもたらすこともある.心理的ストレスへの反応の強さは各個人の体質,教育,過去の体験などにより異なり,同じストレスを受けても発病するかどうかは,人により異なる.

心身症(psychosomatic disease;PSD)は,身体疾患のなかで,その発症や経過に心理的・社会的因子が密接に関与し,器質的ないし機能的障害が認められる病態をいい,神経症やうつ病など他の精神障害に伴う身体症状は除外する.心身症は1つの独立した病気ではなく,不整脈,消化性潰瘍,頭痛,蕁麻疹など,病気の発症,治癒に心理的要因が関係している場合,その病気を心身症という.

B 病気の症状

病人が肉体的,精神的に健常者とは違った状態や所見を呈するとき,この状態・所見を症状,または症候という.このうち病人自身が感じ,悩み,訴えるものを**自覚症状**(symptom)といい,医師など他人が見てもわかるような客観的な所見を**他覚症状**(徴候;sign)という.他覚症状は,特に医師が医療面接(問診;medical interview)と身体診察(physical examination)によって確認する.全身倦怠感,食欲低下,痛み,めまいなどは自覚症状で,黄疸,貧血,リンパ節腫脹,高血圧などは他覚症状である.いろいろな症状が組み合わさり,1つの病態をつくっている場合を,症候群(syndrome)とよぶこともある.また発病に際して,最初に出る症状を初発症状という.病気の診断は,症状を参考にし,医師の問診や診察を通して,臨床検査や画像検査も適宜追加して行われている.

症状には全身性に現れるものと,各器官,臓器別に現れるものがある(表1).

C 患者心理

医療機関を訪れる患者は,健康診断や予防接種は別として,何らかの症状をもち,不安感やつらさをもつ存在であり,時には死への不安さえも

つ，一方で，治癒への強い意欲と期待をもつ．医療従事者は日常的な業務のなかで患者と接しており，スムーズに業務を遂行するうえでも，また，倫理的な意味でも患者の置かれた身体的・精神的・社会的状況を十分理解して業務にあたらなければならない．病気に対する患者の心理の主なものは以下のとおりである．

1. 不安，恐怖

何らかの症状が出た時，病気の存在を知ったときにまず，現れるのは不安感，恐怖感である．具体的には，勝手知らずの病院の中での戸惑いや不安，病気の経過に対する不安，検査や手術に対する不安，恐怖，社会生活や自分や家族の未来への不安などである．

2. 逃避，否認，怒り

不安感が出現してくると，それを直視することが心理的に難しいために自然の防衛姿勢として，事実に対する否認，逃避的な感情が出現する場合がある．検査や治療を拒んだり，仕事や遊びにふけることがある．病気であることを素直に認めない感情が否認で，転々といくつもの医療機関を訪ね歩くこともある．逆に，病的ではないと言われて，病名を求めて医療機関を転々とする者もいる．病気になったことで不機嫌になり，家族に些細なことで怒りをぶつけたり，医療ミスだ，誤診だ，と医療機関にクレームをつける者もいる．これらは患者の不安感に端を発していることなので，患者と対決するのではなく，患者の話によく耳を傾け，事実や医学的な証拠を十分に説明していく必要がある．その過程を間違いなく踏んでいれば，病気の経過が悪くても，結局は患者は，家族や医療機関への感謝の念をもって終わるはずである．

3. あきらめ，落胆，抑うつ

病気の出現にショックを受け，患者が極端にあきらめたり，落胆したりという心理反応を示すことがある．何事も悲観的に考えて，意欲がわかず，人生に絶望するような抑うつ状態に陥ることがある．患者の病気に対する不安が基礎になっているので，医療者はやはり患者の気持ちに十分耳を傾けて共感し，患者が心理的に落ち着けるように努めるが，抑うつとなると，精神神経科や心療内科の専門医に紹介することが必要な場合も多い．

4. 受容

自分の病気の状況をよく理解して，回復や病気の治療に前向きに取り組もうとする望ましい心理状態に到達することを，受容という．受容は，病気の治療にあたって医療機関と患者の関係に望ましいものであるが，悪性腫瘍患者などでは，つらい治療を拒否して自然経過に任せるという選択もあり，治療方針については患者や家族の意思が重視されることはいうまでもない．

5. インフォームド・コンセント

インフォームド・コンセント（informed consent；IC）とは，「正しい情報を得た（伝えられた）うえでの合意」を意味する概念で，医療行為にあっては必須の手続きである．医療行為（検査・投薬・手術など）や治験などの対象者（患者や被検者）および家族が，治療や臨床試験・治験の内容についてよく説明を受け十分理解したうえで，対象者が自らの自由意思に基づいて医療従事者と方針において合意することである．単なる同意だけでなく，説明を受けたうえで拒否する場合もICに含まれる．説明の内容としては，対象となる行為の名称と内容や期待されている結果のみではなく，代替検査，治療，副作用や成功率，費用，予後までも含んだ正確な情報が与えられることが望まれている．また，医療側からの一方的なものではなく，患者・被検者側も納得するまで質問し，説明を求めなければならない双方向的な行為である．医療者自身も年を重ね，実際に自らが病気や怪我を経験しなければ，本当に患者の苦しみ，つ

らさ，哀しさ，寂しさはわからないものであるが，ICを有効に実施するうえでは，患者の心理状態に配慮し，患者の気持ちを共感的に理解することを前提として，医療上のプロとしての話を一般の人にもわかりやすくしなければならない．

D 疾患の経過と転帰

病気にかかった後，自然にあるいは治療を受けてたどる状態の変化を**経過**(clinical course)といい，最終的結末を**転帰**(outcome)という．

当然，病気の種類や患者の状態で経過は異なる．発病後，病気の進行が時間，日単位で急速に進行する**急性疾患**(acute disease)と，ゆっくりと月単位ないし年単位で進行する**慢性疾患**(chronic disease)がある．中間的な進行をたどるものを**亜急性疾患**(subacute disease)ということがある．感染症の場合は，病原体が体内に入っても症状が発現するまでの時間がさまざまで，発症までの時間を**潜伏期**(latent period, incubation period)とよぶ．

一般的に自覚症状が強く，各病気に特徴的な病態が現れる極期を経て，回復期に向かう．病気が完全になくなった状態を**治癒**という．病気によっては治癒が難しいものもあるが，治癒が得られていなくても，病気をコントロールし，できるだけ家庭での日常生活を送れるようにすることが医療の目標となることも多い．病気が進行性で，生命活動が停止してしまう状態を，**死**(death)の転帰をとる，という．

病気になったとき，患者は人生にもかかわるその後にたどる経過を知りたいものである．患者の病気や状態によって，今後の経過を臨床的な過去の成績の蓄積により，一般的な話として推測することができる．その見通しのことを**予後**(prognosis)という．速やかに治癒が期待されるものを**予後良好**という．逆に，難治性で生命の危険も考えなくてはならない病気は**予後不良**という．症状は強くても予後良好な場合もあれば，その逆のこともある．医療側は，患者に病態や一般的な予後を

説明して，治療方法や治療期間の見通しや選択を患者やその家族とともに決定していかねばならない．その際，**根拠に基づいた医療**(evidence-based medicine；EBM)が重視されている．EBMとは，「良心的に，明確に，分別をもって最新最良の医学知見を用いる」医療のあり方を指す．治療効果・副作用・予後の臨床結果(エビデンス)に基づき医療を行うというものである．医学専門雑誌や学会で公表された過去の臨床結果や論文などを広く検索し，時には新たに臨床研究を行うことにより，なるべく客観的な疫学的観察や統計学による治療結果の比較に根拠を求めながら，患者とともに方針を決めることを心がける．しかし治療にエビデンスがまだない場合もあるし，患者の状態や人生に対する考え方の違いもある．医療者は，患者や家族に後悔のない最善と思われる医療を提供すべく，常に心がけて勉強と対話を続けていく必要がある．

E 救急医療

病気やケガで突然に生命に危険があるような状態に陥った患者(傷病者)を，**救急患者**という．

一次救命処置(basic life support；BLS)とは，**心肺蘇生**(cardiopulmonary resuscitation；CPR)とともに，**自動体外式除細動器**(automated external defibrillator；AED)による除細動，気道異物除去などの処置を包含したものと定義されており，非医療従事者も行うことができる．BLSの目的は，心肺停止患者の社会復帰で，そのためにはできるかぎり早く正しく開始されることが必要である．BLSから**二次救命処置**(advanced life support；ALS)に引き継いで，救命率のさらなる向上が期待できる．

1. 一次救命処置

C(Circulation)：胸骨圧迫(心臓マッサージ)，A(Airway)：気道確保，B(Breathing)：人工呼吸開始，D(Defibrillation)：除細動，主にAED.

まず，傷病者に安全に近づけるか状況を評価し，意識を確認し，応援要請を行う．長年「ABCの順」で行うとされてきた蘇生の手順が，2010年，国際蘇生連絡協議会の主導で大きく変わった．新しい手順は「CABの順」，すなわち胸骨圧迫，気道確保，人工呼吸の手順で行うよう蘇生ガイドラインが変更された（日本蘇生協議会）．一刻も早く血液を脳に送り込むことが優先される．胸骨圧迫では，胸骨の下半分および胸部の中央または乳頭と乳頭を結ぶ線の胸骨上を圧迫する．その位置に，手のひらの付け根を置く．その上に反対の手を重ねて置き，さらに手首や肘をまっすぐに伸ばし，上半身の体重を使って胸骨が4～5cm沈むように垂直に押し下げる．1分間に約100回のペースで胸骨圧迫を行う．人工呼吸は，呼気吹き込み人工呼吸（mouth-to-mouth法）を行う．意識がなければ，気道を確保することになるが，頭部後屈顎先挙上法が安全で効果的である．気道を確保したまま，救助者は額に置いた手で傷病者の鼻をふさぎ，mouth-to-mouthで呼気を吹き込む．胸郭が軽く挙上する程度に約1秒で吹き込み，これを2回行う．換気と胸骨圧迫による心マッサージの間の中断はできるだけ短くする．胸骨圧迫と人工呼吸は30対2で行う．

CPRの合間にAEDが到着すれば，AEDで心電図解析を行い，除細動が必要なら1回行ってCPRを継続し，2分後に再解析を行う．

2. 二次救命処置

気管内挿管など確実な気道確保と人工呼吸，点滴路確保と循環動態の観察，心電図モニター，薬品使用，導尿と尿量測定，鑑別診断など，医療チームによる処置となる．

第2章 循環器疾患

学習のポイント

❶ 心臓の構造・機能および血管系の障害に加え，遺伝，自律神経，体液性因子，全身疾患，生活習慣，環境因子など種々の要素を認識する．
❷ 狭心症や不整脈などの発作性疾患について，一定の診断手順があることを理解する．
❸ 心臓血管性突然死と心不全死を減らすために有効な手段を理解する．
❹ リウマチ性弁膜症の減少，動脈硬化に基づく虚血性心疾患や閉塞性動脈硬化症，加齢に伴う大動脈弁疾患，心房細動の増加などの疫学的傾向を認識する．
❺ 高血圧，脂質異常症，糖尿病など一般的疾患が循環器系に与える影響を踏まえ，予防医学的観点をもつ．
❻ カテーテル，デバイス，移植などの高度専門化した治療，エビデンスに基づいた医療に関する知識をアップデートすることを覚える．
❼ 患者個々の背景，意思，社会的見地を基に，保存的治療，侵襲的治療，終末期医療など幅のある治療選択が行われることを知る．

本章を理解するためのキーワード

❶ ポンプ機能
心臓は循環システムの動力を司り，体循環および肺循環のかなめである．循環器疾患の多くは心臓そのものに起こり，重篤な心機能障害は個体死につながる．

❷ 調律機能
心臓は自律的に拍動を繰り返している．心拍は大事な生命徴候の1つであり，重篤な調律異常は突然死の原因となる．

❸ 血管機能
血管が血液の流れをうまく調整することで諸臓器の機能が十分に発揮される．冠動脈，末梢動脈の病変は血行障害による各種疾患の原因となる．

A 心不全

概念・病態

心血管系異常のため生じる臓器灌流不足，および肺・全身うっ血がもたらす全身機能障害を心不全とよぶ．

①左心不全：左心系負荷・障害により左房圧が上昇し，肺うっ血が生じる．動脈血酸素分圧は低下し，呼吸筋の負担が増える．冠動脈疾患，高血圧，心筋症，弁膜症，先天性心疾患，心膜疾患などが原因となる．

②右心不全：右心系負荷・障害により右房圧が上昇し，体うっ血が生じる．左心不全，慢性肺疾患，肺動脈性高血圧，心膜・心筋疾患などが原因となる．

③急性心不全：原疾患が急性発症する，もしくは症状が急性増悪する．肺水腫，心原性ショックは集中治療を要する．

表1 NYHA（ニューヨーク心臓協会）による心不全の重症度分類

クラスI	身体活動が制限されない．無症状．
クラスII	活動が軽度に制限される．急いで階段をのぼるなど，中等度の活動で呼吸困難や疲労感を生じる．
クラスIII	活動が高度に制限される．ゆっくり階段を上るなど，最小の活動で呼吸困難を生じる．
クラスIV	活動が深刻に制限される．安静時にも症状がある．

表2 自己管理のための患者教育と相談支援

- 体重測定，増悪時症状・兆候の早期発見
- 治療薬の適応，量，効果と副作用
- 症状安定状態において適度の運動
- 禁煙，節酒，1日7g程度の塩分制限
- 感染症予防のための予防接種
- 抑うつ，不安に対するケアと専門的治療
- 高リスク独居，高齢，認知症患者支援と社会資源活用
- 睡眠呼吸障害予防と治療，血圧測定，糖尿病管理，肥満回避，性生活相談
- 現実的決断と心理社会的支援

〔慢性心不全治療ガイドライン（JCS 2010），ESC Guidelines for the diagnosis and treatment of acute and chronic heart failure 2008 より改変引用〕

表3 ACC/AHA ガイドライン 2009

ステージA	心不全のリスク（高血圧，動脈硬化性疾患，糖尿病，肥満，メタボリック症候群など）あり，正常心機能
ステージB	構造的心疾患（心筋梗塞，左室肥大，左室駆出率低下，弁疾患など）あり，無症状
ステージC	過去もしくは現在に心不全症状あり
ステージD	特殊治療（機械的補助循環，除水，強心薬持続点滴，心移植，ターミナルケアなど）を要する抵抗性心不全

④慢性心不全：心不全状態の原因が持続し，治療と交感神経活性亢進，レニン-アンジオテンシン-アルドステロン系賦活，心拡大，心肥大などの代償機転により状態は安定する．原疾患の増悪，代償機転の負の作用により病態は進行する．感染，発熱，腎不全，慢性肺疾患，食塩・水分過剰摂取，過剰な輸液・輸血，手術侵襲，妊娠，貧血，陰性変力薬，服薬ノンアドヒアランスなどによって急性増悪が繰り返される．

症状

心拍出量低下により，腎血流量が低下して尿量は減少し，筋血流量が低下して易疲労感，倦怠感が生じる．左心不全で呼吸困難が，右心不全で浮腫がみられる．症状の重さによるNYHA（ニューヨーク心臓協会）機能分類が，状態の把握と予後の推定に用いられる（表1）．

①左心不全：労作時息切れ，呼吸困難が生じる．重症例では臥位で呼吸困難が悪化し，座位で軽減する起座呼吸となる．体液貯留と移動に伴う夜間多尿，発作性夜間呼吸困難が生じる．また睡眠時無呼吸，過換気と低換気を不規則に繰り返すチェイン・ストークス（Cheyne-Stoke）呼吸などの呼吸異常が出現する．

②右心不全：下腿を主とする全身性浮腫が生じ，日中に増悪する．うっ血肝，消化管うっ血，腹水貯留により肝機能・消化吸収機能は低下し，食欲不振，栄養障害をもたらす．胸水貯留は呼吸困難を増悪させる．

診断

臨床症状，頻脈，頻呼吸，肺野ラ音，全身チアノーゼ，頸静脈怒張，肝腫大，浮腫，心音異常などの身体所見，心電図，胸部X線写真，血中B型ナトリウム利尿ペプチド（BNP）値などの異常から心不全の存在が疑われ，画像検査による原因を含めた心不全の診断が行われる．

心音図上のIII音は収縮力低下・容量負荷を，IV音は拡張能低下を示唆する．心雑音，心電図異常は基礎心疾患を反映する．胸部X線写真上の心拡大，肺うっ血，胸水貯留などは原疾患と心不全の存在を示唆する．BNP上昇（>100 pg/mL）もしくはNT-pro BNP上昇（>400 pg/mL）は心不全を示唆する．血液検査異常は腎血流低下，うっ血肝を反映するが，心不全に類似する症状・所見を呈する他臓器疾患は明らかでない．

心エコーは心不全の存在と原疾患診断に最適の検査である．十分な情報が得られない場合，MRI，RI，CTなどが代わりになる．左室収縮性低下（左室駆出率<40～50%），弁膜症，先天性心疾患，高拍出性心不全，心膜疾患，肺動脈性高血圧の有無などが探索され，また，左室拡張能低下（僧帽弁輪運動速度E'<8 cm/秒），左房圧上昇

表4　収縮能低下心不全の治療

NYHA分類	AHA/ACC ステージ分類	薬物療法	非薬物療法(適応となる検査指標)
	A	ACE阻害薬/ARB	
Ⅰ	B	β遮断薬	植込み型除細動器(EF＜35％)
Ⅱ	C	利尿薬，ジギタリス，経口強心薬	
Ⅲ		抗アルドステロン薬	心臓再同期療法(QRS＞120 ms)
Ⅳ		静注強心薬，hANP	
	D		補助循環，心移植，末期医療

ACE：アンジオテンシン変換酵素，ARB：アンジオテンシンⅡ受容体遮断薬，hANP：ヒト心房性ナトリウム利尿ペプチド

(左室急速流入血流速度EとE'の比E/E'＞15)が推定される．必要があれば，カテーテル検査によって肺動脈楔入圧と心拍出量測定，原疾患診断と重症度評価が行われる．

治療

入院後1年間のイベント発生率は40％，死亡率は4年で50％といわれる．治療抵抗性の心不全死と，致死性不整脈による突然死が2大死因である．慢性心不全の治療目標は，死亡率低下，症状軽減・消失，運動能力回復，生活の質改善，病態進行の抑制，急性増悪と入院の予防である．一般管理，薬物療法，侵襲的治療など，包括的にアプローチする．多職種による患者，家族および介護者の自己管理のための教育と相談支援プログラムが有効である(表2)．

ACC/AHA(アメリカ心臓病学会・心臓協会)ガイドラインの心不全ステージ分類(以下，ステージ分類，表3)は心不全が進行性で逆戻りしないという前提に立っている．各ステージで進行を遅らせる対策が講じられる．収縮能の低下した心不全のステージと症状に応じた治療が推奨される(表4)．

B 不整脈

概念・病態

正常洞調律から逸脱した状態が不整脈である．心筋線維化，炎症などの器質的障害，加齢，自律神経，体液性因子，虚血，心不全，チャネル異常，電解質異常，薬剤などが不整脈発生の背景となる．

症状

胸部違和感，胸痛，動悸，息切れ，倦怠感，めまい・失神〔アダムス・ストークス(Adams-Stokes)症候群〕，突然死などが生じる．飲酒，睡眠，過労，運動などが誘因となることがあるものの，予測は困難である．

診断

心電図記録が必須である．脈拍と心拍は一致しないことがある．

治療

症状，全身状態，基礎心疾患，心機能を勘案して治療が選択される．心筋梗塞後の心室期外収縮を抗不整脈薬で抑制したところ，かえって生命予後が悪化したというCASTスタディ(大規模臨床試験)以来，経験ではなく理論とエビデンスが重視されている．

1. 徐脈性不整脈

概念・病態

洞結節，房室伝導系の異常で生じる．迷走神経緊張，薬剤，電解質異常，炎症，急性下壁梗塞，変性，加齢などが背景となる．症状を伴う洞不全症候群は高齢者に多い．房室ブロックは先天性のことがある．

症状

労作時息切れ，易疲労感，倦怠感，めまい，失神などが生じる．

診断

12誘導心電図，ホルター心電図，イベントレコーダが有用である．洞結節関連徐脈と房室ブロックは，P波の有無で鑑別される．

治療

徐脈とその症状との関連が明らかで，原因が取り除けない場合，ペースメーカ治療の適応となる．薬物療法は一時的に，あるいは軽症の場合に行われる．

2. 期外収縮

概念・病態

異所性の興奮が1～数拍生じる．頻度が高く，健常心にもみられる．

症状

胸部違和感，脈の欠滞が自覚されるか，無症状である．心機能低下例では心不全の誘因となる．

診断

12誘導心電図，ホルター(Holter)心電図が有用である．

治療

基礎疾患治療と誘因の是正が優先される．重症不整脈，心不全誘発，QOL支障の場合に積極的治療を行う．背景に応じて抗不整脈薬を選択使用する．

3. 上室頻拍・WPW症候群

概念・病態

発作性上室頻拍の90%が房室結節リエントリー性頻拍とWPW症候群に伴う房室リエントリー性頻拍である．器質的心疾患，慢性呼吸器疾患に関連して心房性心拍が生じる．

症状

発作性上室頻拍による動悸は突然始まり，突然止まる．血圧低下によりめまい・失神を生じることがある．長期持続すると心不全が起こる(頻脈誘発性心筋症)．発作時に心房利尿ペプチドが分泌され，尿量が増加する．

診断

発作時の12誘導心電図，イベントレコーダが有用である．原則として幅の狭いQRS波，脚ブロックや変行伝導により幅広いQRS波の頻拍が記録される．非発作時心電図のデルタ波が，

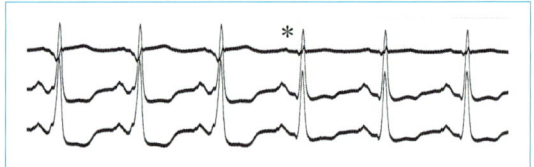

図1　房室副伝導路の離断
高周波カテーテルアブレーション中の心電図4拍目(＊)以降，デルタ波は消失した．

WPW症候群でみられる．

治療

房室伝導を抑制する迷走神経刺激手技，薬剤が頻拍停止に有効である．心機能とWPW症候群の有無によって薬剤が選択され，カテーテルアブレーションによる根治療法が推奨される(図1)．

4. 心房細動・心房粗動

概念・病態

心房内に毎分250～350拍の統率のない興奮が心房細動で生じている．肺静脈起源の異常興奮活動が発生にかかわり，心筋の電気的・構造的リモデリングが維持にかかわる．7日以内に停止する発作性心房細動，7日を超えて続く持続性心房細動，除細動不能の永続性心房細動に分類され，経時的に進行する．高齢者の罹患率が高く，有病者が増えている．高血圧，甲状腺機能亢進症，虚血性心疾患，弁膜症，飲酒習慣，心不全などに併発する．孤発性の場合もある．心房粗動の多くは，興奮が右房内を三尖弁輪に沿って回るリエントリーによる．脳梗塞など血栓塞栓症のリスクが伴う．

症状

心拍数が上昇しやすく，動悸，息切れ，倦怠感などが生じる．心房粗動で房室伝導が1:1となると失神を起こしうる．持続する頻脈によって頻脈誘発性心不全が生じる．発作時に心房利尿ペプチドが分泌され，尿量が増加する．

診断

12誘導心電図，ホルター心電図，イベントレコーダが有用である．

治療

血栓塞栓症と出血合併症のリスクを勘案して抗凝固療法を行う．CHADS$_2$スコア（心不全，高血圧，75歳以上，糖尿病各1点，脳卒中ないし一過性脳虚血発作2点の加算）1点以上，心筋症，65歳以上，女性，冠動脈疾患，甲状腺中毒などが抗凝固療法の適応となる．有症候性の場合，洞調律維持目的，もしくは心拍数コントロール目的で薬物療法が行われる．薬剤抵抗例でカテーテルアブレーションが考慮される．心房細動で肺静脈隔離術が，心房粗動で下大静脈三尖弁輪間峡部離断が有効である．

5. 心室頻拍

病態・概念

心室頻拍は心筋梗塞，拡張型心筋症，催不整脈性右室心筋症，心臓手術後などに伴う場合と，特発性の場合がある．30秒以上持続するか，血行動態的に緊急停止処置を要するのが持続性心室頻拍で，それ以外が非持続性心室頻拍である．

症状

動悸，めまい，失神の原因となる．心機能低下例では，突然死の原因となる．長期持続すると，頻拍誘発性心不全を起こす．

診断

発作時の12誘導心電図，ホルター心電図が有用である．運動誘発性の場合に運動負荷試験が有用である．心電図上幅広いQRS波の頻拍がみられる（図2）．QRS波形はその起源推定に役立つ．特発性心室頻拍には右脚ブロック左軸偏位型，左脚ブロック右軸偏位型の波形のものが多く，それぞれ左脚後枝領域，右室流出路を起源とする．

治療

血行動態の不安定な心室頻拍は直流通電，血行動態の安定している心室頻拍は抗不整脈薬静注で停止を図る．再発ないし突然死予防目的の治療として，基礎心疾患のある例には植込み型除細動器（implantable cardioverter defibrillator；ICD）が推奨され，抗不整脈薬を発作回数減少の目的で使用する．特発性心室頻拍のカテーテルアブレー

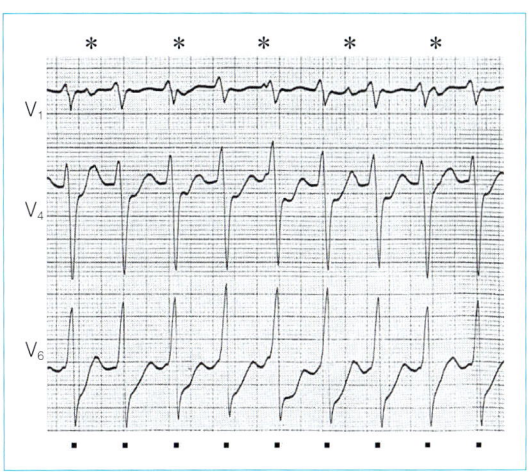

図2　心室頻拍の心電図記録
幅の広いQRS波（■）が130/分の頻度でみられる．P波（＊）は75/分の頻度でみられ，QRS波とは解離している．

ション根治療法は成績がよく，勧められる．

6. 心室細動・多形性心室頻拍，QT延長症候群，ブルガダ症候群

概念・病態

心室細動の多くは急性心筋梗塞急性期に起きる．自動体外式除細動器（automated external defibrillator；AED）によって救命される症例が増えている．QT延長症候群，右側胸部誘導のJ波とST上昇波形を呈するブルガダ（Brugada）症候群などは，多形性心室頻拍，心室細動によって失神や突然死を起こすことがある．QT延長に伴う多形性頻拍は倒錯型心室頻拍（torsade des pointes）とよばれる．ブルガダ症候群は青壮年期に夜間突然死の原因となる．

症状

失神，急死の原因となる．

診断

発作時12誘導心電図のほか，ホルター心電図，イベントレコーダ，モニター心電図，原因不明の失神例では植込み型イベントレコーダが有用である．侵襲的治療の前に，電気生理学的検査が行われる．非発作時の12誘導心電図が，基礎心疾患，QT延長症候群，ブルガダ症候群などの診断に必

要である．QT延長症候群，ブルガダ症候群をはじめとするチャネル疾患関連遺伝子が同定されている．突然死の家族歴は危険因子となる．

治療

心室細動と無脈性心室頻拍には，迅速な心肺蘇生術と電気的除細動が要求される．薬剤，電解質異常，徐脈などによるQT延長症候群では，原因の除去が必要である．先天性QT延長症候群ではβ遮断薬が治療の基本となる．QT延長を伴わない多形性心室頻拍では，虚血，心不全，ショックなど原因となった病態の治療が行われる．急性疾患にかかわらない発作の場合，再発対策としてICD（植込み型除細動器）治療を行う．

C 先天性心疾患

心血管系は胎生期第3週に形成され，出生児の1％弱に心奇形が生じる．遺伝子変異，環境因子，母体疾患，感染症，毒性因子などが関与する．ダウン（Down）症候群は心室中隔欠損症，Fallot四徴症などを，ターナー（Turner）症候群は大動脈縮窄症を高頻度に合併する．母体が妊娠初期に風疹に罹患すると，動脈管開存症，肺動脈狭窄などのほか，難聴，白内障を合併することがある（先天性風疹症候群）．

1. 心室中隔欠損症

概念・病態

心室中隔欠損症は1,000出生に2～3例発生する．大きな欠損孔例では，大量の左室→右室短絡により肺血流量が増加し，容量負荷によって両室が拡大する．欠損孔の70％が膜性部，20％が筋性部に生じる．大動脈弁直下に生じると大動脈弁逆流を伴いやすい．感染性心内膜炎のリスクがある．

症状

約10％が小児期に心不全を起こす．頻呼吸，哺乳量不足，成長不良などがみられるほか，下気道感染症が反復する．肺血管抵抗が上昇して，短

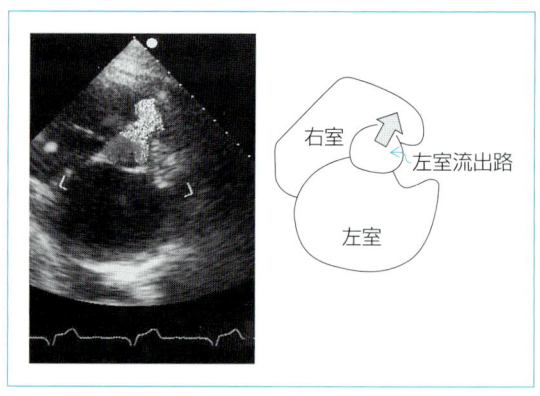

図3 心室中隔欠損症の心エコー左室流出路短軸像
左室流出路から右室に向かう短絡血流のモザイク状シグナルがみられる．

絡方向が右→左優勢のアイゼンメンジャー（Eisenmenger）症候群になると，全身性チアノーゼが現れる．

診断

短絡血流による荒い収縮期逆流性雑音が生じる．胸部X線写真で心拡大，肺血管陰影増強がみられる．心電図では左室肥大，左房負荷がみられ，肺高血圧例で右室肥大がみられる．ドプラ法を含む心エコー検査で欠損孔，短絡血流が認められる（図3）．心臓カテーテル検査で，右房-右室間酸素分圧上昇がみられる．

治療

ほぼ半数の中等大までの欠損孔が2歳までに自然閉鎖・縮小する．心不全のある例は生後数か月，短絡量の多い例は成長した時点で修復術が勧められる．感染性心内膜炎の予防管理を行う．

2. 心房中隔欠損症

概念・病態

心房中隔欠損症は1,500出生に約1例起こる．左房→右房短絡血流により肺血流は増加し，右房・右室容量負荷がかかる．アイゼンメンジャー化すると，全身性チアノーゼをきたす．欠損部位は卵円孔（二次孔欠損）が最も多い．次いで一次孔欠損で，しばしば僧帽弁・三尖弁異常が伴う．

症状

多くは小児期を無症状で経過し，成人になって発症することもまれでない．進行すると労作時息切れ，倦怠感などの心不全症状，下気道感染症の反復，心房細動に伴う動悸などが生じる．

診断

相対的肺動脈弁狭窄による収縮期駆出性雑音，Ⅱ音の固定性分裂，傍胸骨拍動などがみられる．胸部X線写真で心拡大，肺血管陰影増強がみられる．心電図で右室肥大，不完全右脚ブロック，右房負荷がみられる．心エコー検査で右室拡大，欠損孔と短絡血流が認められる．心臓カテーテル検査では大静脈—右房間で酸素分圧の上昇がみられる．

治療

短絡血流の多い例で修復術を行う．

3. ファロー（Fallot）四徴症

概念・病態

ファロー四徴症は1万出生に約5例起こる．心室中隔漏斗部が前上方に異常偏位する結果，心室中隔欠損，肺動脈弁下狭窄症，大動脈騎乗，右室肥大のファロー四徴が生じる．チアノーゼをきたす代表的な先天性心疾患である．肺動脈狭窄と肺・体血管抵抗に応じた右→左短絡が生じる．

症状

乳幼児期にチアノーゼ，哺乳困難と体重増加不良が生じる．身体活動，食事，長時間の啼泣などで右→左短絡が増加してチアノーゼが増強する無酸素発作が起こる．

診断

チアノーゼ，ばち状指，傍胸骨拍動，単一Ⅱ音，収縮期駆出性雑音などがみられる．胸部X線写真で右室拡大，肺動脈・肺血管陰影縮小がみられる．心電図上で右室肥大がある．心エコー検査で上記の四徴が認められる．心臓カテーテル検査で異常構造が判明する．1歳前後，あるいは姑息的な大動脈肺動脈短絡手術を経て学齢期前に待機的修復術を勧める．

4. 動脈管開存症

概念・病態

動脈管開存症は1万出生に2～4例起こる．妊娠初期の母体の風疹罹患，低出生体重児，高地出産などが危険因子となる．動脈管の大きさ・長さ，肺・体血管抵抗の比に依存して大動脈→肺動脈短絡が生じる．肺血流が増加し，左房，左室に容量負荷がかかり，左心不全をまねく．アイゼンメンジャー化すると，肺動脈→下行大動脈短絡により下半身にチアノーゼが生じる．

症状

大きな動脈管開存で心不全が発症する．頻脈，哺乳量不足，成長不良が現れ，下気道感染症を早期に繰り返す．中程度の大きさの動脈管開存では成人になって心不全が発症する．心（動脈）内膜炎を起こす危険がある．

診断

左鎖骨下領域で最強の連続性雑音，胸部X線写真上の左房・左室拡大，肺血管陰影増強，心電図上の左室肥大，左房負荷がみられ，心エコー検査で動脈管開存と短絡血流が認められる．

治療

自然閉鎖が，生後数か月以内に多数みられる．新生児，低出生体重児で心不全を伴う場合，インドメタシン投与による閉鎖を試みる．待機的に開胸結紮術，経皮的カテーテル閉鎖術を施行する．

D 弁膜疾患

A群溶血性連鎖球菌感染に伴う免疫機序で起こる急性リウマチ熱が原因となるリウマチ性弁膜症は，先進国において減少している．代わりに，加齢に伴う石灰化・変性による弁膜症が増えている．

1. 僧帽弁狭窄症

概念・病態

左房圧が上昇して左心不全が生じ，重症例で右

心不全が合併する．心房細動が合併し，血栓塞栓症のリスクが上がる．大半がリウマチ性で，交連部癒着，弁尖の線維性肥厚・硬化・石灰化などが生じる．まれに先天性，高度僧帽弁輪石灰化，感染性心内膜炎が原因となる．

症状

労作時息切れ，動悸，易疲労感，浮腫など心不全症状を呈する．発熱，貧血，妊娠，心房細動などに伴う頻脈で症状は悪化する．経過は長く，肺高血圧になると余命は3年と短い．

診断

聴診・心音図上，Ⅰ音亢進，僧帽弁開放音に続く拡張期ランブルが，心電図上，左房負荷，右室肥大，心房細動などがある．胸部X線写真で左房拡大，肺うっ血などがみられる．心エコーで僧帽弁の肥厚・硬化・石灰化，交連部癒着，左房拡大などがみられる．

治療

心不全の治療，心拍数コントロール，抗凝固療法などが行われる．治療抵抗例でカテーテルによる僧帽弁形成術，直視下交連切開術もしくは人工弁置換術が選択される．

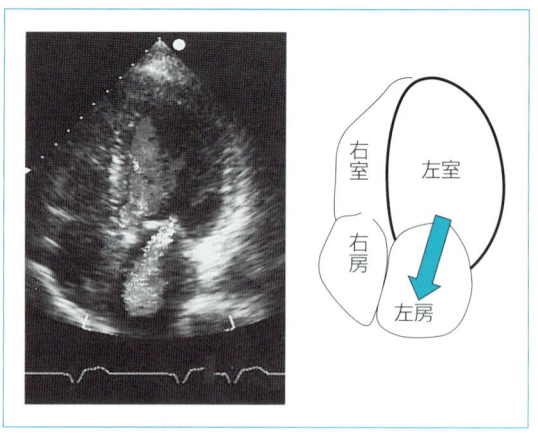

図4 僧帽弁逆流症の心エコー心尖部4腔ドプラ像
左室から左房に向かう逆流シグナルがみられる．

る．心エコーカラードプラ像で僧帽弁逆流シグナルがみられ（図4），その原因と重症度，左室機能が評価される．

治療

利尿薬と血管拡張薬などが使われる．左室収縮不全をきたす前に僧帽弁修復術が行われる．僧帽弁形成術は予後を改善し，人工弁置換術は症状を軽減させる．

2. 僧帽弁閉鎖不全症

概念・病態

左房圧が上昇し，有効心拍出量が減少する．弁尖，弁輪，腱索，乳頭筋いずれかの障害で発生する．僧帽弁逸脱，リウマチ性，感染性心内膜炎，閉塞性肥大型心筋症，腱索断裂，乳頭筋不全，テザリングや僧帽弁輪拡大などが原因となる．

症状

急性僧帽弁閉鎖不全では肺水腫をきたす．慢性僧帽弁閉鎖不全では左房と左室が拡大して代償するが，限界を超えると左心不全が生じる．

診断

全収縮期雑音とⅢ音が，僧帽弁逸脱症では収縮期クリックと収縮中・後期雑音が発生する．胸部X線写真では左室・左房拡大，肺うっ血がみられる．心電図では左房負荷と左室肥大がみられ

3. 大動脈弁狭窄症

概念・病態

大動脈弁口狭小化により左室圧が上昇し，左室肥大が生じて代償する．左室拡張障害，左房負担が増大し，心房細動が合併すると状態は悪化する．高齢発症の大動脈弁狭窄症のほとんどは加齢石灰化変性による．先天性二尖弁では若年で石灰化変性から大動脈弁閉鎖不全・狭窄を起こす．リウマチ性は僧帽弁の障害を伴う．

症状

重症例は狭心症，失神，心不全を起こす．

診断

粗い収縮期駆出性雑音，Ⅳ音，立ち上がりの遅い頸動脈波がみられる．心電図では左室肥大がみられる．心エコーで左室肥大と大動脈弁狭小化を認め，圧較差と弁口面積を評価する．

治療

進行例で症状が発現したのち放置すると1年生存率が下がる．弁置換術で予後は改善する．

4. 大動脈弁閉鎖不全症

概念・病態

左室拡張期圧は上昇し，有効心拍出量は減少する．加齢による石灰化変性，先天性大動脈二尖弁，心内膜炎，リウマチ性変性，大動脈瘤，大動脈解離，大動脈弁輪拡張症，大動脈炎などが原因となる．

症状

急性大動脈弁閉鎖不全では肺水腫が生じる．慢性の場合，容量負荷に対して左室拡大で代償する．重症例で狭心症，失神，心不全が生じる．

診断

速脈，脈圧増大，拡張早期雑音が出現する．胸部X線写真で左室拡大，肺うっ血が，心電図で左室肥大変化がみられる．心エコーで大動脈弁逆流シグナルがみられ，その原因と程度が評価される．

治療

急性発症重症例では緊急人工弁置換術が必要となる．慢性例で血管拡張薬は心機能保全に有効である．症状発現後の自然予後は不良である．有症候例，重症例で人工弁置換術を行う．

5. 三尖弁疾患

概念・病態

三尖弁狭窄と三尖弁閉鎖不全は右房圧上昇を伴う．三尖弁閉鎖不全は右室負荷に伴って二次的に生じることが多い．

症状

右心不全症状が現れる．

診断

心エコーで原因と重症度が評価される．

治療

原因と重症度に応じた治療が行われる．

6. 肺動脈弁疾患

概念・病態

右室圧上昇が伴う．肺動脈弁狭窄は先天性弁形成不全により生じる．肺動脈弁閉鎖不全は左心不全，肺動脈性肺高血圧に伴って二次的に発生することが多い．

症状

原因疾患に伴う症状が生じる．

診断

心エコーで原因と重症度が評価される．

治療

原因と重症度に応じた治療が行われる．

7. 感染性心内膜炎

概念・病態

病原体が血中に侵入して心血管内膜の傷に付着・増殖すると感染性心内膜炎が成立する．疣贅が形成され，弁が破壊される．急性と亜急性，生来弁と人工弁，病原菌の種類などによって分類される．弁膜症，閉塞性肥大型心筋症，先天性心疾患，人工弁などが原疾患となる．起因菌の約9割がグラム陽性菌で，黄色ブドウ球菌が急性心内膜炎の，緑色連鎖球菌が亜急性心内膜炎の代表的原因菌である．腸球菌，真菌，原因不明がこれらに次ぐ．

症状

持続的菌血症に伴う発熱，急性弁膜症，塞栓症状，免疫性障害などをきたす．心雑音，心不全，中枢神経症状，腎炎による血尿，側腹痛，腎不全，脾梗塞，肺梗塞，肺炎，感染性動脈瘤形成，皮膚粘膜塞栓症などが生じる．

診断

血液検査で炎症所見がみられ，心エコーで疣贅と弁逆流，膿瘍形成などが確認される．血液培養が起因菌同定の目的で行われる．

治療

血液培養と薬剤感受性結果に基づいて抗生物質が選択され，4～6週間，高用量経静脈投与される．抵抗例では人工弁置換術などが行われる．感

染性心内膜炎の危険のある患者が菌血症を伴う処置を受ける前に，予防的抗生物質投与が行われる．

E 虚血性心疾患

心筋酸素需給バランスが負に傾くのが虚血性心疾患である．器質的狭窄，血管攣縮，血栓塞栓，川崎病などの動脈炎，冠動脈奇形，心筋ブリッジなどが原因となる．ほとんどが冠動脈硬化を背景とし，冠動脈プラークの進展・破綻に炎症が関与する．加齢，家族歴，高血圧，糖尿病，脂質異常症，喫煙，メタボリック症候群などが冠危険因子である．

虚血に伴い胸痛，収縮力・拡張能低下，不整脈などが生じる．前胸部・心窩部絞扼痛が現れ，左腕や頸部・顎に放散する．狭心症は15分以内に収まり，ニトログリセリン舌下投与で緩解する．心筋梗塞の胸痛は20分以上遷延し，激しく，ニトログリセリン舌下投与で治まらない．糖尿病，高齢者，心筋梗塞後などで無痛性のことがある．

心電図，負荷心電図，心エコー，冠動脈CT，MRI，心筋シンチグラフィ，冠動脈造影検査（図5），血液検査（心筋逸脱酵素）などが虚血性心疾患の診断に有用である．

抗血小板薬，冠拡張薬，β遮断薬，スタチンなどの薬物療法，経皮的冠動脈インターベンション（PCI），冠動脈バイパス術（CABG）などの治療が有効である．虚血性心疾患の二次予防，一次予防に高血圧，糖尿病，脂質異常症，喫煙などの冠危険因子の是正が有効である．

1. 安定狭心症（労作性狭心症）

概念・病態

冠動脈の器質的病変が原因となり，酸素の需要増加に見合う供給増加が妨げられて生じるのが安定狭心症（労作性狭心症）である．

症状

冠動脈の器質的病変の重症度に依存して一定の労作や感情動揺に伴って症状が出現し，安静で回復する．

診断

心内膜下虚血を反映する心電図ST低下が発作時にみられる．運動負荷心電図，負荷心筋シンチグラフィ，冠動脈CTなどの非侵襲的検査と，冠動脈造影検査が有用である．

治療

症状と冠動脈病変に応じた治療法が選択される．硝酸薬，β遮断薬は発作軽減に有効である．心筋梗塞予防に抗血小板薬，スタチンなどが用い

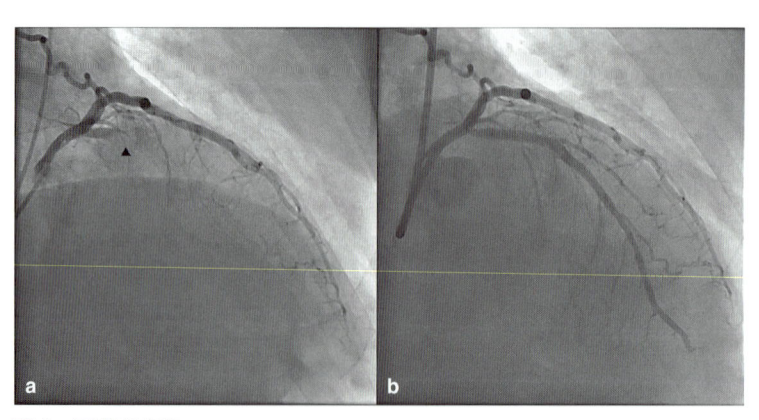

図5 冠動脈病変
a. インターベンション前．左冠動脈前下行枝近位部に100%閉塞（▲）が認められる．
b. インターベンション後．同部位の血管径は十分拡張した．
（東京医科歯科大学医学部附属病院循環器内科　手塚大介氏による）

表5　Braunwaldによる不安定狭心症の分類

狭心症	クラスⅠ	新規発症(2か月以内), 重症・増悪型(3回/日以上, 軽労作)
	クラスⅡ	亜急性安静時(1か月以内)
	クラスⅢ	急性安静時(48時間以内)
臨床的状況	クラスA	冠動脈外因子依存性
	クラスB	冠動脈外因子非依存性
	クラスC	急性心筋梗塞発症後2週間以内
治療状況	未治療もしくは最低限の治療	
	一般的治療	
	最大限治療	

られる．内科的治療抵抗性，重症冠動脈病変の場合などで，PCI，CABGの適応が考慮される．

2. 冠攣縮性狭心症

概念・病態

冠動脈攣縮によって血流が低下して生じるのが冠攣縮性狭心症である．日本人で頻度が高い．発作は夜間明け方に起こりやすい．多枝同時攣縮の場合，重症不整脈による突然死の危険が伴う．

症状

安静時，ことに夜中～明け方に胸痛が生じ，5～10分で自然に，もしくはニトログリセリン舌下によって治まる．

診断

異型狭心症では，高度の攣縮により一過性に血流が途絶して心電図ST上昇がみられる．ホルター心電図，冠動脈造影(攣縮誘発試験)が有用である．

治療

発作緩解にはニトログリセリン舌下が有効である．予防には長時間持続性硝酸薬，カルシウム拮抗薬が有効である．多枝攣縮の場合，予防薬の長期継続が必要である．

3. 不安定狭心症

概念・病態

新規発症，もしくは症状の増悪したのが不安定狭心症である．急性心筋梗塞に移行する危険が高い．ブラウンワルド(Braunwald)は表5のように不安定狭心症を分類した．

症状

狭心症が初発して2か月以内である．もしくは症状が1日3回以上起きる．あるいは軽労作で起きるなど増悪している

診断

虚血性の心電図変化がみられる．心筋逸脱酵素の上昇はみられない．

治療

次の急性冠症候群に則って治療して，急性心筋梗塞を防ぐ．

4. 急性冠症候群

概念・病態

冠動脈不安定プラークの破綻に続く血栓形成，冠動脈壁緊張によって冠動脈が高度狭窄，ないし閉塞して起こる一連の病態が急性冠症候群である．不安定狭心症，非ST上昇型心筋梗塞，ST上昇型心筋梗塞が含まれる．

症状

初発・増悪する狭心症，遷延する胸痛，心臓突然死を含む．

診断

胸痛時の心電図ST低下や冠性T波などは不完全閉塞による非貫壁性虚血を示唆し，ST上昇は完全閉塞による貫壁性虚血を示唆する．発症12時間以内の初期診断に基づいた治療が行われ，発症24時間以降に心筋障害マーカーの推移から最終診断が判断される．

治療

ST上昇型急性冠症候群では急性期再灌流療法によって虚血心筋の救済を図る．非ST上昇型急性冠症候群ではリスク層別と抗虚血対策を行い，ST上昇型急性心筋梗塞を防ぐ．経過は冠動脈病変，側副血行路，治療に依存する．

5. 急性心筋梗塞

概念・病態

急性冠閉塞によって生じる心筋壊死とその治癒過程で起こるさまざまな病態が急性心筋梗塞である．ST上昇型急性心筋梗塞の発症超急性期に7人に1人が重症不整脈，主に心室細動で死亡する．心拍出量は低下し，肺うっ血が生じる．キリップ（Killip）分類Ⅰ度（心不全徴候なし），Ⅱ度（軽度心不全），Ⅲ度（肺水腫），Ⅳ度（心原性ショック）の順に死亡率が増加する．急性期の壊死組織は脆弱で，この時期に心室瘤形成，心室中隔穿孔，自由壁破裂，乳頭筋断裂などの合併症が起こる．陳旧性になると，壊死組織は線維化していく．

症状

遷延する胸痛，冷感，嘔気，恐怖感などが生じる．血圧低下，頻脈，錯乱，チアノーゼ，乏尿や，呼吸困難，肺野ラ音，心拡大，動脈血酸素飽和度低下などが現れる．

診断

心電図には超急性期のT波増高，急性期のST上昇，貫壁性梗塞の広がりに依存する異常Q波と冠性T波出現という一連の変化，もしくはST低下と冠性T波の持続がみられる．発症後3時間頃から白血球，クレアチンキナーゼ（CK），CK-MB，心筋トロポニンなどの心筋障害マーカーの上昇が確認される．CK-MBは約3日間，心筋トロポニンは約14日間，異常値を示す．心エコーでは壁運動異常が発症後すぐにみられ，経時的に壁が菲薄化していくのがみられる．心臓MRIガドリニウム遅延造影における信号強度増強，^{201}Tl心筋シンチグラフィ上の欠損像・血流低下像がみられる．カテーテル検査で冠動脈閉塞所見がみられる．

治療

急性期，心電図モニタと不整脈対策が行われる．状態，状況に応じて，PCI，血栓溶解療法，CABGを含む外科手術などが考慮される．

急性心筋梗塞の血行動態は，フォレスター（Forrester）分類によって4区分される．スワン・ガンツカテーテルで求めた心係数2.2 L/分/m^{2}以下を心拍出量低下，肺毛細血管楔入圧18 mmHg以上を肺うっ血ありとする．いずれもないサブセットⅠ，肺うっ血のみあるサブセットⅡ，心拍出量低下のみあるサブセットⅢ，両方あるサブセットⅣである．それぞれ血行動態安定，軽〜中等度左心不全，低拍出心，重症心不全もしくはショック状態に相当し，この順に死亡率が増す．各血行動態に応じた治療が選択される．

心筋梗塞後患者の二次予防が行われる．一般療法として血圧，脂質，体重，糖尿病などの食事療法，有酸素運動療法，禁煙指導とサポート，飲酒管理，睡眠時無呼吸に対する持続陽圧呼吸療法，うつ・不安症・不眠症に対するカウンセリング，服薬，急性症状と対処についての患者・家族教育，感染予防などが行われる．

F 心膜疾患

炎症によって心膜粗造化，心膜液貯留，石灰化などが生じると，心臓の動き，特に拡張が妨げられる．

1. 急性心膜炎

概念・病態

急性心膜炎はウイルス性ないし特発性に起こることが多く，他に結核，心筋梗塞後，腎不全，悪性腫瘍，放射線照射，膠原病，薬剤誘発が原因となる．

症状

座位・前屈位で軽減し，吸気で増強する前胸部痛，発熱などが生じる．

診断

心膜摩擦音が表れる．心電図のaV_Rを除く大半の誘導にST上昇が，一部誘導にPR低下がみられる．血液には炎症所見がみられ，心エコーで心膜液貯留がみられる．

治療

安静，非ステロイド性抗炎症薬投与が治療の主体となる．ウイルス性・特発性の場合，通常1～3週で自然治癒する．他の原因があれば，その治療が基本になる．

2. 心タンポナーデ

概念・病態

急性心膜炎，重症甲状腺機能低下症，心不全，肝硬変，ネフローゼ症候群などで心膜液が生理的範囲を超えて貯留する．心膜液貯留量と貯留速度，心膜の伸展性に依存して心拡張が妨げられる．拡張障害の程度が強く，心拍出量が減って血圧低下，ショックに至るのが心タンポナーデである．急性心膜炎，尿毒症，悪性腫瘍，心外傷，心筋梗塞に伴う心破裂，解離性大動脈瘤などが原因となる．

症状

頸静脈怒張，血圧低下，心音・心尖拍動減弱，頻脈，奇脈（吸気時収縮期血圧が10 mmHg以上低下する）などが現れる．

診断

心膜液が中等量以上貯まると胸部X線写真で左右対称の心拡大がみられる．心電図波形は低電位となり，大量に貯まると電気的交互脈が現れる．心エコーで心膜液貯留が検出され，心タンポナーデは右室，右房壁の拡張期虚脱，重症例の左室，左房壁拡張期虚脱で判定される．右房圧波形のy谷は鈍化する．

治療

剣状突起下から心膜穿刺によって心膜液を排出する．心膜液の染色・培養・細胞診のほか白血球数，蛋白，LDH値測定などから原因診断とその治療選択を行う．

3. 収縮性心膜炎

概念・病態

心膜炎の治癒過程で心膜液の組織化，心膜との融合，線維化，石灰化が進むと，心拡張が妨げられる収縮性心膜炎となる．結核性心膜炎で起こりやすい．

症状

血圧が低下し，右心不全が生じる．肝腫大と腹水，心膜ノック音，クスマウル（Kussmaul）徴候（吸気時に頸静脈怒張が増強する）が現れる．

診断

胸部CT，MRIで心膜肥厚・石灰化がみられる．心腔内拡張期圧は一致して上昇し，心室拡張期圧波形がdip & plateauパターン（ルート型）化し，右房圧波形のy谷が急峻化する．

治療

外科的心膜切除が有効である．

G 心筋疾患

1. 肥大型心筋症

概念・病態

肥大型心筋症は圧負荷で説明できない心室壁の不均一な肥大をきたす疾患である．拡張能が低下し，収縮能は一般に保たれる．家族性，孤発性の場合がある．βミオシン重鎖，トロポニンT，心筋ミオシン結合蛋白Cなどの関連遺伝子異常がみられる．これらサルコメア蛋白異常による収縮力低下に対する代償性肥大とカルシウム感受性亢進などが推測されている．非対称心室中隔肥大が高率にみられ，心尖部や心室中部に肥大が限局する例もある．病理学的に心筋錯綜配列と線維化がみられる．僧帽弁前尖の収縮期前方運動により左室流出路閉塞が生じることがある．経過によって収縮能が低下し，左室内腔が拡張してくるのが拡張相肥大型心筋症である．

症状

20代半ばに労作時呼吸困難，狭心症，失神，

起立性めまいなどで発症する．心房細動による心房機能消失によって症状は増悪する．まれに心室細動による心臓突然死で初発する．

診 断

Ⅳ音と左室流出路閉塞に伴う収縮期駆出性雑音，僧帽弁閉鎖不全に伴う逆流性雑音が生じる．心電図には左室肥大，左房負荷，異常 Q 波（心室中隔肥大例），一部で広範な T 波陰転，心房性・心室性不整脈，心房細動などがみられる．心エコーで肥大の分布，程度，左室流出路閉塞の有無と圧較差，僧帽弁閉鎖不全などを評価する．

治 療

β遮断薬が治療の基本となる．心房細動には抗不整脈薬が用いられる．競技的スポーツは制限する．高リスク例には植込み型除細動器が考慮される．遺伝子相談，第 1 近親者のスクリーニング検査が考慮される．

2. 拡張型心筋症

概念・病態

心筋障害により心筋収縮力がびまん性に低下し，著しい心拡大をきたすのが拡張型心筋症である．慢性，進行性の経過をとり，急性増悪，心不全死，不整脈死などを起こす．遺伝的素因，ウイルス感染，免疫学的機序が関与する．ジストロフィン（伴性劣性遺伝），ラミン A/C，心筋トロポニン T などの関連遺伝子異常がある．病理像では心筋細胞変性，不規則な肥大，心筋線維萎縮，間質線維化などがみられる．特定心筋症として，虚血性心筋症，高血圧性心筋症，拡張相肥大型心筋症，心サルコイドーシス，心筋炎，アルコール性心筋症，左室心筋緻密化障害，筋ジストロフィーに伴う心筋症，薬剤誘発性，周産期心筋症などがある．

症 状

早期から易疲労感，めまい，労作時呼吸困難，起座呼吸，浮腫など心不全症状が生じる．

診 断

胸部 X 線写真で心拡大，肺うっ血，胸水がみられる．心電図には心室・心房負荷と心房細動，心室性不整脈，異常 Q 波などがみられるが特異的ではない．B 型ナトリウム利尿ペプチド（BNP），心筋トロポニン，心筋型脂肪酸結合蛋白（H-FABP）などのバイオマーカーが患者識別，心イベント発生予測に有用である．心エコーで左室拡大とびまん性壁運動低下を認める．虚血性心筋症の鑑別に冠動脈造影検査を行う．

治 療

心不全の症状に対して，各種薬剤と酸素投与，非侵襲的陽圧呼吸のほか，機械的循環補助として大動脈内バルーンパンピング，経皮的心肺補助，補助人工心臓治療が行われる．心臓移植は，それ以外に有効な治療がなく，患者・家族がよく理解し，移植後の治療を継続できる場合に適応となる．不整脈死予防対策がとられる．

3. 拘束型心筋症

概念・病態

線維化，異常物質沈着によって心筋は硬直化し，拡張障害から心不全を起こす．心アミロイドーシスは拘束型心筋症の原因となる．

症 状

主として右心不全症状が生じる．クスマウル徴候が現れる．

診 断

心エコーで心房拡大がみられる．心室拡大はない．心内膜心筋生検はアミロイド沈着の検出に有用である．

治 療

原疾患の治療を行う．予後はよくない．脱水は著しい血圧低下をまねくので，注意が必要である．

4. 心筋炎

概念・病態

エンテロウイルス（なかでもコクサッキー B 群ウイルス），アデノウイルス，パルボウイルス B19 感染，薬物，放射線，免疫異常，妊娠などが急性心筋炎の原因となる．劇症型心筋炎は急速に血行動態の破綻をきたして致死的経過をとる．

症状

多くはかぜ様症状が先行し，心不全症状，胸痛，不整脈症状などが出現する．発熱，脈の異常，低血圧，心音・呼吸音異常，頸静脈怒張などがみられる．

診断

炎症所見，CK-MB，心筋トロポニンの血中増加などがみられる．胸部X線で心拡大，肺うっ血がみられる．心電図にはST-T波異常，不整脈などがある．心エコーで心膜液貯留，一過性壁肥厚，壁運動低下を認める．心臓MRIガドリニウム遅延造影における信号強度増強を心外膜下主体に認める．ペア血清でウイルス抗体価上昇が10%程度にみられる．

治療

安静，徐脈には一時的体外式ペーシング，心不全に強心薬治療などを行う．劇症型心筋炎では体外補助循環が必要である．

H 血圧異常

1. 本態性高血圧症

概念・病態

本態性高血圧は原因不明で，高血圧の95%を占める．複合的遺伝子によると考えられる．肥満，インスリン抵抗性，糖尿病，自律神経，血管，腎臓，レニン-アンジオテンシン-アルドステロン系が関与している．中高年で罹病率は増加する．

症状

ほとんど無症状である．健診などで指摘される．

診断

正常血圧は収縮期血圧130 mmHg未満かつ拡張期血圧85 mmHg未満，高血圧は収縮期血圧140 mmHg以上または拡張期血圧90 mmHg以上で，これらの中間が正常高値血圧に分類される．家庭血圧の基準はこれらから5 mmHgずつ低い値である．

治療

高血圧は冠動脈疾患，脳卒中，心不全，腎疾患，末梢血管疾患などの危険因子である．これらの発症を予防する目的で治療を行う．

2. 二次性高血圧症

概念・病態

腎臓・腎血管異常，ホルモン異常，その他原因のあるのが二次性高血圧である．腎性高血圧には腎実質性高血圧と腎血管性高血圧がある．腎不全末期の水分と塩分排出低下，腎動脈狭窄によるレニン分泌増加が，それぞれの原因となる．内分泌性高血圧として褐色細胞腫，原発性アルドステロン症などがある．それぞれアドレナリン・ノルアドレナリン，アルドステロンが過剰に分泌される．褐色細胞腫の10%は悪性である．甲状腺機能亢進症，甲状腺機能低下症も高血圧の原因となる．

症状

内分泌性高血圧で原疾患に伴う症状がみられる．褐色細胞腫に特徴的な血圧上昇発作は頻脈，頭痛，発汗を伴う．

診断

原疾患の診断に基づく．

治療

腎血管性高血圧は血管再建術によって治癒しうる．片側の場合アンジオテンシン変換酵素阻害薬が有効である．褐色細胞腫ではα遮断薬とβ遮断薬の併用を行い，腫瘍切除を行う．原発性アルドステロン症では外科的腫瘍切除，抗アルドステロン薬投与を行う．

3. 低血圧症

概念・病態

原因（脱水，貧血，内分泌異常，薬剤など）のない低血圧である．若年女性で随伴症状がしばしばみられる．疾患予後は良好である．

症状

立ちくらみや朝の体調不良などが現れる．

診断

一般に収縮期血圧100 mmHg以下で，何らかの症状が伴う．

治療

規則正しい生活・運動指導，夏場の水分摂取，昇圧薬投与などを行う．

I 脈管疾患

1. 閉塞性動脈硬化症

概念・病態

動脈硬化病変による動脈狭窄は腸骨動脈から脛骨・腓骨動脈にかけて生じやすい．

症状

狭窄が軽度か，側副血行が十分であると無症状である．中等度以上になると歩行時の下肢疼痛（間欠性跛行）が生じる．狭窄が高度で側副血行も不十分であると，安静時疼痛，潰瘍が生じる．重篤になると壊死，壊疽に至る．

診断

足首上腕血圧比（ankle brachial index；ABI）は閉塞性動脈硬化症で0.90以下に低下する．MRI，造影CT，血管造影などの画像検査で狭窄の有無と程度を診断する．

治療

症状のある場合に抗血小板薬，けがの回避，運動療法が行われる．重症例でカテーテル治療，バイパス手術などの血行再建術を行う．

2. レイノー現象

概念・病態

寒冷，情動刺激などにより，手指・足指動脈に攣縮による一過性血流障害が生じる．

症状

罹患指に血流途絶による蒼白，チアノーゼによる暗紫色，血流回復に伴う血色という三相性の変化がみられる．

診断

原発性の場合（レイノー病）と，膠原病や動脈閉塞性疾患に付随する二次性の場合がある．

治療

重症例に血管拡張薬を用いる．

3. 大動脈瘤

概念・病態

大動脈全層が外部に膨らみ，径が50%以上拡張するのが大動脈瘤である．膨隆の形態から紡錘型と囊状型に分かれる．大動脈径と血圧に比例した壁張力によって大動脈瘤は拡大していく．上行大動脈の大動脈瘤は中膜囊状壊死で特徴づけられ，加齢，高血圧，結合織疾患〔マルファン（Marfan）症候群，エーラス・ダンロス（Ehlers-Danlos）症候群など〕に関連する．下行大動脈の大動脈瘤は動脈硬化に関連する．内膜と中膜が裂けて血栓と外膜で被われるのは偽性大動脈瘤で，感染，外傷，手術やカテーテルによる傷から発生し，破裂しやすい．

症状

大動脈瘤の多くは無症候性である．疼痛，隣接組織の圧迫症状などが起こりうる．咳，呼吸苦，肺炎，嚥下障害，嗄声（反回神経麻痺），大動脈弁閉鎖不全などが生じる．破裂は重篤な，致死的結果を招く．

診断

胸部造影CT，造影MRIなどの画像検査で診断する．

治療

上行大動脈径5.5～6 cm以上，胸部下行大動脈径6.5～7 cm以上，腹部大動脈径5.5 cm以上，年に1 cm以上拡大などの例で人工血管置換術，経管的ステント留置術などの血管修復術を行う．

4. 大動脈解離

概念・病態

大動脈内膜の裂け目から内膜と外膜を裂くように中膜層に血液が入り込む．高血圧，加齢，中膜

囊状壊死，外的損傷などを基盤とする．60〜70歳代の男性に好発する．上行大動脈の解離を含むスタンフォード(Stanford)分類A型と上行大動脈の解離を含まないB型に分けられる．

症状

大動脈解離は前胸部〜背部を移動する激烈な痛みを生じる．破裂による血圧低下，大動脈分枝の閉鎖，大動脈弁閉鎖不全などが起こりうる．

診断

造影CT，経食道エコーなどで診断する．

治療

解離の進行を止めるためにβ遮断薬，血管拡張薬で血圧降下を図る．Stanford A型は冠動脈や大動脈弁を巻き込む可能性があり，早期に外科的修復術を行う．

5. 静脈疾患

概念・病態

静脈瘤と深部静脈血栓症がある．血管壁脆弱性と内圧上昇によって表層静脈が膨らみ数珠状に連なる静脈瘤は女性に多い．妊娠，長時間立位，肥満を背景とする場合と深部静脈および交通枝の異常に起因する場合がある．深部静脈血栓は下腿に多く，無治療の場合に肺塞栓症の原因となる．長期臥床，長時間の航空機旅行，妊娠後期・産褥早期，凝固線溶系の異常，悪性腫瘍，静脈損傷，経口避妊薬などがリスクとなる．

症状

静脈瘤は美容上の問題，鈍痛，圧迫感，潰瘍，血栓，炎症を生じうる．深部静脈血栓症は無症候，ないし罹患肢の違和感，浮腫，熱感，紅斑などを呈する．

診断

血栓のマーカーとしてDダイマーの感度は高く，特異度は低い．静脈エコーは深部静脈血栓の診断に有用である．

治療

静脈瘤には弾性ストッキング着用のほか，重症例に静脈結紮，静脈摘出などを行う．深部静脈血栓症には罹患肢挙上，抗凝固療法を行う．リスクの高い状況には予防対策を行う．

6. リンパ管疾患

概念・病態

リンパ管の輸送障害によって生じるのがリンパ浮腫である．骨盤内手術，下腹部への放射線治療，乳がんの際のリンパ節郭清術など原因の特定できる続発性と，特定できない原発性がある．

症状

皮膚色調変化や痛みのないびまん性の腫脹が，下肢，上肢に現れる．初期には柔らかく圧痕をみるが，次第に腫脹・硬化が強くなり，進行して象皮病になることがある．蜂窩織炎を合併すると発赤，疼痛を生じる．

診断

症状，病歴，診察により診断する．

治療

弾性ストッキングによる圧迫，リンパ誘導マッサージなどの保存療法を行う．

7. 血管炎

概念・病態

血管炎は免疫複合体沈着ないし血管壁に対する細胞性免疫によって生じる．大動脈炎症候群(高安病)は大動脈とその主要分枝に起こり，若年女性に好発する．川崎病(粘膜皮膚リンパ節症候群)は，乳幼児に起こる原因不明の急性炎症性疾患である．閉塞性血栓性血管炎〔バージャー(Buerger)病〕は四肢末梢小動脈・静脈に起こり，成人男性に好発し，喫煙と深く関係する．

症状

大動脈炎症候群は発熱，倦怠感のほか，脈なし，脳の巣症状，腎性高血圧などをきたす．川崎病で冠動脈に炎症が及び，後遺症として冠動脈瘤が形成されると虚血性心疾患の原因となる．閉塞性血栓性血管炎は，末梢動脈閉塞，レイノー現象，移動性表層性静脈炎をきたす．

診断

炎症反応と血管病変の画像検査で診断する．

治療

　大動脈炎症候群ではステロイドで炎症沈静化が図られる．川崎病の急性期にアスピリンとγ-グロブリン療法が，冠動脈瘤合併例ではアスピリンを主とする血栓予防が行われる．閉塞性血栓性血管炎では禁煙指導，血管拡張薬，抗血小板薬などが行われる．それぞれ必要な血行再建術が行われる．

参考文献

1) 永井良三（編）：循環器疾患第2版．看護のための最新医学講座第3巻．中山書店，2005
　※EBM（根拠に基づく医療）が取り入れられている
2) 医療情報科学研究所（編）：病気がみえる vol.2 循環器第3版．メディックメディア，2011
　※紙面がビジュアル化され，理解しやすい．心臓聴診CDが付いている
3) 村川裕二，岩崎雄樹，加藤武史：循環器病態学ファイル—循環器臨床のセンスを身につける．メディカルサイエンスインターナショナル，2007
　※大事なことが，臨床に役立つかたちで読みやすく書かれている
4) 村川裕二，山下武志：ECGケースファイル—心臓病の診療センスを身につける．メディカルサイエンスインターナショナル，2000
　※心電図と病像に基づいた診断と対応が簡潔に書かれている

第3章
呼吸器疾患

学習のポイント

❶ 肺は，生体維持に必要なエネルギーを産生するために外気から大量の空気を取り込む臓器である．外気中のさまざまな微生物や抗原物質を吸い込むことによりさまざまな疾患をきたす．

❷ 呼吸器は鼻腔から喉頭までの上気道と気管から細気管支までの下気道，肺胞に分けられる．そしてそれぞれの部位で感染症やアレルギー，免疫反応を介した炎症，腫瘍性変化などによりさまざまな疾患をきたす．解剖学的構造をイメージしながら呼吸器疾患を学習すると理解しやすい．

❸ 肺炎を代表とする感染症，気管支喘息を代表とするアレルギー性疾患，気道や肺胞の構造変化を伴う閉塞性肺疾患や間質性肺疾患，肺血管塞栓症を代表とする血管の変化による疾患，肺癌を代表とする悪性疾患というように大きく分けて学習するとよい．

❹ 咳や痰という症状だけでは区別がつかない場合もあり，それぞれの症状と身体所見の特徴，さらに診断に役立つ検査所見をまとめて学ぶことが大切である．

本章を理解するためのキーワード

❶ 感染症
肺炎は社会の高齢化とともに増加している疾患であり，原因には微生物の吸引と誤嚥があり，高齢者の肺炎では後者が多い．

❷ 慢性閉塞性肺疾患
約8％の成人が罹患していると考えられている．喫煙の関与が強い疾患であり，禁煙が最も重要な治療である．長引く咳や痰が最初にみられる症状であり，喫煙者でこの症状がある患者では本疾患を疑うことが重要である．

❸ 肺癌
日本で増加しており，悪性疾患による死因では男性の第1位，女性で第2位である．特異的な症状はないが，中高年で咳嗽，喀痰が長く続く場合は，肺癌を除外する必要がある．最近は遺伝子検査による治療方針の決定が重要になりつつある．

われわれが生きていくために必要なエネルギーの大半は，細胞内で酸素を利用したクエン酸回路によって産生されている．肺から酸素を取り込まなければ十分なエネルギーが産生されず，死に至る．また，肺は酸素を体内に取り入れると同時に体内で産生される二酸化炭素を体外に排泄（ガス交換）することで体内のpHを一定に保つ役割を果たしている．

呼吸器は解剖学的には上気道（鼻腔から喉頭まで，図1a）と，下気道（気管から細気管支まで，図1b）に分けられる．気管から肺胞までに約20回の枝分かれを繰り返しており，ガス交換は肺胞で行われる．鼻・口腔から細気管支までは気道とよばれ空気の通路である．

気道の最後が終末細気管支と呼吸細気管支であり，1本の終末細気管支から数本の呼吸細気管支に分かれ，さらに多数の肺胞につながっている（図1c）．肺胞の直径は0.3 mmで肺内に約3億個存在し，ガス交換のための肺胞の総面積はテニスコートの1/2ほどになる．肺の末梢は小葉間隔壁で仕切られており，幅約1 cmのこの単位を（二次）小葉とよぶ．

肺胞は毛細血管で覆われており，肺胞側と毛細血管側とで酸素と二酸化炭素の移動（ガス交換）が

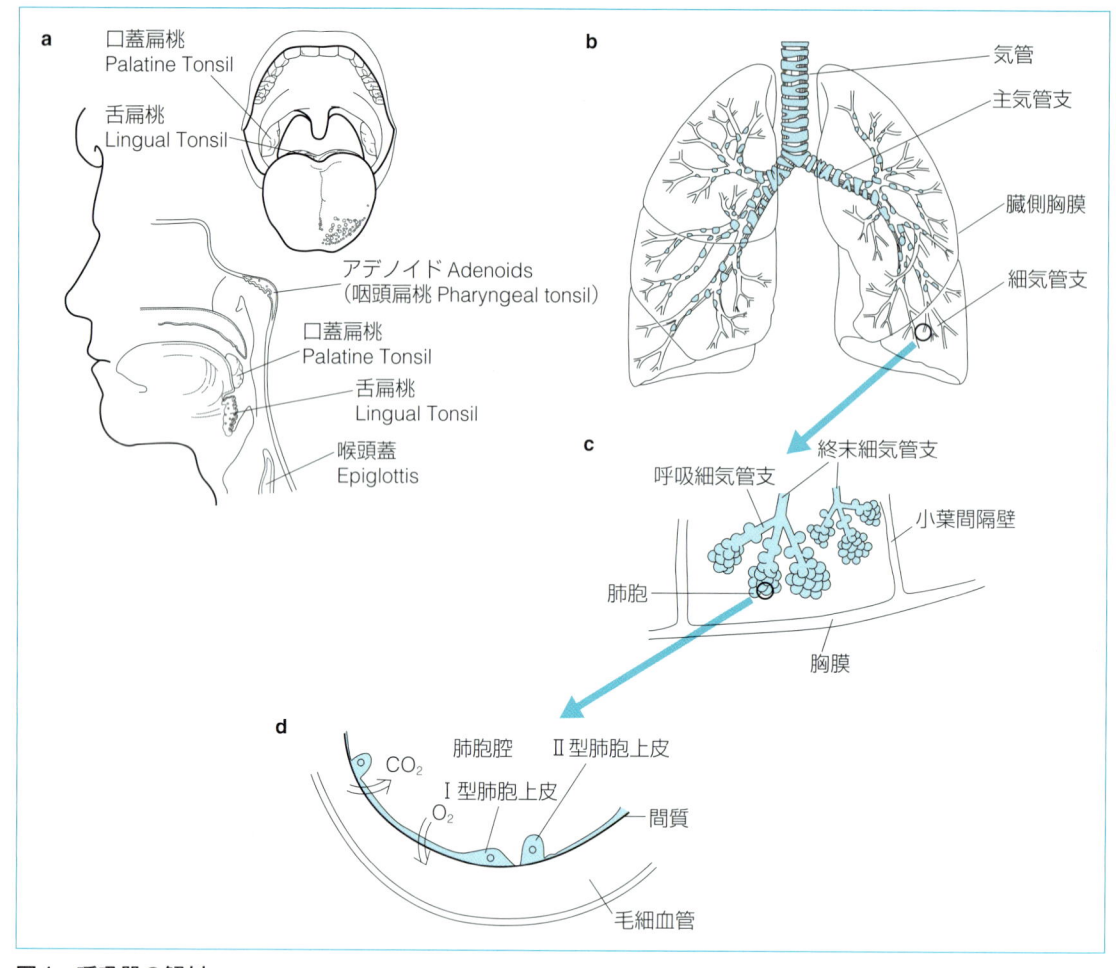

図1 呼吸器の解剖
a：上気道：鼻腔から喉頭まで，b：下気道：気管から細気管支まで，c：細気管支から肺胞，d：肺胞の構造

行われる(図1d)．ガス交換はガス分圧の差による移動(拡散による移動)であり，間質(肺胞と毛細血管との間を境界する結合組織)はガス交換しやすいよう厚みが0.3μm未満と非常に薄い構造になっている．肺胞腔側で炎症をきたした場合を(肺胞性)肺炎とよび，間質に炎症をきたした場合を間質性肺炎とよぶ．

　肺で空気中の酸素を取り込むため，1日1万L以上の空気を吸い込んでおり，同時にさまざまな微粒子や微生物も吸い込んでいる．呼吸器は，感染や微粒子による傷害の危険性が高い臓器であるが，さまざまな防御機構で守られている．鼻腔や口腔内には，病気を起こさない菌(常在菌)が存在することで毒性の強い菌の増殖を防いでいる．吸い込まれて気道に付着した異物は気管支表面の線毛運動によって集められ，無意識のうちに咳払いや痰として体外に出されている．肺胞レベルでは，マクロファージや免疫グロブリンが感染防御に働いている．

A 感染性肺疾患

　風邪の大部分はウイルスによる急性上気道炎であり，発熱，鼻汁，咽頭痛，乾性咳嗽(空咳)，が中心である．気管支より下部になると上記症状に加えて喀痰が出現する．急性気管支炎の多くもウイルス感染であるが，時に百日咳やクラミドフィ

ラ，マイコプラズマなどの感染がある．痰は気管支炎，肺炎いずれでも認めるようになる．痰の色は重要であり，細菌，炎症細胞，壊死脱落した気道上皮細胞などが増える結果，黄色，緑黄色，緑色に変化していく．これらの痰を膿性痰とよぶ．

呼吸器感染症の多くは起炎微生物の吸い込みによって生じる．上述の防御機構によりほとんどの微生物は除去されているが，起炎微生物が含まれた患者の「つばき」が数ミクロンの大きさ（1 mmの千分の一単位）まで小さくなったものを吸い込むと，細気管支から肺胞まで到達し肺炎を発症する．ウイルス感染では（鼻や口腔の）粘膜からの感染経路もある．近年増加している高齢者の肺炎では，誤嚥による肺炎（誤嚥性肺炎）の頻度が高い．

1. 細菌性肺炎

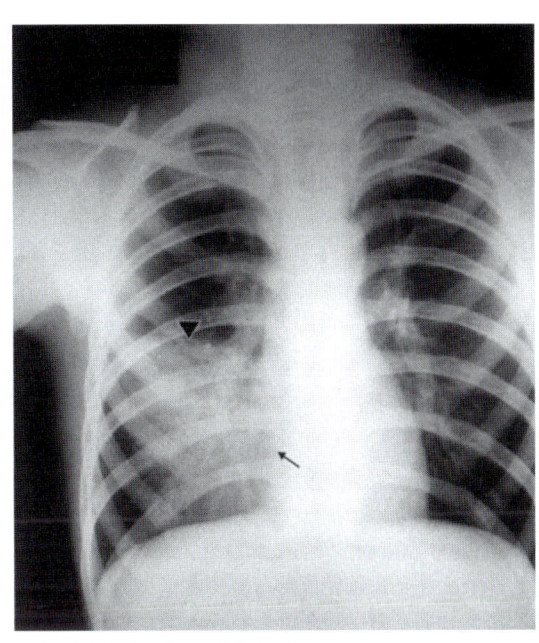

図2 肺炎球菌による大葉性肺炎
右中葉の肺炎（矢印部分）

病態

細菌が末梢気道から肺胞に沈着・増殖することで感染が成立すると，細菌性肺炎を発症する（図2）．細菌性肺炎をきたす一般細菌のうち最も頻度の高いのが肺炎球菌である．肺炎球菌は莢膜に病原性があり，80種類以上のタイプがある．インフルエンザ桿菌がそれに次ぐ．そのほかの起炎菌としては，ブドウ球菌，連鎖球菌，緑膿菌があるが，マイコプラズマ，クラミドフィラによる感染のほうが頻度は高い．

臨床症状：発熱，咳嗽，喀痰が特徴であり，喀痰は膿性痰（黄緑色〜緑色）である．さらに重症になると呼吸困難を呈するようになる．肺炎では胸痛を認めないが，炎症が胸膜に及ぶと胸痛（胸膜痛）が出現する．

検査・診断

①血液検査：CRP高値と白血球数高値が炎症を示唆する所見であり，近年炎症のマーカーとしてプロカルシトニンの測定も有用である．炎症の有無と治療効果の判定に用いる．

②喀痰培養：起炎菌の同定に喀痰培養を実施する．口をゆすいで口腔内常在菌を減らしたのち，膿性痰で検査することが重要である．最近では尿で細菌抗原の同定を行う方法もある（肺炎球菌，レジオネラ）．培養検査と同時に薬剤感受性検査も実施する場合も多く，肺炎球菌ではペニシリン耐性菌，インフルエンザ桿菌ではβラクタマーゼ非産生アンピシリン耐性菌が増えているなど，抗菌薬に対する耐性菌が増加している．

治療

細菌感染であれば抗菌薬を投与する．ただし，非定型肺炎（付記参照）ではペニシリン系，セフェム系の抗菌薬は無効であるので，非定型肺炎との鑑別が重要である．菌の同定や薬剤感受性の結果は治療開始時には不明であり，経験的に起炎菌を想定した抗菌薬の選択を行う．

細菌性肺炎と非定型肺炎の鑑別（表1）

非定型肺炎とは，後で記載したマイコプラズマやクラミドフィラ，レジオネラによって生じた肺炎をいう．細菌性肺炎を定型的な肺炎と考え，非定型肺炎と総称して区別している．その理由は，治療薬が大きく異なるからであり，非定型肺炎ではペニシリン系，セフェム系といった細菌の細胞壁を破壊するβラクタム剤は無効であり，マクロライド系，テトラサイクリン系，ニューキノロン系の抗菌薬を投与する．

表1 細菌性肺炎と非定型肺炎の鑑別項目と鑑別基準

1. 年齢60歳未満
2. 基礎疾患がない, あるいは軽微
3. 頑固な咳がある
4. 胸部聴診上所見が乏しい
5. 喀痰がない, あるいは迅速診断法で原因菌が証明されない
6. 末梢白血球数が10,000未満である

鑑別基準	非定型肺炎疑い	細菌性肺炎疑い
1〜5までの5項目中	3項目以上	2項目以下
1〜6までの6項目中	4項目以上	3項目以下

(呼吸器学会ガイドライン2007より)

2. 肺結核症

病態

結核菌と非結核性抗酸菌はともに細胞壁に脂質を多く含み, 酸や乾燥に対して強い. 胃液の中でも生存し, 抗酸菌とよばれる. 乾燥に強いため, 3μm程度の粒子になっても死滅せず, 患者の咳の際にしぶきとともに出た結核菌が空気の流れに乗り, 空中を漂いながらゆっくりと落下する. その間に感受性のある他のヒトに吸い込まれて感染する(空気感染). 一般細菌が咳によるしぶきの届く2m以内のみで感染をきたす飛沫感染と比較すると感染の及ぶ範囲は広い. ただし, 結核菌感染が成立しても多くは自然治癒し, 発病することはまれである(感染後の発病は約10%, 自然治癒後再発して発病する頻度が約10%). また, 一般細菌よりも菌の増殖が遅いこと, 毒素を産生しないため臨床症状が顕著でないことが特徴である.

臨床症状

咳嗽, 微熱, 寝汗などがあげられるが, 細菌性肺炎ほど明らかではなく, 微熱や寝あせも自覚しない場合も多い. 咳嗽が2週間以上持続する場合は肺結核症を除外すべきとされている.

検査・診断

喀痰の塗抹・培養検査のほか, 胃液培養, 遺伝子増幅検査とクオンティフェロン検査がある. 喀痰培養は検出感度を増すため, 原則3日間実施する. 胃液培養は空腹時の胃液を採取して培養する方法で, 抗酸菌である結核菌は増殖する. 遺伝子増幅検査には結核菌のDNAを増幅する方法とRNAを増幅する方法とがあるが, DNA増幅法は死菌であっても陽性となる点が異なる. 喀痰の検査では, 適切な検体が採取できない可能性もあり, 検出感度に限界がある. クオンティフェロン検査は, 血液を用いて結核菌に対するサイトカイン産生の有無を検査する方法であり, 感度の点で優れている.

治療

4剤(イソニアジド, リファンピシン, ピラジナミド, エサンブトール)で開始し, 6か月間で終了することが原則である. 治療により再発する頻度は数%である. 2007年から, 発症していない結核菌感染者(潜在性結核感染症)に対してはイソニアジド単剤の6か月内服治療を実施している.

最近では, 結核菌の耐性化が問題になっている. 多剤耐性結核菌(イソニアジドとリファンピシンに完全耐性)の増加に加え, 超多剤耐性結核菌の出現も報告されている.

3. 非結核性抗酸菌症

病態

土壌中や水中に常在する菌であり, ヒトからヒトへ感染することはない. 菌の塗抹所見では結核菌と鑑別できない. 多数の菌種があるが, 発症例の約7割を占めるのがマイコバクテリウム・アビウム・コンプレックス(略称MAC)であり, マイコバクテリウム・カンサシイがそれに次ぐ. わが国で近年増加しており, 中年女性の発症が多い.

臨床症状:結核菌よりも弱く, 健診にて異常陰影で発見される場合が多いが, 進行すると咳嗽, 微熱, 喀痰などが出現する. 発病後, 臨床症状が出現するまでに平均10年以上の年数を要する. 気管支拡張所見を合併することが多く, 疾患の進行により血痰が出現する.

検査・診断

診断は結核菌と同様であり, 培養検査や遺伝子検査によって結核菌と鑑別される.

治療

MACは治療薬に抵抗性であり, リファンピシ

ン，エサンブトール，クラリスロマイシンを中心として菌が陰性化後1年間の内服が原則であるが，完全治癒は困難な場合が多い．

4. ウイルス性肺炎

病態
ウイルス感染の多くは上気道の炎症であり，急性気管支炎を合併することもあるが，細気管支や肺胞に炎症が及ぶ場合はまれである．免疫能が低下した患者で多い．原因となるウイルスは，インフルエンザウイルス，RSウイルス，アデノウイルスが主なものであるが，ウイルス感染後の細菌(多くは肺炎球菌)による混合感染の場合も多い．

臨床症状
ウイルス感染による全身症状(発熱，悪寒，頭痛，筋肉痛，倦怠感など)に加えて乾性咳嗽と，わずかな漿液性の喀痰を伴う．

検査・診断
抗体検査を実施してウイルス抗体価が高値であるか，ペア血清で抗体価の上昇を認める場合はウイルス感染ありと診断できる．しかし，ウイルス性肺炎と診断する際には細菌感染の混合感染を否定する必要がある．一部のウイルス感染症は咽頭ぬぐい液による迅速ウイルス抗原検査で診断が可能である(インフルエンザなど)．

治療
抗ウイルス薬があるインフルエンザ，水痘などでは抗ウイルス薬を投与するが，多くは対症療法である．細菌による混合感染の可能性があれば抗菌薬の投与もあわせて行う．

5. 肺真菌症

病態
真菌(菌糸や酵母)を吸入した結果，肺内に炎症をきたして陰影を呈するようになった場合を肺真菌症とよぶ．健常者の多くは吸入しても感染症に至らず体外に喀出されるが，免疫能の低下した患者で肺真菌症を発症する場合が多い．近年の治療の進歩に伴い，重症疾患や治療の影響により免疫能の低下した患者が増加し，健常者では発病しない感染症(日和見感染症)が増えている．それに伴い，肺真菌症の症例も増加している．肺病変が出現する真菌として，健常者でも発症しうるのは，クリプトコックス，放線菌，ノカルジアであり，胸部X線写真で結節性陰影や肺炎像を呈す．ニューモシスチス，アスペルギルス，カンジダ，ムコールは免疫能が低下した患者で肺炎像を認める．

臨床症状
ニューモシスチス肺炎では乾性咳嗽と息切れが主症状であり，肺炎様陰影を示す侵襲性肺アスペルギルス症では，発熱，咳嗽，血痰を認める場合が多い．陳旧性肺結核病変に塊状影を認める肺アスペルギローマ(菌球型)では，咳嗽は軽微であり，進行により血痰を合併する．アレルギー性気管支肺アスペルギルス症はアスペルギルスに対するアレルギー反応が主因で気管支喘息症状を呈し気管支拡張を認める．肺ムコール症は，免疫能が著しく低下した際に出現する肺真菌症であり，血痰，喀血を認め，予後は不良である．

検査・診断
喀痰培養では真菌が検出されないことが多く，気管支鏡検査による生検などで診断される場合が多い．一方，肺カンジダ症は，カンジダが口腔内常在真菌であるため，喀痰培養での陽性結果は参考にならない．血液検査では，真菌細胞壁の成分であるβ-Dグルカンの測定や真菌の抗原・抗体検査を実施し，診断の傍証として利用するほか，治療効果の判定にも用いている．

治療
真菌に合わせてさまざまな抗真菌薬(アムホテリシンB，ボリコナゾールなど)の内服や点滴投与を行う．

6. マイコプラズマ肺炎

病態
マイコプラズマ・ニューモニエがヒトからヒトに感染する呼吸器感染症である．小児や若年成人で高率に感染する．気管支上皮細胞に感染し，細

胞傷害や線毛運動の低下をもたらす．咽頭炎や気管支炎として発症する場合が多く，マイコプラズマ肺炎となるのは 10% 弱である．約 2 週間の潜伏期間の後，発病する．

臨床症状

高熱と頭痛，ひどい乾性咳嗽が特徴である．感染を契機とする体内の免疫反応によるさまざまな合併症をきたす（中耳炎，溶血性貧血など）ことが知られている．

検査・診断

非定型肺炎ともよばれ，一般細菌の肺炎と異なり，CRP が上昇しても，白血球数は軽度の上昇（1 万/μL 未満）である．初回の抗体価（CF 法）が 64 倍以上か，2 週間の間隔で実施した抗体検査で 4 倍以上の上昇を認めた時に感染ありと診断する．抗体の上昇は日時を要す欠点がある．近年，咽頭ぬぐい液を用いた核酸同定法（LAMP 法）により早期診断が可能となった．

治療

マイコプラズマは細胞壁を有さないため，β ラクタム系（ペニシリン系，セフェム系）抗菌薬は無効であり，マクロライド系，ニューキノロン系が有効である（小児ではニューキノロン系は禁忌）．近年，マクロライド系抗菌薬に耐性の菌が小児で増加している．

7. クラミジア（クラミドフィラ）肺炎

病態

細胞内に寄生する細菌であり，非定型肺炎の 1 つである．市中肺炎（街中で感染する肺炎）の起炎菌の 10～30% を占めるとされており，頻度は高い．最近，動脈硬化形成への関与が示唆されている．

臨床症状

頑固な咳（乾性咳嗽）や風邪様の軽微な症状であり，高熱などの重篤な症状はまれである．

検査・診断

初感染の場合は IgM 抗体が上昇し，再感染の場合は IgG 抗体が上昇する．感染による免疫は終生免疫ではなく感染を繰り返す．

治療

細胞内に移行するテトラサイクリン系，マクロライド系，ニューキノロン系が有効である．

B アレルギー性肺疾患

1. 気管支喘息

病態

気管支喘息とは，さまざまな誘因によって気道の可逆的な狭窄が生じ，呼気時喘鳴を中心とする疾患である．誘因として，ハウスダスト，ダニ，ペット動物のフケなど，多くの物質がアレルゲンとして発症に関与しうる（外因性喘息）．また，気温変化や気圧低下，ウイルス感染なども増悪因子となる（内因性喘息）．受動喫煙も小児喘息との関連が指摘されている．アスピリンに代表される鎮痛薬で喘息発作をきたすアスピリン喘息は気管支喘息患者の約 10% で認められ，鼻ポリープを有した気管支喘息患者では注意が必要である．

2004 年の疫学調査では，喘息症状の有症率は 4 歳未満では 24.7%，5～9 歳では 15.2% であり，全体で 9.96% であった．近年小児の有症率はさらに上昇している．

臨床症状

夜間や明け方に悪化する喘鳴，呼吸困難が特徴であり，呼気時に喘鳴を認め，肺音では呼気中心に笛声音（ピーという高い音）を聴取する．最近では，喘息症状を認めず，乾性咳嗽のみが出現するタイプの喘息（咳喘息）が指摘されており，頻度が増えている．咳喘息は感染を契機に症状（乾性咳嗽）が出現し，感染症状が消失後も残存．多くは 2～4 週間持続し，長い時は 3 か月持続する．まれであるが，アスペルギルスによるアレルギー反応で喘息症状と気管支拡張所見を認めるアレルギー性気管支肺アスペルギルス症，気管支喘息症状に加えて血管炎によるシビレなどの神経症状を合併するアレルギー性肉芽腫性血管炎〔チャーグ・ストラウス（Churg-Strauss）症候群〕がある．

検査・診断

　気管支喘息は一過性の気流制限が特徴であり，喘鳴が出現するが治療により症状が完全に消失することが特徴である．喘息発作時に肺機能検査で1秒量の低下を認める．気道の過敏性，可逆性（1秒量，1秒率の低下と回復）が特徴であり，気道過敏性試験（1秒量が20％低下するメサコリン吸入濃度で判定）や吸入改善試験（β_2刺激薬吸入前後で比較し，1秒率で12％以上，かつ1秒量で200 mL以上の改善を認める場合を可逆性ありと判定）により気管支喘息を診断する．アレルゲンにより症状が増悪するため，血液検査にてアレルゲン検査を実施し，居住環境への指導を行う．食物による増悪が明らかな場合は食事内容の見直しが必要であり，ペットとの頻回接触でペットのフケや毛などがアレルゲンになる危険性があるため，ペットとの接触も控えさせ，特に寝室には入れないようにさせる．ハウスダストやダニは最もアレルゲンになりやすいため，室内の清掃，カーペットや絨毯の使用禁止，ベッドの使用を指導する．

　ピークフローメーターによるピークフローの測定は，肺機能（1秒量）の代用にはならないが，患者の喘息のコントロール状態の指標として有用であり，喘息管理に用いる．起床直後と就寝前に3回測定して各々最高値を記録してもらう．自己最高値と比べてピークフロー値が低下した場合に喘息のコントロールが不良と判断する．自己最高値の80％以上を維持できていればコントロール良好である．

治療

　気管支喘息は治療によって治癒させることはできない．喘息症状のコントロールが主体になる．気管支喘息の治療に関しては患者教育が重要である．上述したようなアレルゲン回避のための生活指導のほか，禁煙指導を行う．治療法の主体はステロイド吸入である．ステロイド吸入は，通常の投与量であれば骨粗鬆症や妊娠中の胎児への悪影響は否定されており，安全に実施できる治療法である．ステロイド吸入に加えてβ_2刺激薬の吸入療法の追加は相乗効果を認める．必要に応じ，ロイコトリエン受容体拮抗薬，テオフィリンなどの内服も行う．中等症以上でコントロール不良なIgE高値気管支喘息症例に対してはIgE抗体の点滴投与も有効である．一時的に喘息発作が生じた際にはステロイドの全身投与も行う．まれな疾患であるアレルギー性気管支肺アスペルギルス症，チャーグ・ストラウス症候群ではステロイドの全身投与が必要である．

予後

　いまだ喘息発作による死亡例はあるが，ステロイド吸入薬の出現によって気管支喘息の予後は著しく改善している．気管支喘息は一時的な気流制限が特徴であり，喘息発作がおさまれば喘息症状や気道変化は消失する変化（可逆的変化）が特徴であるが，喘息のコントロール不良な状態が続くと気管支平滑筋の増生や粘液過剰分泌等の変化が生じ，不可逆的変化になることが報告されている（気道のリモデリング）．その結果，気道の分泌物が増え，治療の反応性が低下し，肺機能の経年的低下が健常者よりも増加する．気管支喘息は喘息症状の良好なコントロールを保つことは，喘息患者の将来の生活の質の維持に関しても重要なことである．

C 閉塞性肺疾患

1. 慢性閉塞性肺疾患
（chronic obstructive pulmonary disease；COPD）

病態

　慢性気管支炎は気管支に慢性的な炎症をきたした状態であり，年間3か月以上咳嗽，喀痰を訴える状態が2年以上継続して出現していることが慢性気管支炎の定義である．いっぽう，肺気腫の定義は，終末細気管支より末梢で不可逆的な気腔拡大をきたしていることである．診断基準が前疾患は臨床症状であり，後疾患は病理所見である．両疾患が混在する症例が多いため，現在では，慢性気管支炎と肺気腫と合わせて慢性閉塞性肺疾患

(COPD)とよばれている．

COPDの危険因子としては喫煙，遺伝的要因，職業曝露，大気汚染，受動喫煙などが示唆されているが，喫煙が最大の危険因子であり，喫煙による障害部位は気道が主体の場合（慢性気管支炎），肺胞が主体の場合（肺気腫）のほか，両部位ともに障害されている場合もあり，すべてがCOPDとよばれる（図3）．

COPDは男性に多い疾患であるが，喫煙による肺の障害は女性のほうが強いと考えられている．また疫学調査では，40歳以上の成人で8～10％で罹患していると考えられており，まれな疾患ではない．肺気腫の症状が中心の患者が多い．

肺胞レベルの破壊や末梢気道の拡大により，肺全体が過膨脹となり，胸郭が前後径で拡大していく（樽状胸，図4b）．

臨床症状

咳嗽，喀痰が最初にみられる症状である．肺機能で気流制限（閉塞性障害）が進行すると，勢いよく空気を呼出することができなくなる．その結果，運動や歩行に際して呼吸回数を増やすことが困難になり，労作時呼吸困難が出現する．さらに痰の喀出も困難になる．年の単位で緩徐に進行し，労作時呼吸困難の出現から，やがてわずかな労作でも呼吸困難が出現するようになる．低酸素血症をきたすようになると肺高血圧が出現する結果，右心系に負荷をきたし，最終的には右心不全を合併する（肺性心）．COPD患者でやせが目立つ理由として，呼吸に要するエネルギーの増加に伴うエネルギーバランスの乱れだけでなく，全身炎症，ホルモン異常の関与も指摘されている．

検査・診断

COPDの診断では肺機能検査が重要である．1秒率の低下が常にみられることが重要であり，1秒量を努力肺活量で除したパーセントの1秒率〔ゲンスラー（Gensler）法，$FEV_1\%$〕が70％未満

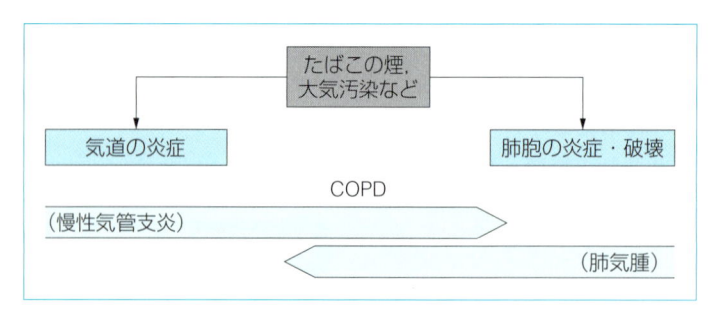

図3 傷害因子による肺の障害部位とCOPDとの関連

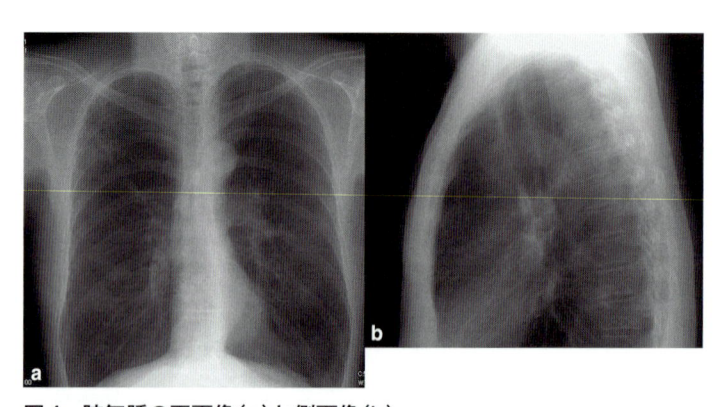

図4 肺気腫の正面像（a）と側面像（b）
肺が過膨脹し，前後径が拡大している（b）．同時に横隔膜が押し下げられ，アーチ構造を失っている（a）．

表2 COPDの肺機能検査による分類

病期		FEV₁%	%FEV₁	症状
0期	リスク群	正常	正常	慢性症状（咳嗽・喀痰）
I期	軽症	<70%	≧80%	＋/−
II期	中等症	<70%	50%≦，<80%	＋/−
III期	重症	<70%	30%≦，<50%	＋/−
IV期	最重症	<70%	<30% or <50%	＋慢性呼吸不全か右心不全症状

FEV₁%：1秒率（ゲンスラー法），%FEV₁：予測一秒量との比率

になったものを COPD と診断する．病期は，1秒量を予測1秒量で除したパーセント（%FEV₁）で分類し，I期からIV期に分類される（表2）．肺機能検査で1秒率が正常範囲の段階はリスク群に分類され，COPD には含まれない．

治療

COPD は治癒する疾患ではない．増悪因子を除き，患者の生活の質（QOL）を維持させることが治療の目標となる．最大の治療は禁煙である．図5に示すように，禁煙により非喫煙者と同様の年間肺機能低下速度になる．肺機能が低下すると去痰が困難になり，感染症の合併をきたしやすくなり，肺炎の合併が肺機能のさらなる低下をもたらす．

禁煙に加えて，体位ドレナージ，口すぼめ呼吸，腹式呼吸の指導（サイドメモ参照），さらにストレッチ運動や患者の状態に合わせた歩行などの運動指導（呼吸リハビリ）を指導する．適度な運動，ストレッチは呼吸苦感の軽減にもつながり，QOL の改善に役立つ．

薬物療法として，長時間作用型抗コリン薬の吸入，ステロイドの吸入，β_2刺激薬の吸入は急性増悪・入院の回数を減じ，QOL の維持に有用である．

2. 細気管支炎

細気管支とは，内径が2 mm 以下で軟骨を含まない細気道である．気道系の膜性細気管支と終末細気管支，また一部に肺胞が含まれている細気管支が呼吸細気管支である．細気管支は正常肺では気道抵抗を生じることはない．なぜなら細気管支の総断面積は中枢気道の総断面積よりもはるかに

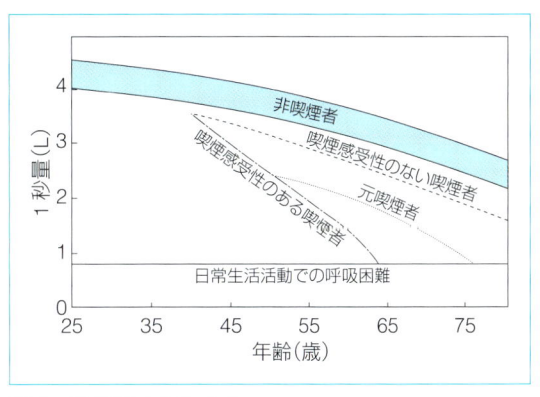

図5 肺機能の経年変化
喫煙者のなかで喫煙に感受性のある遺伝子をもった人では，非喫煙者の経年的な肺機能低下よりも急速に肺機能が低下する．禁煙を開始するとその時点から非喫煙者と同程度の経年的な肺機能低下になる．喫煙で破壊された部位は回復しないため，禁煙の早期実施が重要である．

サイドメモ：COPD の生活指導

体位ドレナージ：肺下部にある分泌物は重力に逆らって喀出させる必要があり，COPD が進行すると去痰が困難になってくる．肺下部を上にするようなさまざまな姿勢で痰の喀出を促す方法が体位ドレナージである．

口すぼめ呼吸：呼気時に口笛を吹くように口すぼめを行うことで呼気時の気流抵抗を増やす．一見逆効果のようだが，COPD では呼気時の胸腔圧の上昇により末梢の細い気道が狭窄をきたす．その結果1秒量が低下する．口すぼめ呼吸により呼気時の気道内圧を上昇させることで呼出しやすくさせる．

腹式呼吸：COPD では肺が過膨張状態であるため，胸郭を広げて肺を膨張させることが困難になる．横隔膜を上下させることで肺の拡張，縮小を促す方法が腹式呼吸である．

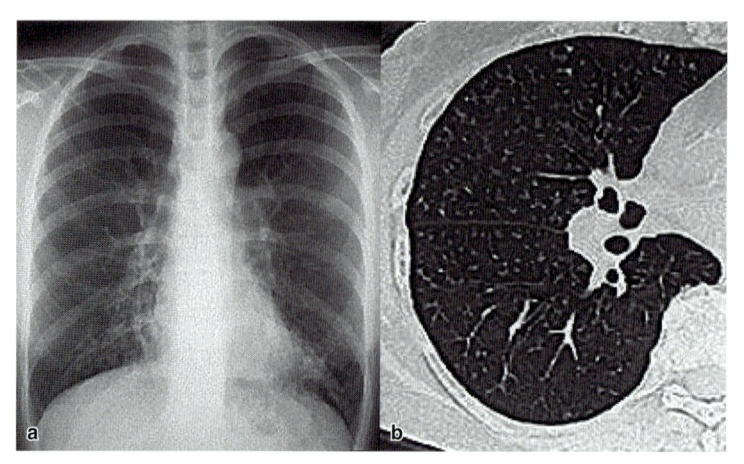

図6 びまん性汎細気管支炎
a. 胸部X線写真：両側肺の下肺を中心にして粒状影を認める．
b. 胸部CT写真：小葉中心性の粒状影(矢印)の散在を認める．細気管支炎に特徴的な画像所見である．

広いからである．細気管支の炎症により症状をきたす場合は広範な細気管支で炎症を呈した結果である．代表的な疾患としてびまん性汎細気管支炎，呼吸細気管支炎，過敏性肺炎がある．

①**びまん性汎細気管支炎**：わが国で報告され，世界で認められた疾患である．呼吸細気管支に好中球の浸潤を認める炎症所見である．ほとんどが慢性副鼻腔炎に罹患している患者で，多量の膿性痰，咳嗽を認め，疾患の進行により呼吸不全をきたす疾患であり，予後不良な疾患であったが，マクロライド系抗菌薬の少量内服により劇的に症状の改善を認める．わが国での症例は激減しているが，アジア（韓国，中国）での診断例が増加している．

②**呼吸細気管支炎**：喫煙との関連が指摘されている疾患であり，呼吸細気管支に貪食したマクロファージの存在が特徴である．肺胞の線維化を伴う場合も多い．比較的無症状の場合が多く，禁煙により陰影の改善を認める場合もある．

③**過敏性肺炎**：吸入抗原によりアレルギー反応で呼吸細気管支を中心に炎症をきたす疾患である．わが国で最も多いのは，自宅でのカビ（トリコスポロン）が原因でリンパ球を主体とした呼吸細気管支炎をきたす夏型過敏性肺炎である．発熱，呼吸困難，乾性咳嗽が症状であり，

抗原を回避だけでも症状は軽快・消失する．カビの胞子が飛散する夏に多い過敏性肺炎であり，冬場になると自然に軽快，消失する比較的予後の良好な疾患である．

a. 画像所見

細気管支炎では胸部X線写真（図6a）ではすりガラス状陰影，粒状網状影を呈し，胸部CT写真（図6b）では胸膜直下に小葉中心性の粒状影を呈すことが特徴的所見である．

D 拘束性肺疾患

病態

間質性肺炎は，細菌による肺炎とは病変の部位が異なる．また，間質性肺炎の原因は細菌感染ではなく，さまざまな原因〔サルコイドーシス，慢性心不全，塵肺，特発性（原因不明），薬剤，癌性リンパ管症，放射線治療，ウイルス感染，アミロイドーシス，先天性，膠原病，慢性過敏性肺炎など〕によって発症する疾患である．特発性間質性肺炎は，さらに通常型間質性肺炎，剥離性間質性肺炎，リンパ球様間質性肺炎，呼吸細気管支炎関連間質性肺炎，特発性器質化肺炎，非特異的間質

性肺炎，急性間質性肺炎の7つに分類される．

従来間質の肥厚が原因と考えられていたが，現在では広範な細気管支と肺胞構造の変化によるものとされている．さまざまな原因で間質性肺炎は出現するが，その画像所見や臨床症状は類似している．肺のコンプライアンス（肺の膨らみやすさ）が低下することで肺の含気が低下する．また，拡散能の低下により酸素の有効な取り込みができなくなる（→ p.38）．

臨床症状

労作時呼吸困難，持続する乾性咳嗽が主な呼吸器症状である．吸気時の肺の膨張が低下することにより，呼吸で出入りする空気の量（1回換気量）も低下する．その結果，労作時には呼吸回数を増やすことで酸素を取り込む必要があり，呼吸困難を自覚する．病気の進行で症状も悪化するとゆっくりとした歩行や自宅での動作でも呼吸困難や低酸素血症が出現するようになる．身体所見では，肺底部中心に吸気時に呼吸音で微細ラ音（fine crackles，パリパリという音）を聴取するほか，指先のばち指（図7）を約半数に認める．

検査・診断

診断には，まず原疾患の検索を行う．原疾患を認めない場合に特発性間質性肺炎と診断される．原疾患の検索として，薬剤の服用歴，職場環境，居住環境などの詳細な問診と診察による身体所見の評価が重要である．胸部X線写真（図8a）では網状粒状影を認め，次第に肺の膨張が低下する．胸部CT写真（図8b）では胸膜直下を中心に蜂巣肺の所見を認める．進行した肺は蜂の巣状の所見を呈している（図9）．そのほか，心電図検査や，血液検査では一般的な生化学検査に加え，自己抗体（抗核抗体，リウマチ抗体，Scl-70抗体，抗好中球細胞質抗体など），間質性肺炎のマーカー（KL-6，SP-D）の検査も行う．

原因検索として気管視鏡などによる肺生検での病理診断や気管支肺胞洗浄検査（気管支末梢から肺胞の細胞を回収して行う検査）を実施する場合

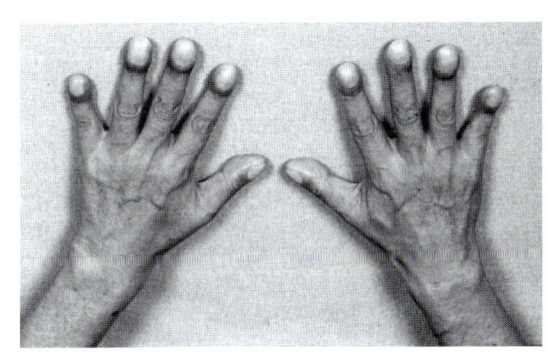

図7　ばち指
指先が太鼓のバチのような変化をしている．

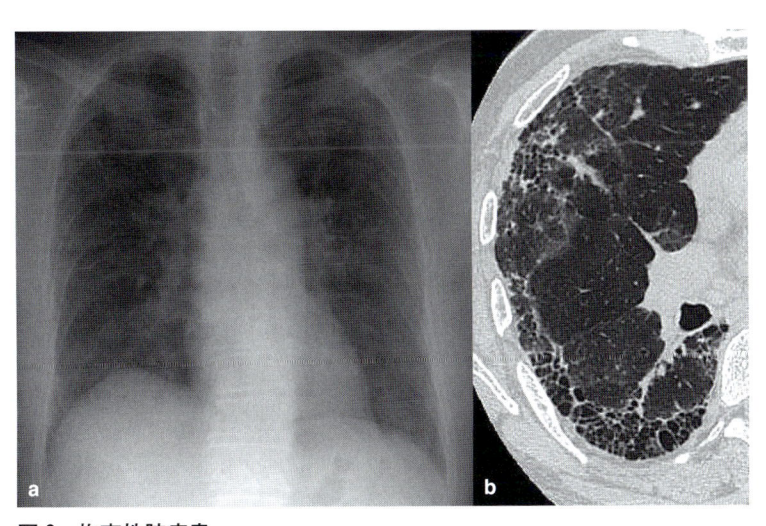

図8　拘束性肺疾患
a．胸部X線写真：両肺に網状粒状影を認める．
b．胸部CT写真：胸膜直下主体に蜂の巣状の変化を認める．

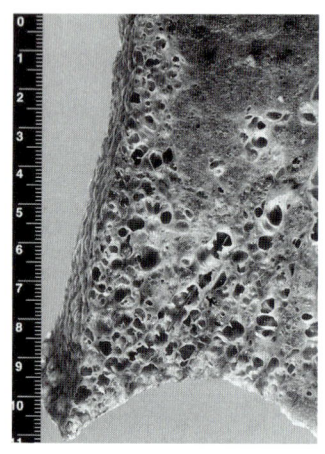

図9　肺の病理標本
肺が破壊され，蜂の巣状に変化している．

がある．間質性肺炎の病勢評価として，**肺機能検査**を定期的に実施する．間質性肺炎は肺機能検査で**拘束性障害**を呈し，**肺活量，努力肺活量の低下**と拡散能の低下が特徴であり，疾患の進行とともに程度が進行する．さらに6分間歩行検査での歩行距離や酸素飽和度の最低値，脈拍数も評価として有効であり，これらの数値の変化が予後判定の指標となるとされる．血液検査のKL-6, SP-Dも病勢評価に有効である．

治　療

原疾患がある場合は原疾患の治療が優先される．ただし，進行した間質性肺炎では原疾患の治療に加えて間質性肺炎の治療も行われる場合がある．間質性肺炎の治療法はいまだ確立されたものはない．ステロイドと免疫抑制剤の併用による治療やピルフェニドンの内服治療が有用と考えられているが，ステロイド投与による易感染性，骨粗鬆症や糖尿病の併発などの副作用の危険性も考慮する必要がある．また突然の中断は間質性肺炎の急性増悪の危険性を高める可能性があり，病勢の進行が緩徐な段階では，ステロイドと免疫抑制剤の治療は実施しないほうが予後は良好であるとする報告もある．

予　後

高齢，喫煙，やせ型体型，著しい画像所見が予後不良因子である．さらに，肺機能検査で努力肺活量や拡散能の低下の進行速度や，6分間歩行検査での歩行距離の減少や最低酸素飽和度の程度が予後の予測に有効である．進行の速度は原因によって異なるが，特発性肺線維症では5年以内に半数が呼吸不全で死亡する．また，肺癌を合併する頻度が高い．

E 肺循環障害

1. 肺血栓塞栓症

病　態

下肢や骨盤腔などの深部静脈にできた血栓が遊離して大静脈から右心房，右心室を経由して肺動脈を閉塞し，急性および慢性の肺循環障害をきたした病態を**肺血栓塞栓症**とよぶ．肺血栓塞栓症の約8割が下肢の深部静脈の血栓によると考えられている．近年，食生活の欧米化が進むとともに，日本でも発病者が増えている．**危険因子**は，片麻痺，心疾患，悪性腫瘍の合併，長期臥床，骨折，術後状態，産褥期，先天性血行性素因などであり，手術のなかでは大腿骨や膝関節の置換術，大腿骨骨折手術などが危険因子となる．旅行など，長時間の着席により発症する**エコノミークラス症候群**とは，深部静脈血栓の形成による**急性肺血栓塞栓症**を指す．長期の安静臥床や着席が危険因子となることから，予防として水分摂取のほか，歩行や積極的な運動が推奨される．手術後は弾性ストッキングまたは間欠的空気圧迫法が行われている．

臨床症状

突然の呼吸困難や胸痛が特徴で，胸膜痛や喀血を伴うこともある．頻呼吸，頻脈も認める場合が多い．上記症状に加えて，ふくらはぎに疼痛や腫脹，静脈炎を認める場合には肺塞栓症の可能性を強く疑う．巨大な肺塞栓が生じると，肺循環が減少して左心房に戻る血液も減少する結果，血圧の低下をきたす．

検査・診断

血液ガスでは低酸素（O_2）血症と過呼吸による低二酸化炭素（CO_2）血症と呼吸性アルカローシス

を認める．診断には最も簡便に実施できて感度も良好なことから，造影CTでの診断が主体になりつつある．その他には，肺血管造影や肺血流シンチグラフィにより血管造影の欠損部位を検出する方法もある．傍証として，心エコーで右心負荷や肺高血圧の所見を認めれば肺血栓塞栓症を疑う．血液検査ではdダイマーが血栓の有無を判定するうえで有用である．

治療

早期からの抗凝固療法が第一選択である．診断後ただちにヘパリン点滴治療(1万〜2万単位/日)を開始し，3日以内にワルファリン内服を開始して内服治療に移行していく．そのほか，低酸素血症に対して酸素吸入を実施し，低血圧に対しては補液を開始するなどの対症療法を実施する．下大静脈に深部静脈血栓を認め，肺梗塞を繰り返すような場合には，下大静脈フィルターの適応を検討する．急性肺血栓塞栓症の重症例で上記の治療でコントロールできない症例では，肺動脈の血栓摘除術を行う場合もあるが，予後は不良である．

2. 原発性肺高血圧症

病態

低酸素血症によって肺動脈は収縮して肺血管抵抗を増す(低酸素性肺血管攣縮)．その結果，肺高血圧症をきたす．原因疾患があって低酸素血症になり，肺高血圧症をきたした場合を二次性肺高血圧症とよぶ．一方，原因不明で肺高血圧を呈する場合を原発性肺高血圧症とよぶ．頻度の高いのは二次性肺高血圧症であり，慢性肺血栓塞栓症(図10)やCOPD，間質性肺炎，膠原病に伴う肺高血圧症が多い．原発性肺高血圧症は100万人あたり1〜2人とまれな疾患であり，若年あるいは中年女性に比較的多い．診断後の平均生存期間が約3年ときわめて予後不良な疾患である．家族性に発症する例もあり，遺伝子異常の関与が指摘されている．病態としては，肺血管収縮の亢進と血管の中膜肥厚や内膜線維化を主体として，二次的に血栓形成も肺血管抵抗に関与している．

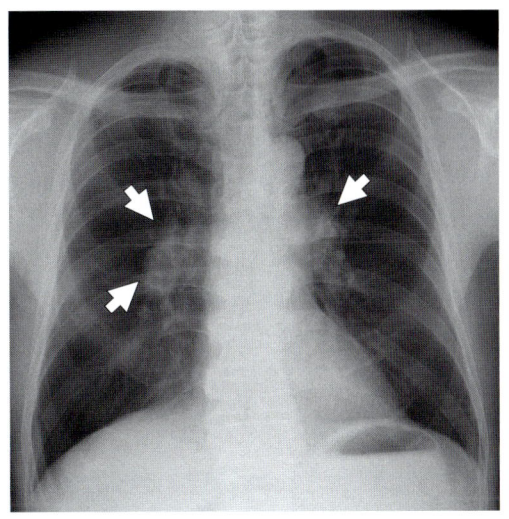

図10 慢性肺血栓塞栓症
肺血栓を繰り返す結果，肺高血圧をきたす．肺高血圧により肺動脈が拡張している(矢印)．

臨床症状

労作時呼吸困難，易疲労感，胸痛，動悸などである．特徴的な症状がないため，診断時には進行していることも多い．

検査・診断

肺動脈カテーテル検査で肺動脈の高血圧(平均肺動脈圧25 mmHg以上)と左心不全の否定(肺楔入圧12 mmHg以下)が重要であり，原発性肺高血圧症の診断には，さらに肺高血圧症をきたしうる各種疾患を除外することが必要である．肺血管の病理所見で肺動脈中膜の筋性肥大，求心性の内膜線維化，血栓形成を認めれば確定診断に有用であり，肺生検も実施される．

治療

生活指導では禁煙，塩分制限や無理のない軽度の運動を推奨し，飛行機や高地への旅行を控えさせる．妊娠による病態の悪化があるため，避妊を勧める．酸素療法は，低酸素性肺血管攣縮を抑制することを期待して施行される．薬物療法としては，抗凝固療法として，ワルファリンの内服治療を実施する．さらにカルシウム拮抗薬の投与は，反応性のある症例では長期予後に有用であるとされる．そのほか，血管を拡張させる治療薬として，プロスタサイクリン，ホスホジエステラーゼ

5阻害薬，エンドセリン1阻害薬が試みられている．最近はプロスタグランディンI_2（PGI_2）の持続静注療法で予後の改善が認められ期待されている．内科的治療に反応しない進行例では肺移植も検討される．ほとんどの症例は進行性で，肺高血圧により右心室の負荷が生じ，さらには右心不全となる．右心不全により肺静脈から左心系への血流量が減少し，心拍出量は減少する．その結果，体動などで失神をきたすこともある．突然死も認められる．

F 胸膜疾患

1. 胸膜炎

病態

胸郭内の胸膜には，肺の周囲を取り囲む臓側胸膜と胸壁側を覆う壁側胸膜とがある．両胸膜の間（胸膜腔）には，呼吸運動の際に肺の動きが円滑になるように少量の胸膜液が存在し，産生と吸収の均衡が保たれている．このバランスが乱れた際に胸水が産生する．胸水は漏出性胸水（心不全などで出現する蛋白成分が少ない胸水）と浸出性胸水（炎症や癌の浸潤による蛋白成分の多い胸水）とに分類される．胸膜炎で出現する胸水は滲出性胸水である．胸膜炎は，①細菌性胸膜炎，②癌細胞の胸膜浸潤による癌性胸膜炎，③結核菌感染による結核性胸膜炎，④膠原病などの自己免疫疾患に合併する胸膜炎に分類される．最も頻度が高いのは，肺炎の際に炎症が胸膜に及んだ結果出現する①細菌性胸膜炎である．肺内は痛覚がなく，肺炎で胸痛は出現しないが，壁側胸膜には痛覚が発達しており炎症が及ぶと呼吸と関連して痛みを自覚する．

> **サイドメモ：ワルファリン投与時の注意点**
> ワルファリンの投与ではビタミンKの服用で効果が減弱するため，ビタミンKの含有量が多い納豆，ブロッコリー，ほうれん草，ヨーグルトの摂取は控える必要がある．

臨床症状

胸膜に炎症が及ぶと胸痛（胸膜痛）が出現する．細菌性胸膜炎では明らかであり，肺炎による発熱，咳嗽，喀痰の症状に胸膜痛が加わることが多い．一方，②，③，④では胸膜痛が軽度であり，息苦しさを契機に発見される場合もある．胸膜痛は針で刺されるような鋭い痛みであり，呼吸と関連していることが特徴である．

検査・診断

胸水を認めた場合は胸腔穿刺により胸水を採取し，さまざまな検査を行い，診断に利用する．胸水の肉眼所見や臭いで膿胸が診断可能であり，血性であれば悪性疾患の可能性を考慮する．さらに胸水中の蛋白濃度，LD(H)濃度（漏出性か滲出性かの鑑別），胸水中の細胞診（悪性細胞の有無や胸腔内の炎症細胞の主体を確認）を実施する．さらに細菌培養（細菌性胸膜炎や結核性胸膜炎の診断目的）や胸水中の糖濃度（低値であれば関節リウマチや炎症性疾患を疑う），ADA（アデノシンデアミナーゼ）濃度（高値であれば結核性胸膜炎や悪性リンパ腫など），腫瘍マーカー（癌性胸膜炎の診断補助），自己抗体（膠原病に合併した胸膜炎の診断補助）などさまざまな検査があり，必要な検査を組み合わせて実施し，総合的に胸水の原因疾患を診断する．

治療

細菌性胸膜炎はさらにA．肺炎随伴胸水，B．膿胸に分類される．肺炎に伴う胸水の頻度は高く，40％近くの頻度で認める．Aの段階では抗菌薬の治療のみで改善する．経過とともに胸腔内に細菌が侵襲して好中球の遊走や好中球の破壊が著しくなり，チューブの胸腔内挿入による胸水の排液が必要になる場合もある．さらに進行すると胸腔内に多量の細菌が侵襲し，胸水の排液で膿（うみ）が胸腔から排液される（B）．この段階ではトロッカー（柔らかい管）を挿入して胸腔内の洗浄も必要となる．

2. 気胸

病態

特発性自然気胸と続発性自然気胸とに分けられ，前者はやせ型の若年男性に多い．肺の胸膜直下にあるブレブの破裂が原因と考えられている．続発性自然気胸の多くはCOPDや間質性肺炎である．続発性自然気胸では基礎疾患の程度によっては突然重篤な低酸素血症をきたす場合もあり，速やかな対応が必要になる．

臨床症状

安静時に突然胸痛が出現することが多い．胸痛（胸膜痛）が中心であるが，乾性咳嗽を合併する場合も多い．特発性自然気胸での重症例はまれだが，時にチェックバルブ様になり，縦隔が反対側に移動する緊張性気胸になる場合もあるので注意が必要である．基礎疾患に合併する続発性気胸では，突然の胸痛と呼吸困難に加えて著しい低酸素血症をきたす場合もある．

検査・診断

診断は胸部X線写真(図11)で十分であり，主訴(胸痛)から疾患を疑うことが重要である．胸膜が癒着している患者では局在した肺虚脱が生じる場合があり，胸部CT写真での診断が必要になる．

治療

肺虚脱が軽度であれば，胸腔内圧を上げるようなイキむ動作を禁じて肺外の空気が自然に吸収されるのを待つ．虚脱が中等度以上になると胸腔内にトロッカー(柔らかい管)を挿入して脱気を行い，肺を膨張させる．基礎疾患のある続発性自然気胸で低酸素血症をきたしている場合は軽度の気胸でも処置を行う．脱気はエアリーク(肺からの空気洩れ)が止まるまで続ける．自然気胸は再発しやすいことが特徴であり，約5割が再発するとされる．再発した場合，再々発の危険性はさらに高いため，再発例では外科的治療の適応になる．胸腔鏡下での手術にてブレブの部分を切除する方法であり，再発率は数％まで低下する．

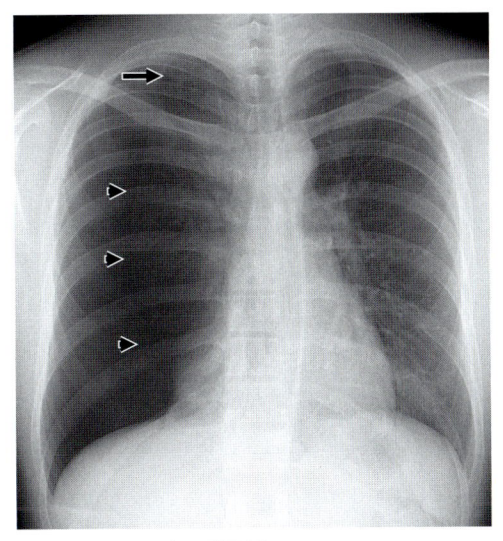

図11 気胸の肺X線写真
右肺尖部に囊胞性変化があり，胸膜の癒着を認める (➡)．縦方向に臓側胸膜の境界線を認める(▷)．

G 悪性腫瘍

1. 肺癌

病態

肺癌は気管支から細気管支，肺胞領域までの肺組織に由来する上皮性肺悪性腫瘍の総称である（肺悪性腫瘍のなかには非上皮性の肉腫が含まれるがその頻度は非常にまれ）．肺癌は病理学的には，腺癌，扁平上皮癌，小細胞癌，大細胞癌の4種に大きく分けられ，頻度はこの順である．治療方針が大きく異なることから，小細胞肺癌以外の肺癌を非小細胞肺癌としてまとめ，小細胞肺癌と区別することも多い．

わが国の肺癌死亡数は増加の一途であり，癌死因では男性で第一位，女性で第二位である．発症年齢のピークは60〜70歳代であり，男女比は約3：1．喫煙との関連が強く，喫煙により扁平上皮癌，小細胞癌の危険率は5〜20倍に，腺癌，大細胞癌では2〜5倍に上昇する．

臨床症状

肺癌の部位，進行度によってさまざまな症状が出現しうる．大きく分けると，①肺癌の原発巣に

肺門型肺癌
扁平上皮癌，小細胞癌で多く，咳嗽や血痰で発見される場合が多い．

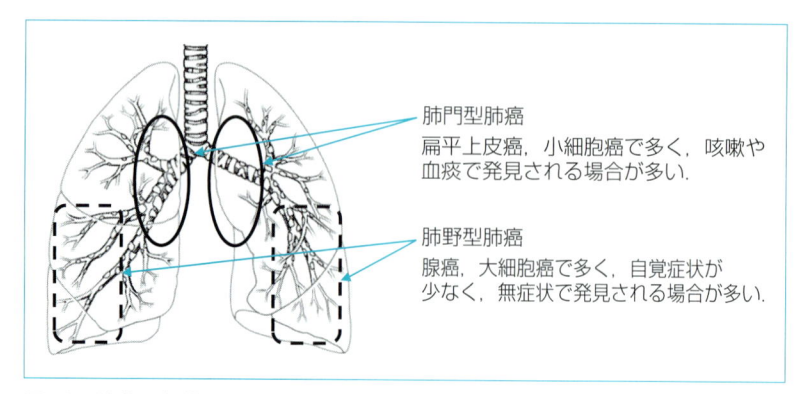

肺野型肺癌
腺癌，大細胞癌で多く，自覚症状が少なく，無症状で発見される場合が多い．

図12　肺癌の組織型と好発部位

よる局所症状，②肺癌患者にみられる全身症状，③肺癌の転移病巣による症状，④肺癌自体による症状ではなく，肺癌随伴症状の4つである．発見時症状では，咳，痰，血痰，胸痛，発熱の順である．いずれも肺癌に特徴的な症状ではないが，これらの症状が持続する場合は肺癌の可能性を考慮する．

① 局所症状：肺癌は肺内のさまざまなところに出現し，大きく肺門型肺癌と肺野型肺癌に分けられる（図12）．部位によって局所症状も多岐にわたる．肺の末梢発生肺癌では無症状で健診の際に発見されることが多い．中枢部位に発生した場合は長く続く咳や血痰が多い．胸膜直下に出現した肺癌が臓側胸膜まで及ぶと胸水を認め（悪性胸水），壁側胸膜に癌が直接浸潤すると胸痛が出現する．癌組織が気管支を圧迫・閉塞すると閉塞性肺炎を合併し，気管を圧迫する場合には呼吸困難が出現する．反回神経が侵されると嗄声（かすれ声）の出現，上大静脈を圧迫する場合は上大静脈症候群（大静脈うっ滞によるむくみ，顔面浮腫）をきたす．肺尖部に癌が出現し，交感神経が侵されるとホルネル（Horner）症候群（病側の眼裂狭小，眼球陥凹，無汗症，縮瞳）をきたす．

② 全身症状：発熱，倦怠感，体重減少などの非特異的症状・所見がみられる．指先がばちのように変形するばち指も肺癌で認められる所見である（間質性肺炎でも認める）．

③ 転移症状：脳，骨，肝臓，リンパ節，副腎，皮膚などさまざまな臓器に転移を認め，転移先臓器の機能障害をもたらす．脳転移によるめまい，麻痺，意識レベルの低下や骨転移による疼痛，病的な骨折が代表的な転移症状である．

④ 肺癌随伴症状：まれにランバート・イートン（Lambert-Eaton）症候群（筋力の低下をきたし，繰り返し動かすと次第に筋力が回復する特徴あり）や高カルシウム血症（癌が副甲状腺ホルモン様物質を産生），低ナトリウム血症（癌が抗利尿ホルモンを産生）などを認める場合があり，これらは肺癌が直接浸潤するためではなく，腫瘍によるホルモン産生もしくは自己免疫機序による神経細胞の傷害が原因と考えられている．

検査・診断

① 画像診断：胸部X線検査，胸部CT検査によって異常陰影の確認と病変の大きさ，胸部リンパ節への転移の有無を評価する（図13，14）．癌の広がりを検討するため，脳はMRIもしくはCT検査で評価し，腹部はCT検査で評価する．骨転移の有無は骨シンチグラフィを実施する．腫瘍病変は糖代謝が亢進していることを利用したFDG-PET（fluorodeoxy glucose-positron emission tomography）検査は悪性疾患の全身検索に用いられている．

血液検査

各種腫瘍マーカーも癌の補助診断や治療効果判定，再発の早期発見に利用される．腺癌では，CEA（癌胎児性抗原），扁平上皮癌ではCYFRA（サイトケラチン19フラグメント），小細胞癌で

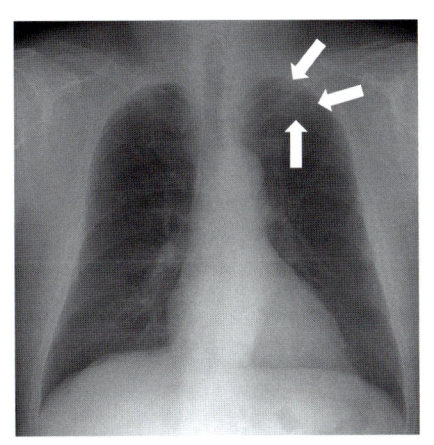

図13 肺腺癌症例
左上肺に淡い斑状影を認める(矢印).

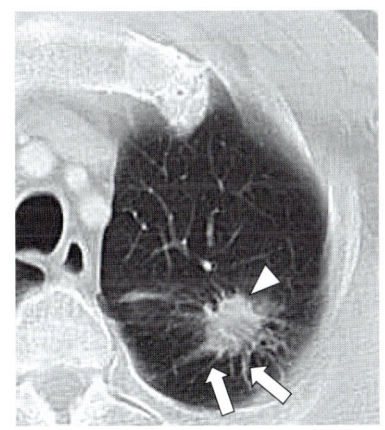

図14 肺癌の胸部CT写真
腺癌に多い毛羽立ち像(短矢印)やspi-culation(棘形成)(長矢印)を認める.

はproGRP(ガストリン放出ペプチド前駆体)が主なマーカーである.

病理診断

気管支鏡検査やCTガイド下での生検で組織を採取し,病理診断を行う.近年では治療方針決定のため,組織の一部で遺伝子解析も実施する.気管支鏡検査での洗浄液や擦過検体のほか,喀痰を用いた細胞診でも病理診断がなされる.

病期分類

非小細胞癌の病期はⅠ期からⅣ期までであり,腫瘍径(T因子),リンパ節転移(N因子),遠隔転移(M因子)の程度によって分類される(TNM分類).早期がⅠ期,遠隔転移を認める進行病期がⅣ期である.病期分類は下記の治療方針に大きく影響するため,病期分類は重要であり,上記の画像診断や病理診断を用いて病期分類を決定する.

治療

治療は小細胞肺癌と非小細胞肺癌に大きく分けられる.小細胞肺癌は進展が早いため,早期肺癌(Ⅰ期)のみが手術適応であり,それ以上の病期では,化学療法や放射線療法が主体になる.小細胞肺癌では病期は限局型(limited disease;LD)と進展型(extended disease;ED)に分類され,LDでは根治が期待できる症例があり,予後の延長が期待できるため積極的に治療を行う.現在,シスプラチン+エトポシドの治療が標準.長期予後が期待できる症例では,化学療法に加えて脳転移予防のための脳への放射線照射が有効とされている.しかし,全身状態が不良な患者や肺外に進展したEDの患者では予後は不良である.非小細胞肺癌では化学療法による根治は望めず,可能であれば手術が第一選択となる.手術後の化学療法も延命効果を認めている.局所の放射線治療が有効な病期の患者では,放射線療法と抗癌剤による併用療法が推奨されている.局所の放射線治療も適応ではない患者への抗癌剤による化学療法としては,外来での定期的な点滴治療での延命効果が報告されており,早期から外来点滴治療による化学療法に移行する傾向にある.いまだ,治療法は確立されておらず,臨床研究としてパクリタキセルやジェムザールにカルボプラチンの組み合わせなどが行われている.上皮成長因子受容体(epidermal growth factor receptor;EGFR)遺伝子の変異を認める症例ではゲフィチニブで著しい効果が報告されているなど,分子標的治療薬や葉酸代謝拮抗薬,血管新生阻害薬といった従来の抗癌剤とは異なった作用機序の薬剤が出現し,延命効果が期待されている.また,癌の遺伝子解析技術が進み,遺伝子解析の結果を治療に反映させる試みがなされている.

予後

化学療法による予後延長効果はいずれの組織型

でも証明されている．ただし寝たきり状態など，身体能力が低下した患者での予後延長効果は明らかではない．非小細胞肺癌での平均生存期間は18か月程度とされる．

H その他

1. 過換気症候群

病態

過換気とは，身体が産生する二酸化炭素（CO_2）以上に CO_2 を排泄している状態をいう．通常の換気は，延髄にある呼吸中枢によって体内の二酸化炭素分圧（$PaCO_2$）が一定に保たれるように調節されている．体内で産生される二酸化炭素の量によって呼吸の深さや回数が変化する．運動で呼吸が増え，睡眠中に減少しているのは，増減する CO_2 量を適切に呼気で排泄するためであり，無意識のうちに調節されている．しかし，ストレスや疲労，不安などが原因で過換気状態になる．その結果，血液中の $PaCO_2$ が低下し，pH はアルカリ性になる．アルカリ性になるとカルシウムイオンは蛋白との結合が増える結果，遊離カルシウムイオンが減少する．その結果，さまざまな症状を呈してくるのが過換気症候群である．思春期，若年成人に多く認められる．

臨床症状

①胸部症状：過換気の状態では当然体内の酸素分圧は高値であるが，胸苦しさ，呼吸困難感，酸素が足りない感じを訴えるようになる．そのため，本人は不安になり過換気はさらに悪化し，悪循環となる．

②神経症状：遊離カルシウムイオンの低下により，四肢末端や顔面，口周囲のしびれ感や知覚異常，さらには筋肉の痙攣，手指の硬直（助産師手位）などがみられる．さらにひどくなると脳血流が低下して失神に至る場合もある．

検査・診断

動脈血ガス分析により，$PaCO_2$ の低下と pH の上昇を確認することで確実になる．酸素分圧は正常よりも上昇している．思春期，若年成人では上記の臨床症状と酸素飽和度の高値から診断される場合も多い．

治療

本人に過換気症候群を理解させ，不安や緊張を取り除かせることが大切である．浅いゆっくりした呼吸をするように指導する．紙袋やポリ袋を用いて呼吸してもらうと，呼気の CO_2 も吸入する結果，$PaCO_2$ の低下が改善する（paper bag rebreathing）．過換気症候群を繰り返す患者には，発作時に抗不安薬を内服あるいは筋注する場合もある．

2. サルコイドーシス

病態

サルコイドーシスは，サルコイド結節（乾酪壊死を伴わない類上皮細胞肉芽腫）が全身に出現する原因不明の疾患である．さまざまな微生物（結核菌や皮膚常在菌（アクネ桿菌））のほか，複数のものが原因となる．類上皮細胞肉芽腫を形成しやすい素因のヒトに発症すると考えられている．病原物質によってマクロファージが活性化され，次いで T リンパ球が活性化，増殖する．20代の若年成人と中年女性に多い．

臨床症状

病変は肺に生じる頻度が最も高いが呼吸器症状は軽微なことが多く，健診時胸部 X 線写真での両側肺門リンパ節腫脹（bilateral hilar lymphadenopathy；BHL）で発見される場合が多い．頻度は低いが，肺病変で肺炎像や線維化像など多彩な陰影を呈しうる．眼病変はぶどう膜炎が多く，眼のかすみ（霧視）などの症状で受診することが多い．病変は全身に出現し，頻度は低いが皮膚，脳・神経系，心臓，肝臓・脾臓などでも認める．

検査・診断

胸部 X 線写真：90％ 近い頻度で BHL もしくは肺病変を認める．ツベルクリン反応が陰性もしくは弱陽性の場合が多い．そのほか，気管支肺胞洗浄液でリンパ球数の増加と CD4/CD8 の上昇，Ga シンチグラフィで病変部位への取り込み像，

血清ACE（アンジオテンシン変換酵素）の上昇などがサルコイドーシスを示唆する所見であるが，最終診断はリンパ節または肺生検によるサルコイド結節の病理的診断が重要である．最も頻度の高いBHLは2年以内に90%近くが自然消失する．ただし，肺病変から線維化，呼吸不全をきたす症例もあるため，経過を追うことは必要である．

治療

BHLのみでは無治療で経過観察する場合が多い．眼，神経系，心臓に病変を認め，その後の日常生活への悪影響や不整脈による急変の危険性が予測される場合は治療を行う．ステロイドを主体とした治療であり，点眼薬などの局所治療が望ましいが，重症例では全身投与も行い長期間の投与が必要になる．そのほか，免疫抑制剤の追加やTNFα阻害薬の効果も期待されている．皮膚病変に対して抗菌薬（ミノマイシン）の投与が有効な場合がある．

参考文献

1) 三宅修司（著）：よくわかる血液ガス．中外医学社，2007
   ※肺の生理学をわかりやすく記載している
2) 門脇孝，永井良三（編）：内科学．西村書房，2012
   ※呼吸器疾患全般を広く学ぶことができる
3) 日本呼吸器学会（編）：スパイロメトリーハンドブック．メディカルレビュー社，2007
   ※呼吸機能検査についてわかりやすく説明している

第4章 消化管疾患

学習のポイント

❶ 消化管疾患は多彩であり，診断のためには血液検査，培養検査，内視鏡検査，造影検査，超音波検査，CT，MRIなどさまざまな検査を行い総合的に評価する必要がある．
❷ 消化管疾患の多くは組織生検による病理学的評価が診断には不可欠であり，その点において組織採取が可能な内視鏡検査が重要となる．
❸ 消化管各部位の癌のリスクとなる病態も知られている．高リスクと判断された場合は，内視鏡検査を中心とした慎重な経過観察が必要となり，癌の診断が得られた場合はステージングに応じた治療が必要となる．

本章を理解するためのキーワード

❶ 消化管内視鏡検査

消化管内腔の粘膜性状などを詳細に観察できる唯一の検査法であり，組織生検により，病理学的評価を行うことも可能である．また近年の機器の進歩（拡大内視鏡観察・画像強調観察）により，腫瘍・非腫瘍の鑑別や腫瘍性病変の深達度診断などの詳細な評価が内視鏡観察で可能になってきており，消化管疾患の検査において中心的な役割を担う．

❷ 消化管造影検査

造影剤（バリウム・水溶性造影剤）により消化管内腔の粘膜性状や壁進展などを評価する検査法であるが，近年は内視鏡検査に比して件数は減少傾向にある．しかし，病変の正確な位置や範囲を診断する点においては内視鏡より優れており，また内視鏡が通過できないような狭窄部も評価できるというメリットがある．

❸ 内視鏡治療

内視鏡機器の進歩に伴い，腫瘍性病変に対する内視鏡治療は，非侵襲的な治療として広く受け入れられている．粘膜病変の直下に局注剤を注入してスネアリングにより切除する内視鏡的粘膜切除術（EMR）や，高周波ナイフにより病変周囲から切開・剝離する内視鏡的粘膜下層剝離術（ESD）は，多くの施設で行われるようになってきている（図1）．内視鏡治療は，原則的にリンパ節転移の可能性が低い病変を治療対象とするため，癌の場合は，早期癌の一部が対象となる（図2）．

A 炎症性疾患

1. 食道炎

概念・病態

食道粘膜に生じた炎症であり，成因により逆流性食道炎と非逆流性食道炎とに分類される．逆流性食道炎は胃酸や胆汁などが食道に逆流することにより生じ，食生活の西洋化によりわが国でも近年増加傾向にある．慢性的な炎症により生じるバレット（Barrett）上皮はバレット腺癌の発生母地となるため，今後，わが国でのバレット腺癌の増加が懸念されている．

症状

胸焼け・呑酸をはじめとして，胸痛や嗄声まで多彩な非特異的症状を呈する．食事に関連した症

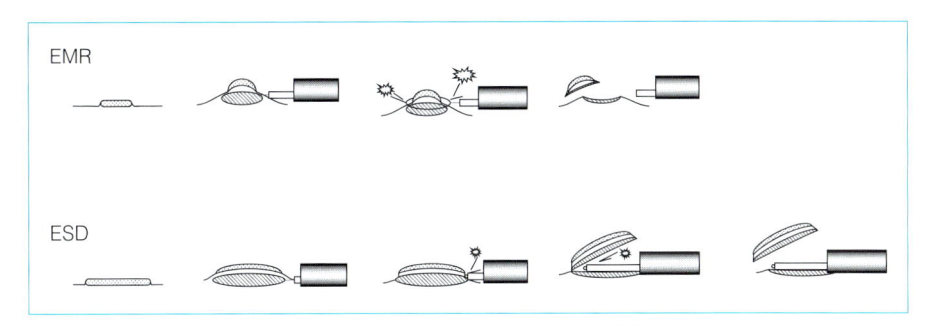

図1 内視鏡的粘膜切除術(EMR), 内視鏡的粘膜下層剝離術(ESD)

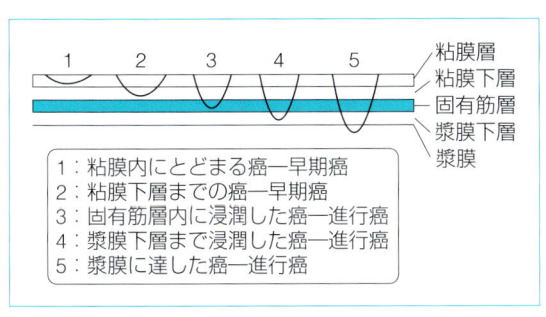

図2 病変の深達度による癌の分類
1：粘膜内にとどまる癌—早期癌
2：粘膜下層までの癌—早期癌
3：固有筋層内に浸潤した癌—進行癌
4：漿膜下層まで浸潤した癌—進行癌
5：漿膜に達した癌—進行癌

状増悪があれば，逆流性食道炎の可能性を考える．

診断

内視鏡的に粘膜の炎症が確認されれば診断できるが，時に腫瘍性病変との鑑別が問題になる場合もある．この場合は，必要に応じて組織生検で診断する．逆流性食道炎は胃食道接合部の炎症が内視鏡的に確認できた場合に診断され，重症度，胃食道接合部のびらんの範囲(図3)により分類される．

治療

逆流性食道炎は胃酸逆流を抑えるための生活習慣改善と酸分泌抑制剤(H_2受容体拮抗薬・プロトンポンプ阻害薬)などの内服治療が中心となる．また，バレット上皮については定期的な経過観察が必要となる．

2. 胃炎

概念・病態

胃粘膜に生じた炎症であり，経過から急性胃炎と慢性胃炎とに分類される．原因としては非ステロイド性抗炎症薬をはじめとした薬剤，腐食性化学物質，*Helicobacter pylori*(以下 *H. pylori*)による細菌感染，アニサキスによる寄生虫感染などがあり，特に *H. pylori* に感染に伴う慢性胃炎は萎縮粘膜を背景とした分化型腺癌のリスクとなるため慎重な経過観察が必要になる．

症状

急性胃炎は心窩部痛や悪心・嘔吐をきたすこともあるが慢性胃炎では症状を伴わないことも多い．

診断

急性胃炎は臨床症状として突発的に心窩部痛や悪心・嘔吐が出現し内視鏡検査などで胃粘膜の発赤やびらんなどの炎症所見が認められて診断されることもあるが，慢性胃炎では上述のように臨床症状を伴わないことも多い．検診などの上部消化管内視鏡検査や上部消化管造影検査などで胃粘膜の萎縮を指摘されて診断されることも少なくない．

治療

基本的な治療の方針は原因除去であり，必要に応じて酸分泌抑制剤(H_2受容体拮抗薬)や粘膜保護剤などの内服治療を行う．*H. pylori* 感染に伴う胃炎の場合には抗菌薬2剤とプロトンポンプ阻害薬を併用した除菌療法も選択肢となる．

3. 感染性腸炎

概念・病態

細菌・ウイルス・真菌・寄生虫などの感染により生じる腸粘膜の炎症であり，その原因は多様で

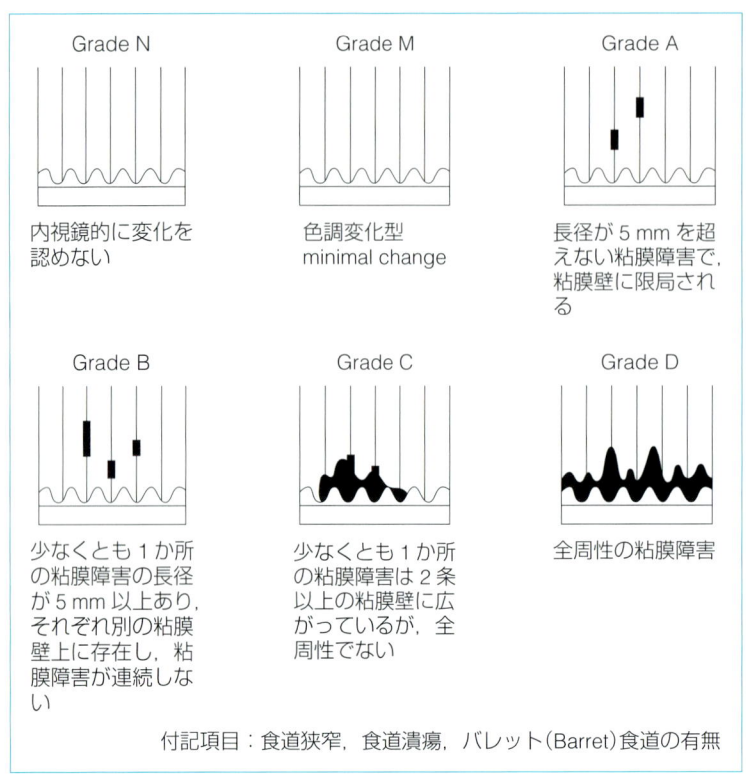

Grade N	Grade M	Grade A
内視鏡的に変化を認めない	色調変化型 minimal change	長径が5mmを超えない粘膜障害で，粘膜壁に限局される

Grade B	Grade C	Grade D
少なくとも1か所の粘膜障害の長径が5mm以上あり，それぞれ別の粘膜壁上に存在し，粘膜障害が連続しない	少なくとも1か所の粘膜障害は2条以上の粘膜壁に広がっているが，全周性でない	全周性の粘膜障害

付記項目：食道狭窄，食道潰瘍，バレット(Barret)食道の有無

図3　逆流性食道炎のLos Angeles分類改変版
(星原芳雄：内視鏡分類は何を用いたらよいですか？　草野元康編：GERD＋NERD診療Q&A，pp 78-82，日本医事新報社，2011より引用，一部改変)

ある．

症状

下痢・腹痛・嘔気・嘔吐など症状は多彩であり，病原微生物によっては発熱や血便を伴い重症化することがある．特に腸管出血性大腸菌感染症では，急性腎不全や血小板減少などを症状とした溶血性尿毒症症候群を発症することがあり，幼児や高齢者では注意を要する．

診断

感染性腸炎の診断は基本的には病原微生物の同定により行われる．具体的には便培養検査による菌種の同定(細菌性)や検鏡(アメーバ原虫)，血清からの特異抗体の検出などにより行われる．またサイトメガロウイルス腸炎やアメーバ腸炎のように，下部消化管内視鏡検査における潰瘍やびらんから組織生検を行い，病原体を検出することで診断されることもある．

治療

多くの場合は保存的治療により軽快するが，重症例または遷延例については病原微生物の駆除が原則となり，抗菌薬や抗ウイルス薬による治療と絶食・補液による腸管安静が中心となる．

4. 潰瘍性大腸炎

概念・病態

病因は明らかでないが，大腸粘膜にびまん性に潰瘍・びらんを形成する炎症性疾患であり，免疫系の局所的な過剰な応答が関与していると考えられており，わが国では漸増傾向にある．

症状

粘血便・下痢や腹痛で発症し，後述の治療により症状が軽快しても再燃・緩解を繰り返すことが多い．炎症は直腸から連続的に口側に広がる傾向がある．

診断

下部消化管内視鏡検査や下部消化管造影検査により本疾患に特徴的な潰瘍所見を認め，かつ病歴や細菌学的検査により感染性腸炎や放射線性腸炎などの原因が除外できれば診断できる．また，消化管内視鏡検査で採取された粘膜の組織検査から陰窩膿瘍などの病理所見を認めた場合には，診断の一助となる．

治療

活動期は寛解導入療法を行う．軽症例の場合は，5-ASA（5-アミノサリチル酸）製剤の経口，もしくは経肛門療法が中心となるが，必要に応じてステロイド製剤の投与を行う．重症例の場合には入院のうえで全身状態の改善を試みるが，ステロイド製剤でも改善が得られないステロイド抵抗例は，免疫抑制剤の投与も考慮する必要があり，それでも改善が得られない場合や大量出血，中毒性巨大結腸症を発症した場合には外科的治療が必要になる．

寛解が得られた場合には，寛解維持療法として5-ASA 製剤の経口投与，または局所治療の単独または併用療法を行う．

5. Crohn 病

概念・病態

口腔から肛門に至るまで消化管のどの部位にも起こりうる肉芽腫性炎症性疾患であり，病因は明らかではない．

症状

腹痛や下痢，体重減少，瘻孔形成などが主な症状であり，時に血便や貧血をきたすこともある．

診断

消化管内視鏡検査または消化管造影検査における縦走潰瘍・敷石像，組織検査における非乾酪性類上皮性肉芽腫を主要所見とし，消化管の広範囲に認める不整形〜類円形潰瘍またはアフタ，特徴的な肛門病変・胃十二指腸病変を副所見として診断される．病変は口腔から肛門まで及ぶことがあり，全消化管に渡って検査を行う必要がある．

治療

病勢コントロールが主体となり，症状および炎症の再燃再発を抑えることが目標となる．経腸栄養療法や薬物療法（5-ASA 製剤）が中心となるが，重症例には免疫抑制剤や抗ヒトTNFαモノクローナル抗体製剤（インフリキシマブ）が適応となる．急性増悪時には入院絶食療法が必要となり，肛門病変や狭窄病変に対しては外科的治療を考慮することもある．

6. 腸結核

概念・病態

腸管を感染の首座とした結核菌感染症であり，回盲部を好発部位とする．

症状

回盲部の輪状潰瘍瘢痕などが下部消化管内視鏡で認められる典型的な像ではあるが，腹痛以外の症状は少なく，特異的な症状はない．

診断

組織生検による培養検査や PCR で結核菌が陽性となるか，病理検査で乾酪性肉芽腫が認められれば活動性腸結核と診断できるが，感度は高くない．

治療

結核菌感染症に準じて抗結核薬（イソニアジド，リファンピシン，ピラジナミドなど）による治療が行われる．

B 消化性潰瘍

1. 胃潰瘍・十二指腸潰瘍

概念・病態

胃粘膜または十二指腸粘膜に生じた炎症に伴う粘膜欠損である．*H. pylori* 感染症と，非ステロイド性抗炎症薬を中心とした薬剤が，その原因のほとんどとなっている．

症状

心窩部痛で発症する場合が多いが，出血を伴う

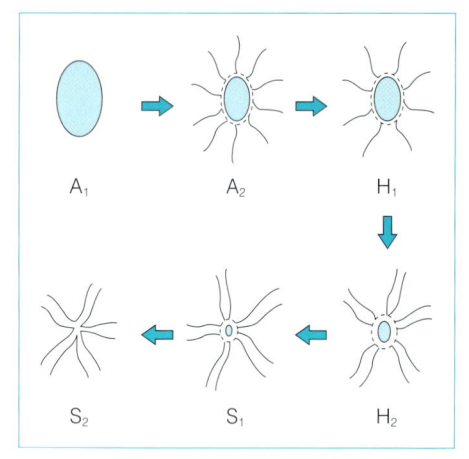

図4 内視鏡所見による胃潰瘍のステージ分類（崎田・三輪の分類）

活動期　　A_1：周辺粘膜が浮腫状であり再生上皮を認めない．
　　　　　A_2：浮腫が軽減し潰瘍辺縁に再生上皮が認められる．
治癒過程期　H_1：潰瘍底の白苔が薄くなり再生上皮が潰瘍内にせり出してくる．
　　　　　H_2：潰瘍底のほとんどが再生上皮に覆われ白苔がわずかに残存する．
瘢痕期　　S_1：白苔は消失し潰瘍底は発赤の強い再生上皮で覆われる．
　　　　　S_2：発赤が消失した瘢痕となる．

（崎田隆夫，他：日消誌 67：984-989，1970 を改変し引用）

場合には，黒色便や吐血などで発症することもある．また，無症状のまま上部消化管内視鏡検査や上部消化管造影検査などで指摘されることもある．

診断

診断は上部消化管内視鏡検査や上部消化管造影検査により行われる．内視鏡的には活動期（A_1・A_2），治癒過程期（H_1・H_2），瘢痕期（S_1・S_2）のステージに分けて診断される（図4）．

治療

潰瘍の治療は内服治療（H_2受容体拮抗薬・プロトンポンプ阻害薬・粘膜保護剤）が中心となるが，*H. pylori* 感染が確認された場合には，プロトンポンプ阻害薬1剤と抗菌薬2剤併用による除菌療法を行って，再発を予防する．

2. ゾリンジャー・エリソン (Zollinger-Ellison)症候群

概念・病態

難治性胃潰瘍・胃酸過剰分泌・膵ランゲルハンス島非B細胞腫瘍の三徴を呈する疾患で，ガストリンを過剰分泌する腫瘍（ガストリノーマ）がその本態である．

症状

難治性の潰瘍に伴い心窩部痛や吐下血が中心となり，水様便や脂肪便を呈することもある．

診断

随時血中ガストリン値の高値に加え，セクレチン負荷試験によるガストリン高値と画像的な存在診断により行われるが，膵内多発例や微小腫瘍例もあり，画像的に腫瘍を証明できないこともあるため注意を要する．

治療

外科的切除が基本となるが，術式によっては非常に高侵襲となってしまうため，詳細な局在診断が必要であり，そのため術中超音波検査や術中セクレチン負荷試験などにより腫瘍の存在部位を絞り込み，膵頭十二指腸切除術，膵尾部切除術，十二指腸腫瘍摘出術が選択される．

3. 腸閉塞

概念・病態

消化管の通過障害により生じ，その原因により，機械的腸閉塞と機能的腸閉塞とに分類される．前者は絞扼性腸閉塞と単純性腸閉塞（癒着性・腫瘍性）を，後者は麻痺性腸閉塞を指す．

症状

食物の通過障害により腹部膨満感・腹痛・排ガス排便の停止をきたし，内容物が上部消化管にまで至る場合には反復する嘔気嘔吐が症状として出現する．

診断

上記のような臨床症状に加えて画像検査上のニボー像や腸管拡張像を認めた際に診断される．ニボー像を確認するためには立位での腹部単純X

線検査が有用であるが，閉塞機転の検索や閉塞部位の同定，または緊急手術を要するような血流障害を除外するためには，造影CT検査が有用である．

治療

血流障害を伴う絞扼性腸閉塞は腸管壊死などを起こしている可能性もあり，緊急手術の適応となる．それ以外の腸閉塞では，絶食点滴に加えて症状の改善のためは速やかに腸管内の減圧を行う必要があり，経鼻的にイレウスチューブを挿入する．減圧が得られた後は，原因に対する治療が必要となり，腫瘍性の場合には外科的手術が，薬剤に伴う麻痺性の場合には内服薬の調整が必要になる．癒着性の場合は易消化食や緩下剤の内服で保存的に経過を観察することも多いが，頻繁に繰り返す場合には外科的治療が考慮される．

C 過敏性腸症候群

概念・病態

明らかな器質的疾患を伴わずに腹痛と便通異常が慢性的に持続する機能的疾患であり，発症機序は不明である．

症状

後述の診断基準にもあるように，反復する腹痛あるいは腹部不快感が主症状であり，便性状や頻度の変化を伴う．

診断

過敏性腸症候群の診断基準であるRome Ⅲでは，腹痛あるいは腹部不快感が最近3か月の中の1か月につき少なくとも3日以上を占め，①それらの症状が排便により軽快する，②症状の発現が排便頻度の変化を伴う，③症状の発現が便性状（外観）の変化を伴う，の3項目のうち2項目以上を示すとされる．しかし，器質的疾患の除外が前提であり，そのためには血液検査，便潜血検査，下部消化管内視鏡検査，下部消化管造影検査などを組み合わせて行われる．

治療

器質的疾患を除外した後は鎮痙剤，緩下剤，整腸剤，場合によっては抗不安薬を含めた内服治療が中心となるが，器質的疾患を見逃さないために血液検査，内視鏡検査，消化管造影検査などは適宜繰り返し行う必要がある．

D 悪性腫瘍

1. 食道癌

概念・病態

原発性に食道に発生した上皮性腫瘍であり，組織型はわが国では扁平上皮癌が，欧米では腺癌が多いが，近年わが国でも逆流性食道炎に伴うバレット上皮の増加により，腺癌が漸増傾向にある．扁平上皮癌はその他の頭頸部癌の合併を高率に認め，喫煙や飲酒がリスクとして知られている．

症状

表在癌では明らかな症状を伴わず，スクリーニングの上部消化管内視鏡検査や上部消化管造影検査などで偶然指摘されることも多いが，進行癌の場合には食物通過障害や嗄声などをきたすこともある．

診断

確定診断は内視鏡検査時の組織生検により行われるが，治療方針を決定するうえではCTや超音波検査，PETなどでリンパ節転移や遠隔転移の有無を検索してステージング（ステージの確定）を行う必要がある．

治療

表在癌のなかで，粘膜下層浅層までの深達度の病変はリンパ節転移の可能性が低く，内視鏡治療の適応となり，小型病変であればEMR（内視鏡的粘膜切除術），大型病変やEMRで切除困難な場合はESD（内視鏡的粘膜下層剝離術）の適応となる．しかし進行癌を含めリンパ節転移の可能性がある病変の場合は，外科治療や化学放射線療法の適応となる．

2. 胃癌

概念・病態

原発性に胃に発生した上皮性腫瘍であり、腺癌がほとんどを占める。さまざまなリスク因子が考えられているが、特に H. pylori が強いリスクとして知られている。

症状

早期癌では明らかな症状を伴わず、スクリーニングの上部消化管内視鏡検査や上部消化管造影検査などで偶然指摘されることも多い。貧血や食欲不振などの非特異的な症状が出現した場合は、すでに進行癌であることも少なくない。

診断

確定診断は内視鏡検査時の組織生検により行われるが、治療方針を決定するうえではCTや超音波検査、PETなどでリンパ節転移や遠隔転移の有無を検索してステージングを行う必要がある。

治療

その他の消化管癌と同様、早期癌のなかで粘膜下層浅層までの深達度の病変はリンパ節転移の可能性が低く内視鏡治療の適応となり、小型病変であればEMR、大型病変やEMRで切除困難な場合はESDの適応となる。しかし進行癌を含めリンパ節転移の可能性がある病変の場合は、外科治療の適応となり、病変の切除が困難な場合には化学療法の適応となる。また、根治的切除が困難な場合でも通過障害をきたす可能性がある場合には、外科治療の適応となる。

3. 大腸癌

概念・病態

原発性に胃に発生した上皮性腫瘍であり、腺癌がほとんどを占める。大腸ポリープのほかには、潰瘍性大腸炎がその発生母地になることが知られている。

症状

早期癌では明らかな症状を伴わず、検診などの便潜血検査で陽性となり、下部消化管内視鏡検査や下部消化管造影検査などで指摘されることも多い。進行した場合には血便や貧血などをきたすこともあり、さらに癌による通過障害から腸閉塞で発症する例もある。

診断

確定診断は内視鏡検査時の組織生検により行われるが、治療方針を決定するうえではCTや超音波検査、PETなどでリンパ節転移や遠隔転移の有無を検索してステージングを行う必要がある。内視鏡治療適応となる病変の場合は、組織生検を行うことにより線維化をきたして治療を困難にする可能性があるため、色素内視鏡、画像強調内視鏡、拡大内視鏡などの詳細な観察を行ったうえで内視鏡治療の適応を判断し、内視鏡治療の結果として病理診断が得られることも多い。

治療

その他の消化管癌と同様に、早期癌のなかで粘膜下層浅層までの深達度の病変はリンパ節転移の可能性が低く、内視鏡治療の適応となる。小型病変であればEMR、大型病変やEMRで切除困難な場合はESDの適応となる。しかし進行癌を含めリンパ節転移の可能性がある病変の場合は外科治療の適応となり、病変の切除が困難な場合には化学療法の適応となる。また、腸閉塞をきたす場合には原発巣切除のうえで化学療法を行うこととなる。

4. 大腸ポリープ

概念・病態

大腸粘膜に生じる上皮性隆起性病変の総称であるが、大腸癌の前癌病変として知られる腺腫以外にも過形成性ポリープ、炎症性ポリープ、過誤腫性ポリープなどがある。

症状

小型のポリープで症状をきたすことは基本的にはなく、大腸癌検診の便潜血検査などで陽性を指摘され、その精査で行われた下部消化管内視鏡検査または下部消化管造影検査で偶然指摘されることが多い。大型の有茎性ポリープの場合、まれに腸重積の原因になることがある。

診 断

診断は病理学的評価により行われるが，組織生検により線維化が生じて内視鏡治療が困難になる可能性があるため，診断的内視鏡治療が先行されることも多い．

治 療

上記のように診断的内視鏡治療の適応となるが，内視鏡治療も出血や穿孔のリスクもあるため，明らかな過形成性ポリープなど悪性化のリスクの低いものや小型のポリープは，経過観察を選択することも多い．

参考文献
1) 日本消化器病学会(監修)：消化器病診療—良きインフォームドコンセントに向けて．医学書院，2004
   ※消化管疾患の病態・治療などについて広く学ぶことができる

第 5 章
肝・胆・膵疾患

学習のポイント

❶ 肝疾患はウイルスによる感染症が大部分を占めている．
❷ 肝臓は軽度の障害の場合，自覚症状に乏しく，血液検査で初めて障害が明らかとなることが多い．
❸ ウイルスなどの感染対策が進んだ場合，代謝疾患としての脂肪肝が将来問題になると考えられる．
❹ 胆管炎や胆嚢炎の原因の多くは胆石であり，内視鏡治療や手術などが必要となる場合が多い．
❺ 急性膵炎は，症状および画像所見による診断と重症度の判定が重要である．
❻ 胆膵癌の早期診断は難しく，予後不良である．

本項を理解するためのキーワード

❶ 肝線維化
肝臓は障害を受けると再生し，創傷治癒機転が働くが，後者が継続すると肝臓は徐々に線維成分に置き換わり線維化を起こす．これは慢性肝障害の主たる病態であって，この治療が最も問題となっている．

❷ 肝再生
肝臓は約2/3を切除しても，再生し元の大きさに復することが可能な臓器である．障害を受けたことを，どのように感知して，過不足ない大きさまで再生現象が起きるかはいまだに謎である．

❸ 胆汁うっ滞（肝外胆汁うっ滞）
胆管や胆嚢管の閉塞により，本来肝臓で産生され十二指腸に排出される胆汁が胆管内や胆嚢内に停留すること．うっ滞した胆汁が何らかの原因により感染を起こすと胆管炎や胆嚢炎を発症する．

❹ ERCPとMRCP
ERCPは内視鏡的逆行性膵胆管造影検査のこと．内視鏡を用いて十二指腸乳頭からカテーテルを用いて胆管や膵管の造影を行う．MRCP（MR胆管膵管検査）はMRI（磁気共鳴画像）で胆管や膵管を描出する画像検査である．
ERCPは侵襲であることから，胆管や膵管の検査のみを行う場合にはMRCPが第一選択となることが多い．しかし，ERCPは細胞診などの検体採取だけでなく，胆管ドレナージや結石除去などの治療を行える点が優れている．

A 肝疾患

1. 急性肝炎

急性肝炎は，主としてウイルスが原因となって起こる肝障害で，急性の経過をたどり，原則として6か月以内に治癒する予後良好な疾患である．このなかでも肝障害が重症で，予後不良となることの多い一群を，別に述べる劇症肝炎としている．

原　因

主にA～E型の肝炎ウイルスが知られている．

A型肝炎ウイルス（hepatitis A virus；HAV）は経口感染する．潜伏期間は約1か月で，特に生貝摂取による感染が知られる．急性の経過で慢性化することはない．診断はIgMクラスのHAV抗体による．

B型肝炎ウイルス（hepatitis B virus；HBV）は血液，精液などの分泌液に含まれ感染する．ウイ

ルスキャリアとの性行為や医療従事者における針刺し事故が感染の契機となることが多い．潜伏期間は約1〜6か月である．HBVにはAからHまでの8つの遺伝子型が知られており，従来わが国で多かった遺伝子型Cは成人後の感染では慢性化することはなかったが，欧米に多い遺伝子型Aは慢性化することがあるので注意が必要である．出産時の母子感染は検査により，ほぼ防ぐことが可能となったが，この感染の場合は遺伝子型Cでも持続感染となってキャリア化する．これについては慢性肝炎の項（→ p.56）で述べる．診断はHBs（HBV surface 表面）抗原，HBV DNAによる．キャリアからの急性増悪例との鑑別にはIgM HBc（HBV core 芯）抗体が，急性肝炎でより高値となることが利用されている．

C型肝炎ウイルス（hepatitis C virus；HCV）は血液を介して感染し，従来は輸血，覚醒剤・麻薬の回し打ち，刺青が主な感染経路であったが，今後は医療従事者の針刺しが重要な原因となろう．潜伏期間は2週間〜4か月である．HCV抗体は，発症初期は陰性で3か月以上経過してから陽性となるため，急性肝炎の診断には役立たないことが多く，HCV RNAにより診断する．C型急性肝炎は50%以上が慢性化する．

デルタ型，D型肝炎ウイルス（hepatitis D virus；HDV）は，その増殖にHBVのHBe抗原を必要とするため，HBVの存在下に感染する．血液を介して感染し，HBVとの同時感染の場合，劇症肝炎となる確率が高く問題となっている．潜伏期間は約1〜6か月である．HDV抗体が診断に有用である．

E型肝炎ウイルス（hepatitis E virus；HEV）はインドなどでの流行が報告されていたが，わが国でもイノシシやブタ，シカの生のレバーや肉を食べることによる感染例の報告が相次いでいる．経口感染であり，3〜9週の潜伏期を経て黄疸などで発症する．妊婦での感染例で重症化しやすい．A型肝炎と同様に急性の経過で慢性化することはない．HEV抗体により診断する．

他の原因ウイルスとしてEBウイルス（Epstein-Barr virus），サイトメガロウイルスが知られている．

臨床症状と検査所見

悪心，食欲不振といった消化器症状とともに，全身倦怠感，頭痛，関節痛，筋肉痛，上気道炎症状などを発症し感冒と間違えられることもある．黄疸は眼球結膜が黄染するが，茶褐色尿で気づかれることも多い．軽症で，採血して初めて気づかれることも少なくない．

血液検査所見では，血清トランスアミナーゼ（AST，ALT）の上昇が顕著で数千U/Lとなることが多い．血清ビリルビン，ALP，γ-GTPの上昇も通常認められる．肝臓の合成能の指標としてのプロトロンビン時間の測定は重要であり，顕著な延長は予後の悪い劇症肝炎を示唆する．

治療と予防

通常は対症療法のみで軽快する．自覚症状が軽度で血清トランスアミナーゼも500 U/L以下程度であれば入院も不要である．なお，B型で遺伝子型AやC型肝炎は慢性化することがあるため，肝障害の遷延によりインターフェロン治療を行う．

予防としては，A型は経口感染の機会を極力避け，ワクチンが有効である．B型もワクチンが有効であり，医療従事者は感染の機会が多いため積極的な接種が望まれる．C型は有効なワクチンが開発されておらず，針刺し事故などの感染の機会に注意することが肝要である．

2. 劇症肝炎

急性肝炎の重症型であり，主としてウイルスが原因である．急速に広範に起こる肝細胞の壊死により，肝臓は機能不全に陥り，出血傾向，黄疸，意識障害といった特有の臨床症状を呈する．急性肝炎とは異なり，予後不良となることも多い．

原因

急性肝炎の原因となるウイルスはすべて該当するが，特に欧米ではB型とD型肝炎ウイルスの重複感染が重要とされる．ほかには薬剤の頻度も高く，また，原因が特定できない場合もある．

臨床症状と検査所見

診断基準は「肝炎のうち症状発現後8週以内に

表1 肝性脳症昏睡度分類

昏睡度	精神症状	参考事項
I	睡眠-覚醒リズムの逆転，多幸気分，ときに抑うつ状態，だらしなく，気にとめない態度	retrospective にしか判定できない場合が多い
II	指南力（時，場所）障害，物をとり違える（confusion），異常行動（例：お金をまく，化粧品をゴミ箱に捨てるなど），ときに傾眠状態（普通のよびかけで開眼し，会話ができる），無礼な言動があったりするが，医師の指示に従う態度をみせる	興奮状態がない，尿，便失禁がない，羽ばたき振戦あり
III	しばしば興奮状態または譫妄状態を伴い，反抗的態度をみせる，嗜眠状態（ほとんど眠っている），外的刺激で開眼しうるが，医師の指示に従わない，または従えない（簡単な命令には応じうる）	羽ばたき振戦あり（患者の協力が得られる場合），指南力は高度に障害
IV	昏睡（完全な意識の消失），痛み刺激に反応する	刺激に対して，払いのける動作，顔をしかめるなどがみられる
V	深昏睡，痛み刺激にもまったく反応しない	

高度の肝機能障害に基づいて肝性昏睡II度以上の脳症をきたし，プロトロンビン時間40％以下を示すものとする．そのうちには発病後10日以内に脳症が発現する急性型と，それ以降に発現する亜急性型がある」とされている．劇症肝炎特有の意識障害は肝性脳症とよばれる．昏睡度はI〜Vに分類され（表1），指南力障害，異常行動から興奮状態，さらに深昏睡と多彩な症状を呈しうるが，手掌を背屈気味に保持させると，大きく揺れるように震える羽ばたき振戦は特徴的所見である．重度の肝機能不全の反映として，黄疸，浮腫，腹水，出血，特に消化管出血を認め，さらに病態の進展に伴い，血圧低下，腎不全，呼吸不全，脳浮腫，感染を合併する．

検査所見としては，一般的な肝障害のなかでも，肝臓の合成能の低下としてのアルブミン，総コレステロールの低下，プロトロンビン時間の延長，ビリルビンの上昇が顕著であることが特徴である．肝性脳症の進行は，脳波の徐波化としてとらえられ，特徴的な三相波を呈する．エコー，CT などの画像診断では肝萎縮を認める．

治療

原則は，原因に対する対策を行い，肝機能低下の時期は，これを補助し，肝臓の再生により機能の復活を待つことである．これが難しい場合，肝移植が行われる．

ウイルスが原因の場合，特にB型ではインターフェロンや核酸アナログといった抗ウイルス治療が行われる．ただし，ウイルスを減少させる効果発現には一定の時間が必要であり，急速に悪化する場合には間に合わないことも多い．また，劇症肝炎の発症原因として，ウイルスや薬剤に対する過度な免疫反応を重視する立場から，免疫抑制療法も行われているが，評価についてはいまだ定説がない．

肝機能の補助としては，肝臓が合成する物質を補い，肝臓より代謝排泄される物質の除去を目指し血漿交換が行われる．また，代謝排泄される物質の除去のため，血液濾過透析も併用される．

肝性脳症に対しては，脳症起因物質の消化管からの吸収を低下させるため浣腸による消化管洗浄，脳浮腫に対して脳圧低下剤が用いられる．

肝臓は，障害に対して本来再生して機能を維持し得る臓器であるが，再生が不十分であると上記の治療にも限界があり予後不良となる．これに対して肝移植が行われる．移植によって，劇症肝炎の予後は飛躍的に改善されたが，わが国では主として生体肝移植であり，ドナーへの精神面も含めたストレスなど多くの問題がある．

3. 慢性肝炎

6か月以上にわたり持続する肝臓の炎症と定義される．わが国ではB型およびC型肝炎ウイルスによるものとされ，罹患率が高く，いわゆる国民病として長く問題となってきた．

臨床症状，検査所見と診断

だるさ，疲れやすさなどの症状が一般に特徴的とされているが，実際には，これらの症状は病状が進行して肝硬変となって初めて出現することが多く，慢性肝炎の状態では自覚症状は，ほとんど認めない．言い換えると，慢性肝炎は自覚症状なしに予後の悪い肝硬変に進展していく疾患であり，症状がない時点で診断し適切に治療することが重要である．このためには臨床検査が大きな威力を発揮する．

慢性肝炎の診断の契機は，健康診断などでの肝細胞逸脱酵素としての AST，ALT の高値であることが多い．他には胆道系酵素の ALP，γ-GTP の高値，さらにビリルビンの上昇も認められる．肝硬変への進展過程で，肝臓の線維化に伴い，血小板は徐々に減少していく．画像検査としては線維化の進行に伴い，エコー，CT により，肝表面の凹凸不整，脾臓の腫大がとらえられる．

血液検査および画像検査で慢性肝炎が強く疑われた場合，ウイルスマーカーにより原因検索を行う．B 型は HBs 抗原陽性により，C 型は HCV 抗体陽性により診断するが，ウイルス量も日常的に測定されるようになり，これらは病勢の推定および治療と，その効果判定に大変有用である．

治療

B 型肝炎ウイルスについては，従来は，主に母子感染ないしは幼少時免疫機構が確立していない時期に感染した例がウイルスキャリアとなり，成人期になって初めて肝炎が起こるものの，約 90％ は 2～3 年で肝炎は収束するが，残りの約 10％ では肝炎が継続して慢性肝炎となり問題となることが知られていた．最近は，先に述べたように成人してからの感染で慢性化する例も問題となっている．いずれにせよ，B 型慢性肝炎の治療はインターフェロンとともに，ウイルス量を大幅に低下させて肝炎も沈静化させることができる核酸アナログの登場により格段の進歩を遂げた．現状の治療により，ほとんどの症例でウイルス量を減少させ，肝炎を沈静化させることが可能である．問題点は，核酸アナログ治療の終了可能な時期が不明であること，耐性ウイルスが出現する可能性があることである．前者については，インターフェロンとの組み合わせが試されている状況であり，後者については，とりあえず別の新たな薬に変更することで対応しているが，この場合も投薬を中止できないという問題が残っている．

B 型肝炎のもう 1 つの最近のトピックは，急性肝炎として治癒した例でも，おそらく肝臓に少量のウイルスが残存しており，別の病気に対して抗癌剤や免疫抑制剤といった免疫能を低下させる治療を行うと，潜んでいたウイルスが再度活性化して重症の肝炎を惹起することがあることが判明した点である．このため，B 型急性肝炎の既往がある例で免疫能を低下させる治療を行う場合は血中 B 型ウイルス DNA 量を定期的にチェックし，上昇する傾向があれば，核酸アナログをタイミングよく投与開始することが推奨されている．

C 型肝炎ウイルスについては，献血時に肝機能検査が行われなかった時代，特に売血による血液を手術時などに輸血され感染した例が多いと推定される．現在では献血時に HCV 抗体検査が行われるため輸血による感染はなくなり，刺青や覚せい剤の回し打ちなどに感染の機会は限定され，今後症例は激減することが予想されている．C 型肝炎ウイルスは感染後，大半が慢性化し，10～20 年に及ぶ肝炎の継続により肝硬変となり，肝癌を高率に合併するため問題となっている．

C 型肝炎については原因ウイルスの発見に次いで，インターフェロン治療が導入され，インターフェロン自体の改善と抗ウイルス薬の併用によりウイルス排除率は飛躍的に向上した．ウイルスの量やタイプ，また，宿主側の遺伝的背景により治療の奏効率も確度高く推定可能となってきており，個々の患者に最適な治療法を合理的に選択できるようになってきている．

4. 肝硬変

慢性肝障害の終末像であり，肝臓の高度の線維化と再生結節を伴う肝小葉構造に改築が認められる病変をいう．基本的に病理診断により確定される．比較的症状に乏しい代償期から，肝不全症状

や消化管出血を呈する非代償期に移行する．肝細胞癌の合併も高率で，予後悪化の主たる原因の1つである．

原因

わが国ではB型ないしC型ウイルス肝炎，特に現在では後者が大部分を占める．他にアルコール性肝障害，自己免疫性肝炎，原発性胆汁性肝硬変，ヘモクロマトーシス，さらに最近注目されているのが，非アルコール性脂肪性肝炎（non-alcoholic steatohepatitis；NASH）である．

臨床症状・検査所見

腹水は低アルブミン血症による膠質浸透圧低下，門脈圧亢進などにより発生する．いわゆるカエル腹を呈することもあるが，急激な体重増加により気づかれることも多い．感染を伴うと，特発性細菌性腹膜炎を併発し，治療に難渋することも多い．足背や下腿の浮腫も特徴的な症状である．

黄疸は眼球結膜の黄染のほかに，茶褐色の尿によって気づかれることも多い．

肝性脳症は肝疾患特有の意識障害で，これについては劇症肝炎の項で述べた（→ p.55）．肝臓での代謝能低下に関連して脳症起因物質が血中に増加することが原因と考えられている．

消化管出血も予後を悪化させる合併症である．門脈圧亢進に伴い食道や胃粘膜の静脈が拡張し静脈瘤を形成し，この破裂により大量に出血する．また，肝硬変においては門脈圧亢進により消化管粘膜が浮腫状となり，ここから出血しやすくなることも知られている．

検査としては，病理学的確定診断に腹腔鏡・肝生検が行われる．血液学的検査では血球減少，特に血小板の減少が特徴的である．門脈圧亢進により脾臓が腫大し，ここで血球が破壊されることが原因である．生化学検査上は，肝合成能の低下，炎症反応（γグロブリン増加），ビリルビン上昇がみられる．AST，ALTについては，慢性肝炎に比べて，むしろ低値傾向となることが多い．いずれにせよ，AST，ALTの値によって肝硬変を診断することはできないことに注意する．

臨床症状および検査所見による病変の進行度を示すChild-Pugh分類について表2に掲げた．

表2 チャイルド・ピュー（Child-Pugh）分類

	1点	2点	3点
脳症	なし	軽度	中等度～高度
腹水	なし	少量	中等度～高度
血清ビリルビン値	<2.0	2.0～3.0	3.0<
血清アルブミン値	3.5<	2.8～3.5	<2.8
プロトロンビン活性値（%）	70<	40～70	<40
Child-Pugh分類	A：5～6点　B：7～9点　C：10～15点		

画像検査ではエコー，CTによる凹凸不整に強い肝臓，脾腫，さらに腹水の存在が確認される．

治療

根本的な治療法は原因の除去である．これなしには，肝障害が続き，結果として線維化が，さらに進行して肝機能の回復は期待しがたい．B型肝炎ウイルスに対する核酸アナログ製剤，C型肝炎ウイルスに対するインターフェロンおよび新たに開発されている抗ウイルス薬による治療が重要である．原因に対する対策が取れない場合，特に進行した肝硬変では予後不良のことが多いが，種々の合併症に対する対症療法をタイミングよく行う．

腹水，浮腫に対しては利尿薬を用いる．血清K値の低下は肝性脳症の原因となるため，K保持作用を有するスピロノラクトンを主として，他にループ利尿薬を用いる．利尿薬により，腹水，浮腫が難治の場合は，低アルブミン血症を改善し膠質浸透圧回復のためアルブミン輸注を行う．これらによっても治療が難しい場合，腹水濃縮再静注療法やLeVeenシャント術が行われる．腹水への感染による特発性細菌性腹膜炎は早期の治療が必要であり，腹水中の白血球数上昇により診断して抗菌薬の使用を開始する．

肝性脳症も生活レベルを低下させ，予後不良の一因となる合併症である．便秘を避け，腸管洗浄の目的のためラクツロース，ラクチトールの服用，さらに，カナマイシンなどの抗菌薬を使用し，分枝鎖アミノ酸製剤を服用させる．症状が悪化した場合，ラクツロース，ラクチトールの注腸，分枝鎖アミノ酸製剤輸液で対処する．

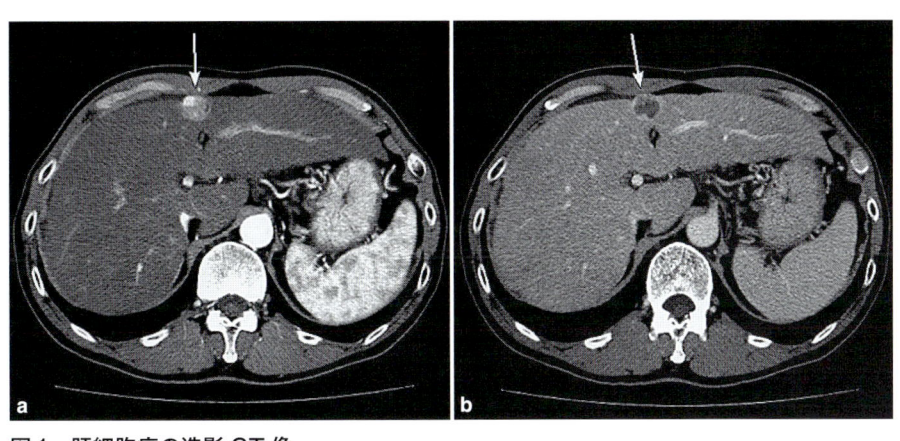

図1　肝細胞癌の造影CT像
aの肝動脈に造影剤が流れている時相では肝細胞癌（矢印）に造影剤が多く流入し，bの門脈に造影剤が流れている時相では周囲に比べて造影剤の流入が少ない．

原因の除去が難しい進行した肝硬変に対しては肝移植が行われうる．ここでも前述のように，ドナー肝不足が問題となっている．

5. 肝癌

肝臓に発生する悪性腫瘍で原発性肝癌と転移性肝癌に分類される．原発性肝癌の95％は肝細胞に由来する肝細胞癌であり，残りは胆管上皮細胞に由来する胆管細胞癌である．ここでは，大半を占める肝細胞癌について主として述べる．

原因

肝細胞癌の大半はB型ないしC型肝炎ウイルスによる慢性肝障害，特に線維化の進んだ肝硬変から発生する．現状で最も多い原因はC型肝炎であり，C型肝炎による肝硬変からは年率7〜8％といった高い確率で肝細胞癌が発生する．B型肝炎による肝細胞癌は，感染予防により減少しつつあるが，代わって非アルコール性脂肪性肝炎（non-alcoholic steatohepatitis；NASH）が原因と推定される肝細胞癌症例が増加傾向にあり問題となっている．一般に肝細胞癌は，障害のない健康な肝臓から発生することはきわめてまれである．

臨床症状・検査所見と診断

腫瘍が増大したことによる症状を除けば肝細胞癌に特徴的な臨床症状は少ない．肝細胞癌は発生しやすい母集団が判明しているため，それら症例において定期的に検査を行うことにより，できるだけ小さく，広がっていない状態，すなわち，臨床症状の出ていない段階で診断することが可能であり，臨床上重要である．

血液検査では肝細胞癌マーカーであるα-フェトプロテイン（α-fetoprotein；AFP）と，そのレクチンに親和性の高い分画 AFP-L3，さらに PIVKA II（protein induced by vitamin K absence II）が上昇することが多い．ウイルス性肝硬変症例など高頻度に肝細胞癌を発症する例では，1か月ごとなどの定期的な測定を行い，上昇傾向にあった場合，まずエコーにより存在診断を行い，これが陽性であったときには，さらにCTやMRIにより確定診断を行う．また，これら肝細胞癌マーカーはいったん発症した症例の再発検知，さらに治療効果判定にも有用である．

肝細胞癌の診断は，他の固形癌とは異なり，病理学的に行われることは少なく，CTやMRIなどの画像診断でなされることが多い．肝臓を栄養する血管には肝動脈と門脈がある．肝細胞癌は，非癌部に比して肝動脈によって栄養される割合が高いことが知られていて，この性質を利用して肝細胞癌の画像診断が行われている．すなわち，造影剤を注入してCT，MRIを行った場合，肝動脈に造影剤が流れている時相では，肝細胞癌の部位に造影剤が多く流れる．次に門脈に造影剤が流れるようになる時相では，肝細胞癌の部位は，周囲

の癌のない肝臓の部位に比して造影剤は相対的に少なく流れる．この現象をとらえて肝細胞癌の診断を行っている（図1）．もちろん，すべての症例で画像診断により肝細胞癌の確定診断が得られるとは限らず，この場合はエコーガイドなどによる生検診断が行われる．

治療

治療手段としては外科的切除，経皮的治療（ラジオ波焼灼療法，エタノール注入療法），経動脈的塞栓術，抗癌剤，さらに肝移植に大別される．病巣の大きさが小さく，数も少なく根治が望まれる場合は外科的切除，ラジオ波焼灼療法などの経皮的治療が選択される．肝細胞癌は門脈系に沿って転移することが多く，この系を遮断することを目標に肝臓の予備能を考慮して切除範囲を決定する外科的切除は，より合理的治療法とされている．これに対し経皮的治療も局所再発を防ぐため治療範囲を拡大することにより好成績を収めている．根治性，患者の負担などの点で，両者には長所短所があり，これらを考慮したうえで，各々の症例に適切な治療法を個別に選ぶことが重要である．病巣が拡がってしまった場合，経動脈的塞栓術，抗癌剤により治療が行われる．これらによる治療となった段階でも数年の予後が望める症例は多数あり，種々の治療を組み合わせて対応すべき疾患であるといえる．肝移植は，肝内に一定程度の病巣がある場合を条件に肝細胞癌に対して行われる．多くの場合，肝細胞癌は肝硬変を合併しており，こちらに対しても治療が行うことができるという利点がある．

6. 自己免疫性肝炎と原発性胆汁性胆管炎

肝疾患にも自己免疫機序が原因となるものがあり，一般に肝細胞の障害が主体である自己免疫性肝炎，胆管の障害が主体である原発性胆汁性胆管炎が重要である．

a. 自己免疫性肝炎

他の自己免疫性疾患同様に女性に多い．白人では30歳以前の発症が多いが，わが国ではより高齢の発症が多い．約1/3で急性肝炎様に発症するが，残りの症例では発症時期は明確でなく，健康診断時における肝機能異常が発見の端緒となることがしばしばである．他の自己免疫疾患の合併が多く，関節リウマチ，慢性甲状腺炎，シェーグレン症候群があげられる．

臨床症状として，特に他のウイルス肝炎などに比べて特異的なものはない．検査所見としては，γグロブリン，IgGの上昇が顕著であり，主として肝細胞障害の反映としてのAST，ALTの上昇が認められる．自己抗体の検出も診断に重要で，抗核抗体，抗平滑筋抗体，肝腎ミクロゾーム抗体陽性が特徴的である．肝組織像としては，リンパ球，形質細胞浸潤が特徴とされるが，炎症の強いウイルス肝炎などとの異同は明らかでない場合もある．したがって診断には，血液検査所見および病理所見で矛盾がなく，他の肝疾患を否定することが鍵となることが多い．

治療にはステロイドがきわめて有効なことが多く，診断的治療もしばしば行われる．効果が得られた場合も長年にわたり，プレドニゾロン10mg/日前後の維持量が必要なことが多い．またステロイドの効果が不十分な場合，他の免疫抑制剤を併用する．

b. 原発性胆汁性胆管炎

中年女性に好発する胆汁うっ滞を主徴とした自己免疫性疾患である．組織学的には胆管が非化膿性破壊性炎症をきたし，胆管は障害により消失する．慢性の胆汁うっ滞は最終的に肝硬変に至る．自己免疫性肝炎同様，他の自己免疫性疾患の合併が多い．

肝硬変に至る可能性のある疾患であるが，障害の進展が軽度で臨床症状に乏しく，検査所見の異常のみが前景に立つ無症候性のものと，臨床症状の顕著な症候性原発性胆汁性胆管炎が存在する．特徴的な臨床症状には，慢性胆汁うっ滞により皮膚瘙痒症，黄疸，黄色腫がある．病状が進行すると腹水や肝性脳症，食道静脈瘤が出現する．他のウイルスなどによる肝硬変に比して原発性胆汁性

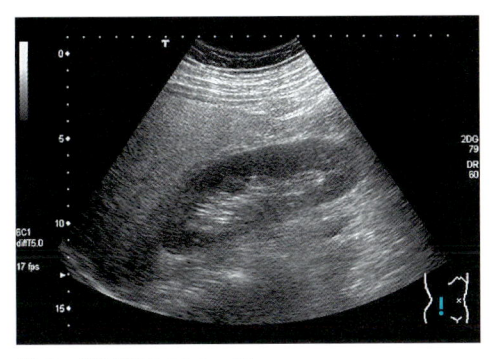

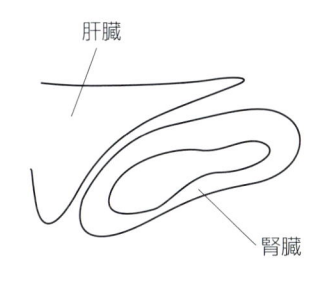

図2　脂肪肝のエコー像
肝臓はエコーレベルが上昇し，腎臓に比べて明らかに白く認められる．これを肝腎コントラスト陽性として，脂肪肝の典型的所見の1つである．

胆管炎による肝硬変では，より早期に食道静脈瘤が合併しやすいことに注意する．検査所見としてはALP，γ-GTPといった胆道系酵素の顕著な上昇が特徴的である．また，IgM上昇と抗ミトコンドリア抗体陽性が診断の決め手となる．病理組織学的には上記のように慢性非化膿性破壊性胆管炎を認める．

治療は胆汁うっ滞の改善を目指しウルソデオキシコール酸を投与する．多くの症例で検査データの改善を認め，長期予後もよくなることが示されている．これによっても難治の場合，免疫抑制剤が併用される．原発性胆汁性胆管炎は骨粗鬆症の合併が多く，このため治療薬としてステロイドは一般に使用されない．

自己免疫性肝疾患としての自己免疫性肝炎，原発性胆汁性胆管炎ともに術後の免疫抑制療法も考慮して，障害が進展した場合，肝移植が合理的な治療法の1つとなる．

7. 脂肪肝

脂肪肝は肝細胞に主として中性脂肪が沈着した病態であり，肥満や糖尿病，種々の代謝障害に合併し，アルコール性肝障害によっても起こる．確定診断には，組織学的に肝細胞への脂肪滴沈着を証明することにより行われるが，エコーにより脂肪沈着を反映した肝エコーレベルの上昇によっても気付かれる（図2）．

脂肪肝は従来，節制により容易に改善が期待できる疾患としてとらえられてきたが，肝の炎症所見が強く，線維化が進行して肝硬変をきたしうるものとして非アルコール性脂肪性肝炎(non-alcoholic steatohepatitis；NASH)が存在することが明らかとなり注目されている．従来，予後のよい「脂肪肝」と考えられてきた単純性脂肪肝とは一線を画すものであり，肝生検以外の方法により，これら一群の病態を診断する方法の開発が望まれている．

B 胆道疾患

1. 胆管炎・胆嚢炎

a. 胆管炎

概念・病態

肝内，肝外の胆管の炎症の総称である．一般的には結石や腫瘍などによる総胆管の閉塞が原因となり，胆管内圧の上昇がもたらされ，感染を併発することにより発症する急性胆管炎を指す．硬化性胆管炎など慢性の胆管の炎症を含める場合もある．

[急性胆管炎の例] 腹痛と嘔吐，38℃の発熱にて来院．血液生化学検査にて肝胆道系酵素の異常高値がみられた．腹部超音波で総胆管結石による胆管閉塞と肝内胆管拡張を認め，総胆管結石による急性胆管炎と診断した．

症　状

典型的な症状は黄疸，発熱，上腹部痛（心窩部痛）である〔シャルコー（Charcot）の三徴〕．重症の化膿性胆管炎の場合にはショック，意識障害を認める．

診　断

血液検査では，胆汁うっ滞の所見として肝胆道系酵素（AST, ALT, γ-GTP, ALP）および黄疸（T-Bil）の上昇を認める．感染の所見としてWBC上昇，CRP上昇を伴うことが多い．腹部超音波やCT所見では，胆汁うっ滞に伴う肝内・肝外胆管の拡張や胆囊の腫大を認める．

治　療

軽症であれば絶食，抗菌薬の点滴を行う．結石や癌による閉塞がある場合，内視鏡的逆行性胆管膵管造影（ERCP）を行い，結石除去や胆道ドレナージを行う．

b. 胆囊炎（図3）

概念・病態

胆石症や胆囊の細菌感染が原因で起こる胆囊の炎症を指す．胆囊結石を保有することが多く，胆石が胆囊管に嵌頓し，胆囊内に貯留した胆汁が感染を起こす．一方，腫瘍による胆囊管の閉塞や長期の禁食で胆汁が胆囊内にうっ滞し，胆囊炎を発症することもある．

［胆囊炎の症例］

右季肋部痛の自覚にて来院．血液検査にて白血球，CRPの上昇あり．腹部超音波で胆囊結石，胆囊の腫大と胆囊に一致した圧痛あり，急性胆囊炎と診断した．

症　状

胆囊（右季肋部）に一致した自発痛を認める．触診やエコープローブで右の季肋下を圧迫すると深呼気時に圧痛を自覚する．これをマーフィー（Murphy）徴候という．

診　断

診察や超音波検査で胆囊に一致した自発痛や圧痛を認め，画像所見や血液検査で炎症の所見が得られた場合に胆囊炎と診断する．血液検査では感染に伴う所見としてWBC上昇，CRP上昇を伴うことが多いが，胆管炎と異なり，肝胆道系酵素の上昇は必ずしも伴わない．胆囊や胆石が胆管を閉塞し胆管炎と胆囊炎の両方の症状が出る病態をミリッチ（Mirizzi）症候群という．腹部超音波やCT所見では，胆囊の腫大，緊満，胆囊壁の肥厚を認める．胆石や胆泥を伴うことが多い．

治　療

胆囊炎：軽症であれば絶食とし，抗菌薬の投与を行う．症状や炎症所見が強い場合には，緊急胆囊摘出術や経皮経肝胆囊ドレナージ（PTGBD）を行う．

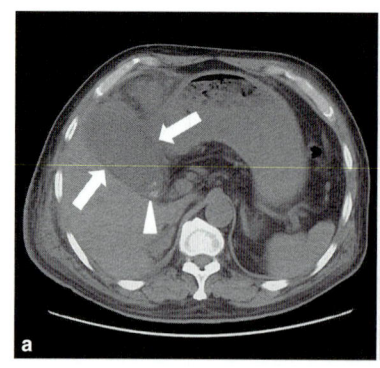

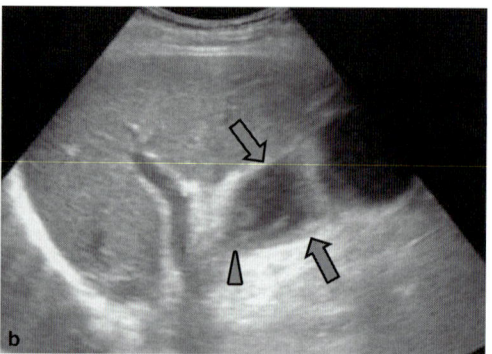

図3　急性胆囊炎
aは腹部CT所見．bは超音波所見．胆囊は腫大し，胆囊壁の肥厚がみられる（矢印）．胆囊頸部には結石がみられる（矢頭）．

2. 胆石症

概念・病態

胆嚢や胆管に結石に形成された石の総称を胆石症という．胆嚢にあるものを胆嚢結石，総胆管にあるものを胆管結石，肝内胆管にあるものを肝内結石という（図4, 5）．

胆嚢結石が最も多く，日本人の約10％が保有するといわれている．胆管結石は胆汁中のコレステロールの過飽和，結晶化，胆嚢収縮能の低下が原因とされ，50歳以上，肥満，女性，家族歴と関係がある．胆管結石は胆嚢からの落下結石と胆道の感染と関係する原発性胆管結石に大別される．肝内結石は胆管手術の既往や細菌感染と関連しているが，近年，胆道感染と関連した原発性胆管結石や肝内結石は減少傾向にある．

症　状

いずれの胆石症も無症状の場合が多く，健康診断で偶然発見されることも多い．胆嚢結石の症状は胆嚢頸部への結石の嵌頓による胆嚢の緊満が原因で発症し，典型的には食後や夜間，早朝の心窩部痛や右季肋下痛がみられるが，嵌頓が外れると症状が消失する．

胆管結石や肝内結石の場合の症状は，結石の嵌頓による胆汁うっ滞が原因で起こり，腹痛，嘔吐，胆道感染を示唆する発熱などの非典型的な症状で発症する．

診　断

胆嚢結石の場合，腹部超音波検査が最も感度の高い検査である．超音波検査にて音響陰影を伴う円形の結石を認める．可動性があり，体位変換にて結石が動く場合も多い．有石胆嚢の場合，炎症による良性の胆嚢壁の肥厚を併発していることがあり，胆嚢癌との区別が難しい．

結石は純コレステロール結石などX線陰性結石もあるため，単純X線やCTでは描出されないこともある．超音波にて胆嚢結石や肝内結石は描出されやすいが，胆管結石の場合腸管ガスなど

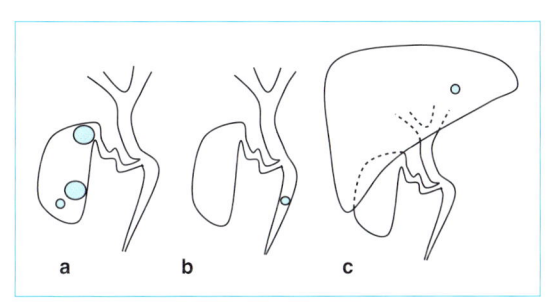

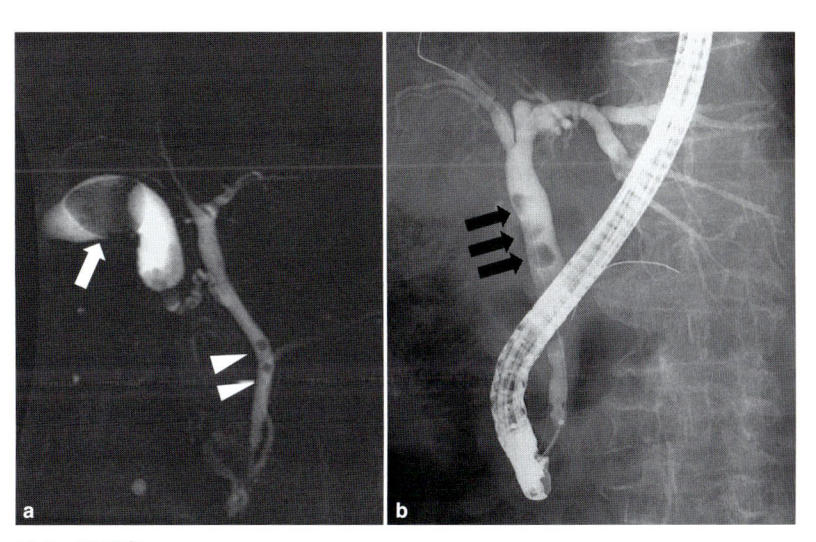

図4　胆石の部位による違い
a. 胆嚢結石, b. 胆管結石, c. 肝内結石.

図5　胆石症
a. MRCPでは胆嚢に巨大結石（⇨），胆管に2つの結石（▷）を認める．
b. 内視鏡的逆行性胆管造影では胆管内に結石が描出されている（➡）．

により下部胆管は見えにくいため，磁気共鳴膵管胆管造影（MRCP）（図5）や超音波内視鏡のほうが診断率が高い．

治療

胆嚢結石の場合，胆石発作を繰り返すなど有症状の場合や，胆嚢壁の肥厚がみられ，悪性疾患の可能性が否定できない場合には手術を行う．無症状の場合には経過観察する．胆管結石の場合，経過観察にて胆管炎を発症することが多いため，無症状であっても治療を行う場合もある．胆管結石は手術よりも内視鏡的結石除去〔内視鏡的逆行性胆管膵管造影（ERCP）を行い，十二指腸乳頭を切開もしくはバルーンにて拡張し結石除去を行う〕が優先される（図5）．

3．胆管癌・胆嚢癌

胆管に発生する悪性腫瘍（肝内胆管癌，肝外胆管癌，十二指腸乳頭部癌，胆嚢癌）を総称してよぶ．

a．胆管癌（肝外胆管癌，肝門部胆管癌）（図6）

概念・病態

肝外胆管，肝門部胆管に発生する．組織型は腺癌が多い．胆管に沿って進展し，胆管閉塞や黄疸の症状を起こす．胆石症，胆管炎や膵胆管合流異常症などの胆道疾患が危険因子として知られている．その他，潰瘍性大腸炎，クローン病なども危険因子である．

症状

黄疸，食欲不振，全身倦怠感，腹痛などの症状がみられることがある．これらの症状は胆管が腫瘍により閉塞した結果起こるものが多い．無症状で，健診などで肝障害，超音波での肝内胆管拡張を契機に指摘され発見されることもある．

診断

腹部超音波やCTでは胆管の狭窄と狭窄部の壁肥厚，より末梢の胆管拡張像がみられる．肝臓や肺，リンパ節などに転移がないかぎり，ボリュームをもった腫瘍として認識ができないことが多い．MRCPでは胆管のみを描出することができ，閉塞部位を確認することができる．

血液検査では胆道閉塞による血中ビリルビンや胆道系酵素の上昇がみられる．腫瘍マーカーではCA19-9やCEAが上昇するが，胆管閉塞による胆汁うっ滞によりCA19-9が偽陽性となることもある．

胆管癌の場合にはERCPにて胆管の狭窄部位

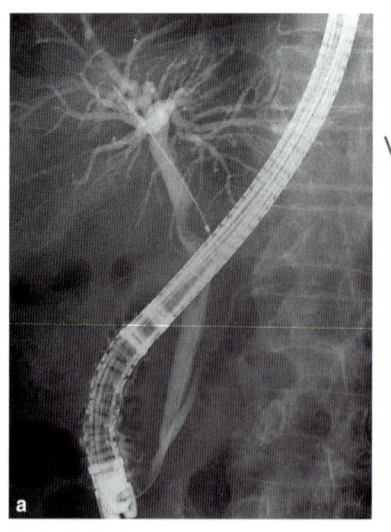

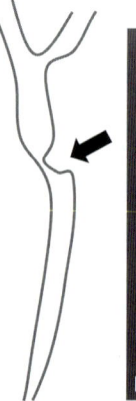

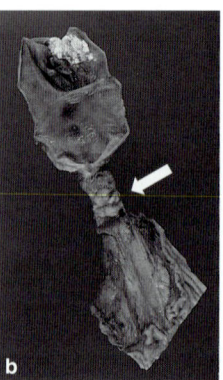

図6 胆管癌
a．ERCPにて胆管に狭窄像（←）を認め，細胞診にて胆管癌と診断された．
b．胆管癌の切除標本（⇦）．

を確認すると同時に細胞診を行い確定診断を行ったり，チューブを留置して黄疸を解除したりする．

治療

切除により根治が見込める場合は原則として手術が選択される．胆管のみ切除するだけでなく，部位や広がりに応じて肝切除や膵頭部十二指腸切除を癌が行う．

主要な動脈への浸潤や遠隔臓器への転移があり，切除不能の場合には全身化学療法もしくは放射線療法が選択される．

［胆道癌の症例の1例］

家族に皮膚の黄染を指摘され病院を受診．血液検査にて肝胆道系酵素上昇（AST，ALT，γ-GTP，ALP）およびビリルビン値の上昇を指摘された．超音波では肝内胆管の拡張および中部胆管での狭窄がみられた．ERCPを行い，胆管の狭窄部の擦過細胞診から癌細胞が検出されたため，胆管癌の診断になった．黄疸についてはERCPと同時に狭窄部にチューブを留置した．そのまま黄疸が改善されたのちに手術を行った．

b. 胆嚢癌

概念・病態

胆嚢にできる悪性腫瘍で，腺癌が多い．高齢，女性に多い癌であるが，先天奇形である膵胆管合流異常は胆嚢癌のリスクがきわめて高く，若年で発症することがある．早期に発見されることが難しく，超音波で偶然に発見される場合や，進行してから有症状で発見されることも多い．

症状

早期の胆嚢癌の症状はほとんどなく，検診や他疾患の経過観察中の腹部超音波検査で指摘されることもある．胆石や胆嚢炎を併発していることもあり，腹痛や発熱の症状がみられることもある．癌が進行した場合，癌そのものやリンパ節転移により胆管閉塞をきたし，肝機能異常や閉塞性黄疸を発症することもある．

診断

超音波，CTでは胆嚢の壁肥厚や胆嚢内に突出する腫瘍性病変を認める．画像でとらえられても直接病理組織を採取することは難しいので，癌が疑わしい場合には，病理学的な検索を行わずに切除し，診断的治療を行うことも多い．腫瘍マーカーはCA19-9やCEAが上昇することもある．

治療

手術が第一選択である．根治切除が不能な症例や再発例には化学療法や放射線治療が行われる．

C 膵疾患

1. 急性膵炎

概念・病態

膵臓は，アミラーゼ，リパーゼ，トリプシンといった消化酵素を含む膵液を合成する外分泌作用と，インスリンやグルカゴンなどのホルモンを分泌する内分泌作用がある．膵臓で分泌される消化酵素が何らかの原因により膵組織内で活性化され，膵が自己融解を起こす病態を急性膵炎という．病因としては，胆管胆石，アルコール，医療行為に起因するもの（ERCP，薬剤など），脂質異常症，膵管癒合不全などがあげられるが，特発性の場合も多い．

症状

心窩部痛，背部痛，悪心，腹部膨満などの症状を認める．発熱を伴うことが多い．重症例はショックや意識障害なども伴う．

診断

①上腹部痛，②血液検査でアミラーゼ値の上昇，③超音波もしくはCTで膵炎の所見の3項目のうち，2項目を満たした場合膵炎と診断する．

血液検査ではアミラーゼ値の上昇が特徴的だが，炎症の所見として白血球，CRPの上昇を伴うことが多い．胆石性膵炎の場合には肝機能異常も伴う．重症例は腎障害も認める．

重症度は予後と相関するため，血液検査とCT検査は必須である．腹部CTでは膵の腫大や膵周辺の液体貯留像を認める（図7）．腹部超音波では見えにくいことが多い．

治療

絶飲食，十分な輸液を行う．膵酵素阻害薬の点

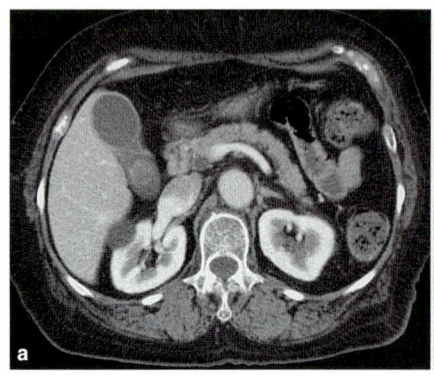

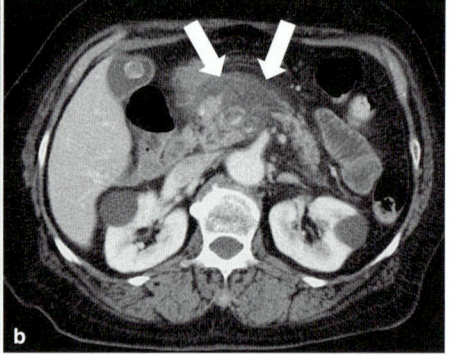

図7 急性膵炎
a. 膵炎発症前の腹部造影CT.
b. 急性膵炎の発症後の腹部造影CT. 発症前に比較し，膵頭体部は腫大し，周囲に液体貯留を呈する(⇨).

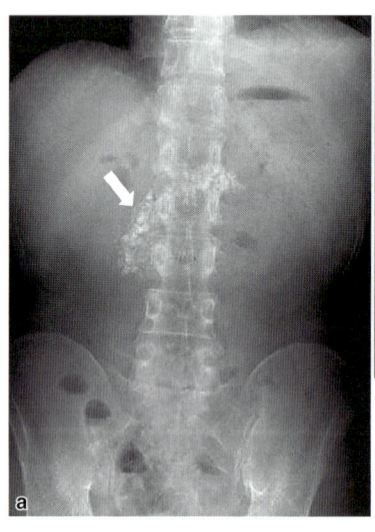

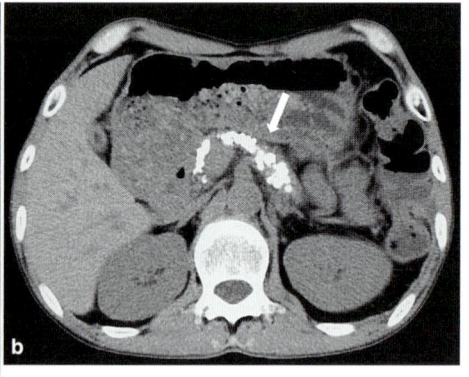

図8 慢性膵炎の腹部単純X線(a)および腹部単純CT(b)
膵臓に一致した石灰化を認める(⇨).

滴や抗菌薬の点滴を併用することが多い．

重症例では多臓器不全を併発する場合もあり，透析や人工呼吸管理などを含めた全身治療が必要となる．軽症は禁食などの保存的治療で軽快するが，重症例では多臓器不全となり，死亡率も高い．

2. 慢性膵炎

概念・病態

慢性膵炎は，持続・反復する膵の炎症により膵が線維化し，膵機能の低下をきたしている状態．初期の慢性膵炎は症状がなく，画像上の変化でしかとらえられないことが多いが，非代償期となり膵の線維化が進むと，膵臓が萎縮し，主膵管の数珠状の変化をきたす．その結果，膵液のうっ滞や，膵石が形成され，膵炎症状を繰り返す．原因の大半はアルコールだが，遺伝性や先天奇形によるものや，原因がはっきりしないものもある．

症状

持続・反復する上腹部痛と背部痛を訴える．普段症状がなくても，急性膵炎と同様の症状を繰り返し発症することもある．進行すると，膵外分泌機能が低下し，下痢や体重減少などの栄養障害の症状が出現する．また，内分泌機能が低下し，糖尿病を発症することもある．

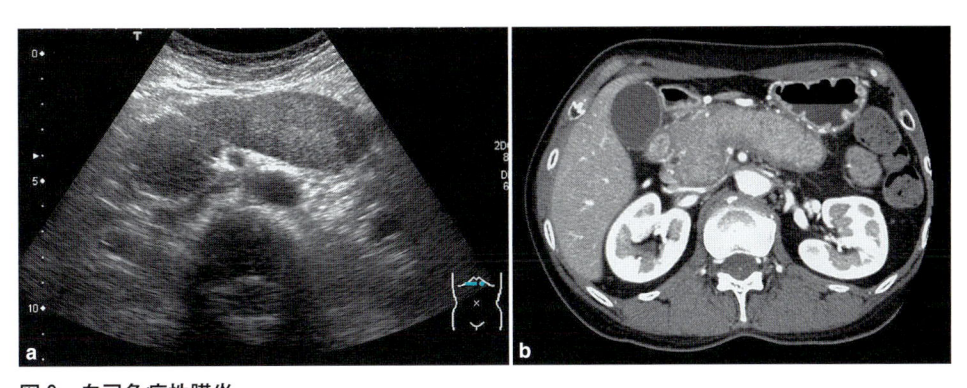

図9 自己免疫性膵炎
a. 腹部超音波所見　b. 造影所見
慢性膵炎と異なり，膵臓はソーセージ様に腫大し，超音波では低エコー像を呈する.

診断

腹部単純X線，超音波，CTでは膵臓の石灰化がみられる（図8）．MRCPでは膵管の不整な拡張・狭窄を認める．初期の慢性膵炎では典型的な像としてとらえられないことが多く，超音波内視鏡による膵管や膵実質の評価が有用である．

血液検査ではアミラーゼの慢性的な上昇をきたすこともあるが，膵外分泌機能が低下するとむしろ低値を示す．栄養障害の指標としてアルブミン値が低下したり，糖尿病の併発により血糖値の上昇がみられることもある．膵外分泌機能検査（セクレチン試験，PFD試験など）で異常低値を示す．

治療

原因がアルコール性である場合には，禁酒を徹底する．膵外分泌機能低下に対しては，消化酵素製剤の投与を行う（補充療法）．腹痛に対しては鎮痛剤を投与するが，難治例は内視鏡治療や外科的手術を行うこともある．また，急性膵炎様の病態を発症した場合には急性膵炎の治療が必要となる．

3. 自己免疫性膵炎

概念・病態

膵臓の腫大，膵管のびまん性狭細を特徴とする慢性膵炎．IgG4関連疾患の膵病変と考えられており，自己免疫性疾患的な要素をもつ．膵臓の腫大に伴って下部胆管が閉塞し，閉塞性黄疸を認めることが多いため，膵癌や胆管癌を疑われることも多い．IgGやIgGサブクラス分画4（IgG4），自己抗体が高率に高値となり，膵臓だけではなく，硬化性胆管炎，後腹膜線維症，唾液腺の腫大など膵臓の病変を合併することも多い全身性疾患である．高齢の男性に多い．

症状

膵臓の腫大に伴う胆管狭窄のために黄疸を契機に発症することが多い．

通常の膵炎と異なり痛みの症状はあまりないが，体重減少，糖尿病の発症などを契機に診断がつくこともある．

診断

腹部超音波で膵全体もしくは一部が腫大した低エコー像として描出される．造影CTでは膵臓の腫大，膵臓周囲の皮膜様構造（capsule-like rim）を呈する（図9）．血液検査ではIgGサブクラス分画4が高値を示すことが特徴的である．

治療

ステロイドが著効する．

4. 膵癌

概念・病態

膵臓に発生した癌のことを膵臓癌という．

膵腫瘍には膵癌にはさまざまな組織分類があるが，90%以上は膵管上皮由来の膵腺癌である．

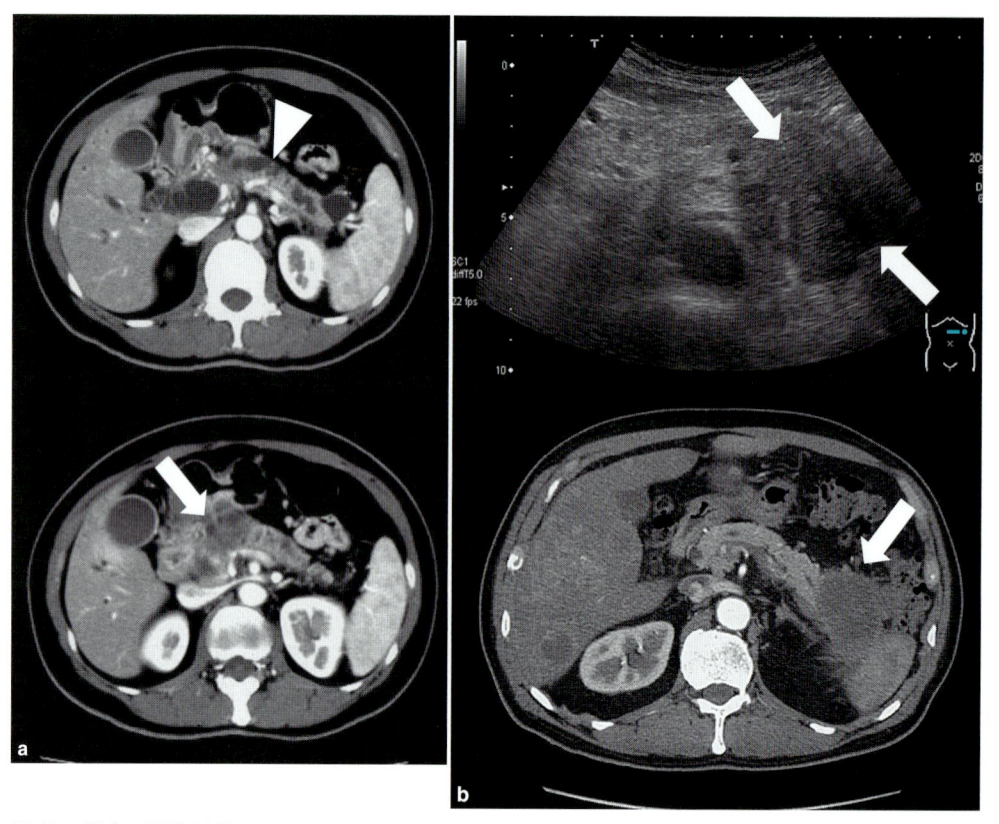

図10 膵癌の画像所見
a. 造影CT. 膵頭部に腫瘍を認め（⇨），尾側の膵管は拡張している（▷）．
b. 膵尾部癌．腹部超音波（上）および造影CT（下）で膵尾部に腫瘍が描出される．

多く（70〜80％）は膵頭部に発生する．

症状

腹痛，体重減少，糖尿病の悪化などを契機に診断される．膵頭部に発症がすると胆管閉塞をきたすため黄疸を契機に診断されることも多い．一方，膵尾部に発症した膵癌は症状がなく，診断が遅れることが多い．

診断

早期には症状が出ないことが多く，腹部超音波で膵臓が描出しづらいことから，早期診断はきわめて困難である．腹部超音波や造影CTで膵臓に腫瘍が描出される．腫瘍よりも尾側の膵管が拡張する（図10）．超音波は膵臓の全体を描出することが難しいため，スクリーニングには適していない．血液検査ではCEA，CA19-9が高値を示すことが多い．膵頭部に発症した場合，腫瘍により胆管が閉塞し，肝胆道系酵素上昇や黄疸がみられる場合もある．

鑑別診断として腫瘤形成性膵炎という良性で膵に腫瘤を形成する炎症性の変化があり，これは血液検査やCTなどでも鑑別が難しい．このような場合はPET-CTが有用な場合もある．

確定診断は癌細胞の超音波内視鏡下吸引細胞診（EUS-FNA）や，ERCPによって膵液を採取し，細胞診を行う．また，胆管狭窄をきたす症例では胆管癌と同様にERCPに続いて狭窄部の擦過細胞診を行う．

治療

早期に発見された場合には外科的切除を行うが，切除例の5年生存率は10％であり予後不良である．進行膵癌の場合には化学療法が選択される．

5. 膵神経内分泌腫瘍
（インスリノーマ・ガストリノーマ）

概念・病態

神経内分泌腫瘍とは，神経内分泌細胞に由来する腫瘍の総称である．膵臓，下垂体，消化管（胃，十二指腸，小腸，虫垂，大腸），肺など全身の臓器に発生するが，うち膵臓の腫瘍は膵臓内分泌腫瘍（P-NET）という．症状，産生するホルモンの種類，病理組織像などにより分類されるが，症状がないものを非症候性神経内分泌腫瘍とよび，インスリノーマやガストリノーマなどホルモン産生による症状が出現するものを症候性神経内分泌腫瘍とよぶ．

症　状

無症候性の場合は健康診断や他疾患の精査中に腹部超音波やCT検査などで偶然指摘されることが多い．インスリノーマの場合，インスリン過剰が原因による低血糖症状（動悸，冷汗，意識障害）などの症状が出現する．また，ガストリノーマはガストリン産生により胃酸が増加し，繰り返す消化性潰瘍，逆流性食道炎などの症状がみられる場合がある．

診　断

原因不明の低血糖発作を繰り返す場合，インスリノーマを疑い精査を行う．超音波や造影CTで境界明瞭な腫瘍を認め，血液検査にてインスリン高値がみられる．ガストリノーマも同様に血液検査にてガストリン値の高値を認める．無症候性の場合にはEUS-FNAによる細胞診や組織診で診断されることもある．

治　療

症候性の腫瘍の場合は切除が第一選択である．無症候性の場合にも切除が原則だが，悪性度が低い場合には進行が遅いことがあるため，高齢の場合や，他疾患のために手術が行えない場合には，化学療法などを行わず経過観察する場合もある．

参考文献
1) 病態生理できった消化器疾患，医学教育出版社，2008
　※わかりやすく肝胆膵疾患の成り立ちを記述している
2) 内科学，朝倉書店，2007
　※内科学の教科書として広く利用されている．肝胆膵疾患のエッセンスについて学ぶことができる

第6章 感染症

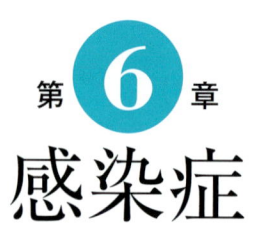

学習のポイント

❶ 生体に付着・定着した病原体が，生体内に侵入して増殖し続けるようになった状態を感染という．これに対し，病原体が単に付着・定着し続ける状態は汚染ともいい，感染と区別する．

❷ 感染症の病原体は，寄生虫，原虫，真菌，（リケッチア，クラミジアなどを含む）細菌，ウイルス，プリオンなどに分類されている．寄生虫を除く病原体は肉眼で見ることができず微生物とよばれる．

❸ 感染が成立するかしないかは，病原体の病原性の強さと生体の抵抗力との力関係によって起こる．したがって，病原性の弱い病原体であっても生体の抵抗力が弱まると感染が成立することがある．

生体に付着・定着した病原体が，生体内に侵入して増殖し続けるようになった状態を感染という．感染した病原体によって生体に炎症性変化が起こり，それが病的になった場合を発病といい，生じた疾患を感染症という．かつては，病原性の強い病原体による感染症が問題であったが，近年では医療技術の進歩による生体防御能低下宿主の増加に伴って，日和見感染症や医療関連感染症が増加している．また，抗菌薬の使用量の増加は，薬剤耐性菌を選択し，難治性感染症の原因ともなっている．さらに，国際交流が活発となった今日では，旅行者や輸入食品を介して国内に持ち込まれる輸入感染症も増加しつつある．

本章を理解するためのキーワード

❶ **日和見感染**
常在菌などの平素は無害である微生物が，治療のため医療機器や免疫抑制剤の使用，悪性腫瘍などの基礎疾患，老化などによって生体の抵抗力が低下した際に感染を起こす場合をいう．

❷ **医療関連感染**
病院，長期ケア施設，在宅医療において，医療が提供された患者に発生する感染のことをいう．以前は，「病原体に病院内で接触して惹起された感染」のことを病院感染または院内感染と称していたが，長期ケア施設，在宅へと医療の場が拡大するに伴い医療関連感染という表現が用いられるようになっている．

❸ **輸入感染症**
本来わが国には常在しない感染症であるが，旅行者や輸入食品などによって国内に持ち込まれた感染症のことをいう．ほとんどが，亜熱帯・熱帯地方からの持ち込みである．

❹ **薬剤耐性菌**
変異によって，それまで有効であった抗菌薬に対して抵抗性を獲得した細菌のことをいう．多くの抗菌薬が効かなくなった細菌を多剤耐性菌といい，しばしば治療が困難となる．

A 細菌感染症

1. 腸チフス，パラチフス

概念・病態

腸チフス，パラチフスはそれぞれサルモネラ属菌である *Salmonella* Typhi, *Salmonella* Paratyphi A によって起こる．公衆衛生の向上とともに届け出数は減少しており，近年では多数が輸入感

染例である．

症状

食物や飲料水とともに経口摂取された S. Typhi や S. Paratyphi A が小腸粘膜を通過し，パイエル板や腸間膜リンパ節で増殖し，全身に散布され菌血症を起こす．潜伏期は通常 1～3 週間で，主症状は高熱である．比較的徐脈（体温と脈拍数の解離），脾腫，バラ疹（胸腹部の紅斑性発疹）を伴う．パイエル板に潰瘍性壊死が起こると腸穿孔の危険性が生じる．

診断

リンパ球数の増加と好酸球の消失を伴う白血球数の減少がみられる．確定診断には培養検査が有効で，発病 2 週後までは血液，骨髄の陽性率が高く，胆汁，便，尿は発病 3～4 週以降陽性となる．

治療

ニューキノロン系抗菌薬が第一選択薬であるが，耐性株が急増している．

2. 細菌性赤痢

概念・病態

赤痢菌によって起こる腸管感染症である．赤痢菌は *Shigella dysenteriae*（A 群），*S. flexneri*（B 群），*S. boydii*（C 群），*S. sonnei*（D 群）の 4 亜型に分類される．わが国では，*S. sonnei*（D 群）によるものが 70～80％と最も多く，*S. flexneri*（B 群）によるものがこれに次ぐ．細菌性赤痢の多くは輸入感染例であるが，国内でも保育園や幼稚園などで散発しており，井戸水や水道水を介した大規模な集団発生もみられている．

> **サイドメモ：腸チフス，パラチフス**
>
> **O 抗原による血清学的分類**
>
> サルモネラの細胞壁外膜抗原である O 抗原による血清学的分類では，S. Typhi は O9 群，S. Paratyphi A は O2 群に属する．
>
> **Widal 反応**
>
> 腸チフス，パラチフスの血清学的診断法としてよく知られている Widal 反応は，偽陽性あるいは偽陰性が起こりやすいので診断的価値が低い．

症状

食物や飲料水とともに経口摂取された赤痢菌が直腸や S 状結腸の下部に潰瘍を形成する．特に *S. dysenteriae* 血清型 1 は志賀毒素を産生し，症状が最も重篤である．約 1～3 日の潜伏期後に高熱と左下腹部を中心とする腹痛，粘血性の下痢，しぶり腹を呈する．

診断

便培養で赤痢菌を分離する．

治療

ニューキノロン系抗菌薬を投与する．

3. 腸管出血性大腸菌感染症

概念・病態

腸管出血性大腸菌（EHEC）の病原性には大量に産生されるベロ毒素が関与している．本菌は，汚染食品，特に加熱不十分な肉類の経口摂取で感染し，1,000 個以下の少数の菌量でも感染が成立する．また，ヒトからヒトへの二次感染もみられることから大規模な集団感染を起こしやすい．血清型では O157：H7 が最も多く分離されている．

症状

約 3～5 日間の潜伏期の後に水様性下痢で発症し，やがて血便と激しい腹痛を呈する．典型例では血便は，便成分の少ない血性下痢である．溶血性貧血，血小板減少，急性腎不全を主徴とする溶

> **サイドメモ：腸管出血性大腸菌感染症**
>
> **下痢原性大腸菌**
>
> 大腸菌の多くは健常人の腸管内常在細菌叢を構成している菌であるが，ヒトに対して病原性を有する大腸菌も存在する．特に腸管感染を起こす下痢原性大腸菌は，発症機序や臨床症状に基づいて，毒素原性大腸菌（ETEC），組織侵入性大腸菌（EIEC），腸管病原性大腸菌（EPEC），腸管凝集付着性大腸菌（EAEC），びまん性付着性大腸菌（DAEC），腸管出血性大腸菌（EHEC）の 6 種に分類されている．EHEC は，血清型別では，O157：H7 が最も多く分離されているが，O6，O26，O55，O91，O103，O104，O111 などの血清型菌も分離されている．

血性尿毒症症候群(HUS)の合併が高齢者，乳幼児にみられ，それらの1〜5%が意識障害や痙攣などの脳症状で死亡する．

診断

便培養で分離された大腸菌の血清型別とベロ毒素の産生性を確認する．迅速診断法として，ELISAやイムノクロマトグラフィによるベロ毒素やO157抗原の直接検出も実施されている．

治療

本症では発症3日以内にニューキノロン系抗菌薬やホスホマイシン(FOM)を投与する．発症3日以降に投与すると抗菌薬によって破壊されたEHECから大量のベロ毒素が血中に遊離し，HUS発症の危険性が高くなる．

4. ヘリコバクター・ピロリ感染症

概念・病態

Helicobacter pylori は主に小児期に経口感染し，終生胃内に生息し続ける．世界中の約半数のヒトが *H. pylori* の保菌者である．感染を受けた胃粘膜は慢性炎症状態となり，約30%に数十年の経過で萎縮性胃炎が生じる．胃潰瘍の70〜80%，十二指腸潰瘍のほとんどがこの萎縮性胃炎から発生する．また，*H. pylori* による胃粘膜の萎縮は胃癌，特に分化型腺癌や胃過形成ポリープ，胃MALTリンパ腫の発生にも関与している．

サイドメモ：ヘリコバクター・ピロリ感染症

H. pylori とは

H. pylori とはウレアーゼを産生し，胃粘膜内の尿素をアンモニアと二酸化炭素に分解し，そのアンモニアで菌体周囲の胃酸を中和することで，細菌に不利な環境である胃内に生息できるようになったらせん菌である．

除菌判定

H. pylori の除菌判定は，尿素呼気試験，便中抗原の検出，血中，尿中抗体の検出のいずれかで実施する．呼気試験，便中抗原の検出は除菌治療後4週以降に実施し，抗体の検出は除菌治療後半年以上経過した時点で行い，50%以上の低下で除菌成功とみなす．

診断

内視鏡で得た胃生検組織の，①ウレアーゼ活性を検出する(迅速ウレアーゼ試験)，②顕微鏡による組織中菌体や感染による上皮細胞の変化を観察する(鏡検法)，③培養を実施する(培養法)か，内視鏡による生検を行わずに，①血中，尿中の *H. pylori* IgG抗体を測定する，②便中抗原を測定する，③^{13}Cで標識した尿素を経口投与して呼気中の$^{13}CO_2$を測定する(尿素呼気試験)．治療後の除菌判定は，尿素呼気試験，便中抗原の検出，血中，尿中抗体の検出のいずれかで実施する．

治療

消化性潰瘍治療薬であるプロトンポンプ阻害薬と2剤の抗菌薬〔アモキシシリン(AMPC)，クラリスロマイシン(CAM)〕の3剤併用療法を行う．

5. コレラ

概念・病態

コレラは，水や食物とともに経口摂取されたO1あるいはO139の血清型を有する *Vibrio cholerae* が産生するコレラ毒素によって起こる急性の下痢性疾患である．O1コレラ菌は生物学的性状によって古典(アジア)型とエルトール型に区別される(表1)．現在，世界的に発生しているコレラの原因菌はエルトール型O1コレラ菌である．*V. cholerae* O139によるコレラは1992年インドで突然大流行したが，現在は主に中国やタイなどで報告されているにすぎない．

症状

潜伏期は数時間から約5日で，水様性下痢を発症する．典型的には無臭で米のとぎ汁様の外観を呈する．嘔吐もみられる．重症例では，脱水によりコレラ様顔貌(疲弊した顔貌)を呈し，循環虚脱と意識の低下が起こる．

診断

便から *V. cholerae* O1またはO139を培養するとともにコレラ毒素の産生性あるいはコレラ毒素遺伝子の存在を確認する．

表1 *Vibrio cholerae* O1, O139 の生物学的性状

生物学的性状	O1 古典型(アジア型)	O1 エルトール型	O139
溶血性(ヤギまたはヒツジ赤血球)	−	+[2]	+
ニワトリ赤血球凝集性	−	+	+
Voges-Proskauer (VP)反応	−	+	+
ポリミキシンB感受性	+	−	−
クラシカルIVファージ感受性[1]	+	−	−
エルトールVファージ感受性[1]	−	+	−

1) ファージは，細菌を宿主とする細菌ウイルスのことである．細菌は，ファージが感染すると溶菌するが，それぞれ種特異性をもつため，特定のファージで溶菌されるかどうかで型別することができる．
2) 1963年以降の分離菌は陰性である．

治療

輸液による水分と電解質の補給が治療の中心となる．ニューキノロンやテトラサイクリン系抗菌薬は下痢の期間を短縮させるために使用する．

6. 結核症

概念・病態

結核症は，わが国では生活水準の向上，化学療法の進歩，結核対策の推進により著しく減少してきたが，近年になりその減少傾向は鈍化している．結核菌は，空気(飛沫核)感染でヒトからヒトに伝播し，胸膜直下に所属リンパ節の腫脹を伴う初感染病巣(初期変化群)を形成する．小児や低栄養状態では初感染病巣が胸膜に浸潤し胸膜炎が，血行性に散布されて粟粒結核や結核性髄膜炎が起こる(一次結核症)．初感染病巣が自然治癒した場合でも高齢，低栄養，糖尿病などで抵抗力が低下すると再燃し，さまざまの肺病変や粟粒結核が起こる．肺外結核は，初期変化群から肺以外の部位に無症候性に散布された結核菌によって起こる．肺外結核の好発部位にはリンパ節，胸膜，喉頭・咽頭，泌尿生殖器，骨・関節，髄膜，胃腸管，心膜などがある．

症状

肺結核では，発熱，咳嗽，喀痰，血痰，胸痛のほかに全身症状として寝汗，食欲不振，体重減少がみられる．粟粒結核では悪寒を伴う高熱が特徴的であり，肺外結核では散布部位に基づく症状が出現する．

診断

胸部X線所見と検体の抗酸菌染色で推定する．確定診断は結核菌の培養同定によるが，時間がかかるのが欠点である．迅速診断法とPCR法やMTD法がある．

治療

イソニアジド(INH)，リファンピシン(RFP)，エタンブトール(EB)，ピラジナミド(PZA)の4剤を2か月間投与した後，INHとRFPをさらに4か月継続する．

サイドメモ：結核症

結核症の検査

抗酸菌染色〔蛍光染色とチール・ニールセン(Ziehl-Neelsen)染色〕で推定する．結核菌の培養には固形培地(小川培地，ミドルブルック7H10培地など)や液体培地(MGIT培地)を用いる．PCR法はDNAを検出し，MTD法はrRNAを検出する遺伝子検出法である．

クオンティフェロン

結核の潜在性感染のスクリーニング検査として，ツベルクリン反応に代わり，近年，登場してきたサイトカイン分泌アッセイ(クオンティフェロン)はELISA法で感作リンパ球から産生されたIFN-γを測定するものである．IFN-γは結核感染者では大量に放出されるが，BCG接種者ではほとんど放出されない．

多剤耐性結核菌

イソニアジド(INH)とリファンピシン(RFP)の2剤に耐性を示す結核菌を多剤耐性結核菌という．近年ではINH，RFPに加え，さらに他の重要な抗結核薬にも耐性を示す超多剤耐性結核菌も出現しており，臨床上大きな問題となっている．

7. レジオネラ症

概念・病態

レジオネラ属菌を含むエアゾルの経気道的吸入によって起こる感染症でレジオネラ肺炎とポンティアック熱の2つの病型がある．レジオネラ症の起因菌の多くは *Legionella pneumophila* であり，なかでも血清型1によるものが最も多い．レジオネラ属菌は水中や土壌中などに分布しており，感染源としてはクーリングタワーの冷却水，温泉，循環式浴槽などが報告されている．

症状

レジオネラ肺炎は，潜伏期間が2～10日で咳嗽，微熱に留まるものから急速に進行し，急性呼吸促迫症候群(ARDS)に至る劇症肺炎まで多彩である．頭痛，傾眠，脳症などの精神神経症状を伴う場合もある．ポンティアック熱は，急性のインフルエンザ様疾患で1週間以内に自然治癒する．

診断

L. pneumophila 血清型1に対しては尿中抗原をイムノクロマトグラフィで検出する方法が最も簡便で，迅速かつ特異度にも優れている．

治療

レジオネラ属菌は細胞内寄生菌であるので，細胞内移行性の高いマクロライド系，ニューキノロン系抗菌薬，RFPなどが有効である．

8. 淋疾

概念・病態

淋菌によって起こり，性感染症のなかでは性器クラミジアとともに最も頻度が高い．淋菌は，ヒト以外に自然宿主は存在しない．

症状

男性は，2～7日の潜伏期の後，排尿痛と膿性尿道分泌物が出現する(淋菌性尿道炎)．淋菌が管内性に上行すると前立腺炎や精巣上体炎が起こる．女性は，子宮頸管炎として発症し，膿性帯下が出現するが，症状は乏しい．感染が管内性に上行すると発熱や下腹部痛などの骨盤内炎症性疾患(PID)が発症する．

診断

淋菌をサイヤー・マーチン培地を用いた炭酸ガス培養で分離する．迅速診断として核酸増幅法(PCR法，TMA法，SDA法)がある．

治療

わが国で分離される淋菌のほとんどの株がペニシリン，テトラサイクリン耐性である．ニューキノロン系には約80％の株が，第三世代経口セフェム系抗菌薬に対しては20～30％が耐性となっている．現在，淋疾治療の第一選択薬は注射用第三世代セフェム系抗菌薬であるセフトリアキソン(CTRX)であるが，2009年には耐性株の分離も報告されている．

9. ブドウ球菌感染症

a. 黄色ブドウ球菌感染症

概念・病態

黄色ブドウ球菌は，ヒトの常在細菌叢を構成する菌でもあり，鼻前庭部，皮膚，消化管などに定着している．黄色ブドウ球菌感染症の多くは定着している菌による自己感染であるが，医療従事者の手指や医療機器などを介した患者-患者感染もみられる．黄色ブドウ球菌のうちオキサシリン

サイドメモ：レジオネラ症

レジオネラ属菌の検出

イムノクロマトグラフィによる尿中抗原の検出以外には，気道分泌物のヒメネス染色による推定．BCYEα選択培地やWYO培地によるレジオネラ属菌の分離，PCR法による遺伝子診断，IFA法やELISAによる血清抗体価の測定がある．

サイドメモ：淋疾

ペニシリン耐性

現在，わが国で分離されるペニシリン耐性淋菌のほとんどがペニシリン結合蛋白2(PBP2)の変異によってペニシリン耐性を獲得している．一方，1980年代にペニシリン耐性菌の多くを占めていたペニシリナーゼ産生淋菌(PPNG)はその後，分離頻度が減少し，現在は数％にすぎない．

(MPIPC)に耐性を示すものをメチシリン耐性黄色ブドウ球菌(MRSA)といい，実際にはMPIPCだけでなく多剤に耐性を示す．MRSAは病院で分離される黄色ブドウ球菌の30～60%を占め，院内感染症の原因菌として重要である．

症状

1) **皮膚軟部組織感染症**

麦粒腫(ものもらい)，癤，癰がみられる．

2) **筋骨格系感染症**

急性または慢性骨髄炎を起こす．発熱や骨痛を呈するが，慢性例では軽微である．

3) **敗血症と感染性心内膜炎**

敗血症では血圧の低下と発熱がみられる．心内膜炎は主に血管内留置カテーテルなどの医療機器の使用による菌血症や敗血症に起因することが多い．

4) **呼吸器感染症**

院内の挿管患者に多くみられるが，特徴的な臨床症状はない．

5) **毒素による疾患**

黄色ブドウ球菌が産生する各種毒素によって種々の疾患が惹起される．毒素性ショック症候群では毒素性ショック症候群毒素(TSST-1)によって高熱や皮疹，血圧低下などが起こる．熱傷様皮膚症候群(SSSS)では感染を受けた皮膚が皮膚剝脱毒素によって熱傷様に剝離する．黄色ブドウ球菌食中毒は，毒素型食中毒で，食物中に産生されたエンテロトキシンの摂取によって，約3時間という短い潜伏期の後に悪心・嘔吐，下痢などが起こる．

診断

培養同定は容易である．薬剤感受性検査でMPIPC耐性を示すものはMRSAと判定される．

治療

黄色ブドウ球菌はペニシリナーゼを産生し，ペニシリン耐性株がほとんどを占める．したがって，メチシリン感性黄色ブドウ球菌(MSSA)はペニシリンを除く多くの抗菌薬に感性を示す．一方，MRSAに有効な抗菌薬は，バンコマイシン(VCM)などに限られる．

b. コアグラーゼ陰性ブドウ球菌感染症

概念・病態

ヒトの皮膚などに常在するコアグラーゼ試験陰性のブドウ球菌の総称である．コアグラーゼ陰性ブドウ球菌(CNS)のなかでは表皮ブドウ球菌が最も多く分離されている．CNSは血液培養の際に皮膚から汚染菌として分離されることが多く，静脈カテーテルなどの体内異物が存在する場合には，それらの異物表面にバイオフィルムを形成し，しばしば敗血症の原因となる．

診断

培養同定は容易だが，感染症の起炎菌か，汚染菌かの判断が難しい場合がある．

治療

黄色ブドウ球菌に準ずるが，メチシリン耐性株の頻度は黄色ブドウ球菌よりも高い

10. 連鎖球菌感染症

a. A群連鎖球菌感染症

概念・病態

A群連鎖球菌は血液寒天培地でβ溶血性を示

サイドメモ：ブドウ球菌感染症

癤・癰

1本の毛包に発生した毛包炎が深部に波及し，有痛性硬結となったものを癤，隣接した毛包にも至るものを癰という．

市中感染型MRSA(CA-MRSA)感染症

近年，MRSAに感染する機会のない市中の人々の間にMRSAによる膿瘍や蜂巣炎などの皮膚軟部組織感染症から肺炎，骨髄炎，敗血症などの重篤な感染症も起こすことがある市中感染型MRSA(CA-MRSA)感染症が出現し問題となっている．CA-MRSAのなかには好中球を破壊するパントン-バレンティンロイコシジン(PVL)毒素を産生する株があり，重症化の一因にこの毒素の関与が指摘されている．

す菌でヒトの皮膚や口腔，鼻咽腔に常在している．A群連鎖球菌は飛沫や皮膚と皮膚との接触を介してヒトからヒトへ伝播する．

症　状

1）咽頭炎

最もよくみられ，飛沫によって感染する．潜伏期は2〜5日で，発熱，咽頭痛，咽頭発赤を呈し，膿性滲出物を伴うこともある．

2）猩紅熱

A群連鎖球菌の産生する発熱毒素（発赤毒素または猩紅熱毒素）によって起こるが，近年，発症頻度が著しく低下している．高熱，咽頭炎，口周囲を除く全身性の小丘疹様紅斑がみられる．舌乳頭が発赤腫大し苺舌とよばれる．

3）皮膚軟部組織感染症

皮膚に定着しているA群連鎖球菌が小外傷の際に皮膚組織内に侵入すると膿痂疹が，さらに皮下組織まで侵入すると蜂巣炎が起こる．丹毒は蜂巣炎の1つで鮮紅色を呈した病変部と正常な皮膚との間に明瞭な境界がみられる．

4）劇症型A群連鎖球菌感染症

健常者でもみられ，咽頭や創傷部位から侵入した菌が壊死性筋膜炎，筋炎，敗血症などを起こし，急速に症状が進展する．発熱毒素などによる毒素ショック様症候群で死に至ることも多い．

5）リウマチ熱，急性糸球体腎炎

A群連鎖球菌感染症の治療後に発症する自己免疫疾患で，リウマチ熱では心炎，多発関節炎，輪状紅斑などが，急性糸球体腎炎では血尿，蛋白尿，高血圧がみられる．

診　断

患者の咽頭からイムノクロマトグラフィやラテックス凝集法で迅速に直接抗原を検出する．培養同定も容易である．本菌感染後，菌体外毒素であるストレプトリジンOやストレプトキナーゼに対する抗体価（ASO, ASK）が上昇する．

治　療

ペニシリン系抗菌薬が第一選択薬である．

b. B群連鎖球菌感染症

概念・病態

B群連鎖球菌は血液寒天培地上でβ溶血性を示す菌で女性の腟に常在している．

症　状

出産時の産道感染による早期発症型は生後1週以内に起こり，血圧低下，呼吸促迫などの敗血症様症状を呈する．医療従事者の手指などを介する後期発症型は生後1週から3か月の間に起こり，髄膜炎として発症する．

診　断

患者の血清，脳脊髄液，腟分泌液から直接菌抗原を検出する迅速キットとしてラテックス凝集法がある．培養同定検査も容易である．

治　療

ペニシリン系抗菌薬が第一選択薬である．

11. 多剤耐性菌感染症

概念・病態

バンコマイシン耐性腸球菌（VRE）とは，プラスミド伝達性のバンコマイシン（VCM）耐性遺伝子であるVanAまたはVanBを保有する *Enterococcus faecalis* と *E. faecium* のことである．欧米ではVREによる感染症が急速に増加しており，わが国でも散発的に発生がみられる．ペニシリン耐性肺炎球菌（PRSP）はPBPの変異によってペニシリン耐性を獲得した肺炎球菌のことであり，多くの株はペニシリンのみならずマクロライド系やテトラサイクリン系抗菌薬に対しても耐性を示す．基質特異性拡張型βラクタマーゼ（ESBL）とは，ペニシリンを主に加水分解できるクラスAβラクタマーゼが突然変異により第3，第4世代セファロスポリン系やモノバクタム系抗菌薬まで分解できるようになったもので，わが国ではESBL産生菌が大腸菌，*Klebsiella pneumoniae*，*K. oxytoca*，*Proteus mirabilis* などの腸内細菌科を中心に増加しつつある．メタロβラクタマーゼ

表2 多剤耐性緑膿菌(MDRP)と多剤耐性アシネトバクター(MDRA)の判定基準

抗菌薬	判定基準	
	CLSI希釈法(MIC)	ディスク拡散法(阻止円直径)
イミペネム(IPM)	≧16 μg/mL	≦13 mm
アミカシン(AMK)	≧32 μg/mL	≦14 mm
シプロフロキサシン(CPFX)	≧4 μg/mL	≦15 mm

(MBL)は，クラスBβラクタマーゼに分類され，カルバペネム系抗菌薬を含むほとんどのβラクタム系抗菌薬を加水分解する．MBL産生菌は緑膿菌，アシネトバクター属といったブドウ糖非発酵菌を中心に増加しつつある．多剤耐性緑膿菌(MDRP)や多剤耐性アシネトバクター(MDRA)はカルバペネム系，ニューキノロン系，アミノグリコシド系抗菌薬のすべてに耐性を示す緑膿菌やアシネトバクター属をいうが，実際にはほとんどすべての抗菌薬に対して耐性を示す．

症状

病型は感性菌による感染症と変わりないが，治療に難渋することが多い．

診断

VREは薬剤感受性検査でVCMに耐性を示し，PCR法で*vanA*あるいは*vanB*遺伝子を検出することで判定する．PRSPは薬剤感受性検査で判定する．ESBLの判定は微量液体希釈法によるスクリーニング検査とセフタジジム(CAZ)とCAZにクラブラン酸(CVA)を加えた合剤，またはセフォタキシム(CTX)とCTXにCVAを加えたディスク法による確認検査で判定する．MBLはメルカプトプロピオン酸(2-MPA)またはメルカプト酢酸ナトリウム(SMA)ディスクとCAZおよびイミペネム(IPM)ディスクを用いて判定する．MDRPおよびMDRAの判定はIPM，アミカシン(AMK)，シプロフロキサシン(CPFX)の薬剤感受性検査による(表2)．

治療・予防

薬剤感受性検査の結果を参考に抗菌薬を選択する．耐性が広範囲の場合には選択に苦慮することもある．

12. 嫌気性菌感染症

a. 破傷風

概念・病態

土壌中の破傷風菌(*Clostridium tetani*)の芽胞に創傷部が汚染されて感染する．創傷部の組織が挫滅して嫌気状態になると芽胞は発芽，増殖し，神経毒であるテタノスパミンを産生する．テタノスパミンは血行性または運動神経末梢から脊髄に到達し，抑制ニューロンを抑制するので硬直性痙攣が起こる．

症状

潜伏期は数日～数週間である．開口不能(牙関緊急)，顔面筋肉の痙攣(痙笑)，体幹四肢の弓反状態(反弓緊張)が典型的な症状である．呼吸不全で症例の約半数が死亡する．

診断

ただちに治療しなければならないので，主に臨床症状に基づく．

治療・予防

抗毒素血清を投与する．予防として破傷風トキソイドを含むDPTワクチンとDTトキソイドが小児の定期接種の対象となっている．

b. ボツリヌス症

概念・病態

土壌中に存在する*Clostridium botulinum*の芽胞に汚染された食品が缶詰や真空包装などの嫌気状態で保存されると芽胞が，発芽，増殖し，食品中にボツリヌス毒素を産生する．ヒトは食品中の毒素を摂取して発症する(ボツリヌス食中毒)か，ハチミツなどとともに経口摂取された芽胞が腸管内で発芽，増殖し毒素を産生して発症する(乳幼児ボツリヌス症)．ボツリヌス毒素は易熱性でA～Gまであり，A，B，Eの3型がヒトに病原性を示す．ボツリヌス毒素は神経筋接合部でのアセチルコリンの遊離を阻害して弛緩性麻痺を起こす．

症状

1) ボツリヌス食中毒

潜伏期は8～36時間で，主症状は複視，眼瞼下

垂，視力低下，発語障害，嚥下困難，四肢の弛緩性麻痺などの神経症状で，呼吸筋麻痺による呼吸不全で死に至る．

2）乳幼児ボツリヌス症

乳児の腸管内で増殖した菌が産生した毒素が徐々に吸収され，哺乳力低下，啼泣減弱，筋緊張低下などが起こる．

診断

便，腸内容物からの C. botulinum の培養同定と血液，便，腸内容物，創部滲出液からのボツリヌス毒素の検出あるいはPCR法による毒素遺伝子の検出を行う．

治療

呼吸管理とともにボツリヌスウマ抗毒素血清をできるだけ速やかに投与する．

c. Clostridium perfringens 感染症

概念・病態

土壌中に含まれる Clostridium perfringens（ウェルシュ菌）の芽胞に創傷部が汚染されてガス壊疽が，食物とともに経口摂取されて感染型食中毒が起こる．

症状

①ガス壊疽

創傷部に侵入した C. perfringens の芽胞が発芽，増殖する際にα毒素（レシチナーゼ）を産生し，組織の破壊・壊死と悪臭を伴うガスや滲出液を発生する．

②食中毒

食品とともに摂取された C. perfringens の芽胞が腸管内で発芽，増殖する際に産生されるエンテロトキシンによって起こる．潜伏期は8〜18時間で腹痛，下痢がみられる．

診断

ガス壊疽は感染組織の，食中毒は食品や便の培養同定検査で診断する．

治療

ガス壊疽では壊死組織の除去と高圧酸素療法などによる感染部位の酸素曝露が最も重要である．食中毒は自然治癒する．

d. 偽膜性大腸炎

概念・病態

抗菌薬の過剰投与によって大腸の常在細菌叢の構成菌である Clostridium difficile が選択的に過増殖し，CDトキシンを産生して大腸粘膜に傷害を与える．

症状

発熱，腹痛，水様下痢がみられる．

診断

偽膜性大腸炎では，末梢白血球数が著増し，重症例では大腸内視鏡検査で大腸粘膜に白色の偽膜がみられる．診断確定にはEIA，イムノクロマトグラフィなどによるCDトキシンの検出が最も重要である．

治療

原因抗菌薬を中止するとともにメトロニダゾールを投与する．重症例や再発例ではVCMの投与を考慮する．

e. 無芽胞性嫌気性グラム陰性桿菌感染症

概念・病態

バクテロイデス属，プレボテラ属などの無芽胞性嫌気性グラム陰性桿菌は，腸管，口腔，女性性器に常在しており，高齢者，術後患者などの免疫低下宿主に好気性菌あるいは通性嫌気性菌との複数菌感染を起こす．

症状

脳膿瘍，膿胸，嚥下性肺炎，腹腔内感染症を起こす．膿，滲出液，呼気は悪臭を伴う．

診断

検体から原因嫌気性菌を培養同定する．

治療

クリンダマイシン，メトロニダゾール，カルバペネム系抗菌薬などを投与する．

13. 敗血症

概念・病態

敗血症とは，全身性炎症反応症候群（SIRS）のうち感染症によるものの総称である（図1）．敗血症のうち臓器不全や循環不全を示すものを重症敗

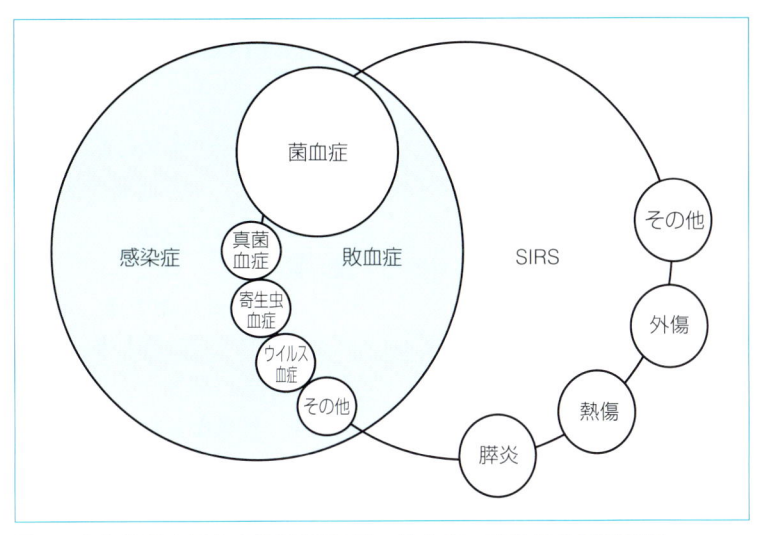

図1 全身性炎症反応症候群(SIRS)，敗血症，感染症の相互関係
(Bone RC, et al：ACCP/SCCM consensus conference：Definitions for sepsis and organ failure and guidelines for the use of innovative therapies. Chest 1992；101：1644-1655.)

血症といい，十分な補液によっても改善しない場合を敗血症性ショックという．

症状
悪寒戦慄を伴う発熱，全身倦怠感，筋肉痛，意識障害，呼吸促迫，頻脈などがみられる．

診断
血液培養が重要である．プロカルシトニンの測定は細菌による重症敗血症の，エンドトキシンの測定はグラム陰性桿菌敗血症の診断に有用である．

治療
抗菌薬の経験的投与で治療を開始し，起炎菌確定とともに最適なものに変更する．呼吸・循環管理などの全身管理も重要である．

B ウイルス感染症

1. 麻疹

概念・病態
麻疹ウイルスによって起こる．自然宿主はヒトのみで，空気感染で伝播する．

症状
7～12日の潜伏期の後に発熱，咳嗽などのカタル症状で発症する．コプリック斑(頬粘膜の紅暈を伴う小白斑)を伴う．一時解熱するが，再度発熱し，紅斑状丘疹が全身に拡がる．褐色の色素沈着が残る．中耳炎，肺炎の合併がみられることもある．まれに数年後に亜急性硬化性全脳炎(SSPE)を発症し，死亡することがある．

診断
赤血球凝集抑制(HI)反応，EIAによるペア血清での抗体価の上昇や特異IgMの検出で診断する．

治療・予防
対症的に治療する．定期予防接種では生ワクチ

ンである MR ワクチンを 1 歳と小学校就学前の 1 年間の 2 回接種する．

2. 風疹

概念・病態

風疹ウイルスによって起こる．自然宿主はヒトのみで，飛沫感染で伝播する．

症状

2〜3 週の潜伏期の後に発熱とともに紅斑状丘疹が下降性に頭部から全身に広がり，2〜3 日で寛解する（三日はしか）．耳後部のリンパ節が腫脹する．風疹に対する免疫をもたない妊婦が感染した場合には，経胎盤感染によって出生児に先天性風疹症候群（難聴，心奇形，白内障など）が起こる．

診断

HI 法，EIA によるペア血清での抗体価の上昇あるいは特異 IgM の検出で診断する．

治療・予防

治療，予防とも麻疹に準ずる．

3. 手足口病

概念・病態

コクサッキー A16 型あるいはエンテロウイルス 71 型によって起こる．これらのウイルスは腸管で増殖し，飛沫あるいは便中に排泄されたウイルスによる経口感染で伝播する．

症状

2〜7 日の潜伏期の後，四肢末端に水疱が出現する．夏に流行することが多い．コクサッキー A16 型で心筋炎，エンテロウイルス 71 型で髄膜炎，脳炎の合併がみられる．

診断

ペア血清で中和抗体価の上昇を確認する．

治療

対症的に治療する．

4. 流行性耳下腺炎（ムンプス）

概念・病態

ムンプスウイルスによって起こる．自然宿主はヒトのみで，飛沫感染で伝播するが，約 30％ は不顕性感染に終わる．

症状

2〜3 週の潜伏期の後，発熱とともに片側または両側の耳下腺腫脹と疼痛が出現する．無菌性髄膜炎や脳炎，難聴などの中枢神経疾患や睾丸炎，卵巣炎，膵炎などを合併する．

診断

EIA 法やニワトリ血球を用いた HI 法によるペア血清での抗体価の上昇あるいは特異的 IgM の検出で診断する．

治療・予防

生ワクチンであるムンプスワクチンで予防する．ムンプスワクチンは任意接種である．

5. 流行性角結膜炎

概念・病態

流行性角結膜炎（EKC）はアデノウイルス 8 型によって起こる．EKC 患者との直接接触や EKC 患者の使用したタオルなどを介して感染する．EKC は夏期に多くみられる．

症状

1〜2 週の潜伏期の後，眼脂，流涙，眼瞼結膜の充血が出現する．片眼性に発症し，他眼に及ぶことが多い．1〜2 週で自然治癒する．

診断

イムノクロマトグラフィや ELISA による角結膜ぬぐい液からの抗原検出により診断する．

治療

特異的な治療法はなく，対症的に治療する．

> **サイドメモ：流行性角結膜炎の分類**
>
> 流行性角結膜炎（EKC）は，アデノウイルスのうち D 群の血清型 8 型によるものが一般的であるが，D 群の 3，7，11，14 型や，E 群の 4 型によるものもみられる．

6. ヘルペスウイルス感染症

a. 単純ヘルペスウイルス(HSV)感染症

概念・病態

1型ウイルス(HSV-1)は，乳児から幼児期に主に唾液などで感染し，HSV-2は思春期以降，性行為により感染する．感染成立後，HSVは神経節内に持続的に潜伏し，宿主抵抗力が低下した際に再活性化する．HSV-1の抗体保有率は加齢とともに上昇し，成人では約50%に達する．一方，HSV-2の抗体保有率は通常の性生活を営む健常成人では約10%である．

症状

HSV-1の初感染像では歯肉口内炎(発熱を伴う歯肉の腫脹と口腔内潰瘍)が多いが，ほとんどは不顕性に経過し，再活性化の際に口唇ヘルペス(疼痛，瘙痒を伴う小水疱および潰瘍)として回帰発症する．眼感染では樹枝状病変を特徴とする角膜ヘルペスを起こし，失明することもある．末梢性顔面神経麻痺(ベル麻痺)もHSV-1の再活性化による．HIV-2は再発性の性器ヘルペス(陰部疱疹，潰瘍)を起こす．ヘルペス脳炎は主にHSV-1によって起こるが，HSV-2でもみられ，初感染，再活性化のいずれでも起こる．

診断

蛍光抗体法による迅速診断キットで口唇，泌尿・生殖器の病変部拭い液からHSV抗原を直接検出する．ヘルペス脳炎では髄液中のHSV-DNAをPCR法で検出する．

治療

アシクロビル(ACV)やバラシクロビル(VACV)を用いる．

b. 水痘・帯状疱疹ウイルス感染症

概念・病態

水痘と帯状疱疹は，水痘・帯状疱疹ウイルス(VZV)によって起こる．初感染像が水痘で，寛解後，VZVは，三叉神経節や脊髄神経節後根神経節に潜伏感染する．宿主の免疫能が低下すると再活性化し，帯状疱疹を発症する．自然宿主はヒトのみであり，水痘患者からは主に空気感染で，帯状疱疹患者からは接触感染で伝播する．

症状

水痘は2～3週間の潜伏期の後，発熱とともに体幹から顔面，四肢に向かって発疹が出現する．発疹は紅斑，丘疹，水疱が混在する．すべての発疹が痂皮化すると感染性は消失する．帯状疱疹では，疼痛を伴う発疹が知覚神経の走行に沿って潜伏していた神経節の支配領域に出現する．頑固な神経痛を残すことがある．

診断

EIAによるペア血清での抗体価の上昇あるいは特異的IgMの検出で診断する．迅速診断法では，水疱上部上皮や水疱内部基底膜の塗抹標本から直接VZV抗原を蛍光抗体法で検出する．

治療・予防

HSVと同様，ACV，VACVが有効である．予防には弱毒水痘生ワクチンがあり，曝露後72時間以内の投与でも予防可能である．

c. サイトメガロウイルス(CMV)感染症

概念・病態

唾液，尿中に排泄されるサイトメガロウイルス(CMV)との接触で感染するが，約90%のヒトは持続的な不顕性感染で終わる．妊婦が初感染した場合には経胎盤感染で流産や先天性巨細胞封入体症が，分娩時の産道感染でCMV単核症が起こる．臓器移植や血液悪性腫瘍，AIDSなどの免疫不全宿主には再活性化によって日和見感染症が発症する．

症状

先天性巨細胞封入体症では肝脾腫，黄疸，小頭症，子宮内発育遅延，感音性難聴，知能障害などがみられる．CMV単核症では異型リンパ球の増加を伴う発熱や，まれに間質性肺炎がみられるが，大多数は無症状である．免疫不全宿主には間質性肺炎，消化管潰瘍，網膜炎を含む全身性の播種性感染症を起こす．

診断

生検，細胞診，気管支肺胞洗浄液(BALF)，尿沈渣の塗抹標本から感染細胞内に存在する巨細胞封入体を確認する．迅速診断法には末梢血中の

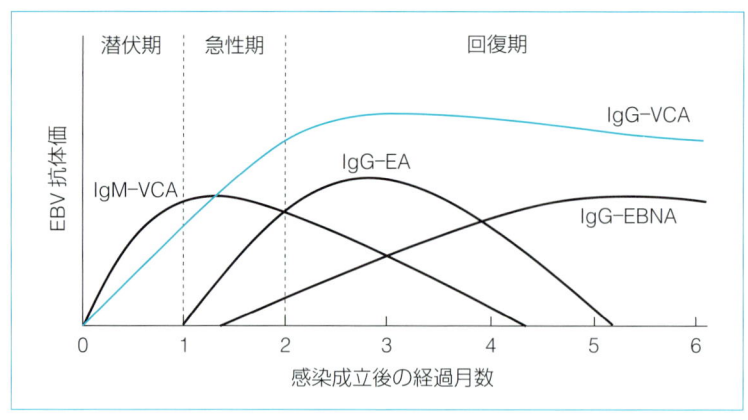

図2 伝染性単核症における血清抗体価の推移

CMVp65抗原陽性多核白血球の検出やPCR法による血液，組織からのCMV-DNAの検出がある．血清学的には中和試験によるペア血清での抗体価の上昇や抗CMV-IgM抗体の検出を試みる．

治療
ガンシクロビル（GCV）が有効である．

d. EBウイルス感染症

概念・病態
エプスタイン・バール（Epstein-Barr；EB）ウイルス（EBV）が唾液を介して伝播し，成人期までに90％以上のヒトが感染する．乳幼児での初感染は不顕性感染が多いが，思春期以降の初感染では伝染性単核症を起こす．

サイドメモ：EBV感染症
EBVは，伝染性単核症の病因となるほか，アフリカに多発するバーキットリンパ腫や中国南部に多発する上咽頭癌の発症にも関与している．さらには，慢性活動性EBV感染症や血球貪食症候群など予後不良の病態を示すこともある．慢性活動性EBV感染症は，潜伏持続感染したEBVの再活性化で起こり，発熱，リンパ節腫脹，肝脾腫といった伝染性単核症様症状が反復または持続的に出現し，EBV抗体価が高値を示すもので予後不良のことが多い．血球貪食症候群は，増殖したEBV感染T細胞によって刺激を受けたマクロファージが白血球，赤血球，血小板を貪食する．

症状
伝染性単核症の主症状は発熱，咽喉頭炎，圧痛を有するリンパ節腫脹（特に頸部）で，約4〜6週の潜伏期の後に出現する．肝脾腫を伴った肝機能障害や発疹がみられることもある．

診断
図2にEBV初感染後の血清抗体価の推移を示す．①抗EBNA-IgG抗体が陰性で，抗VCA-IgMか抗EA-IgG抗体が陽性，②抗EBNA-IgG抗体が陰性で，抗VCA-IgG抗体がペア血清で4倍以上の上昇を示すか，単一血清で320倍以上の高値を示す場合，のいずれかを急性感染とみなす．伝染性単核症患者では末梢白血球数，特にリンパ球数が増加し，そのうち10％以上を異型リンパ球が占める．

伝染性単核症患者の血清中には異好抗体が含まれている．この抗体はヒツジ赤血球を凝集する〔ポール・バンネル（Paul Bunnell）反応〕．

治療
抗ウイルス薬はなく，対処的に治療する．

7. インフルエンザ

概念・病態
病原体であるインフルエンザウイルスは，核蛋白（NP）と膜蛋白（M）の抗原性に基づいてA，B，Cに分類される．A型は，ウイルス粒子表面の赤血球凝集素抗原（HA）とノイラミニダーゼ抗原

(NA)によって亜型に細分化されている．同じ亜型であっても常にわずかな変異を繰り返しており（連続抗原変異），インフルエンザが毎年流行する原因となっている．さらにA型では10年前後の周期で亜型が突然別の亜型に変わり（不連続抗原変異），大流行を起こす．

症状
飛沫感染で伝播する．1〜2日の潜伏期の後，頭痛，筋肉痛，突然の発熱で発症し，咽頭痛，咳嗽などの呼吸器症状が出現する．腹痛，下痢なども伴う．高齢者や免疫低下者，慢性呼吸器疾患患者では二次肺炎で，乳幼児では中枢神経系合併症で予後不良となることもある．

診断
鼻腔吸引液や鼻腔・咽頭拭い液から直接A型，B型ウイルスをイムノクロマトグラフィで検出できる迅速診断キットが簡便で有用である．HI反応や補体結合（CF）反応による血清学的診断ではペア血清で4倍以上の抗体価の上昇があれば急性感染と診断できる．

治療・予防
ノイラミニダーゼ阻害薬が有効である．予防には不活化ワクチンの接種がある．

8. エイズ

概念・病態
エイズは，ヒト免疫不全ウイルス（HIV）による慢性進行性感染症の終末像である．本症は1981年に米国で初めて報告されて以来，発展途上国を中心に世界中で拡大し続けているが，先進国ではわが国のみが増加しつつある．HIVは，①性行

サイドメモ：インフルエンザ

インフルエンザの疫学

過去におけるインフルエンザの大流行を表に示した．1978年以降は，H1N1（ソ連型）とH3N2（香港型）が世界的に流行していたが，2009年にパンデミック（H1N1）2009が大流行し，H1N1（ソ連型）に取って代わった．

ヒト以外の自然宿主

B型，C型の自然宿主はヒトであるが，A型インフルエンザはカモなどの水禽類が自然宿主であり，多くの哺乳類に対してウイルスの供給源となっている．哺乳類のなかでブタはインフルエンザウイルスに対する感受性の強い動物であり，カモやヒトのインフルエンザウイルスにも感染する．カモのインフルエンザウイルスとヒトのインフルエンザウイルスがブタに同時に感染すると遺伝子の再集合が起こり，新型インフルエンザウイルスが誕生する（不連続変異）．

インフルエンザA型H5N1型

近年，ヒトに重症感染を起こすことからトリインフルエンザであるA型H5N1型に注目が集まっている．H5N1型はヒトに直接感染することはないと考えられていたが，1997年香港で初めてヒトへの感染が報告されて以来，世界各地でヒトへの感染が報告されている．患者の多くは若年者で病鳥との濃厚な接触歴がある．H5N1感染者は，大部分が肺炎を起こし，呼吸不全や多臓器不全に至る例が多く，その死亡率は，従来のインフルエンザによる死亡率が0.1％以下であるのに比べ約60％と極めて高い．治療は，抗インフルエンザウイルス薬を従来のインフルエンザよりも長期間投与することである．不活化ワクチンも開発中されている．

表　20世紀以降におけるインフルエンザの世界的規模の流行

年	亜型	名称	流行の規模
1918〜1919年	H1N1	スペインかぜ	大規模な世界的流行
1957〜1958年	H2N2	アジアかぜ	大規模な世界的流行
1968〜1969年	H3N2	香港かぜ	中等度の世界的流行
1977〜1978年	H1N1	ソ連かぜ	軽度の世界的流行
2009〜2010年	H1N1		

スペインかぜのH1N1，アジアかぜのH2N2は異なる亜型の流行まで独占的に流行したが，異なる亜型の出現とともに消滅した．H3N2はソ連かぜのH1N1出現後も消滅せず，1977年以降並立して流行していたが，ソ連かぜのH1N1は，2010年以降パンデミック（H1N1）2009に取って代わられ，現在はH3N2とパンデミック（H1N1）2009の並行的流行が続いている．

為，②HIV 感染者の妊娠，出産，③HIV 汚染血液との濃厚接触，で感染する．HIV は，ヘルパー T 細胞などの CD4 陽性細胞に特異的に感染する．

症状

感染 2〜6 週後に発熱，筋肉痛，倦怠感といった感冒様症状が出現する．この症状は数週間で消失し，無症候期が数年〜十数年続く．この間に HIV の増殖と CD4 陽性リンパ球の減少が徐々に進行し，CD4 陽性リンパ球が 200/mm³ 未満になると種々の日和見疾患が出現する．わが国ではそれらの疾患のうち AIDS 指標疾患を発症した場合，AIDS と診断する．

診断

感染 2〜12 週後に出現する抗 HIV 抗体を検出する．ELISA，粒子凝集反応(PA 法)，イムノクロマトグラフィでスクリーニング検査を行い，陽性の場合はウエスタンブロット(WB)法による確認検査と RT-PCR 法による HIV RNA 量の測定を実施する．CD4 陽性リンパ球数と HIV-RNA 量を経時的に測定し，経過と治療効果を判定する．

治療

抗 HIV 療法は 3 剤以上の抗 HIV 薬を併用して行う．

9. ウイルス肝炎

a. A 型肝炎

概念・病態

A 型肝炎ウイルス(HAV)に汚染された食物(特にカキなどの貝類の生食)や水を介して経口感染する．小児では不顕性感染が多い．予後は比較的良好であり，慢性化はない．一度感染すると終生免疫が得られる．

症状

約 4 週間の潜伏期の後，発熱，全身倦怠感，食欲不振，肝腫脹，黄疸などが出現する．

診断

IgM-HA 抗体を検出する．感染後 IgM-HA 抗体が比較的早期から出現し，数か月間持続する．PCR 法による血中および便中からの HAV RNA の検出は，それぞれウイルス血症の判定とウイルス排泄期間の決定に有用である．

治療

対症的に治療する．予防のために不活化ワクチンが市販されている．予防に使用する不活化ワクチンは，2〜4 週間間隔で 2 回接種することで 6 か月以上効果が持続する．

b. B 型肝炎

概念・病態

主に性行為や汚染血液(針刺しが多い)で感染する．母児(垂直)感染でも伝播する．

症状

健常成人の感染では，1〜6 か月の潜伏期の後，急性肝炎(発熱，食欲不振，肝腫大，黄疸など)を発症する．回復後は終生免疫が得られる．発症者の 1〜2% は劇症肝炎となる．乳幼児や免疫不全者の感染は，無症候性に経過するが，免疫能が備わってくると肝炎を発症する．HBV の増殖が低下する症例では再び無症候性感染者となるが，HBV の増殖が持続する症例は慢性肝炎となり，肝硬変，さらには原発性肝癌に至ることもある．

診断

1) B 型急性肝炎

HBs 抗原の有無にかかわらず IgM-HBc 抗体が高力価で陽性となる．HBV DNA 量の測定は，治療法の選択や経過観察，治療効果の判定に必要である．

サイドメモ：エイズ

抗 HIV 抗体検査の偽陽性

抗 HIV 抗体検査には，スクリーニング検査である ELISA，粒子凝集反応(PA 法)，イムノクロマトグラフィがある．しかし，これらの検査では偽陽性が ELISA，PA 法で約 0.3%，IC で約 1% みられる．したがって，スクリーニング法で陽性と判定された場合は，必ず確認検査を実施しなければならない．

2) B型慢性肝炎

全経過を通してHBs抗原，HBc抗体は陽性である．肝炎発症後もHBe抗原が持続陽性，あるいはHBe抗体陽性でもHBV-DNA量が十分低下しない症例は経過が不良である．

治療・予防

B型急性肝炎は，対症的に治療する．B型慢性肝炎は，インターフェロン(IFN)やエンテカビルなどの抗ウイルス薬で治療する．予防には不活化HBワクチンと抗HBsヒト免疫グロブリン(HBIG)が用いられる．

c. C型肝炎

概念・病態

C型肝炎ウイルス(HCV)によって起こり，輸血，刺青，静脈注射など主に血液を介して感染する．性行為や母児感染もみられるが，HBVよりも頻度は低い．

症状

潜伏期は1〜数か月である．急性肝炎の症状は

サイドメモ：B型肝炎

抗体の長期経過

B型急性肝炎では，感染早期からHBs抗原とHBc抗体，IgM-HBc抗体が出現する．HBs抗原は，AST，ALTの改善とともに陰性となるが，HBc抗体は数十年にわたって，IgM-HBc抗体は3〜12か月間，高力価で陽性を持続する．ALTの正常化とHBs抗原の陰性化でB型急性肝炎は，治癒とみなす．中和抗体であるHBs抗体は，HBs抗原陰性後3〜6か月経過して出現するが，陽転しない症例もある(図A)．B型慢性肝炎では，HBs抗原，HBc抗体は全経過を通して陽性であり，IgM-HBc抗体は肝炎発症時においても陰性であるか，低力価で陽性となるにすぎない．HBe抗原は初期の無症候性感染者の時期には陽性であるが，肝炎発症後から陰性化し，代わりにHBe抗体が陽性となる．HBV DNA量はHBe抗原陽性期に多く，HBe抗体陽性期には低値となる(図B)．

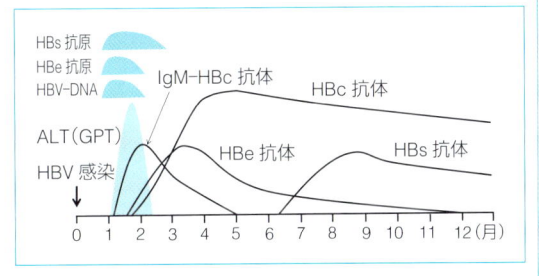

図A　B型急性肝炎における抗原，抗体の推移
(日本消化器病学会関連研究会肝機能研究班：検査目的別にみた各種マーカーの選択とその意義，肝炎ウイルスマーカー・肝機能検査法の選択基準，pp 9-18，文光堂，2007)

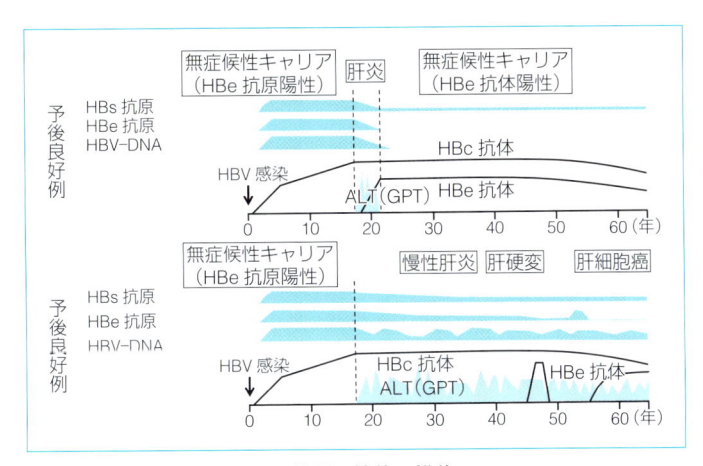

図B　B型慢性肝炎における抗原，抗体の推移
(日本消化器病学会関連研究会肝機能研究班：検査目的別にみた各種マーカーの選択とその意義，肝炎ウイルスマーカー・肝機能検査法の選択基準，pp 9-18，文光堂，2007)

比較的軽く，不顕性に経過する例もある．約70％がHCVの無症候性持続感染者となり，それらの多くが慢性肝炎，肝硬変に移行し，一部は長い年月を経て肝細胞癌に進展する．

診 断

HCV抗体陽性は感染中か，感染の既往があることを示す．HCV遺伝子型の決定は治療法の選択に必要である．HCV-RNAやHCVコア抗原の定量は治療効果の判定に有用である．

治 療

IFNまたはIFNとリバビリンの併用などで治療する．

d. D型肝炎

概念・病態

D型肝炎ウイルス(HDV)によって起こるが，感染成立はHBVとの同時感染か，無症候性HBV感染者に対する重感染に限られる．

症 状

HBVとHDVの共存により，肝炎の重症化，劇症化が起こる．

診 断

HDV-RNAを測定する．

治 療

特異的な治療はなく，B型肝炎を治療する．

e. E型肝炎

概念・病態

シカ，ブタの肉や内臓の生食によってE型肝炎ウイルス(HEV)に感染して発症することが多い．また，インド，パキスタンなどのアジアやメキシコなどの中南米の発展途上国からの輸入感染例もみられる．

症 状

潜伏期は2〜6週で，全身倦怠感，食欲低下，黄疸などが出現する．

診 断

発症後2〜5か月間持続するIgA-HE抗体をEIA法による測定キットで測定する．

治 療

対症的に治療する．

10. ノロウイルス感染症

概念・病態

ノロウイルスは，主に冬季に急性胃腸炎や食中毒を起こす．汚染カキなどの二枚貝の生食や調理者の手指，調理器具などのほか，感染者の便や吐物を処理した医療従事者の手指，あるいは嘔吐の際に発生する飛沫などでも感染するので，集団感染を起こしやすい．

症 状

1〜2日の潜伏期の後，嘔気・嘔吐，下痢が出現する．発熱を伴うこともある．

診 断

迅速診断としてイムノクロマトグラフィによる抗原検出キットが市販されている．

治 療

対症的に治療する．

サイドメモ：C型肝炎

HCV-RNA；HCVコア抗原の定量

HCV-RNAとHCVコア抗原は，感染後ただちに陽性となる．急性肝炎で治癒する症例ではHCV-RNAとHCVコア抗原は陰性となるが，慢性肝炎移行例では持続する．HCV抗体は，感染後1か月以内の間に徐々に上昇するので初期には陰性のこともあるが，ほぼ全例で陽性となり持続する．

サイドメモ：ノロウイルス感染症

通常，自然寛解するが，乳幼児や高齢者では嘔吐，下痢による脱水や吐物による窒息に注意しなければならない．

またイムノクロマトグラフィによる抗原検出のほかに，実験室内診断法としてRT-PCR法による糞便や吐物からのウイルス遺伝子の検出が診断に使われる．

C リケッチア感染症

1. ツツガムシ病

概念・病態
ダニの一種であるツツガムシの幼虫にヒトが刺咬された際に，幼虫に寄生していた *Orientia tsutsugamushi* が経皮感染して発症する．

症状
5〜10日の潜伏期の後，発熱，全身性紅斑，刺し口の所属リンパ節腫脹が出現する．刺し口は水疱，潰瘍後，黒色痂皮に覆われる．

診断
ペア血清での4倍以上の抗体価の上昇あるいは特異的IgMの検出で診断する．末梢血からPCR法により *O. tsutsugamushi* のDNAを検出する．

治療
テトラサイクリン系抗菌薬を投与する．

D クラミジア感染症

1. オウム病

概念・病態
インコやオウムなどの愛玩用鳥類の分泌物や排泄物に含まれる *Chlamydophila psittaci* を吸引して起こる呼吸器感染症である．

症状
1〜2週間の潜伏期の後，突然の高熱，頭痛，筋肉痛，関節痛などで発症する．重症になると肺炎を発症し，呼吸困難，意識障害，DICを併発して死に至ることもある．

診断
鳥類との接触歴で本症を疑う．CF反応，間接蛍光抗体法（micro-IF法，MFA法）によるペア血清で4倍以上の抗体価の上昇がみられる．

治療
テトラサイクリン系，ニューキノロン系，マクロライド系抗菌薬が有効である．

2. クラミジア肺炎

概念・病態
Chlamydophila pneumoniae のヒト-ヒト間の飛沫感染で伝播する．*C. pneumoniae* は，市中呼吸器感染症の重要な病原体である．わが国における健常成人の60〜70%が *C. pneumoniae* に対する抗体を保有している．

症状
上気道炎，気管支炎，肺炎を起こすが，軽症のことが多い．乾性咳嗽が持続する．

診断
ELISA法で特異IgM抗体を測定する．

治療
テトラサイクリン系，ニューキノロン系，マクロライド系抗菌薬が有効である．

サイドメモ：リケッチア感染症

ツツガムシ病

ツツガムシ病には，アカツツガムシが媒介する古典型ツツガムシ病とタテツツガムシが媒介する新型ツツガムシ病がある．古典型ツツガムシ病は主に夏季に秋田，山形，新潟県の河川流域に発生がみられるが，新型ツツガムシ病は全国的に発生がみられ，しかも季節差が少ない．ツツガムシ病の診断法の1つであるWeil-Felix反応は，偽陰性となることもあるので注意を要する．

サイドメモ：クラミジア感染症

オウム病

C. psittaci の診断にはPCR法による咽頭擦過物や喀痰からの遺伝子の検出も有用である．しかし *C. psittaci* の遺伝子診断は特定の機関のみしか実施することができない．

性器クラミジア感染症

男性の非淋菌性尿道炎の20〜30%の症例で淋菌性尿道炎の合併がみられる．現在，わが国ではまれな疾患となっている鼠径リンパ肉芽腫（第四性病）も *C. trachomatis* による感染症である．

3. 性器クラミジア感染症

概念・病態

Chlamydia trachomatis によって起こる．性行為感染症のなかで最も頻度が高く，わが国でも増加傾向にある．女性は子宮頸管炎から上行性に子宮付属器炎や骨盤腹膜炎，さらには肝周囲炎を起こすことがある．妊婦の感染は，産道感染による新生児肺炎や新生児結膜炎の原因となる．

症状

男性では尿道炎を起こし，軽度の排尿痛，尿道瘙痒感，漿粘液性尿道分泌物がみられる．精巣上体炎では発熱，疼痛を伴う陰囊腫脹がみられる．女性の子宮頸管炎の70％以上は無症状であるが，時に帯下の増加を訴える．子宮付属器炎では下腹部痛，圧痛がみられ，卵管の狭窄や閉塞から卵管性不妊，異所性妊娠（子宮外妊娠）を起こすこともある．肝周囲炎では激しい上腹部痛を訴える．

診断

尿，子宮頸管分泌物，子宮頸管または男性尿道の擦過物から遺伝子（PCR法，TMA法，SDA法）や抗原（EIA法，イムノクロマトグラフィ，蛍光抗体法）を検出する．

治療

マクロライド系またはニューキノロン系抗菌薬のうち感受性のある薬剤を投与する．テトラサイクリン系抗菌薬も有効である．

4. トラコーマ

概念・病態

C. trachomatis による眼部感染症である．わが国ではまれで，衛生環境の悪いアフリカやアジア諸国で多くみられる．手指，タオル，ハエなどによって感染する．

症状

約2週間の潜伏期の後，眼瞼結膜の充血，眼脂で発症する．結膜の瘢痕によって角膜上皮が傷害されるので失明の原因となる．

診断

涙液中からIFA法で特異抗体を検出する．

治療

テトラサイクリン系眼軟膏の外用やマクロライド系抗菌薬の内服が有効である．

E スピロヘータ感染症

1. 梅毒

概念・病態

Treponema pallidum が性行為あるいはそれに類似した行為でヒトからヒトへ感染して起こる．先天梅毒は全妊娠期間を通じて経胎盤感染で起こる．梅毒は，早期梅毒（第1，第2期梅毒），晩期梅毒（第3，第4期梅毒），および1～2期の間と第2期以降にみられる無症候（潜伏）梅毒に分類される（図3）．なお，性行為による感染は早期梅毒の時期に起こる．

症状

1）第1期梅毒

約3週間の潜伏期の後に感染局所に丘疹（初期硬結）が出現する．やがて両側鼠径リンパ節腫脹（無痛性横痃）を伴う無痛性潰瘍（硬性下疳）となる．本症状は2～3週で消退する．

2）第2期梅毒

感染3か月後に *T. pallidum* が血行性に散布され，淡紅色斑（梅毒性バラ疹）が全身に出現する．外陰部には疣状の糜爛（扁平コンジローマ）が好発する．本症状は，3か月から3年間再発を繰り返しながら次第に自然消退する．

サイドメモ：スピロヘータ感染症

梅毒の診断法

STS法にはVDRL法とRPR法があり，感染後3～4週で陽性になる．TP抗原を用いる特異的検査法にはTPHA法，TPLA法，FTA-ABS法がある．なかでもFTA-ABS法は最も感度・特異度に優れている．

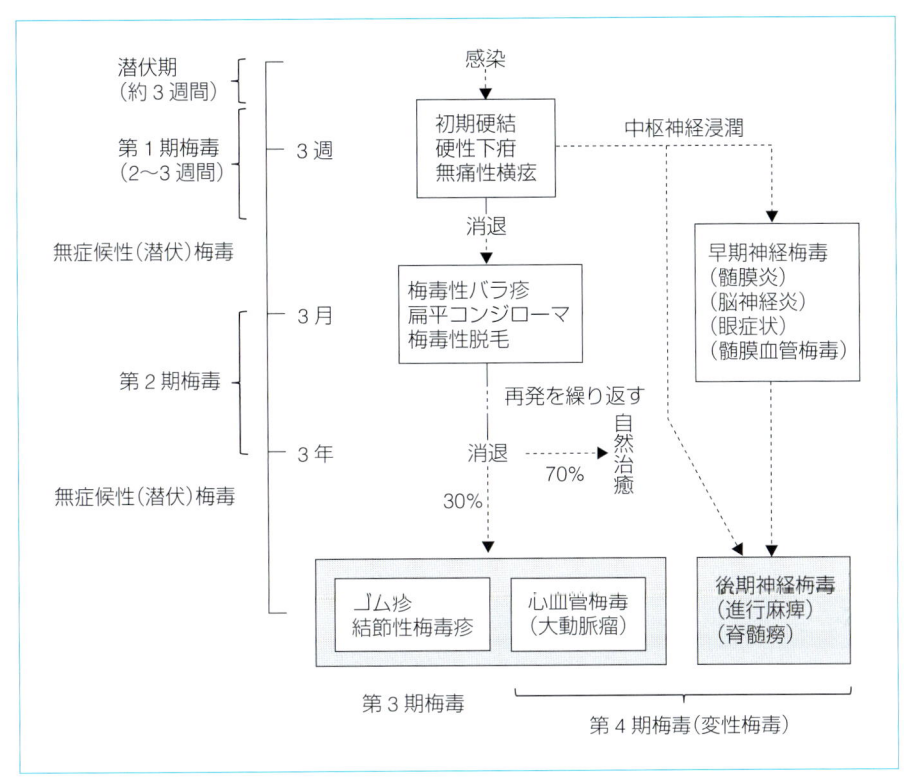

図3 梅毒の自然経過

3) 第3期梅毒

感染後3年以上経過すると T. pallidum が親和性のある臓器に定着し，非特異的な肉芽腫様病変（ゴム腫）を形成することがある．

4) 第4期梅毒（変性梅毒）

感染後10年以上経過すると心血管梅毒（大動脈瘤）や神経梅毒（脊髄癆，進行麻痺）が出現する．

5) 無症候（潜伏）梅毒

臨床症状は認めないが，梅毒血清反応が陽性の状態をいう．第2期以降の無症候梅毒は無治療でも70%は晩期梅毒に移行しない．

6) 先天梅毒

生後2年以内に出現する初期先天梅毒は感染性で，成人の第2期梅毒に類似している．2年以降に出現する晩期先天梅毒は非感染性でハッチンソン（Hutchinson）の三徴（実質性角膜炎，ハッチンソン歯，内耳性難聴）がみられる．

診 断

カルジオリピンを抗原として用いるSTS法と T. pallidum（TP）抗原を用いる特異的検査法の2種類の血清学的検査によって診断される．STS法は，生物学的偽陽性（BFP）が多い．

治 療

経口ペニシリン薬を投与する．

2. ワイル病

概念・病態

ワイル（Weil）病は，レプトスピラ（Leptospira interrogans）によって起こる．レプトスピラは，保菌宿主であるドブネズミのほか，感染したイヌ，ウシ，ブタなどの尿中に排泄される．それらの尿で汚染された水，土壌にヒトの皮膚（主に創傷部）が接触すると感染が成立する．農業従事者や土木作業員に多い．

症状

潜伏期は5〜14日で，高熱，筋痛（特に腓腹筋），結膜充血などで発症する．体温が正常化すると黄疸，出血傾向が出現する．時に腎不全，循環不全，神経症状も併発する．回復期にもしばしば再発熱がみられる．

診断

血液，尿，髄液からコルトフ培地でレプトスピラを分離する．PCR法で遺伝子を検出する．血清抗体価は感染2週後より上昇する．

治療

テトラサイクリン系抗菌薬を，中等症以上はペニシリンによる治療を行う．

F 真菌感染症

1. 放線菌症

概念・病態

放線菌症は，ヒトの口腔，消化管，女性性器に常在するアクチノミセスによる慢性化膿性肉芽腫性疾患で，膿瘍と多発性の瘻孔形成，瘻孔からの硫黄顆粒の排出を特徴とする．

症状

頸部放線菌症は，う歯，歯根疾患，抜歯などで起こり，放線菌症の半数以上を占める．発熱，疼痛と瘻孔形成を伴う下顎の腫脹がみられる．胸部放線菌症は，歯垢や咽頭粘液の吸引で起こり，放線菌症の約10〜30%を占め，咳嗽，喀痰，発熱を主症状とする．

診断

膿中にみられる黄色の硫黄顆粒（ドルーゼ）の存在と鏡検検査による顆粒中の菌の証明が重要である．

治療

ペニシリンGが第一選択薬である．

2. カンジダ症

概念・病態

カンジダ属は，皮膚，粘膜の常在菌であるが，乳児，高齢者，ステロイド外用，悪性腫瘍，大手術後などで宿主免疫能が低下した際に増殖し，内因性に日和見感染症を起こす．カンジダ症は，表在性カンジダ症と深在性カンジダ症に大別され，*Candida albicans* が主な原因菌であるが，近年では *C. albicans* 以外のカンジダ属も増加している．

症状

表在性カンジダ症は，皮膚（カンジダ性間擦疹など）や爪（カンジダ性爪囲・爪炎），口腔〔口腔カンジダ症（鵞口瘡）〕，腟（外陰・腟カンジダ症）にみられる．深在性カンジダ症は，深部組織や臓器を侵す．深在性カンジダ症のうち，カンジダ血症や臓器に対する播種性カンジダ症は，特異的な症状はないが，抗菌薬不応性の発熱や頻脈，血圧低下などがみられ，しばしばカンジダ眼内炎を伴う．気管支・肺カンジダ症には，播種性カンジダ症の続発症のほか，高齢者の誤嚥性肺炎もみられる．食道カンジダ症では食道に偽膜と潰瘍が形成され，嚥下痛や胸骨下部痛が出現する．

診断

表在性カンジダ症では採取した検体のKOH標本を直接鏡検する．深在性カンジダ症では血液培養や生検組織の病理組織学的検査を実施する．血

サイドメモ：放線菌症の原因菌

真菌に類似した分枝状グラム陽性桿菌であるアクチノミセスによって起こる．なかでも *Actinomyces israelii* によるものが最も多い．放線菌症は頸部，胸部放線菌症のほかに盲腸，虫垂，腹壁，骨盤にも発生することがある．

サイドメモ：カンジダ症

抗原検査の今昔

ラテックス凝集法によるカンジダ属のマンナン抗原や，易熱性蛋白抗原の検出とカンジダ属の二次代謝産物であるD-アルビニトールの測定は，感度や手技の煩雑さのために使用されなくなってきている．現在，実施されているカンジダ症の抗原検査は，ELISA法によるマンナン抗原の検出が主流となっている．

清診断ではスクリーニング検査として真菌に共通な細胞壁多糖成分である(1→3)-β-D-グルカンを測定する.

治療

抗真菌薬を投与する. すべての抗菌薬に対してほとんどの菌種が良好な感受性を示す.

3. クリプトコッカス症

概念・病態

土壌中などの自然界に広く分布し, ハトなどの鳥類の糞中で増殖する *Cryptococcus neoformans* の経気道吸引によって起こる. サルコイドーシス, リンパ腫, 膠原病, AIDS, ステロイド療法などの細胞性免疫能の低下状態で発症しやすい.

症状

肺クリプトコッカス症は通常, 無症状に経過し自然治癒する. 胸部異常陰影で偶然発見されることが多い. 細胞性免疫能低下患者では咳嗽, 喀痰, 発熱がみられる. クリプトコッカス髄膜炎は, 肺病巣から血行性に散布されて起こる. 頭痛, 発熱, 意識障害などの髄膜刺激症状や脳圧亢進症状が数か月の間に徐々に進行する.

診断

肺クリプトコッカス症では喀痰, BALF から, クリプトコッカス髄膜炎では髄液から *C. neoformans* を墨汁染色による直接鏡検や培養検査によって検出する. 血清や髄液からのグルクロノキシロマンナン抗原の検出も有用である. (1→3)-β-D-グルカンは上昇しない.

治療

ミカファンギンを除くすべての抗菌薬に感受性を示す. ただし, フルオロシトシン(5-FC)は耐性化が著しい.

4. アスペルギルス症

概念・病態

アスペルギルスは環境中に生息し, 経気道的感染して肺に病変を形成する. 最も頻度の高い原因菌は *Aspergillus fumigatus* である.

症状

侵襲性肺アスペルギルス症は, 急性白血病や免疫抑制剤, ステロイドで免疫不全状態の患者に発症する. 高熱, 非特異的肺炎, 出血性梗塞を起こし, 予後不良である. 肺アスペルギローマ(肺菌球症)では, 肺結核後の空洞や胸部術後の死腔内に菌塊から成る菌球が形成される. 無症状に経過するが, 時に血痰, 喀血を起こす. アレルギー性肺アスペルギルス症(ABPA)は, 発熱, 喘息様発作, 一過性の肺浸潤などのアレルギー症状が主体となる.

診断

喀痰, BALF, 気管支肺生検(TBLB)で得られた生検組織の鏡検による. 血清学的補助診断として抗原や抗体の検出がある. (1→3)-β-D-グルカンも上昇する. ABPA では喀痰および末梢血中の好酸球数や IgE が上昇する.

治療

多くの抗真菌薬が有効であるが, 5-FC とフルコナゾールはほとんど無効である.

サイドメモ：アスペルギルス症

アスペルギルス症の抗原抗体検査

抗原検査は, 凝集法や ELISA 法によってガラクトマンナン抗原を検出するものである. 感度は低いが, 迅速簡便に測定できるので侵襲性肺アスペルギルス症の診断に有用である. 抗体検査は, 肺アスペルギローマやアレルギー性肺アスペルギルス症(ABPA)が疑われる場合に実施する. 肺アスペルギローマでは通常 IgG 抗体が上昇する. ABPA では IgE 抗体が高値となり, IgG 抗体の上昇もみられることがある.

---

5. ニューモシスチス肺炎

概念・病態

Pneumocystis jirovecii による感染症で, 白血病, AIDS, 膠原病や臓器移植, ステロイド, 免疫抑制剤などで細胞性免疫能低下時に発症する. 感染経路は明らかでない.

症状

発熱，乾性咳嗽，呼吸困難を主訴とし，胸部X線ですりガラス陰影が急速に出現する．

診断

(1→3)-β-D-グルカンが上昇する．確定診断は，喀痰，BALF，TBLBで得られた生検組織のギムザ染色，メテナミン銀染色による直接鏡検やPCR法による遺伝子の検出による．

治療

ST合剤が第一選択薬である．

G 原虫感染症

1. アメーバ赤痢

概念・病態

感染者の糞便中に排泄される赤痢アメーバ（*Entamoeba histolytica*）の囊子に汚染された水や食物の経口摂取で感染する．東南アジアからの輸入例のほかに男性同性愛者や知的障害者施設入居者にもみられる．

症状

囊子は，回腸下部で栄養型となり大腸に潰瘍を形成し，腹痛，下痢，粘血便の原因となる（腸アメーバ症）．さらに，栄養型は多くの場合，肝に至り膿瘍を形成し，右季肋部痛を伴う発熱を起こす（腸管外アメーバ症）．

診断

糞便検査で赤痢アメーバを確認する．

治療

メトロニダゾールが第一選択薬である．

サイドメモ：アメーバ赤痢

腸管外アメーバ症での膿瘍は，脳や肺にも形成される．糞便検査では，下痢便から栄養型，通常便から囊子の検出を試みる．大腸粘膜生検組織や膿瘍ドレーン排液からの栄養型の検出やPCR法による遺伝子診断のほかIFA法による血清アメーバ抗体の検出も有用である．

---

2. マラリア

概念・病態

ハマダラカが吸血する際にマラリア原虫が体内に侵入して起こる感染症で，熱帯熱（*Plasmodium falciparum*），三日熱（*P. vivax*），卵形（*P. ovale*），四日熱マラリア（*P. malariae*）に大別される．マラリア原虫は，赤血球に寄生するが，三日熱と卵形マラリアでは肝細胞に原虫が潜伏感染するので再発することがある．重症マラリアは熱帯熱マラリアで起こりやすく，死に至ることもある．マラリアは亜熱帯，熱帯地方を中心に世界中に広く分布し，わが国では東南アジアからの三日熱や熱帯熱マラリアの輸入例が多い．

症状

熱発作，貧血，脾腫を主徴とする．重症マラリアでは急性腎不全や脳症（意識障害，痙攣など），出血傾向などの合併がみられる．

診断

ギムザ染色による血液塗抹標本からマラリア原虫を検索する．イムノクロマトグラフィで血液から三日熱あるいは熱帯熱マラリア抗原を迅速に検出できるキットも市販されている．

サイドメモ：マラリア

マラリアの発症機序

ヒトの体内に侵入したマラリア原虫は，肝細胞で分裂，増殖し，分裂小体として血中に放出されて赤血球内に侵入する．赤血球内で原虫は，輪状小体→栄養体→分裂体と成熟し，赤血球破壊とともに多数の分裂小体となって放出され，新しい赤血球に侵入し，このサイクルを繰り返す．マラリアの熱発作は分裂小体がいっせいに形成される時期に起こる．

無治療の場合

マラリアの主症状である熱発作は，やがて三日熱，卵形マラリアで1日おき，四日熱マラリアで2日おきの周期熱に移行する．

原虫数の算定

ギムザ染色による血液塗抹標本でマラリア原虫を確認した場合は，重症度と治療経過判定のために原虫数の算定も行う．

治療

熱帯熱マラリア以外のマラリアは，クロロキンが第一選択薬である．三日熱，卵形マラリアでは再発を予防するためにクロロキンに引き続いてプリマキンを投与する．熱帯熱マラリアやクロロキン耐性三日熱マラリアには，メフロキンなどを投与する．重症マラリアに対しては，キニーネの点滴静注か，アーテスネート坐薬などが使用される．

3. トキソプラズマ症

概念・病態

ネコの糞便中に排泄された *Toxoplasma gondii* のオーシストを直接経口摂取するか，オーシストを経口摂取したブタやヒツジの筋肉内に形成された嚢子を不完全に調理された肉とともに経口摂取することで感染する．

症状

健常者の感染の多くは無症状に経過するが，まれに発熱，リンパ節腫脹を呈する．虫体は終生潜伏感染し続け，免疫不全状態で再活性化し，意識障害，けいれんなどの原因となる脳膿瘍を形成する．妊婦が初感染すると，経胎盤感染によって先天性トキソプラズマ症（小頭症，水頭症，網脈絡膜炎，脳内石灰化，精神運動障害など）が起こる．

診断

受身赤血球凝集反応（PHA），ELISA法，IFA法によるペア血清での4倍以上の上昇，または特異IgM抗体の検出で初感染とみなす．

治療

ピリメサミンあるいはスルファジアジンを投与する．

4. クリプトスポリジウム症

概念・病態

ウシ，ブタなどの家畜の糞便中に排泄される *Cryptosporidium parvum* のオーシストで汚染された水や食物を経口摂取することで感染する．オーシストが通常の塩素に対して抵抗性であることから汚染水道水やスイミングプールでの大規模な集団感染も発生している．クリプトスポリジウムは，水中や食品中で増殖することはないが，感染力が非常に強く，1～数個のオーシストの経口摂取で感染が成立する．

症状

健常者には水様性下痢，腹痛などを起こすが，多くは自然治癒する．免疫不全者では慢性・再発性となり，胆道や呼吸器などにも寄生して硬化性胆嚢炎や呼吸器症状を併発する．重症例では激しい下痢で重篤な経過を辿る．

診断

糞便中のオーシストを遠心沈殿法やショ糖浮遊法で集め，蛍光抗体染色や抗酸性染色による直接鏡検にて検索する．

治療

対症的に治療する．

H 輸入感染症

1. デング熱・デング出血熱

概念・病態

デングウイルスがネッタイシマカの吸血によって媒介されて起こる感染症である．本感染症は，熱帯・亜熱帯，特に南～東南アジア，中南米，アフリカで大流行している．

サイドメモ：デング熱・デング出血熱

ウイルス性出血熱

1類感染症以外でも，黄熱，腎症候性出血熱，ハンタウイルス肺症候群，リフトバレー熱，デング出血熱などは，広い意味でウイルス性出血熱の範疇に属する．南米出血熱は，アルゼンチン出血熱（フニンウイルス），ボリビア出血熱（マチュポウイルス），ベネズエラ出血熱（ガナリトウイルス），ブラジル出血熱（サビアウイルス）の総称である．2011年1月にはチャパレウイルスも南米出血熱の病原体に加えられた．

症状

デング熱は発疹，頭痛，筋肉痛などを伴う二峰性発熱を主症状とする．デング出血熱は，デング熱の症状に強い出血傾向とショック症状が加わったもので，死に至ることもある．

診断

デングウイルス NS1 抗原を血中から検出できるキットが市販されている．

治療

対症的に治療する．

2. ウイルス性出血熱

概念・病態

ウイルス性出血熱は，発熱，出血傾向，多臓器不全を起こすウイルス感染症の総称で，わが国では1類感染症であるラッサ熱，エボラ出血熱，マールブルグ病，クリミア・コンゴ出血熱，南米出血熱が該当する．これらの感染症は死亡率が非常に高く，しばしば50%を超える．ラッサ熱，エボラ出血熱，マールブルグ病は，サハラ砂漠以南のアフリカ大陸に存在する．ラッサウイルスの自然宿主は野ネズミ（マストミス）で，創傷部がネズミの尿に直接・間接的に接触して感染する．南米出血熱も自然宿主は野ネズミであり，感染経路も同様である．エボラウイルス，マールブルグウイルスの自然宿主は不明である．クリミア・コンゴ出血熱は東欧諸国，ロシア，中近東，中央アジアに広く分布している．自然宿主である野ウサギなどの野生動物や鳥類，ヒツジ，ヤギ，ウシなどの家畜に寄生しているマダニの刺咬などで感染する．また，これらのウイルス性出血熱は，医療行為の際に患者の血液，体液に曝露して感染することも多い．

症状

発熱，頭痛，筋肉痛，関節痛などで発症する．しばしば重症化し，皮膚，粘膜，内臓・消化管に広範な出血を起こす．

診断

国内では国立感染症研究所でのみ診断可能である．

治療

ラッサ熱，クリミア・コンゴ出血熱，南米出血熱はリバビリンを投与する．エボラ出血熱，マールブルグ病は対症的に治療する．

参考文献

1) 高久史麿，尾形悦郎，黒川清，他（編）：新臨床内科学．医学書院．2009
   ※各感染症についての重要事項が簡潔に記載されており，広く学ぶことができる
2) 日本医師会感染症危機管理対策室，厚生労働省健康局結核感染症課（監），感染症の診断・治療ガイドライン編集委員会（編）：感染症の診断・治療ガイドライン2004．日本医師会，2004
   ※感染症法に規定されている感染症の概要，診断，治療法などが簡潔に記載されている
3) 山口英世：病原真菌と真菌症．南山堂．2007
   ※真菌と真菌症について基礎から広く学ぶことができる
4) 吉倉廣（監），豊田哲也（編）：ワンポイントウイルス学．南山堂．2001
   ※ウイルスとウイルス感染症について簡潔にまとめてあり，基礎から学ぶことができる

第7章 血液・造血器疾患

学習のポイント

❶ 貧血の原因には，赤血球産生不足（再生不良性貧血，悪性細胞の骨髄浸潤など），赤血球成熟障害（鉄欠乏性貧血，悪性貧血，骨髄異形成症候群など），赤血球破壊亢進（溶血性貧血），出血，がある．
❷ 白血病は白血球系細胞の悪性腫瘍で，腫瘍細胞の過剰増殖により正常造血能が障害され，感染症や出血を起こしたり，腫瘍細胞が全身の臓器に浸潤して臓器を障害して，死に至らしめることがある．大きく，急性と慢性，骨髄性とリンパ性に分けられる．
❸ 慢性骨髄性白血病，真性多血症，本態性血小板血症，原発性骨髄線維症は慢性骨髄増殖性疾患とよばれる．
❹ リンパ性白血病以外のリンパ系腫瘍に悪性リンパ腫，多発性骨髄腫などがある．
❺ 血小板，凝固因子，線溶阻止因子の欠乏や機能異常，血管壁の障害で出血傾向が生じ，血小板，凝固因子の病的活性化や抗凝固因子の欠乏で血栓傾向が生じる．

本章を理解するためのキーワード

❶ 無効造血
血球前駆細胞が成熟血球に分化する途中で細胞死が生じている状態．骨髄中の細胞は十分に存在するが，末梢血では血球減少を示す．骨髄異形成症候群，巨赤芽球性貧血，サラセミア，白血病などでみられる．しばしば，血球形態異常が同時に存在する．

❷ RT-PCR（reverse transcriptase-polymerase chain reaction）法
逆転写酵素によってメッセンジャー RNA（mRNA）を鋳型として相補的DNA（cDNA）を合成し，さらにこのcDNAを鋳型としてPCRを行う方法である．RNAはPCRで増幅することができないため，DNAに変えて増幅する．これにより，微量のmRNA，すなわち遺伝子発現を高感度に検出することができる．細胞から抽出したDNAを直接増幅すると，蛋白質に翻訳されないイントロン領域を含んで塩基配列が大きくなり，増幅されにくくなってしまう．そのため，造血器腫瘍などにおける染色体転座によって生じる疾患特異的融合遺伝子の検出目的ではRT-PCR法がしばしば用いられる．

❸ 自己抗体
正常な自己体構成成分と反応する抗体．抗赤血球抗体による自己免疫性溶血性貧血（AIHA），抗内因子抗体や抗壁細胞抗体による悪性貧血，抗血小板抗体による免疫性血小板減少（ITP），抗 von Willebrand 因子分解酵素（ADAMTS-13）抗体による血栓性血小板減少性紫斑病（TTP），抗Ⅷ因子自己抗体による後天性血友病A，など血液疾患の原因となることも多い．

A 貧血

1. 鉄欠乏性貧血
（iron deficiency anemia ; IDA）

概念・病態

鉄欠乏によるヘモグロビン合成低下から小球性

低色素性となる貧血で，貧血のなかで最も頻度が高い．

原因として，消化管・性器病変などからの出血，月経過多による鉄の過剰喪失，妊娠・成長による鉄需要の増大，鉄摂取不足や腸管からの鉄吸収障害などがある．女性ではまれならずみられるが，中高年の男性では痔や胃潰瘍，胃・大腸癌など消化器病変が存在することが多く，特に注意を要する．

症状

一般に鉄欠乏性貧血はゆっくり進行するため，自覚症状がなく，検査で見つかることが多い．顔面蒼白，易疲労性，頭痛，食欲不振，動悸，息切れ，下腿浮腫，頻脈といった貧血症状のほか，爪の亀裂・扁平化（さじ状爪），舌炎，嚥下障害などの鉄欠乏による症状を呈する．

診断

MCV，MCHC が低下する小球性低色素性貧血となる．血清鉄，血清フェリチンは低下する．総鉄結合能，不飽和鉄結合能は上昇する．

骨髄検査は普通行わずに診断されるが，骨髄では赤芽球過形成，鉄芽球減少がある．

治療

鉄剤投与を行い，貧血の改善のみならず，フェリチン値も十分となるようにする．鉄欠乏をもたらす原疾患があれば治療する．

2. 巨赤芽球性貧血（megaloblastic anemia）

概念・病態

骨髄に巨赤芽球が出現する貧血の総称．巨赤芽球は，DNA 合成障害により核の成熟障害をきたした赤芽球のことで，正常赤芽球より大きく，細胞質の成熟段階に比して核網が繊細で幼若という特徴的な異常を認める（図1）．巨赤芽球の多くは骨髄内で壊れてしまう無効造血をきたし，末梢血では貧血となる．赤芽球の DNA 合成に必要なビタミン B_{12}・葉酸の欠乏のほか骨髄異形成症候群などのその他の原因に分かれる．悪性貧血が代表的である．

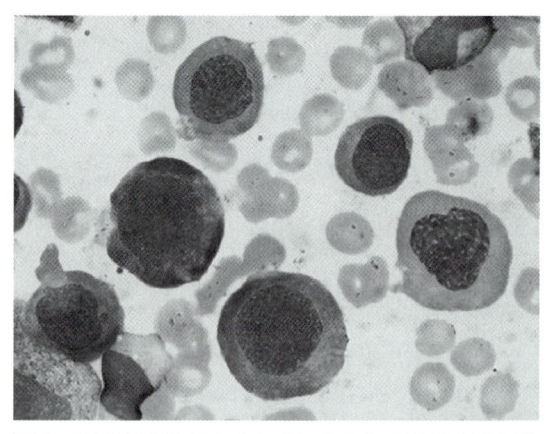

図1 巨赤芽球性貧血のときにみられる異常血液細胞（MG 染色）―巨赤芽球
（通山薫：標準臨床検査学 血液検査学, 口絵 xix, 図 26, 医学書院, 2012）

悪性貧血

悪性貧血は，胃粘膜の萎縮により内因子の分泌が低下してビタミン B_{12} の回腸からの吸収が障害され，生体内のビタミン B_{12} が欠乏して起こる貧血である．胃粘膜の萎縮は，抗内因子抗体や抗壁細胞抗体による自己免疫の機序によって胃壁の細胞が破壊されることによって生じる．自己免疫疾患であり，ビタミン B_{12} 発見前の「悪性」という病名とイメージは異なり，治療はビタミン B_{12} の筋注を行えばよく，容易である．

症状

貧血症状のほか，悪性貧血では舌乳頭が萎縮し，舌が平滑で発赤する舌炎による舌の疼痛，味覚鈍麻，胸やけなどの消化器症状，指趾のしびれなどの末梢神経障害や運動・歩行障害などの神経症状が特徴的である．白髪の増加や軽い黄疸をみることもある．

診断

大球性正色素性貧血が特徴的で，そのほか白血球や血小板の減少，過分節核好中球，巨大桿状核球出現がみられる．無効造血のため血中間接ビリルビン，LD の増加を伴う．血清ビタミン B_{12} 値は低下する．抗内因子抗体・抗壁細胞抗体を検出し，胃内視鏡では萎縮性胃炎が存在する．骨髄は赤芽球過形成で，巨赤芽球を認める．

治療

ビタミンB_{12}の非経口投与.

その他の巨赤芽球性貧血

原因として葉酸欠乏，胃切除術後（胃壁から分泌される内因子欠乏による回腸からのビタミンB_{12}吸収障害による），DNA合成阻害薬（抗白血病薬，抗マラリア薬，抗てんかん薬，経口避妊薬など）使用，また骨髄異形成症候群などがある．胃切除では，全摘出後5年前後して，ビタミンB_{12}の体内貯蔵が枯渇して発症する．胃切除後には胃酸による鉄の還元が低下して，小腸上部での鉄吸収も低下し，鉄欠乏性貧血も合併することがあるので注意を要する．ビタミンB_{12}欠乏と鉄欠乏を合併すると正球性貧血となることがあり，注意を要する．

3. 再生不良性貧血
（aplastic anemia；AA）

概念・病態

骨髄の低形成，すなわち造血幹細胞の持続的減少によりすべての血球が減少する状態を主な特徴とする1つの症候群である．細胞傷害性Tリンパ球の活性化による造血幹細胞障害や造血幹細胞自体の異常による後天性特発性と先天性がある．細胞傷害性Tリンパ球とは，細胞溶解性T細胞，キラーT細胞ともよび，標的細胞に接触し，細胞傷害活性を示すCD8陽性リンパ球をいう．続発性には，ベンゾール，クロラムフェニコール，抗甲状腺薬などに代表される薬剤性と肝炎ウイルス感染後などがある．

症状

貧血症状として，息切れ，動悸，めまい，倦怠感，頭重，耳鳴り，皮膚，粘膜の蒼白がある．白血球減少，特に顆粒球減少による易感染性や血小板減少による出血傾向も呈する．

診断

汎血球減少．骨髄では造血組織の減少と脂肪組織の増加がみられる．血清鉄は上昇，不飽和鉄結合能は低値を示し，鉄利用率が低下した所見を示す．血中・尿中エリスロポエチン活性は著明に上昇する．発作性夜間ヘモグロビン尿症（paroxysmal nocturnal hemoglobinuria；PNH）の合併例では赤血球，好中球で補体制御因子であるCD55，CD59の欠損血球の増加を示す．

治療

蛋白同化ホルモン投与，抗胸腺グロブリン（ATG）・シクロスポリン投与などの免疫抑制療法，トロンボポエチン受容体作動薬投与，骨髄移植といった造血回復を目指した治療と，赤血球ないし血小板輸血，抗菌薬投与などの支持療法がある．

4. 溶血性貧血（hemolytic anemia）

概念・病態

赤血球の崩壊が亢進し，赤血球寿命が短縮した貧血の総称で，脾臓などに捕捉されて末梢血から除かれる血管外溶血と末梢血液中で溶血する血管内溶血がある．先天性と後天性がある．先天性ではすべて，原因が赤血球自体に認められる．後天性で赤血球自体に異常があるのは，PNHだけで，その他の後天性溶血性貧血は赤血球を取り巻く環境に原因がある．先天性では遺伝性球状赤血球症，後天性では自己免疫性溶血性貧血の頻度が高い．赤血球の崩壊が亢進すると，骨髄は正常より多くの赤血球を産生する．赤血球崩壊に産生が追いつかないと貧血を生じる．

症状

貧血症状，黄疸，脾腫などがみられる．

診断

間接ビリルビン・LD（1, 2型）・網赤血球増加，血清ハプトグロビン低下，糞尿中ウロビリノゲン増加が共通してみられる．血管外溶血では赤血球破壊の場である脾臓の腫大，血管内溶血ではヘモグロビン尿がみられる．

特殊検査

①自己免疫性溶血性貧血（autoimmune hemolytic anemia；AHIA）：直接クームス試験陽性．
②発作性夜間ヘモグロビン尿症：CD55ないしCD59陰性赤血球や好中球の検出と定量，Ham試験・砂糖水試験陽性．
③遺伝性球状赤血球症：赤血球浸透圧抵抗低下．

④サラセミアなどのヘモグロビン異常：ヘモグロビン分析，遺伝子検査．
⑤赤血球酵素異常：赤血球内酵素定量．

治療

病型によって治療法は異なる．代表的なもののみを示す．
①自己免疫性溶血性貧血：副腎皮質ステロイドなどの免疫抑制療法．
②遺伝性球状赤血球症：摘脾．
③その他：適宜赤血球輸血を行う．

5. 骨髄異形成症候群
（myelodysplastic syndrome；MDS）

概念・病態

原因不明の血球減少症と前白血病状態を呈する疾患の総称．血球系細胞の形態的異形成と骨髄での無効造血を認め，骨髄ないし末梢血の芽球の割合は急性骨髄性白血病（AML）より高くないが，クローン性異常を示す骨髄不全状態（増殖した細胞集団の起源や由来が，1個の細胞に由来する場合を単クローン性ないし単にクローン性というが，しばしば腫瘍性と同義に用いられる）．中高年齢に好発し，慢性かつ非可逆性の経過をとり，約30％でAMLに移行するが，残りの症例は骨髄不全によるさまざまな合併症を起こす．造血幹細胞レベルでの遺伝子変化が発病や病状進展の原因であり，症例毎に多様な変異がみられる．一般に緩やかに発症し，AMLに移行しなければ，進行もおおむね緩やかであるため，血液検査で偶然に発見されることが多い．

症状

貧血症状で初発するものが多いが，減少する血球の種類と程度に応じて貧血症状，感染症状，出血傾向が単独ないし複合して出現する．

診断

末梢血で1～3系統の血球減少を認める．末梢血および骨髄の血球の形態に異形成を認める．骨髄は一般に正形成ないし過形成である．約70％に骨髄細胞の染色体異常を認める．World Health Organization（WHO）分類，French-American-British（FAB）分類が病型分類に用いられる．MDSでは，末梢血，骨髄のいずれでも**芽球は20％未満**（WHO分類）で，それを超えるとAMLと診断される．予後判定に芽球の割合・染色体異常・血球減少の内容の項目からなる国際予後スコアリングシステム（International Prognostic Scoring System；IPSS）が用いられる．

治療

造血幹細胞移植，化学療法，免疫抑制療法，DNAメチル基転移酵素阻害剤アザシチジン，サリドマイド誘導体レナリドマイドなどの新規治療薬投与も症例を選んで行われるが，輸血などの支持療法が主体となることも多い．

B 白血病

1. 骨髄性白血病

1）急性骨髄性白血病
（acute myelocytic leukemia；AML）

概念・病態

幹細胞レベルで腫瘍化したクローンが，骨髄球系前駆細胞の種々の段階で分化を止め，幼若な芽球が自律的に増殖する造血器腫瘍．成熟血球への分化がブロックされて，骨髄芽球は自律的な増殖能を獲得してアポトーシス（積極的・機能的細胞死）は抑制され，正常造血は抑制される．細胞増殖シグナル（細胞が増殖するように働く情報伝達経路）と分化ブロックシグナル（成熟を阻害するシグナル）の異常をもたらす遺伝子の異常が原因となる．従来のFAB分類のような形態的な特徴だけでなく，染色体異常，遺伝子異常などを取り入れたWHO分類が提唱されている．

症状

白血病細胞の増殖に伴って起こる正常造血細胞の抑制による症状，すなわち，貧血，易感染性，出血傾向が主体で，白血病細胞の骨髄外浸潤による症状をみることもある．

診断

①末梢血：正常造血が抑制されるため，しばし

ば汎血球減少がみられるが，白血病細胞が末梢血に出現して白血球数は増加することも多い．
②骨髄所見：過形成を示すことが多く，WHO分類では芽球は20%以上みられる．AML細胞はミエロペルオキシダーゼ染色で3%以上陽性が一般的である．単球系白血病細胞では非特異的エステラーゼ染色陽性でフッ化ナトリウムで阻害される特徴がある．
③細胞表面マーカー：AMLの顆粒系マーカーとしてCD13，CD33，単球系マーカーとしてCD14，巨核球系マーカーとしてCD41，CD61，赤芽球マーカーとして，グリコフォリンAが有用である．

染色体異常は，AMLの2/3以上の症例でみられ，RT-PCR(reverse transcriptase-polymerase chain reaction)法を用いた特異的融合遺伝子の同定が，特定の型のAMLの予後推測と治療選択に重要である．

治 療

基本はシタラビン(Ara-C)，アントラサイクリン系を主体とした多剤併用化学療法である．急性前骨髄球性白血病ではビタミンA誘導体のオールトランスレチノイン酸(ATRA)を用いた寛解導入療法が用いられる．染色体異常を中心とした予後因子により層別化して適宜，造血幹細胞移植を組み合わせる．輸血，抗菌薬投与などの支持療法も重要である．

2) 慢性骨髄性白血病
(chronic myelocytic leukemia；CML)

概念・病態

多能性造血幹細胞にフィラデルフィア(Ph)染色体が生じて腫瘍化し，顆粒球系細胞が主体に増殖し，慢性的に経過する白血病．9番染色体と22番染色体の長腕が相互に転座を起こすt(9；22)(q34；q11)が特徴的である（図2）．Ph染色体とは，t(9；22)(q34；q11)の転座で生じた小さくなった異常な22番染色体のことをいう．切断点上に存在する遺伝子9番染色体上にある*ABL1*と22番染色体上にある*BCR*が結合し，Ph染色

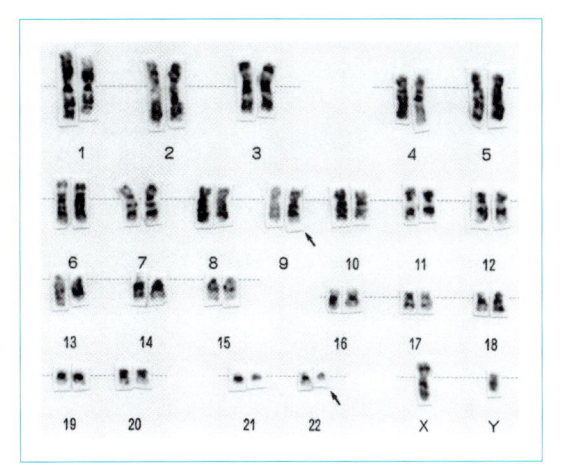

図2 慢性骨髄性白血病細胞の核型
核型は46XY，t(9；22)(q34；q11)を示す．
(東田修二：標準臨床検査学　血液検査学，p.105，医学書院，2012)

体の上で融合遺伝子*BCR/ABL1*を形成する．CMLはこの*BCR/ABL1*融合遺伝子陽性多能性造血幹細胞が増殖することにより発症する．

症 状

最近は無症状のうちに健康診断などで白血球増多を指摘されて見いだされることが多いが，全身倦怠感や脾腫による腹部膨満感がきっかけで見いだされることもある．自然経過では，移行期を経た後，急性転化とよばれる芽球増殖を示す難治性急性白血病類似の病態を呈して死に至るが，分子標的療法や造血幹細胞移植の発達で治癒することもある．

診 断

診断される段階によるが，1万～数十万/μLまでの末梢血白血球増多がある．増加する白血球は成熟好中球主体で骨髄芽球までの幼若顆粒球の出現を伴う（図3）．好塩基球，好酸球，血小板もしばしば増加する．骨髄は過形成を示し，顆粒球系細胞が増加し，赤芽球は相対的に減少する．巨核球は小巨核球もまじえて増加する．慢性期では好中球アルカリホスファターゼ(NAP)活性は著明に低下する．白血球崩壊の増加で，LD，ビタミンB_{12}，尿酸も上昇する．最近は白血球増多と上記の末梢血所見からCMLを疑った場合は，末梢血好中球FISH法で*BCR/ABL1*融合遺伝子をス

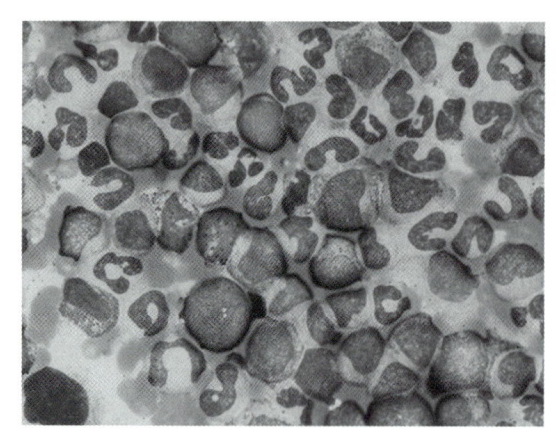

図3 慢性骨髄性白血病の慢性期（骨髄，MG染色）
白血球数は著増．骨髄芽球から分葉核好中球の各成熟段階の顆粒球を認め，白血病裂孔はない．また好塩基球，好酸球の増加もみられる．
（常名政弘：標準臨床検査学　血液検査学，口絵xxv，図65，医学書院，2012）

クリーニングし，骨髄穿刺で骨髄像をみて，Ph染色体陽性か *BCR/ABL*1 融合遺伝子陽性を染色体検査やRT-PCR法で確認して診断を確定する．

治療

BCR/ABL1チロシンキナーゼ阻害の分子標的薬第一世代のイマチニブ，最近では第二世代のダサチニブ，ニロチニブなどの経口薬が第一選択となり，薬物療法抵抗性で条件が許せば，同種造血幹細胞移植も行われる．急性転化期では，急性白血病に準じた多剤併用化学療法も行われるが，予後不良である．

2. リンパ性白血病

1) 急性リンパ性白血病
（acute lymphocytic leukemia；ALL）

概念・病態

幹細胞レベルで腫瘍化したクローンが，リンパ球系前駆細胞の段階で分化を止め，幼若な芽球が自律的に増殖する造血器腫瘍．成熟血球への分化がブロックされて，リンパ芽球は自律的な増殖能を獲得してアポトーシスは抑制され，正常造血は抑制される．細胞増殖シグナルと分化ブロックシグナルの異常をもたらす遺伝子の異常が原因となる．10歳前後に多く，小児例では治癒しやすいが，成人30歳以上の場合，予後不良である．WHO分類では，ALLは細胞起源によりB細胞性，TないしNK細胞性に分類される．FAB分類では芽球のペルオキシダーゼ染色陽性率3%未満で，形態的特徴からL1からL3に分類された．

症状

症状はAMLと共通点が多いが，肝脾腫，リンパ節腫大を伴う頻度が高い．

診断

末梢血：正常造血が抑制されるため，しばしば汎血球減少がみられるが，白血病細胞が末梢血に出現して白血球数は増加することも多い．

骨髄所見：過形成を示すことが多く，WHO分類では芽球は20%以上みられる．ALL細胞はミエロペルオキシダーゼ染色陽性率3%未満である．

染色体異常：種々の染色体異常が認められる．ALLの約25%にt(9；22)，したがってPh染色体が検出されるが，切断点は一般にCMLとは異なる．バーキット（Burkitt）リンパ腫の白血化例ではt(8；14)が認められる．

治療

副腎皮質ステロイドのプレドニゾロンも含めた多剤併用化学療法，条件が許せば同種造血幹細胞移植も積極的に行われる．Ph染色体陽性例では，CMLと共通のチロシンキナーゼ阻害の分子標的薬も用いられる．輸血，抗菌剤投与などの支持療法も重要である．

2) 慢性リンパ性白血病
（chronic lymphocytic leukemia；CLL）

概念・病態

小型のCD5陽性成熟B細胞が末梢血，骨髄などで増殖する疾患．原因は不明であるが，欧米では白血病のなかで2〜30%と最も頻度が高いが，わが国では白血病全体の3〜5%程度と少ない．遺伝的要因が示唆されている．

症状

たまたま血液検査でリンパ球増多を指摘されて見いだされる無症状の患者が多い．リンパ節腫

脹,肝脾腫から気づかれることもある.

診断

5,000/μL を超える末梢血成熟リンパ球の増加がみられる.リンパ球の表面マーカーは CD5,CD23,CD20 陽性で T マーカーは陰性.免疫グロブリン軽鎖κ鎖かλ鎖の発現の偏りが認められ,単クローン性増殖の証となる.病気が進むと貧血,血小板減少を伴う.経過は緩慢だが標準治療での治癒は望めず,治療抵抗性になると予後不良である.

治療

病気が進行し,進行が速い場合,フルダラビン,シクロホスファミドを主とした化学療法,抗 CD20 モノクローナル抗体リツキシマブの併用,経口ブルトン型チロシンキナーゼ阻害薬や BCL-2 阻害薬内服が行われる.

3. 成人 T 細胞性白血病
(adult T-cell leukemia;ATL)

概念・病態

レトロウイルスの一種,ヒト T 細胞白血病ウイルス 1 型(human T-cell leukemia virus type 1;HTLV-1)感染により起こる T 細胞の白血病・リンパ腫で,成人 T 細胞性白血病・リンパ腫(adult T-cell leukemia/lymphoma;ATLL)ともよばれる.HTLV-1 が感染するとヒト生体は排除できず,ウイルスキャリアーとなる.キャリアーの一部(男性で 5% 前後,女性で 2% 前後)が,中高年に ATL を発症する.くすぶり型,慢性型(末梢血のリンパ球増加のみ),リンパ腫型,急性型の 4 病型に分類される.日本には 100 万人以上のキャリアーが,南西日本を中心に存在する.HTLV-1 感染リンパ球がリンパ球と直接接触すると感染が成立するため,性交,母乳,輸血による感染経路がある.HTLV-1 は RNA を遺伝子としてもち,RNA を鋳型として逆転写酵素で DNA を合成し,この DNA が宿主 T リンパ球の染色体に組み込まれて複製され,細胞増殖や,アポトーシスに関係する遺伝子・蛋白質の異常をもたらして,ATL の発症へと至る.

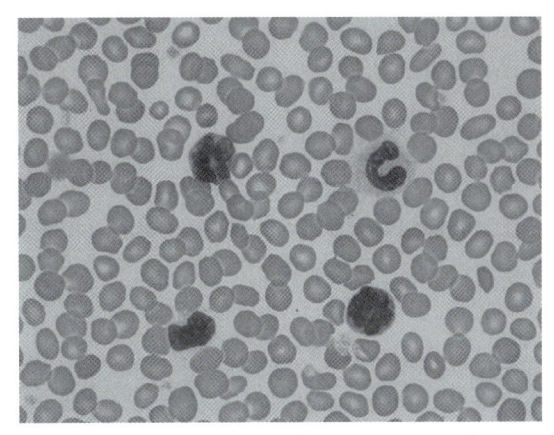

図4 成人 T 細胞性白血病(末梢血,MG 染色)
花弁様の核を有するリンパ球が特徴的である.フローサイトメトリーや免疫組織染色で CD4 陽性のヘルパー T 細胞の形質を示す.HTLV-Ⅰ抗体が陽性である.
(常名政弘:標準臨床検査学 血液検査学,口絵xxvi,図67,医学書院,2012)

症状

急性型ではリンパ節腫脹,日和見感染,皮膚病変,肝脾腫などの症状を呈する.リンパ腫型では表在リンパ節腫脹で気づかれることが多い.

診断

急性型では,ATL 細胞増加を伴う白血球増加を認める.リンパ腫型では表在リンパ節腫脹で気づかれ,リンパ節生検像で ATL 細胞の増殖を認める.核の切れ込みが目立つ花弁状ないし脳回状核を有する異型リンパ球が特徴的な ATL 細胞である(図4).表面抗原は $CD4^+$,$CD8^-$,$CD25^+$ である.

血液性化学所見では,LD,CRP,可溶性 IL-2 受容体(soluble IL-2 receptor;sIL-2R)の上昇,高カルシウム血症をみる.高カルシウム血症は,ATL 細胞が,破骨細胞の活性化をもたらす副甲状腺ホルモン関連蛋白(parathyroid hormone-related protein;PTHrP)や transforming growth factor(TGF)-β などを産生することにより生じ,著明に上昇して意識障害をもたらすこともある.

抗 HTLV-1 抗体の陽性と異型リンパ球の末梢血出現から本症を疑い,末梢血またはリンパ節細胞 DNA 中の HTLV-1 プロウイルス DNA(HTLV-1 ゲノム RNA が逆転写された DNA が

染色体に組み込まれたもの）の単クローン性の組み込みをサザンブロット法で証明し確定診断する．

治療

急性型，リンパ腫型では多剤併用化学療法，同種造血幹細胞移植を試みるが予後が悪い．輸血，抗菌薬投与などの支持療法も重要である．

C 慢性骨髄増殖性疾患

1. 真性赤血球増加症（真性多血症）
（polycythemia vera；PV）

概念・病態

多能性造血幹細胞レベルでの腫瘍化により生じた疾患のなかで，白血球数や血小板数に比して赤血球数の増加が顕著なものをいう．CML，本態性血小板血症，原発性骨髄線維症とともに慢性骨髄増殖性疾患のなかに分類される．大部分は，エリスロポエチン（EPO）などのサイトカインの細胞内シグナル伝達の中心的役割を担うJAK2というチロシンキナーゼの遺伝子変異により，赤血球を中心とした血球増多のシグナルが起こる．

症状

循環赤血球量が増加し，血液粘稠度の亢進による血流うっ滞が原因の症状が現れる．すなわち，皮膚や粘膜の紅潮，頭痛，めまい，高血圧，血栓症，皮膚瘙痒感などがみられる．脾腫を認めることも多い．

診断

赤血球数，ヘモグロビン，ヘマトクリットが上昇する．白血球や血小板の数も増加することが多い．骨髄は過形成で，3系統のいずれも増加する．Ph染色体は検出されない．大部分に*JAK2*遺伝子変異 *JAK2*V617F（617番目のアミノ酸のバリンがフェニルアラニンに変換）を認める．この変異は本態性血小板血症，原発性骨髄線維症でも約半数で検出される．造血と血球破壊の亢進により，高LD血症，高尿酸血症もみられる．

血清中のEPOは低値である点が，EPO上昇をみせる低酸素などによる二次性赤血球増加症と異なる．中年男性に多いストレス赤血球増加症は，血漿量の減少による相対的な赤血球数の増加と考えられる．

治療

瀉血，それで不十分の場合は経口薬ハイドロキシウレアの投与などの化学療法やJAK2阻害薬内服治療が行われる．血栓症の予防に少量アスピリン投与も行われる．

治療されても，AMLや骨髄線維症へ移行することがある．

2. 原発性骨髄線維症
（primary myelofibrosis；PMF）

概念・病態

多能性造血幹細胞レベルでの腫瘍化により生じた疾患のなかで，全身の骨髄の線維化と骨髄造血障害をきたし，脾臓や肝臓における髄外造血が起こる疾患．多能性造血幹細胞の異常クローン増殖により，線維芽細胞の反応性増殖が起きる．放射線やベンゼンなど化学物質によるものや真性赤血球増加症などに続発する二次性と区別される．

症状

症状は貧血と脾腫によるものが主体．

診断

末梢血では正球性正色素性貧血，涙滴赤血球，赤芽球，幼若顆粒球の出現をみる．骨髄穿刺は**dry tap**で穿刺液を得られないため，骨髄生検により線維化を証明する．巨核球増加を伴う．

治療

貧血症状に輸血，脾腫にJAK2阻害薬など，対症療法が中心である．

根本的治癒をめざすには，造血幹細胞移植しかないが，比較的高齢で発症するため適応となる患者は少ない．AMLへ移行することがある．

D 悪性リンパ腫

概念・病態

悪性リンパ腫（malignant lymphoma；ML）はリンパ節（節性）ないしリンパ節以外の臓器のリンパ組織（節外性）に発生するリンパ球系腫瘍の総称である．現在の国際的な造血器腫瘍の分類（WHO分類）では，ホジキン（Hodgkin）リンパ腫，B細胞リンパ腫，TないしナチュラルキラーO(natural killer；NK)細胞リンパ腫（後の二者を合わせて非ホジキンリンパ腫という）に大別される．さらに増殖の速さ（悪性度），発生部位により細分類される．HTLV-1やEBウイルスなどのウイルス感染関連のリンパ腫もある

症状

約半数の節性ではリンパ節腫脹が，あとの約半数の節外性では，発生した腫瘍が増大する部位での症状が出現する．全身症状としての**体重減少，発熱，盗汗（寝汗）**も重要で，これらを**B症状**とよぶ．

リンパ腫の臨床病期分類では，全身症状のないものをA，あるものをBとする．全身症状は具体的に，初診6か月以内における説明のつかない10%以上の体重減少，38℃以上の原因不明の発熱，盗汗のいずれかである．

診断

確定診断は病変部生検による．細胞表面マーカーや染色体，遺伝子検査も組織分類に重要である．

病期分類のため，造影CT，PET-CTなどの画像診断，骨髄穿刺および生検が行われ，必要に応じて消化管内視鏡，脳脊髄液検査などが行われる．

末梢血血算には異常を認めないことが多いが，骨髄への浸潤や，**血球貪食症候群**（hemophagocytic syndrome；HPS）を伴うと血球減少を認める．血清LD値やCRPは上昇することが多く，病勢の指標ともなる．

活性化Tリンパ球から切断されて出現する**血中可溶性IL-2レセプター**は，B細胞リンパ腫も含めて上昇していることが多く，病勢の指標となる．

なお，血球貪食症候群とは，活性化されたマクロファージが骨髄やリンパ節，脾臓，肝臓などで増殖し，自らの血球を貪食するようになって多彩な症状を呈する疾患．大部分は二次性で，約半数がリンパ腫関連で，その他ウイルス感染関連などがある．遷延する発熱，汎血球減少，肝脾腫，肝機能障害，LD・フェリチン上昇などを認める．播種性血管内凝固症候群も併発しやすい．

治療

病型，病期と患者の状態などで治療方針を決定する．年齢，病期，患者状態，血清LD値，節外病変数を考慮に入れた，**国際予後指標**（international prognostic index；IPI）も参考とする．

抗癌剤や副腎皮質ステロイドの組み合わせ，放射線照射が基本である．CD20を細胞表面に表出したB細胞リンパ腫では，抗CD20抗体リツキシマブ投与による抗体療法も積極的に導入されている．

E M蛋白血症

1. 多発性骨髄腫
（multiple myeloma；MM）

概念・病態

形質細胞が骨髄を中心に単クローン性（腫瘍性）に増殖し，その産物である単クローン性免疫グロブリン（M蛋白）が血中，尿中に増加する疾患．免疫グロブリンH鎖（重鎖）遺伝子の染色体転座によりがん関連遺伝子が活性化されることが主な原因となる．

症状

骨吸収促進因子による破骨細胞の産生・活性化，骨芽細胞の分化抑制により，溶骨性変化を伴い，X線写真上punched out lesionとよばれる**骨打ち抜き像**を呈する（図5）．その骨融解性病変により骨痛，骨折を呈しやすい．また，尿中のM蛋白軽鎖を含む円柱による尿細管閉塞により，腎障害を呈しやすい．病状の進行とともに貧血も進

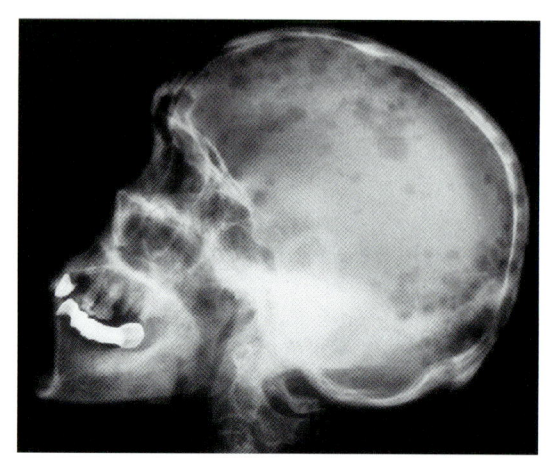

図5 骨髄腫症例の頭蓋骨X線写真
多数の打ち抜き像を認める。
(東田修二：標準臨床検査学　血液検査学，p.223，医学書院，2012)

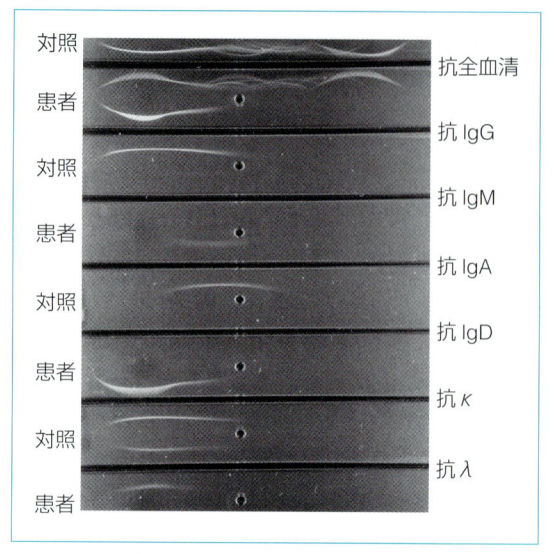

図6 骨髄腫症例(IgG-κ型)の血清免疫電気泳動の所見
IgGとκの沈降線にM-bowを認める。
(東田修二：標準臨床検査学　血液検査学，p.223，医学書院，2012)

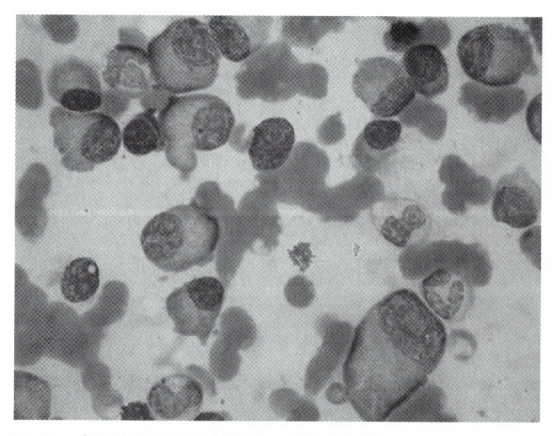

図7 多発性骨髄腫(骨髄，MG染色)
核は偏在し核周明庭がみられ，細胞質が好塩基性の形質細胞の増加を認める。本症例はIgG産生型である。
(常名政弘：標準臨床検査学　血液検査学，口絵xxviii，図83，医学書院，2012)

行する．高γグロブリン血症による過粘稠度症候群で，精神神経症状や眼底出血をきたすこともある．過粘稠度症候群とは，血液の粘度が高まって引き起こされる血液循環障害による臨床症状をいう．全身倦怠感，めまい，頭痛などの症状がみられ，ひどくなると心不全，出血症状，痙攣などを呈する．多くは，血漿中の蛋白質，中でもγグロブリンの増加によるものが大部分である．特に高分子のIgMの増加で起こりやすい．

正常免疫グロブリン産生は低下するので，免疫不全により感染症にかかりやすくなる．二次性アミロイドーシスを併発して，腎不全，心不全になることもある．IgG型，IgA型，ベンス・ジョーンズ(Bence Jones)型，IgD型，非分泌型，IgE型がある．

診断

一般的には血清M蛋白増加，高蛋白血症，M蛋白以外の正常免疫グロブリン・アルブミンの減少がみられる．血清蛋白電気泳動でMピーク，血清蛋白免疫電気泳動でM-bowがみられる．Bence Jones型や非分泌型では血清M蛋白は検出されず，すべての免疫グロブリンが減少している．腎機能障害，血清カルシウム上昇もしばしば伴う．

末梢血では正球性正色素性貧血，赤血球の連銭形成が特徴的であり，骨髄検査では異型形質細胞(骨髄腫細胞)増加がみられる(図6, 7)．

尿検査でBence Jones蛋白(免疫グロブリン軽鎖の二量体)陽性，骨X線検査で骨打ち抜き像も特徴的である．

治療

病気が進行し，治療が必要な症候性骨髄腫を抽出するための International Myeloma Working Group(IMWG)診断基準がある．治療には，抗腫瘍化学療法(抗癌剤やサリドマイド・レナリドマイド・プロテアソーム阻害薬ボルテゾミブなどの新規薬剤投与と副腎皮質ステロイド併用)を行う．そして適宜，濃厚赤血球輸血などの対症療法を行う．また，適宜自己末梢血幹細胞移植などの造血幹細胞移植を行うが，治癒はまれである．

2. 原発性マクログロブリン血症

概念・病態

IgM産生Bリンパ球の悪性化により単クローン性高IgM血症を有し，骨髄浸潤があるリンパ形質細胞性リンパ腫で，臨床像からみた診断名が，Waldenströmの原発性マクログロブリン血症である．原因は不明．リンパ腫細胞の浸潤と増加するIgMによる症状が出現する．IgMは血中では5量体を形成するため巨大分子となって，過粘稠度症候群を起こしやすい．

症状

倦怠感が多く，体重減少，リンパ節腫大，肝脾腫がみられることもある．骨髄腫のような骨破壊は起こさない．

診断

血清単クローン性IgMの高値が特徴的で，尿中Bence Jones蛋白も陽性となることがある．血清蛋白免疫電気泳動でIgMのM-bowがみられる．病状が進むと貧血，血小板減少も呈する．リンパ節や骨髄に小リンパ球ないし形質細胞様リンパ球の浸潤をみる．

治療

身体症状や血球減少がある例では，化学療法や抗CD20抗体リツキシマブによる抗体療法が行われる．

F 血小板減少症

1. 特発性血小板減少性紫斑病
(idiopathic thrombocytopenic purpura；ITP)

概念・病態

原因となる疾患や薬物が認められず，血小板破壊が亢進して後天性に血小板減少をきたす疾患．主に抗血小板自己抗体が関与した自己免疫反応が原因となる．主に血小板膜糖蛋白GPⅡb/Ⅲa またはGPⅠbに対する抗血小板抗体が関与した自己免疫反応であり，免疫性血小板減少症(immune thrombocytopenia)とよばれるようになってきている．血小板に対する自己抗体が結合した血小板が主に脾臓で破壊され，血小板が減少する．自己抗体は骨髄巨核球にも結合し，血小板の産生障害も引き起こしていることもわかってきた．

症状

血小板数が3万/μL以下になると皮膚粘膜出血を主とした出血症状が出てくる．従来，急性型と慢性型(12か月以上継続)に分けられたが，病態に本質的差はなく，分類が見直されつつある．急性型は小児(2〜9歳)に多く，男女差は少なく，発症前に感染症(特にウイルス感染)を有する例が多い．慢性型は20〜40歳の女性に多い．急性型は80％以上の症例で1年以内に自然寛解し永続的治癒に至るが，慢性型の自然寛解はまれである．

診断

末梢血の血小板数は減少し，赤血球や白血球には変化がないのが本来の姿だが，出血が強いと貧血を示すことがある．骨髄では巨核球数が正常または増加しているのが特徴で，他の血小板減少症との鑑別点になる．出血時間は延長し，ルンペル・レーデ(Rumpel-Leede)現象は陽性になる．患者血小板に直接結合しているIgGは血小板関連IgG (platelet-associated IgG；PAIgG)とよばれ，本症に特異的ではないが，約90％以上の症

例で高値を示し，しばしば基準値の10倍以上にもなる．

治療

慢性型では粘膜出血症状の認められる患者ないし血小板数2万/μL以下が治療の対象となる．副腎皮質ステロイドによる免疫抑制療法が第一選択薬となる．発症後6か月経過しステロイド療法でもなお治療を要するほどの血小板減少が持続する場合は，血小板破壊と抗血小板抗体産生の場を除去するのを目的として脾臓摘出を考慮する．γグロブリン大量輸注療法は，出血症状が強いときに即時性に血小板破壊を抑制して血小板を増加させ，有効性は高いが血小板増加は一過性である．難治性症例に対しては，分子標的治療薬としてトロンボポエチン受容体作動薬も使用されるようになり，血小板産生を刺激して血小板増加効果を期待する．

合併する疾患〔全身性エリテマトーデス(SLE)やHIV感染〕や薬剤に起因する免疫性血小板減少は二次性(secondary)ITPとよばれる．二次性ITPの一種とされるが，ヘリコバクター・ピロリ(Helicobacter pylori)菌が陽性の場合は，除菌療法を行うとわが国では半数以上の例で持続する血小板増加がみられ，出血症状が軽度の場合は第一選択ともなる．

2. 血栓性血小板減少性紫斑病 (thrombotic thrombocytopenic purpura；TTP)

概念・病態

von Willebrand因子(VWF)切断酵素(VWF cleaving enzyme, ADAMTS (a disintegrin and metalloproteinase with thrombospondin type 1 motifs)13が欠乏し，超高分子VWFマルチマーが出現して血小板凝集を起こし，細動脈毛細血管内に微小血栓を生じ，循環障害により腎障害，中枢神経症状を示す疾患．後天性がほとんどで，ADAMTS13に対する自己抗体の形成が原因となる．先天性は遺伝子異常によるADAMTS13欠損に起因するが，きわめてまれである．

症状

破砕赤血球を伴う溶血性貧血，血小板減少，腎機能障害，発熱，動揺性の精神神経症状の5徴が知られるが，すべての症状が出現するのは病状が進行した状態で，細小血管障害性溶血性貧血と消耗性血小板減少の出現が診断に重要である．

溶血性尿毒症症候群(hemolytic uremic syndrome；HUS)は，類似の病態を示すが，ADAMTS13の欠乏はなく，腎障害が強く，病原性大腸菌感染(，補体活性化)などに起因する．

診断

末梢血で多数の破砕赤血球の出現，著明な網赤血球の増加，貧血と血小板減少がみられる．血清で間接ビリルビン増加，LD上昇，ハプトグロビンの減少といった溶血性貧血共通の所見があるが，クームス試験は陰性である．後天性TTPでは，ADAMTS13活性の著減(<10%)とADAMTS13への抗体(インヒビター)の検出が重要である．

治療

治療は血漿交換が主体であるが，HUSでは効きにくい．後天性TTPは自己免疫性疾患でもあるので，副腎皮質ステロイドによる免疫抑制療法も併用される．

G 先天性出血性疾患

1. 血友病A

概念・病態

先天的に血液凝固Ⅷ因子(FⅧ)の欠損している病態．凝固活性が1%未満は重症，1〜5%は中等症，5<〜<40%は軽症と分類される．遺伝子変異により，FⅧ蛋白が産生ないし分泌されなくなったり，活性のない異常な蛋白が分泌される(欠乏ないし分子異常)．FⅧ遺伝子がX染色体上にあって伴性劣性遺伝で規制されており，女性ではホモ接合体とならないと発症しないため，患者はほとんど男性である．しかし，症例の約1/3は，遺伝関係不明の孤発例である．わが国における先天性凝固因子欠損症の90%近くが血友病で

ある．

症状

血友病の出血症状では関節内出血が最も特徴的で頻度が高く，適切な凝固因子補充療法が行われないと関節の変形，拘縮をきたす．重篤な出血として，頭蓋内，頸部，脊髄，腹腔内出血があげられる．外傷時や抜歯後の止血困難で見いだされることも多い．

診断

APTTが延長するが，PT，出血時間は正常である．続いて，FⅧ活性の低下を検査する．FⅧに対する自己抗体（インヒビター）の出現が原因である後天性血友病Aとの鑑別には血漿の交差補正試験やインヒビター価測定を行う．先天性血友病でもFⅧ製剤の輸注後に同種抗体（インヒビター）を生じてFⅧ製剤の効果がなくなることがある．

治療

出血症状がある場合は出血部位および重症度に応じて治療計画を立て，FⅧ製剤の静注ないしFⅧ機能代替バイスペシフィック抗体皮下注による補充療法を行う．インヒビター保有血友病患者の止血には，活性化Ⅶ因子製剤などのバイパス療法が行われる．

2. 血友病B

概念・病態

先天的に血液凝固Ⅸ因子（FⅨ）の欠損している病態．

症状

X染色体上にあるFⅨ遺伝子異常による．遺伝形式や臨床症状は血友病Aとほとんど同じであるが，頻度は血友病Aの約1/5である．

診断

FⅨ活性の低下がみられるほかは，血友病Aに準ずる．

治療

出血症状がある場合はFⅨ製剤の静注による補充療法を行う．

3. フォン ヴィレブランド（von Willebrand）病
（von Willebrand disease；VWD）

概念・病態

von Willebrand factor（VWF）は，FⅧの担体となりその活性を安定に保つだけでなく，血小板の血管壁への粘着，あるいは血小板間の凝集を起こさせて一次止血を司る．VWFの生物活性が30％未満に低下している病態をvon Willebrand病とよぶ．

症状

遺伝子異常により，VWF蛋白が産生ないし分泌されなくなったり，活性のない異常な蛋白が分泌される（欠乏ないし分子異常）．大部分はVWFが量的に部分的に欠乏する1型（約70％），ないしVWFの質的異常の2A，2B型で，これらは常染色体優性遺伝形式をとる．まれにVWFに対する自己抗体などによる後天性VWDもある．

出血症状は鼻，口腔，性器，消化管などの粘膜からの出血が主で，外傷後に出血傾向を示すことも多い．

診断

VWF：Agの量，VWF活性（リストセチンコファクター活性；VWF：RCo），リストセチンによる血小板凝集（RIPA），VWFの重合度（SDSアガロースゲル電気泳動法），FⅧ活性，出血時間，APTT，血小板数などが診断と6種類ある型の鑑別に使われる．APTTは，FⅧ活性低下に伴い延長することが多い．

治療

出血時は，VWFを含む血漿由来FⅧ製剤や遺伝子組換えVWF製剤静注を行う．1型の軽度出血では，血管内皮細胞からのVWFの放出を惹起する酢酸デスモプレシンの点滴静注も行われる．

H 後天性出血性疾患

1. 播種性（汎発性）血管内凝固（症候群）〔disseminated intravascular coagulation (syndrome); DIC〕

概念・病態

種々の原因により凝固系が活性化され，全身の主として細小血管内にフィブリン血栓を多発し，それに基づく虚血性臓器障害をきたす症候群である．血栓形成に凝固因子や血小板が消費されて低下し，二次線溶亢進も加わり，しばしば出血傾向がみられる．組織因子（tissue factor ; TF）などの凝固活性物質が血管内に流入したり，血流と接触するように発現したり，あるいは血管内皮細胞の抗血栓性が障害を受けることがDIC発症の原因になる．DICには基礎疾患が必ず存在する．基礎疾患として，内科・外科・小児科領域では，白血病，悪性リンパ腫などの造血器悪性腫瘍，固形癌，重症感染症が最も重要である．造血器悪性腫瘍や感染症で血球貪食症候群を併発すると重篤なDICが発症する．その他，ショック，劇症肝炎，糖尿病昏睡，熱射病や産科領域における常位胎盤早期剥離も基礎疾患として重要である．

症状

皮下出血斑あるいは粘膜出血，穿刺部止血困難などの出血症状，ショック，急性腎不全，血栓塞栓症がいろいろな組み合わせでみられ，皮膚・肺・腎・副腎・肝・中枢神経系などの臓器に障害をきたす．

診断

凝固活性化，二次的な線溶活性化，血小板・凝固因子の消費，を反映したデータが得られてDICの診断が行われる．1988年に設定されたDICの厚生省診断基準から発展した日本血栓止血学会の診断基準（2017）や，全身性炎症反応症候群（systemic inflammatory response syndrome ; SIRS）のスコアを診断基準に含めた，急性期病態でみられるDICの診断基準（2007年）がある．DIC診断必須項目として，基礎疾患の確認，FDPとりわけDダイマー含有分解産物の上昇，血小板数の低下傾向がある．原疾患で血小板数低下がみられる例では，FDPおよびDダイマーだけで判定する．

治療

治療の基本は，原因除去のための基礎疾患の治療であるが，実際には基礎疾患の治療が困難な場合もあり，抗凝固療法も行われる．血小板や凝固因子の減少が著しい場合には抗凝固療法とともに濃厚血小板や新鮮凍結血漿などの補充療法を行う．

2. ビタミンK欠乏症

概念・病態

ビタミンKが欠乏するとビタミンK依存性凝固因子（Ⅱ，Ⅶ，Ⅸ，Ⅹ）の活性が失われ，血液の凝固が障害されて粘膜，皮膚の出血傾向をきたす．ビタミンK欠乏では抗凝固因子のプロテインC，プロテインSの活性も低下するが，トータルでみると出血傾向になる．ビタミンKは，食物では緑黄色野菜，納豆，クロレラなどに多く含まれる．ビタミンKは，食品からの摂取以外に腸内細菌がビタミンK_2をつくるので，通常ビタミンKの欠乏を起こすことはまずない．しかし抗生物質を長期投与するとビタミンK欠乏になることもある．ことに外科手術後に多いので，術後はビタミンKの静注による補給が行われる．このほか，閉塞性黄疸で胆汁が腸へ出ないと，脂溶性ビタミンであるビタミンKは吸収されにくい．慢性下痢症でも吸収されないことがある．

経口抗凝固薬ワルファリンは，投与すると血液凝固系ではビタミンK欠乏に似た状態になり，静脈血栓症，心房細動，人工弁置換後などの抗血栓療法に用いられているが，過量投与による人工的なビタミンK欠乏症による出血の副作用も問題となる．

症状

種々の出血傾向．

診断

検査ではまずPTの延長がみられ，欠乏が高度になるとAPTTも延長する．ビタミンKが欠乏

すると，前駆体である蛋白質(protein induced by vitamin K absence or antagonists；PIVKA)までにしかなれないので，これら凝固因子の欠乏が起こるばかりでなく，かえって凝固過程を阻害する．特定の因子に限っていうときには，第Ⅱ因子ならPIVKA-Ⅱのように表現し，その測定はビタミンK欠乏進展を知るマーカーとなるが，PIVKA-Ⅱは肝細胞癌のマーカーとして測定されることが多い．

治療

ビタミンKを投与すれば回復する．新生児には，新生児メレナなどビタミンK欠乏による出血を予防するためビタミンKの投与が行われている．

3. 血管性(アレルギー性)紫斑病

概念・病態

細小血管のアレルギー性血管炎により，血管透過性が亢進し，組織への出血や滲出がみられる血管性出血性素因である．皮膚生検で血管壁に好中球浸潤・フィブリノイド壊死など血管炎を伴う点でほかの紫斑と区別される．シェーンライン・ヘノホ(Schönlein-Henoch)病，アナフィラキシー様紫斑病(anaphylactoid purpura)など各種の名称も用いられる．比較的まれであるが，治療の対象になる意味では，血管性紫斑の中で最も重要である．原因は不明だが，IgAの沈着を伴う細小血管の炎症性病変を基盤とする全身性疾患で，2～20歳に多く，3～7歳が中心になる．

症状

紫斑としては下肢および臀部を中心とした隆起した点状出血斑が特徴的．しかし成人にもみられる．多少とも発熱することが多く，関節痛や関節炎を伴うことが多く(Schönlein病)，同じ病変が腸の血管に起こると腹痛や下血をきたす(Henoch病)．これらは同じ病変であることがわかり，一括して扱われるようになった．しばしば腎糸球体にIgA免疫複合体が沈着して腎障害(紫斑病性腎炎)をきたし，血尿，蛋白尿がみられる．

診断

毛細血管抵抗性の減弱〔ルンペル・レーデ(Rumpel-Leede)現象陽性〕を除いて，止血検査所見は正常である．紫斑部皮膚生検で細動脈あるいは細静脈の血管壁に好中球浸潤を認める．紫斑病性腎炎患者の約半数で血清中のIgA高値やIgA免疫複合体が認められ，IgA腎症と類縁の病態と考えられる．腎生検ではメザンギウム増殖性糸球体腎炎像を呈して診断的意義がある．

治療

腎炎の慢性化がなければ，自然にも治癒する傾向があり，対症療法が中心であるが，重症例では副腎皮質ステロイドが用いられる．

第8章 内分泌疾患

学習のポイント

1. 内分泌疾患について，ホルモンの分泌低下，分泌過剰，ホルモン作用の異常などの観点から病態を理解する．
2. ホルモンの作用を理解したうえで，各疾患に特徴的な症状ならびに検査所見を理解する．
3. 症状と身体所見，一般検査所見からどのようなホルモンの作用の異常が考えられるか，また，その際の血中ホルモン値はどのようになっているか理解する．
4. 診断を確定するために必要な症候や検査所見と検査方法（負荷試験や画像診断など）について理解する．
5. 各疾患に対する治療法について理解する．

本章を理解するためのキーワード

❶ 先端巨大症・下垂体性巨人症
成長ホルモン（growth hormone；GH）の過剰が原因で骨・軟部組織，諸臓器の異常な発育異常と代謝異常をきたす疾患である．

❷ ADH不適合分泌症候群
抗利尿ホルモン（antidiuretic hormone；ADH）であるアルギニン・バソプレシン（AVP）が不適切に分泌されるため，体液貯留および希釈性の低ナトリウム（Na）血症をきたす病態である．

❸ 高プロラクチン血症
下垂体からのプロラクチン分泌が過剰になった状態である．

❹ 下垂体前葉機能低下症
下垂体前葉ホルモンの分泌が低下した状態で，汎下垂体機能低下症，部分的下垂体機能低下症，下垂体ホルモン単独欠損症に分類される．

❺ 尿崩症
AVPの分泌障害または，AVPに対する反応性低下のため，腎集合管における水の再吸収が障害され，多尿と口渇，多飲を呈する疾患である．

❻ 成長ホルモン分泌不全性低身長症
下垂体からのGH分泌低下によって成長障害をきたす疾患である．

❼ 甲状腺機能亢進症
甲状腺ホルモンが過剰に分泌され，全身の代謝や交感神経系の働きが亢進し，各臓器の働きが過剰に亢進する病態である．代表的な疾患としては，バセドウ（Basedow）病とプランマー（Plummer）病がある．このほかに，血中甲状腺ホルモンの高値をきたして甲状腺中毒症を生じる病態には，炎症に伴い破壊性に甲状腺ホルモンが漏出することで生じる亜急性甲状腺炎や無痛性甲状腺炎などがある．

❽ 甲状腺機能低下症
甲状腺ホルモンの作用不足によりさまざまな症状がみられる疾患の総称で，原因疾患の大半は慢性甲状腺炎（橋本病）である．

❾ 慢性甲状腺炎（橋本病）
甲状腺における慢性の炎症性疾患であり，臓器特異的自己免疫疾患の代表である．血中に甲状腺自己抗体が証明される．

❿ 甲状腺悪性腫瘍
甲状腺に発生する悪性腫瘍には，乳頭癌，濾胞癌，髄様癌，未分化癌，悪性リンパ腫がある．

⓫ 副甲状腺機能亢進症
副甲状腺ホルモン（parathyroid hormone；

PTH）が過剰分泌される病態であり，原発性副甲状腺機能亢進症と，続発性副甲状腺機能亢進症とに分類される.

⓬ **副甲状腺機能低下症**
PTH 作用の低下による低 Ca 血症と高 P 血症をきたす病態であり，PTH 分泌不全によるものと，PTH の標的臓器における不応症による偽性副甲状腺機能低下症とに分類される.

⓭ **褐色細胞腫**
副腎髄質，傍神経節などに存在するクロム親和性細胞より発生するカテコールアミン産生腫瘍である.

⓮ **神経芽腫**
発生学的に交感神経節細胞へ分化しうる交感神経母細胞および交感神経芽細胞が腫瘍化して生じるカテコールアミン産生腫瘍である.

⓯ **クッシング症候群**
副腎皮質ホルモンにおける糖質コルチコイドであるコルチゾールの過剰分泌をきたす症候群を Cushing 症候群という.

⓰ **副腎皮質機能低下症**
副腎の障害による原発性副腎機能低下症（Addison 病）と視床下部および下垂体の障害による続発性副腎機能低下症に分類される.

⓱ **原発性アルドステロン症**
副腎皮質からアルドステロンが過剰に分泌されることで起きる病態である.

⓲ **副腎性器症候群**
副腎における酵素の先天的な欠損あるいは後天的副腎アンドロゲン産生腫瘍により副腎アンドロゲンが過剰に産生される結果，男性化をきたす症候群である.

　内分泌疾患の病態は，ホルモン分泌の低下，ホルモン分泌の過剰，異常ホルモンの分泌，ホルモン作用の異常，非機能性疾患，などに分けられる．ホルモンは全身的な作用を及ぼすものが多く，それぞれのホルモンの作用を十分理解したうえで，注意深い問診と身体所見，一般検査所見の結果から内分泌疾患の存在を疑うことが重要なポイントである．内分泌疾患を疑い，ホルモンの測定や負荷試験を行ったうえで診断を確定し，不足したホルモンを補ったり，過剰なホルモンを抑制したりする治療が行われる.

A 下垂体疾患

　下垂体疾患は下垂体前葉と下垂体後葉から分泌されるホルモン（表1）の異常によって引き起こされる．代表的な疾患について以下に記載する.

a. 先端巨大症・下垂体性巨人症

概念・病態

　GH の過剰が原因で，骨・軟部組織，諸臓器の異常な発育異常と代謝異常をきたす疾患である．発病時期が，骨端線閉鎖前では下垂体性巨人症，閉鎖後であれば先端巨大症となる．ほとんどの例は，GH 産生下垂体腺腫が原因である．まれに，GH-RH（GH-releasing hormone）産生腫瘍（膵ラ氏島腫瘍など），異所性 GH 産生腫瘍（肺癌など）が原因となる.

症　状

　主症候として，手足の容積の増大，先端巨大症様顔貌（眉弓部の膨隆，鼻，口唇の肥大，下顎の突出など），巨大舌があげられる．副症候として，発汗，頭痛，視野障害，月経異常，睡眠時無呼吸症候群，耐糖能異常，高血圧，咬合不全がある.

診　断

　検査所見では，① GH 分泌過剰〔血中 GH 値が 75 g OGTT で正常域（<1 ng/mL）まで抑制され

サイドメモ：成人成長ホルモン分泌不全症

　成長ホルモン（GH）は，身体の成長を促進する作用のほかにさまざまな代謝作用をもっており，成人期においても抗インスリン作用（血糖上昇）や脂肪分解，電解質の再吸収促進などさまざまな代謝調節作用を発揮している．近年，成人における重度 GH 分泌不全・分泌低下症では，健常者に比べ耐糖能異常，脂質異常症，動脈硬化などの合併・進行が高率に生じ，心血管系疾患による死亡が健常者に比べて明らかに多いことが判明した．そこで，2006 年より重症の成人 GH 分泌不全症に対して GH 補充療法が開始されることとなった.

表1 下垂体ホルモンと主な作用

	日本語名		英語名	主な作用	
前葉	成長ホルモン		growth hormone(GH)	IGF-1の分泌，および身体の成長を促進	
	プロラクチン		prolactin(PRL)	乳汁産生，および母性行動を促進	
	甲状腺刺激ホルモン		thyroid-stimulating hormone(TSH)	甲状腺の成長を促進 T_3，T_4の分泌を促進	
	副腎皮質刺激ホルモン		adrenocorticotropin(ACTH)	副腎皮質の成長を促進 糖質コルチコイドの分泌を促進	
	性腺刺激ホルモン	卵胞刺激ホルモン	follicle-stimulating hormone(FSH)	女性	卵胞の成長を促進 エストロゲンの分泌を促進
				男性	精子形成を促進
		黄体形成ホルモン	luteinizing hormone(LH)	女性	排卵誘起と黄体形成 エストロゲン，プロゲステロンの分泌を促進
				男性	テストステロンの分泌を促進
後葉	バソプレシン・抗利尿ホルモン		arginine vasopressin (AVP)・antidiuretic hormone(ADH)	水分保持を促進	
	オキシトシン		oxytocin	子宮収縮，乳汁射出	

IGF-1：インスリン様成長因子-1，T_3：トリヨードサイロニン，T_4：サイロキシン．

ない，あるいは尿中GH高値〕，②血中IGF-1の高値，③CTまたはMRIで下垂体腺腫の所見を認める，④頭蓋骨および手足の単純X線の異常〔前頭洞の拡大，トルコ鞍の拡大，頭蓋穹窿部の肥厚，後頭結節の突出，手指末節骨カリフラワー状肥大変形，種子骨の肥大，軟部組織の肥厚，足底部軟部組織肥厚(heel pad thickness) 22 mm以上など〕，があげられ，主症候のいずれか，および検査所見を満たすものを確実例，主症候のいずれかを満たし，かつ副症候の2項目異常を満たすものを疑い例とする．

治療

①外科的治療法(第一選択)：Hardy手術(経蝶形骨洞下垂体腺腫摘出術)
②放射線療法：定位放射線照射(ガンマナイフ)
③薬物療法：(i)ドパミン作動薬(ブロモクリプチン，カベルゴリンなど)，(ii)ソマトスタチン誘導体(オクトレオチド)，(iii)GH受容体拮抗薬(ペグビソマントなど)．

b. ADH不適合分泌症候群(SIADH)

概念・病態

抗利尿ホルモンであるAVPが不適切に分泌されるため，体液貯留および希釈性の低Na血症をきたす病態で，病因としては，①中枢神経系疾患(脳腫瘍，髄膜炎，脳炎，脳血管障害，外傷など)，②胸腔内疾患(肺炎，肺結核，慢性閉塞性肺疾患など)，③異所性AVP産生腫瘍(肺小細胞癌，膵癌など)，④薬物〔抗腫瘍薬(ビンクリスチン，シスプラチン，シクロフォスファミド)，脂質異常症治療薬(クロフィブラート)，血糖降下薬(クロルプロパミド)，抗痙攣薬(カルバマゼピン)，向精神薬(ハロペリドール，三環系抗うつ薬)など〕がある．

症状

易疲労感，傾眠傾向，意識障害，痙攣などがみられる．

診断

脱水所見を認めない，低浸透圧血症(血漿浸透圧<280 mOsm/kg)，低Na血症(血清Na<135 mEq/L)，高張尿(尿浸透圧>300 mOsm/kg)，ナトリウム利尿の持続(尿中Na≧20 mEq/L)，血漿バソプレシンが測定感度以上，腎機能正常(血清Cr≦1.2 mg/dL)，副腎機能正常(血清コルチゾール≧6 μg/dL)，により診断を行う．

治療

原疾患の治療，原因薬剤の中止，低Na血症に対する治療(水分制限，高張食塩水とループ利尿

薬の併用)，薬剤投与(デメクロサイクリン，リチウム製剤)，を行う．

c. 高プロラクチン血症

概念・病態

下垂体からのプロラクチン分泌が過剰になった状態で，病因としては，①薬物(最も多い)(抗精神病薬，三環系抗うつ薬，制吐薬，抗潰瘍薬，ドパミン受容体遮断薬，降圧薬など)，②下垂体疾患〔プロラクチノーマ(プロラクチン産生腺腫)，先端巨大症(10%)，視床下部・下垂体障害〕，③生理的(妊娠，授乳)，④その他(原発性甲状腺機能低下症，特発性など)．

症状

女性では乳汁漏出，無月経，不妊など．男性では視野障害，性欲低下，乳汁漏出(まれ)など．

診断

上記症状と，血中ホルモン検査所見でプロラクチン基礎値の高値，甲状腺刺激ホルモン放出ホルモン(TRH)負荷試験にてプロラクチノーマではプロラクチンの反応低下，下垂体CT・MRIにて下垂体腺腫を認める，などをもとに診断する．

治療

①薬物治療(第一選択)：ドパミン作動薬(ブロモクリプチン，カベルゴリンなど)
②外科的治療：Hardy手術(経蝶形骨洞下垂体腺腫摘出術)
③放射線療法：定位放射線照射(ガンマナイフ)，など．

d. 下垂体前葉機能低下症

概念・病態

下垂体前葉ホルモン分泌の低下した状態で，汎下垂体機能低下症，部分的下垂体機能低下症，下垂体ホルモン単独欠損症に分類される．原因として①視床下部性〔鞍上部腫瘍(頭蓋咽頭腫など)，肉芽腫性病変，外傷，放射線照射，先天奇形など〕，②下垂体性〔下垂体腺腫，リンパ球性下垂体炎，分娩時の大量出血により生じる下垂体壊死(Sheehan症候群)〕などがある．

症状

欠乏するホルモンと症候は①ACTH(倦怠感，疲労感，体重減少，低血圧，低血糖)，②TSH(皮膚乾燥，耐寒能低下，便秘，浮腫，精神活動低下)，③LH・FSH(無月経，不妊，性欲減退，腋毛や恥毛の脱落)，GH(成長遅延)，PRL(乳汁分泌停止)，などである．

診断

上記症候と一般検査所見の異常値(低Na血症，低血糖，高コレステロール血症，血清CK高値，貧血など)から疾患の存在を疑い，ホルモン検査を行う．内分泌検査としては，下垂体前葉ホルモンの基礎値の低値，分泌刺激試験に対する低ないし無反応，血中の標的器官(副腎皮質，甲状腺，性腺)ホルモン基礎値と分泌刺激試験に対する反応，から総合的に診断を行う．頭部X線，CT，MRIなどの画像検査で下垂体病変を検出する．

治療

原因となる基礎疾患に対する治療を行うとともに，欠乏している下垂体ホルモンに対応したホルモン補充療法(コルチゾール，チロキシン，性ホルモン，成長ホルモン補充など)を行う．

e. 尿崩症

概念・病態

AVPの分泌障害またはAVPに対する反応性低下のため，腎集合管における水の再吸収が障害され，多尿(1日3L以上)と口渇，多飲を呈する疾患で，病因としては，中枢性尿崩症と腎性尿崩症に分けられる．

中枢性尿崩症には，一次性〔特発性(40%)，遺伝性(1%未満)〕，二次性(脳腫瘍，炎症，肉芽腫性病変，外傷，下垂体手術など)，腎性尿崩症には，先天性($AVP V_2$受容体遺伝子異常など)，後天性(水腎症など)がある．

症状

口渇，多飲，多尿．

診断

臨床症状と一般検査所見(1日3L以上の尿量，低張尿，高ナトリウム血症，高浸透圧血症)から，本症を疑い，負荷試験と画像検査により診断を行

う．

　主な負荷試験は下記のとおり．

　①高張食塩水負荷試験(中枢性尿崩症ではAVPの上昇がみられない)，②水制限試験〔尿崩症(中枢性，腎性)では尿量が減少せず，尿浸透圧も上昇しない〕，③バソプレシン試験(ピトレシン注射またはデスモプレシン点鼻により，中枢性尿崩症では尿量減少，尿浸透圧上昇を認めるが，腎性尿崩症では無反応)．下垂体 MRI で，中枢性尿崩症では T1 強調画像で下垂体後葉の高信号の消失が認められる．

治　療
① 中枢性：デスモプレシン(DDAVP)，
② 腎性：サイアザイド系利尿薬，非ステロイド系抗炎症薬，にて治療を行う．

f. 成長ホルモン分泌不全性低身長症

概念・病態
　下垂体からの GH 分泌低下によって成長障害をきたす疾患である．

症　状
　主症候として①成長障害があること(通常は身体の釣り合いは取れていて，身長が標準身長の−2.0 SD 以下，あるいは身長が正常範囲であっても，成長速度が 2 年以上にわたって標準値の−1.5 SD 以下であること．SD；標準偏差)，②乳幼児で低身長を認めない場合であっても，成長ホルモン分泌不全が原因と考えられる症候性低血糖がある場合，③頭蓋内器質性疾患や他の下垂体ホルモン分泌不全があるとき，成長ホルモン分泌不全性低身長症を疑う．

診　断
　上記症状と血中の GH の低下・IGF-1 低値・インスリン様成長因子結合蛋白 3 型(IGFBP-3)低値，さらに GH 分泌刺激試験(インスリン負荷，アルギニン負荷，L-DOPA 負荷，クロニジン負荷，グルカゴン負荷，または GHRP-2 負荷試験)にて血中 GH 濃度が低値のままであることから診断を行う．

治　療
　不足しているホルモンを補い，身長増加を促進させ，最終身長を正常化するため，GH 補充療法を行い，治療可能な器質的原因疾患がある場合，その原因疾患の治療を，他の下垂体ホルモン分泌不全を伴う場合はそれらに対する治療を行う．

B 甲状腺疾患

　甲状腺疾患は内分泌疾患のなかで最も頻度が高く，良性の慢性疾患が多いことや自己免疫疾患が多いこと，女性に多いこと，初発症状に応じてさまざまな診療科を受診すること，などが特徴としてあげられる．

a. 甲状腺機能亢進症(Basedow 病)

概念・病態
　甲状腺ホルモンが過剰に分泌され，全身の代謝や交感神経系の働きが亢進し，各臓器の働きが過剰に亢進する病態である．代表的な疾患としては，自己免疫疾患であり，抗 TSH 受容体抗体(TRAb)により甲状腺過剰刺激を生じるバセドウ(Basedow)病〔グレーブズ(Graves)病ともいう〕と機能性腺腫であるプランマー(Plummer)病がある．甲状腺ホルモンの産生が亢進する甲状腺機能亢進症とは区別されるが，亜急性甲状腺炎や無痛性甲状腺炎など，炎症に伴い破壊性に甲状腺ホルモンが漏出することで血中甲状腺ホルモンの高値をきたして同様の甲状腺中毒症を生じる病態も存在する(表 2)．

症　状
　主な症状として，暑がり，動悸，頻脈，体重減少，手指振戦，発汗過多，不眠，精神不安定などがみられ，バセドウ病では眼球突出や甲状腺腫大もみられる．男性のバセドウ病患者に周期性四肢麻痺が認められることもある．

診　断
　上記症状と検査所見で，遊離サイロキシン(FT_4)と遊離トリヨードサイロニン(FT_3)の高値，TSH の低値，TRAb が陽性，エコー検査でびまん性の甲状腺の腫大と血流の増加，放射性ヨード(またはテクネシウム)シンチグラフィでび

表2 甲状腺機能亢進症と関連疾患（甲状腺中毒症をきたす疾患）の鑑別点

疾患	甲状腺腫	発熱	TgAb TPOAb	TRAb	超音波検査	^{123}I シンチグラフィ	他の所見
バセドウ病	びまん性	なし	陽性	陽性	血流増加	びまん性，摂取率高値	眼球突出
プランマー病	結節性	なし	陰性	陰性	結節性病変	hot nodule	
亜急性甲状腺炎	圧痛，硬	あり	陰性	陰性	疼痛部に一致した低エコー域	摂取率低値	血沈，CRP高値
無痛性甲状腺炎	びまん性	なし	陽性	陰性	血流低下	摂取率低値	

TgAb：抗サイログロブリン抗体，TPOAb：抗甲状腺ペルオキシダーゼ抗体，TRAb：抗TSH受容体抗体

まん性の取り込みと摂取率高値，をもとに診断を行う．

治療

抗甲状腺薬，放射性ヨード治療，外科的治療が行われる．

b. 甲状腺機能低下症

概念・病態

甲状腺ホルモンの作用不足によりさまざまな症状がみられる疾患の総称で，原発性（甲状腺性），二次性（下垂体性），三次性（視床下部性），甲状腺ホルモン不応症に分けられるが，原因疾患の大半は原発性の慢性甲状腺炎（橋本病）である．

症状

無気力，易疲労感，眼瞼浮腫，寒がり，体重増加，動作緩慢，嗜眠，記憶力低下，便秘，嗄声などの症状が認められる．

診断

上記症状のほか，アキレス腱反射弛緩相の遅延や，総コレステロールの高値，CKの高値などが認められる．原発性ではFT_4，FT_3の低値とTSHの高値が認められ，二次性の場合はFT_4，FT_3の低値とTSHの低値，三次性の場合はFT_4，FT_3の低値とTSHの低値（ときに高値）を認め，TRH負荷試験によってこれらを鑑別する．

治療

甲状腺ホルモン補充療法を行う．

c. 慢性甲状腺炎（橋本病）

概念・病態

甲状腺における慢性の炎症性疾患であり，臓器特異的自己免疫疾患の代表である．女性の10人に1人という高い頻度でみられ，男女比は1：20以上で，中年女性に多くみられる．血中に甲状腺自己抗体が証明され，甲状腺組織ではリンパ球浸潤と線維増生が著明で，リンパ濾胞の形成を伴う炎症所見を認め，病理組織像を発見した橋本 策にちなんで橋本病とよばれる．

症状

本症の70～80％で甲状腺機能は正常であるが，加齢とともに低下症が増え，甲状腺機能低下に伴う症状（前項）を呈する．

診断

バセドウ病など他の原因が認められないびまん性の甲状腺腫大を認め，抗甲状腺マイクロゾーム（またはTPO：甲状腺ペルオキシダーゼ）抗体，抗サイログロブリン（Tg）抗体の陽性，細胞診でリンパ球浸潤を認めること，などから診断を行う．甲状腺エコーではびまん性の甲状腺両様の腫大と内部エコーの低下や不均一を認めることが多い．

治療

甲状腺機能低下症に対して甲状腺ホルモン補充療法を行う．

d. 甲状腺悪性腫瘍

概念・病態

甲状腺に発生する悪性腫瘍は甲状腺癌と悪性リンパ腫に分けられ，甲状腺癌は乳頭癌，濾胞癌，髄様癌，未分化癌に分けられるが，それぞれの癌は異なった特徴をもっており，別な疾患として診断治療を行う必要がある（表3）．病因は不明であるが，一部では放射線被曝や遺伝的要因の関与が考えられている．

症状

頸部（甲状腺）の腫瘤を認め，転移が存在する場

表3 甲状腺癌の特徴

病理組織型	頻度	好発年齢	男女比	甲状腺腫	増殖速度	転移	検査所見	その他の特徴
乳頭癌	90%	30〜40歳代若年者にもみられる	1:6	硬い結節,表面凹凸	緩徐	所属リンパ節転移	軟X線で微細石灰化(砂粒小体), ^{201}Tlシンチで集積,穿刺吸引細胞診が有用	放射線被曝による誘発 RET遺伝子再配列
濾胞癌	5%	30〜40歳代中年者に多い	1:6	比較的柔らかい結節	緩徐	血行性に肺や骨に転移	穿刺吸引細胞診で濾胞腺腫との鑑別が困難	被膜浸潤,脈管侵襲,甲状腺外の転移で診断
未分化癌	1〜2%	40歳以降高齢者に多い	1:2	硬い結節,圧痛,皮膚の発赤やびらん	急速	全身へ転移	^{67}Gaシンチで集積,血沈亢進,白血球増加,CRP上昇	分化癌の未分化転化 p53遺伝子変異 予後は極めて悪い
髄様癌	1〜2%	30歳以降または幼少時	1:1〜3	比較的硬い,孤立性や両様に存在	比較的遅い	早期から頸部リンパ節転移	軟X線で牡丹雪状石灰化, ^{131}I-MIBGシンチで集積,カルシトニン,CEA上昇	遺伝性,散発性あり,MEN2部分症のことあり RET遺伝子突然変異
悪性リンパ腫	2〜3%	40歳以降高齢者に多い	1:3〜5	びまん性甲状腺腫,硬い結節	比較的早い	頸部リンパ節,上縦隔へ転移	^{67}Gaシンチで集積,LDHやIL-2Rの上昇,Tg抗体やTPO抗体が陽性	橋本病を基盤に発症

IL-2R:インターロイキン2受容体

合は転移部の症状を認める.

診断

エコー,CT,MRI,シンチグラフィなどの画像診断と,穿刺吸引細胞診などによって診断する.

治療

手術,放射線療法,化学療法.

C 副甲状腺疾患

a. 副甲状腺機能亢進症

PTHが過剰分泌される病態であり,副甲状腺の腫瘍によりPTH分泌が亢進する原発性副甲状腺機能亢進症と,慢性腎不全,ビタミンD作用不全などによる血清カルシウム(Ca)濃度の低下により二次的にPTH分泌が亢進する続発性副甲状腺機能亢進症とに分類される(表4).ここでは主に原発性副甲状腺機能亢進症について述べる.

概念・病態

原発性副甲状腺機能亢進症は,わが国では2,000〜3,000人に1人の頻度といわれており,男

表4 血中PTHおよびCa濃度と疾患の関係

	Ca濃度上昇	Ca濃度低下
血中PTH上昇	原発性副甲状腺機能亢進症	続発性副甲状腺機能亢進症(腎不全など) 偽性副甲状腺機能低下症
血中PTH低下	高Ca血症を伴う悪性腫瘍 ビタミンD過剰	副甲状腺機能低下症(特発性,術後)

女比では1:3で女性に多く,中高年に多い.原因として,腺腫が80%以上と最も多く,そのほか過形成,癌腫が挙げられる.

PTHは,主に骨からCaを動員することで骨吸収を促進し,腎尿細管ではCaの再吸収とリン(P)の排泄を促進する作用を有する.また,腎尿細管での活性型ビタミンDである $1,25-(OH)_2D_3$ の合成を促進し,腸管からのCa吸収を促進する(図1).このため,過剰分泌による原発性甲状腺機能亢進症では,高Ca血症と低P血症が引き起こされる.

症状

高Ca血症により,神経・筋障害による筋力低下,腎での尿濃縮力低下による口渇,多尿・多

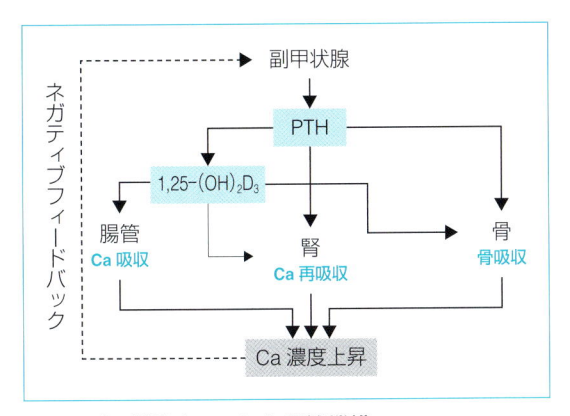

図1 副甲状腺ホルモンと調節機構

飲，消化管運動低下による悪心・嘔吐，食欲不振，ガストリン分泌亢進による消化性潰瘍，急性膵炎，そのほか精神神経症状などがみられる．また，尿中Ca排泄の亢進による腎・尿路結石，骨からのCa吸収の増加による骨痛，病的骨折なども認められる．

診断

高Ca血症と血中PTHの高値を示すほか，高Ca尿症，低P血症，高Cl血症および代謝性アシドーシスを示すことが多い．また，骨型ALPなどの骨形成マーカー，骨吸収マーカーが増加し，骨X線検査にて，骨膜下骨吸収像および脱灰像などが認められる．画像診断では，副甲状腺エコー，CTによる副甲状腺の腫大に加え，^{99m}Tc-MIBIシンチグラフィによる腫瘍への集積が局在診断に有用である．

治療

根治治療は副甲状腺腫瘍の摘出である．また，高Ca血症に対して，補液による脱水の改善，骨吸収抑制剤であるビスホスホネート，カルシトニンの投与が行われる．

b. 副甲状腺機能低下症

概念・病態

PTH作用の低下による低Ca血症と高P血症をきたす病態であり，術後性および特発性副甲状腺機能低下症などPTH分泌不全によるものと，PTHの標的臓器における不応症による偽性副甲状腺機能低下症とに分類される．術後性は副甲状腺や甲状腺など頸部の手術後に引き続き起こり，頻度が最も多いのに対し，原因不明の特発性および偽性副甲状腺機能低下症はまれである．

症状

低Ca血症による症状としてはテタニーが特徴的である．テタニーとは，神経・筋の興奮性の亢進により，四肢末梢にしびれや筋の痙攣をきたす症候で，重症になると全身の痙攣を起こすこともある．ほかに，不安・抑うつなどの精神症状もみられる．偽性副甲状腺機能低下症では，知能発育遅延のほか，低身長，肥満，中手骨・中足骨の短縮などの特徴的な身体所見であるオルブライト（Albright）遺伝性骨異栄養症が認められる．

診断

身体所見としては，低Ca血症に基づくクボステック（Chvostek）徴候（顔面神経刺激による顔面筋の痙攣）およびトルソー（Trousseau）徴候（上腕の圧迫による助産婦手位）が特徴的である．検査所見では，低Ca血症と高P血症を認め，術後性および特発性では血中PTHの低値を，偽性では血中PTHの高値を認める（表4）．このほか，テタニー発作や痙攣による骨格筋の破壊を反映し，血清CKおよびLDHの高値を認める．このほか，心電図では低Ca血症によるQT時間の延長を認める．

治療

副甲状腺機能低下症に対する根治療法は存在しないため，治療は低Ca血症に対し血中Ca濃度を是正することが目的となる．全身痙攣などの緊急時にはグルコン酸Caを静脈内に投与する．また，慢性期の治療としては活性型ビタミンD製剤の経口投与を行う．

D 副腎疾患

a. 褐色細胞腫

概念・病態

褐色細胞腫は，副腎髄質，傍神経節などに存在するクロム親和性細胞より発生するカテコールアミン産生腫瘍である．頻度は高血圧患者の0.1〜

0.2％である．男女差はなく，20〜40歳代に多い．副腎外の原発例，悪性例，両側発症，家族性発症および小児例がそれぞれ約10％を占める．

カテコールアミンは，チロシンを原料として合成されるドーパミン，ノルアドレナリンおよびアドレナリンがあり，ドーパミンは中枢神経，ノルアドレナリンは交感神経節，アドレナリンは副腎髄質で主に合成・分泌される．カテコールアミンの受容体にはα受容体とβ受容体が存在し，心臓，血管平滑筋，肝臓，脂肪組織など数多くの臓器に発現してさまざまな作用を有する．褐色細胞腫では，カテコールアミンの産生が亢進し，これらの受容体を介した血管収縮，心臓刺激作用など多彩な病態を示す．

症状

臨床症状は多彩であり，特に，高血圧（hypertension），高血糖（hyperglycemia），代謝亢進（hypermetabolism），発汗過多（hyperhidrosis）および頭痛（headache）の"5H"が特徴的である．特に高血圧は持続型ないし発作型を示し，心不全，脳出血などの心血管障害を合併しやすい．そのほかの症状として，頻脈，手指振戦，悪心・嘔吐などもみられる．

診断

検査所見では，血中および尿中のノルアドレナリン・アドレナリンのほか，これらの代謝産物である尿中ノルメタネフリン・メタネフリンおよびバニリルマンデル酸（VMA）の高値を認める．このほか，高血糖，高コレステロール血症などを認める．画像診断による腫瘍の確認にはCTおよびMRIが用いられる．特にMRIではT2強調画像で高信号を示すことが特徴的である．また，クロム親和性細胞に特異的に取り込まれる^{131}I-MIBGを用いたシンチグラフィが局在診断に有用で，特に副腎外腫瘍，転移巣に加えて他の画像診断では検出不能な腫瘍に対しても大変有用である．一方，動脈造影は急激な血圧上昇などの危険を伴うため禁忌である．

治療

根治療法は腫瘍の摘出であるが，術前に薬物療法による血圧および循環血漿量のコントロールを行うことが必要である．薬物療法として，α遮断薬，αβ遮断薬およびβ遮断薬が用いられるが，β遮断薬の単独投与は血圧上昇を招くため禁忌であり，α遮断薬との併用が必要である．薬物療法は手術不能例に対する対症療法としても用いられる．

b. 神経芽腫

概念・病態

発生学的に交感神経節細胞へ分化しうる交感神経母細胞および交感神経芽細胞が腫瘍化して生じるカテコールアミン産生腫瘍である．乳幼児期に好発し，発生頻度は2万〜10万人あたりに1例と，小児固形腫瘍のなかで最も頻度が高い．

発生部位の大部分は腹部で，副腎の原発が最も多い．このほか，後縦隔，頸部，骨盤内の交感神

サイドメモ：副腎偶発腫とサブクリニカルクッシング症候群

腹部エコーや腹部CTなどの画像診断の進歩に伴い，副腎とは無関係な疾患のために施行した画像検査で偶然に副腎腫瘍が発見された場合，それらの腫瘍を総称して副腎偶発腫という．このなかにクッシング症候群に特徴的な身体所見を認めないが，血中コルチゾールの日内変動を認めなかったり，デキサメタゾンによる抑制の程度が不十分であったりする症例が存在する．コルチゾールの分泌があまり過剰でないか，自律性分泌が比較的低い症例と考えられ，サブクリニカルクッシング症候群とよばれる．

サイドメモ：選択的静脈サンプリングと腹腔鏡下副腎手術

形態的（エコー検査，CT，MRIなど）ならびに機能的（シンチグラフィ，PET）画像検査により各内分泌疾患の病変部位の局在診断が可能となるとともに，機能性腫瘍（クッシング病，原発性アルドステロン症，インスリノーマなど）の手術適応のための局在診断が選択的静脈サンプリングを行うことで可能となっている．また，副腎腫瘍に対しては選択的で侵襲の少ない内視鏡を用いた腹腔鏡下副腎手術が第一選択として行われるようになっている．

表5 コルチゾールの作用とクッシング症候群の臨床症候

	コルチゾールの作用	クッシング症候群
①糖代謝	糖新生促進, 肝でのグリコーゲン合成	耐糖能異常, 糖尿病
②蛋白代謝	蛋白異化促進, 肝ではアミノ酸から蛋白への同化	赤紫色皮膚線条, 皮膚萎縮, 筋力低下
③脂質代謝	脂肪分解, 体幹では脂肪合成・沈着	中心性肥満, 満月様顔貌, 水牛様脂肪沈着, 脂質異常症
④骨代謝	骨吸収の促進, 骨新生の抑制	骨塩量低下, 骨粗鬆症
⑤水・電解質代謝	ナトリウム再吸収, カリウム排泄の促進, ADH拮抗作用	低カリウム血症, 血液濃縮
⑥循環機能	電解質, 水の保持による血圧維持	高血圧, 動脈硬化の促進
⑦免疫機能	免疫機能の抑制, 抗炎症作用	易感染性
⑧精神神経系への作用	中枢神経細胞の被刺激性の亢進	抑うつ, 精神障害

経節, 肝臓, 頭蓋内などからも発生する. 早期からリンパ節のほか, 肝臓, 骨, 骨髄, 肺などに転移するため早期の診断, 治療が重要となる.

症状

カテコールアミン過剰による症状の出現は一般に少なく, 固く表面不整で無痛性の腹部腫瘤が認められる. このほか, 体重減少, 食欲不振, 腹痛, 下痢に加えて, 進行すると発熱や全身衰弱も認められる. また, 転移により肝腫大, 骨痛, 骨髄抑制による汎血球減少, 頭蓋内圧亢進症状を認めることもある.

診断

検査所見では, 尿中のカテコールアミンとその代謝産物であるノルメタネフリン, VMA, ホモバニリン酸(HVA)が高値を示す. 神経芽腫の早期診断のため, マススクリーニングとして尿中VMAが測定されていたが, 自然退縮する症例が存在するためマススクリーニングは現在中止されている. また, 腫瘍マーカーである neuron specific enolase(NSE), CEAの上昇を認めることもある.

画像診断では, エコー, CT, MRIによる腫瘍の確認と ^{131}I-MIBGシンチグラフィおよび ^{67}Gaシンチグラフィでの腫瘍への集積により局在を診断する. このほか, 腹部単純X線では腫瘍の石灰化像を認め, 静脈性腎盂造影では腎の外側への圧排像が認められる.

治療

腫瘍が限局している場合は外科的切除が行われる. 転移など手術が困難な症例には放射線療法および化学療法が行われる.

c. 副腎皮質機能亢進症(クッシング症候群)

概念・病態

副腎皮質ホルモンにおける糖質コルチコイドであるコルチゾールの過剰分泌をきたす症候群をクッシング(Cushing)症候群という. 原因として, 副腎皮質のコルチゾール産生腫瘍(腺腫, 癌), 下垂体のACTH産生腫瘍(クッシング病), 腫瘍による異所性ACTH産生腫瘍および副腎皮質過形成などがあり, 頻度は副腎腫瘍が約50％, クッシング病が約40％を占める. 他に, 糖質コルチコイドの慢性的投与が原因となることもあり, 医原性クッシング症候群とよばれる. 男女比は1：4で女性に多く, 好発年齢は40～50歳代である.

コルチゾールは末梢の標的臓器において多彩な作用を発揮し, 主なものに糖, 蛋白, 脂質, 骨代謝, 水・電解質の代謝, 循環機能, 免疫機能および精神神経への作用などがある. クッシング症候群では, コルチゾールの過剰分泌によりそれぞれの臓器で多彩な症候を示す(表5).

症状

クッシング症候群は表5に示すとおりさまざまな症状を呈する. 特徴的な身体所見として, 中心性肥満, 満月様顔貌, 水牛様脂肪沈着, 赤紫色の皮膚線条および皮膚萎縮などを認める. また, 高血圧, 糖尿病, 脂質異常症をきたしやすく, 動脈

表6 クッシング症候群の分類と特徴

	正常	クッシング症候群				
		下垂体性(クッシング病)	副腎性			異所性ACTH産生腫瘍
ACTH過剰の臨床症状	―	△	×			○
コルチゾール過剰の臨床症状	―	○	○			◎
アンドロゲン過剰の臨床症状	―	○	腺腫 △	癌 ○	過形成 △	○
血漿ACTH濃度	→	↑	↓			↑↑
血清コルチゾール 尿中17-OHCS	→	↑	↑			↑
血清DHEA-S 尿中17-KS	→	↑	腺腫 ↓	癌 ↑↑	過形成 →	↑
デキサメタゾン抑制試験	抑制される	少量では抑制されないが大量では抑制される	少量でも大量でも抑制されない			少量でも大量でも抑制されない
CRH負荷試験	正常反応	過剰反応	フィードバックで抑制されており,低値で無反応			CRHによる刺激を受けず高い値のまま無反応

↑↑:非常に高値,↑:高値,↓:低値,→:不変
◎:強く認められる,○:認められる,△:認められることがある,×:ほぼ認められない,―:認められない

硬化の促進をもたらす.骨においては骨塩量が低下し,骨粗鬆症や病的骨折を起こしやすい.このほか,易感染性,精神神経症状や多毛症などがみられる.

診断

検査所見では,血中コルチゾールが高値を示し,日内変動は消失する.また,尿中遊離コルチゾールや17-ヒドロキシコルチコステロイド(17-OHCS)は高値を示す.このほか,好中球増加,好酸球減少,低K血症,代謝性アルカローシス,耐糖能異常や脂質異常症を認める.クッシング症候群の病因の鑑別には,血漿ACTHの測定のほか,血中デヒドロエピアンドロステロンサルフェート(DHEA-S),尿中ケトステロイド(17-KS)の測定,内分泌機能検査としてデキサメタゾン負荷試験,CRH負荷試験により診断される(表6).また,画像として,CT,MRIなどにより副腎および下垂体の腫瘍を診断する.

治療

治療は,原因を診断することで,原因に応じた治療法を選択する.切除可能な場合は外科的治療が選択され,副腎腫瘍では腫瘍の摘出が,クッシング病では下垂体腺腫摘出術が行われ,異所性ACTH産生腫瘍では原因の腫瘍に対して手術が行われる.また,クッシング病では放射線治療が選択されることもある.切除不能例に対しては,ACTH分泌抑制薬やコルチゾール産生阻害薬などによる薬物療法が行われる.

d. 副腎皮質機能低下症(アジソン病)

副腎皮質機能低下症は,副腎の障害による原発性副腎機能低下症〔アジソン(Addison)病〕と視床下部および下垂体の障害による続発性副腎機能低下症に分類される.ここでは,アジソン病を中心に述べる.

概念・病態

アジソン病の原因として以前は副腎結核が多かったが,近年では結核は減少し,自己免疫機序による特発性アジソン病が増加している.このほか,癌の副腎転移などが原因としてあげられる.

アジソン病は,コルチゾールをはじめとする副腎皮質ホルモンの分泌が低下し,さまざまな標的臓器で作用不全がもたらされる.一方で,視床下部,下垂体へのネガティブフィードバックが解除されるためにACTHの分泌は増加している.

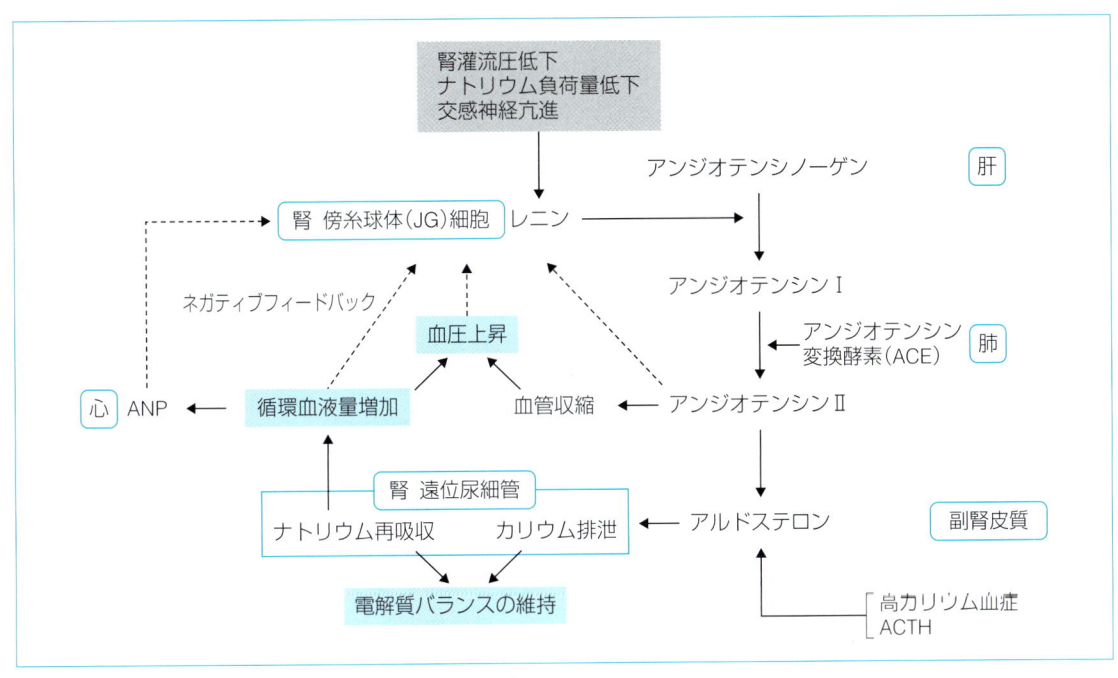

図2 レニン-アンジオテンシン-アルドステロン系

症状

初期症状として，易疲労感，脱力感，食欲不振，悪心・嘔吐などがみられ，進行すると低血糖，低血圧，体重減少や女性では腋毛や恥毛の脱落が出現する．また，アジソン病では，ACTHの分泌亢進を反映して口腔粘膜，歯肉部や手掌の皮溝などに特徴的な色素沈着がみられるが，続発性ではみられない．

診断

検査所見は，血中コルチゾール，尿中遊離コルチゾールおよび17-OHCSが低値を示す．また，副腎アンドロゲンである血中DHEA-Sおよび尿中17-KSも低値を示す．血漿ACTHはアジソン病では高値を示し，ACTH迅速負荷試験でコルチゾールの上昇がみられず，低反応である．一方，続発性では血漿ACTHは低値を示し，ACTH迅速負荷試験ではコルチゾールの反応性が保たれている．このほか，貧血，低Na血症，高K血症および血糖の低下などが認められる．

治療

慢性的な副腎皮質ホルモンの補充を行うことで予後は良好である．しかし，補充療法を突然中止した場合，感染や手術のストレス時に補充量が不足した場合などに急性副腎不全（副腎クリーゼ）を発症することがあり，この場合は副腎皮質ホルモンの静脈内投与による早急な治療が必要となる．

e. 原発性アルドステロン症

概念・病態

副腎皮質からアルドステロンが過剰に分泌されることで起きる病態であり，コン（Conn）症候群ともよばれる．原因として，副腎皮質からのアルドステロン産生腺腫が最も多く（80〜90%），次いで両側副腎皮質過形成，副腎癌がある．高血圧患者の5〜10%を占めるともいわれ，内分泌性高血圧のなかで最も頻度が高い．

アルドステロンは，腎臓の遠位尿細管においてNaの再吸収とKおよび水素イオンの排出を促進し，体液量の調節，血圧の維持と電解質の恒常性を維持する作用を有する（図2）．原発性アルドステロン症では，アルドステロンの過剰分泌の結果，特徴的な所見として高血圧症，低カリウム血症と代謝性アルカローシスがみられる．

症状

アルドステロンの過剰分泌による水・Na貯留により高血圧をきたし，これによる頭痛，動悸，めまい感などの症状がみられる．低カリウム血症による症状として多飲・多尿，筋力低下，周期性四肢麻痺がみられ，また，代謝性アルカローシスや低Mg血症によりテタニーを認めることもある．このほか，細胞内K濃度の低下に基づくインスリン分泌障害により，耐糖能異常および糖尿病をきたす．

診断

検査所見では，血中アルドステロンの高値，血漿レニン活性の低値(アルドステロン/レニン活性比高値)が特徴的である．また，フロセミド立位負荷試験およびカプトプリル負荷試験によっても血中アルドステロンの高値とレニン活性の低値が持続する．このほか，低K血症，代謝性アルカローシス，低Mg血症を認める．局在診断としてCT，MRIが行われるが，腫瘍が小さい場合は検出されないこともあり，この場合は ^{131}I-アドステロールシンチグラフィや副腎静脈血サンプリングが有用である．

治療

一側のアルドステロン産生腺腫では腫瘍の摘出が行われる．両側性の過形成では外科的治療が困難であり，抗アルドステロン薬による薬物治療が行われる．

f. 副腎性器症候群

概念・病態

副腎性器症候群は，副腎における酵素の先天的な欠損あるいは後天的副腎アンドロゲン産生腫瘍により副腎アンドロゲンが過剰に産生される結果，男性化をきたす症候群である．先天的酵素欠損は，コルチゾール産生障害によるACTH過剰分泌のために副腎が過形成をきたし，先天性副腎

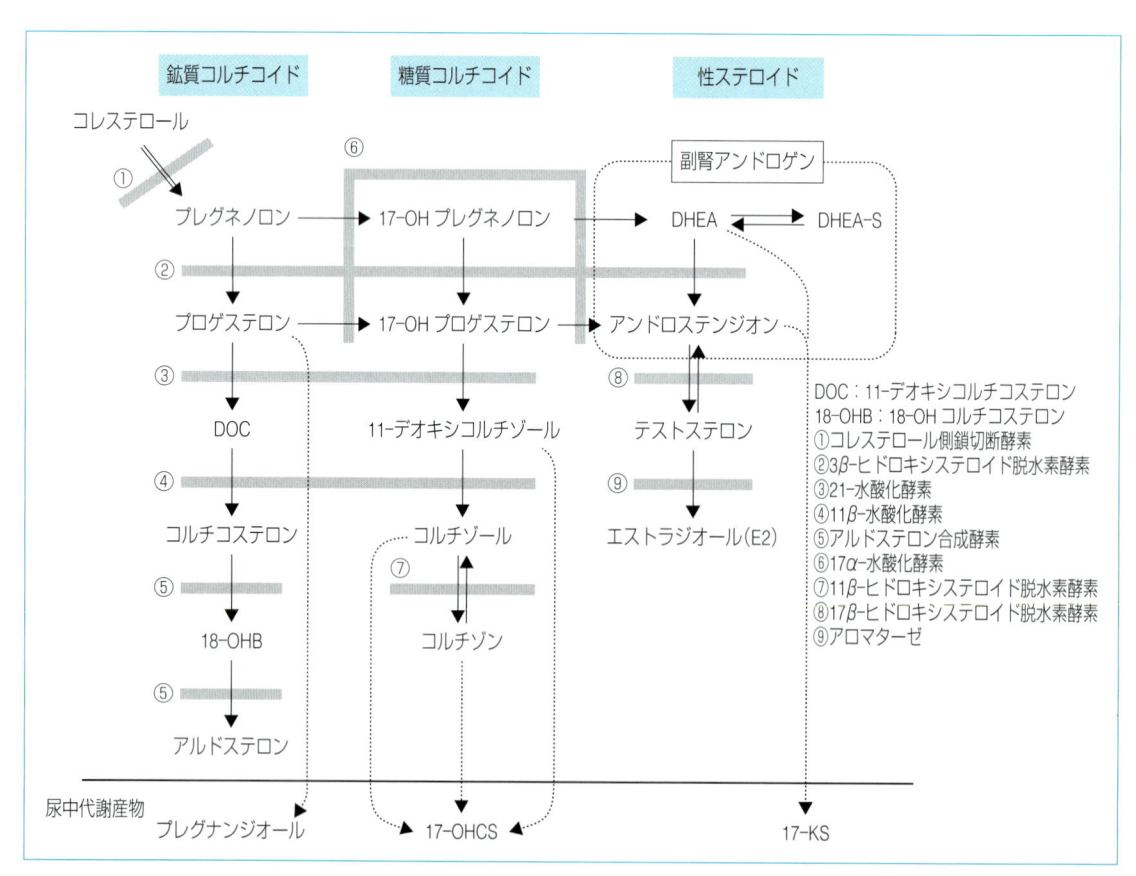

図3 ステロイドホルモンの合成および代謝経路

皮質過形成とよばれる．図3に副腎皮質ステロイド合成経路と合成酵素を示す．先天性副腎皮質過形成のなかで，21-水酸化酵素欠損症，11β-水酸化酵素欠損症および3β-ヒドロキシステロイド脱水素酵素欠損症は，DHEAおよびDHEA-Sが増加して男性化を示す．先天性副腎皮質過形成では，21-水酸化酵素欠損症が90%を占める．

症状

共通する症状として，副腎アンドロゲンの過剰に伴う男性化がみられる．先天性副腎皮質過形成では，ACTHの過剰分泌による色素沈着がみられる．21-水酸化酵素欠損症，3β-ヒドロキシステロイド脱水素酵素欠損症では糖質および鉱質コルチコイドの欠乏による塩喪失症状やショックなどの循環不全がみられることがある．一方，11β-水酸化酵素欠損症では，ミネラルコルチコイドである11-デオキシコルチコステロン（DOC）が高値となり，高血圧を呈する．

診断

検査所見は，血中DHEA-SおよびACTHの高値を示し，血中コルチゾールは低値から基準値を示す．先天性副腎皮質過形成において，塩喪失を示す21-水酸化酵素欠損症および3β-ヒドロキシステロイド脱水素酵素欠損症では，低Na血症，高K血症，アシドーシスを示す．一方，11β-水酸化酵素欠損症では低K血症，アルカローシスを示す．画像診断では，副腎腫瘍に対してエコー，CT，MRIで局在を評価する．

治療

先天性副腎皮質過形成に対しては，副腎機能を維持するために不足するホルモンの補充が行われる．また，副腎腫瘍は外科的に腫瘍切除が行われる．

参考文献
1) 高久史麿，尾形悦郎，黒川清（監）：新臨床内科学9版．医学書院，2009
   ※疾患概念と診断・治療について要領よくまとめられている
2) 杉本恒明，矢崎義雄（総編集）：内科学9版．朝倉書店，2007
   ※各疾患について詳細かつ簡潔に記載されている
3) 内分泌疾患の診断と治療については，日本内分泌学会ホームページ http://square.umin.ac.jp/endocrine/「診断と治療の手引き」を確認するとよい．

サイドメモ：多発性内分泌腫瘍症（multiple endocrine neoplasia；MEN）

複数の内分泌腺に特定の組み合わせで腫瘍または過形成が生じる常染色体優性遺伝症候群である．

① MEN 1型〔ウェルマー（Wermer）症候群〕：下垂体腫瘍，副甲状腺腺腫・過形成，膵内分泌腫瘍を合併し，原因遺伝子として*MEN1*遺伝子が同定されている．

② MEN 2A型〔シップル（Sipple）症候群〕：甲状腺髄様癌，褐色細胞腫，副甲状腺腺腫・過形成を合併し，原因遺伝子として*RET*遺伝子の点変異が同定されている．

③ MEN 2B型：甲状腺髄様癌，褐色細胞腫，多発性神経腫を合併し，原因遺伝子として*RET*遺伝子の変異が同定されている．

MEN 2型では，甲状腺髄様癌の発症はほぼ必発である．MEN 2型の亜型として甲状腺髄様癌のみが生じる家族性甲状腺髄様癌（familial medullary thyroid carcinoma；FMTC）がある．

サイドメモ：多腺性自己免疫症候群（autoimmune polyendocrine syndrome；APS）

自己免疫性と考えられる障害が2つ以上の内分泌腺といくつかの非内分泌腺に生じたものをいう．

①多腺性自己免疫症候群1型：小児に多く，副腎皮質機能低下症（自己免疫性アジソン病），副甲状腺機能低下症，粘膜皮膚カンジダ症を合併し，HAM（hypoparathyroidism-Addison-moniliasis）症候群ともよばれる．

②多腺性自己免疫症候群2型：成人に多く，副腎皮質機能低下症（自己免疫性アジソン病）と自己免疫性甲状腺疾患〔特に橋本病を合併する場合シュミット（Schmidt）症候群という〕にさらに1型糖尿病が合併する

③他に自己免疫性甲状腺疾患，1型糖尿病，悪性貧血，自己免疫性肝疾患などを合併する3型，1～3型に含まれない自己免疫性内分泌疾患の組み合わせ（自己免疫性アジソン病とシェーグレン症候群，高ゴナドトロピン性性腺機能低下症などの合併）である4型が報告されている．

第9章 腎・尿路・男性生殖器疾患

学習のポイント

❶ 腎炎の病名として，症候に基づく病名，組織型による病名，腎機能による病名や分類があり，同じ組織型でも，症候や腎機能の出現の仕方によって，異なる症候病名，腎機能病名がつけられる．3種類の分類の組み合わせで，各病態をより詳細に表現できると考えるとよい．別々の基準による病名を独立した病名と考えて混乱していることが多い．

❷ 慢性に進行する腎臓疾患が多くあり，腎臓の病名がわかりにくい．慢性腎臓病CKDという病名は，さまざまな腎臓疾患を主に蛋白尿と腎機能面から新たに定義して設けられたものである．一般に診療する医療従事者が腎臓疾患対策をしやすくするために作られた概念である．

❸ 尿路結石：上部尿路結石では対外衝撃波結石破砕術（ESWL）などにより治療が行われる．尿路感染症を併発すると，閉塞性腎盂腎炎を起こして敗血症性ショックへ進展することがあるため，注意を要する．

❹ 尿路感染症：基礎疾患の有無により単純性尿路感染症と複雑性尿路感染症に分類される．通常，腎盂腎炎は有熱性，膀胱炎・尿道炎は無熱性である．

❺ 前立腺肥大症：高齢男性の排尿障害の原因として頻度が高い．薬物療法や経尿道的前立腺切除術（TUR-P）などが行われる．

❻ 泌尿器腫瘍：腎腫瘍，膀胱腫瘍，前立腺癌は増加傾向である．高齢化の進むわが国においては医療における重要度がますます増加する疾患である．精巣腫瘍は多くが青壮年期に発生する．各腫瘍ごとに診断，病期に応じた治療法の理解が大切である．

本章を理解するためのキーワード

❶ 糸球体
腎臓内で毛細血管が編み糸の玉のような構造をしていることから名づけられたと思われる．糸球体とそれを取り囲むボーマン嚢も含めて濾過機能を果たしている．輸入細動脈から入った血液は糸球体で濾過されて，輸出細動脈から出ていく．

❷ 糸球体濾過値（GFR）
糸球体で濾過される血液量．濾過機能は腎臓の機能の基本であるが，糸球体を流れる血液量と濾過能力を反映している．血清クレアチニンと年齢，性別から算出できる推算GFR（eGFR）が臨床的に有効．

❸ 尿蛋白と微量アルブミン
腎障害で糸球体基底膜の障害が生じると蛋白が漏れて蛋白尿をきたすので，尿蛋白測定は，腎障害の指標となる．試験紙による定性試験では，正常域上限の5～10倍増加して初めて検出されるので，糖尿病性腎症などの早期発見のため，尿中のアルブミン量の測定が行われる．

❹ 尿沈渣
尿を遠心濃縮して尿中の細胞成分や塩結晶などを観察する．糸球体障害では，尿細管由来の細胞が尿細管に詰まってできた赤血球円柱や顆粒円柱などの細胞性円柱や，変形した赤血球などが観察される．糸球体より下流領域の病変由来の場合とは出現する細胞やその構造に違いがある．病変の存在や病勢評価に役立つ．

❺ PSA（前立腺特異抗原）
前立腺に特異的に存在し，精液に分泌される蛋白質の一種．PSAは正常でも血清内に存在するが，前立腺癌患者では血清内濃度が増加するため，前立腺癌のスクリーニング検査として測定される．

A 糸球体腎炎

腎炎とは腎臓内での炎症が起こっている状態をいう。血液を濾過する糸球体で炎症が起こっているのが糸球体腎炎，尿細管と尿細管の周囲の組織（尿細管間質組織）で炎症が起こっているのが尿細管間質性腎炎である。また，腎臓内の血管に炎症が起こる血管炎もある。

糸球体に炎症が起きて，糸球体が損傷されると，蛋白や血球が糸球体を通り抜け，蛋白尿や血尿が起こる。糸球体の損傷が進み，糸球体での濾過が有効にできなくなると，尿や尿毒素の調整ができなくなる。血尿・蛋白尿を生じる腎疾患を表1に示す。症状としては，血尿や蛋白尿だけがみられる以外は無症状の場合も多く，蛋白尿が増加してネフローゼ症候群を呈し，浮腫や胸水，肺水腫が出現したり，腎不全が進んで尿毒症となり，全身倦怠，食欲低下，吐き気，嘔吐など出現する場合などさまざまである。

糸球体腎炎の発症機序としては，①糸球体の構成成分に対して抗体が産生されて起こる自己免疫性糸球体腎炎，②糸球体に非特異的に結合したり沈着した抗原物質に対して抗体が産生されて起こる in situ 型糸球体腎炎，③腎以外で形成された抗原抗体複合体（免疫複合体）が血流にのって糸球体に到達し沈着して起こる循環性免疫複合体型糸球体腎炎，④免疫グロブリンや補体の沈着を認めない pauci immune 型糸球体腎炎，などがある。

糸球体腎炎の分類としては，臨床病型による分類（表2）と，病理所見による組織病型がある。臨床病型に対応する主な組織病型は表3のようになる。同じ腎炎でも時期により各症候群が変わりうる。例えば，急性腎炎症候群で発病して，慢性腎炎症候群として進行し，同時にネフローゼ症候群を伴うという具合である。臨床病型としての病名と腎機能の程度によってつけられる機能的診断名と組織病型としての病名が同時に，あるいは別々に使われるため混乱しやすいが，同じ疾患を違う方向からみた病名が1つの腎炎に複数ついているということである。

表1 血尿・蛋白尿を生じる腎疾患

1. 原発性糸球体障害
    - 急性腎炎症候群
    - 慢性腎炎症候群
    - ネフローゼ症候群
    - 急速進行性腎炎症候群
    - 反復性または持続的血尿
2. 尿細管間質病変
    - 急性間質性腎炎
    - 慢性間質性腎炎
3. 続発性腎障害
    - 糖尿病性腎症
    - アミロイドーシス
    - 多発性骨髄腫
    - 薬物性腎障害
    - その他 全身性エリテマトーデス，血管炎（Wegener 肉芽腫，結節性動脈周囲炎，巨細胞血管炎，Henoch-Schönlein 腎炎），全身性硬化症，血栓性血小板減少性紫斑病，Sjögren 症候群，感染症と腎障害，慢性リンパ性白血病　など

表2 原発性糸球体疾患の臨床症候分類（WHO）

急性糸球体腎炎症候群	発症が明らかであり，血尿，蛋白尿，高血圧，糸球体濾過値の減少，浮腫が急激に出現する糸球体疾患
急速進行性糸球体腎炎症候群	急性あるいは潜行性に血尿，蛋白尿，貧血を認め，急速に腎不全に進行する糸球体疾患
反復性あるいは持続性血尿症候群	肉眼的または顕微鏡的血尿が潜行性あるいは急激に出現し，蛋白尿はみられないか軽微，かつ高血圧，浮腫などの腎炎症状はみられない糸球体疾患
慢性糸球体腎炎症候群	蛋白尿，血尿，高血圧が認められ，徐々に腎不全に陥る糸球体疾患。腎機能正常の非進行例もある。
ネフローゼ症候群	種々の原因疾患により共通の症状すなわち高度の蛋白尿，低蛋白血症，高脂血症，浮腫をもって発症する糸球体疾患

表3 原発性糸球体疾患の臨床分類と組織型(WHO)

急性糸球体腎炎症候群	管内増殖性糸球体腎炎,半月体形成性糸球体腎炎,膜性増殖性糸球体腎炎,IgA腎症
急速進行性糸球体腎炎症候群	半月体形成性糸球体腎炎,半月体を伴う膜性増殖性糸球体腎炎
反復性あるいは持続性血尿症候群	微小変化群,巣状糸球体腎炎,メサンギウム増殖性糸球体腎炎,IgA腎症
慢性糸球体腎炎症候群	IgA腎症,巣状糸球体腎炎,メサンギウム増殖性糸球体腎炎,膜性増殖性糸球体腎炎,膜性腎症,巣状糸球体硬化症,硬化性糸球体腎炎
ネフローゼ症候群	微小変化群,巣状糸球体硬化症,膜性腎症,メサンギウム増殖性糸球体腎炎,膜性増殖性糸球体腎炎

1. 急性糸球体腎炎

　急性糸球体腎炎は,主に溶連菌感染(多くは上気道感染)後,1〜3週(平均10日)の潜伏期を経て発症する.子どもに多く発症する病気だが,成人や高齢者でもみられる.全例で血尿(顕微鏡的あるいは肉眼的血尿)を認め,蛋白尿,浮腫,高血圧などの症状が現れるのが特徴である.発症初期に血清補体価が低下する.一般に急性期を過ぎると,浮腫が軽快するとともに血圧が正常に回復し,通常1〜3か月後には血尿や蛋白尿は消失し血清補体価も正常化する.しかし,腎生検を行うとまだ糸球体に病変が残っていることが多く,約6か月は安静を守り,その後6か月くらいはあまり無理のない生活をするよう勧められる.組織型病理学的診断名は管内増殖性糸球体腎炎である.

　急性糸球体腎炎症候群は,血尿,蛋白尿,高血圧,糸球体濾過値の減少および浮腫などが急激に出現する糸球体疾患のことをいい,溶連菌感染後の急性糸球体腎炎はその代表的疾患である.また半月体形成性糸球体腎炎,膜性増殖性糸球体腎炎,IgA腎症など慢性球体腎炎のなかには急性糸球体腎炎と同様の症状が現れることも多い.急性糸球体腎炎は他の多くの腎臓病と異なり,ほとんどの場合完全に治るのに対して,急性糸球体腎炎症候群の症状を呈する他の腎炎の多くは,完治することが少なく,治療方針や予後が異なる.それゆえ急性糸球体腎炎と他の糸球体腎炎を区別することが非常に重要である.

2. 急速進行性糸球体腎炎

　急速進行性糸球体腎炎(rapidly progressive glomerulonephritis; RPGN)とはWHOにより,『急性あるいは潜在性に発症する肉眼的血尿,蛋白尿,貧血,急速に進行する腎不全症候群』と定義されている.急速とは数週間から数か月以内ということである.病理学的には多数の糸球体に細胞性から線維細胞性の半月体の形成を認める壊死性半月体形成性糸球体腎炎(necrotizing crescentic glomerulonephritis)が典型像である.しかし,半月体形成性腎炎以外にもRPGNの臨床経過をたどるものがあり,前述の定義を満たす腎炎様の尿所見を伴い,急速な腎機能の悪化により放置すれば,末期腎不全まで進行するものは臨床的にRPGN症候群として取り扱われる.

　RPGNの腎病理組織像は,半月体形成性壊死性糸球体腎炎を呈するのが典型的である.蛍光抗体法では,その病態により,免疫複合体の係蹄壁・メサンギウム領域への顆粒状沈着(granular pattern),係蹄壁への線状沈着(linear pattern),および免疫複合体の沈着を認めない(pauci-immune)場合がある.上記腎組織所見,およびANCA,抗GBM抗体,抗DNA抗体,免疫複合体などの血清学的指標を加味して,pauci-immune型RPGN,抗GBM抗体型RPGN(Goodpasture症候群を含む),免疫複合体型RPGNの3つに大別される.さらにpauci-immune型はミエロペルオキシダーゼ(myeloperoxidase; MPO)-ANCA陽性RPGN(顕微鏡的多発血管炎を含む)とプロテイナーゼ3(proteinase 3; PR3)-ANCA陽性RPGN(ウェゲナー肉芽腫症を含む),ANCA陰

性型に病型分類される.わが国のRPGN症例全体の60〜70%は,pauci-immune型半月体形成性糸球体腎炎で,顕微鏡的多発血管炎では80〜90%超までもがMPO-ANCA陽性例である.

3. 再発性持続性血尿

　肉眼的または顕微鏡的血尿が潜行性あるいは急激に出現し,蛋白尿はみられないか,あるいは軽微であり,かつ高血圧・浮腫などの腎炎症状がみられない非進行性の糸球体疾患.慢性糸球体腎炎症候群の潜在型と考えられる.

4. 慢性糸球体腎炎症候群 （慢性糸球体腎炎）

　慢性糸球体腎炎とは,一般には,尿蛋白や尿潜血が1年以上続き,腎臓の糸球体に慢性的な炎症が起こっているもの全般を指し,1つの病気ではなくさまざまな病気の総称である.「慢性腎炎症候群」ともよばれている.

　経過は長期間にわたるが,病気の進行はさまざまである.進行が非常にゆるやかで,腎機能も低いなりに安定している場合もあれば,徐々に進行して腎機能が低下していく場合もある.ある時点から急激に悪化する場合もある.さらに,年齢が若いときには腎機能が比較的保たれていても,加齢や高血圧,糖尿病などの要因が加わると,腎機能が一気に低下する場合がある.したがって腎生検などによる正確な診断が必要である.

　慢性糸球体腎炎症候群の組織型はIgA腎症,巣状糸球体腎炎,メサンギウム増殖性糸球体腎炎,膜性増殖性糸球体腎炎,膜性腎症,巣状糸球体硬化症,硬化性糸球体腎炎である(表3参照).これらのうち,特に慢性糸球体腎炎の経過をとることが多いものは,メサンギウム増殖性糸球体腎炎,膜性増殖性糸球体腎炎,膜性腎症である.メサンギウム増殖性糸球体腎炎は,血尿・腎機能障害・高血圧・顆粒円柱などの腎炎要素が主要症状だが,膜性増殖性糸球体腎炎の場合には,これらに加えて,高度の蛋白尿,低蛋白血症,浮腫,脂

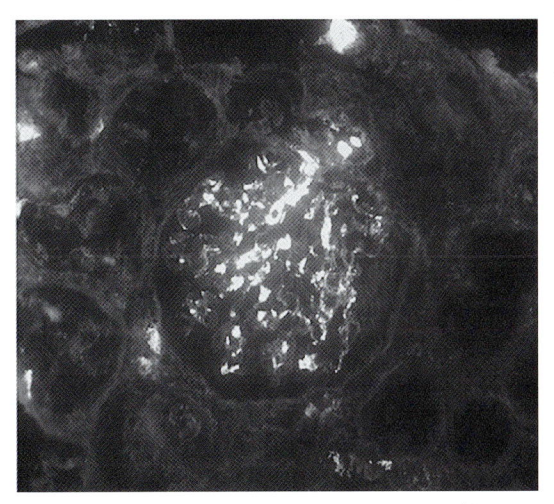

図1　抗IgA抗体で蛍光染色された糸球体(抗IgA蛍光染色)

肪円柱・脂肪体などのネフローゼ症候群の要素が加味される.また膜性腎症ではネフローゼ症状が優位であり,腎炎症状に乏しい.糸球体基底膜を中心とする毛細血管係蹄壁(内皮細胞,基底膜,上皮細胞)が障害されると高度の蛋白尿をきたし,メサンギウム増殖では糸球体硬化に陥り,腎機能の低下,腎不全に至るからである.

a. IgA腎症

　IgA腎症は顕微鏡的血尿あるいは肉眼的血尿が主徴であり,病理学的にはびまん性のメサンギウム増殖を基本とする巣状分節状腎炎を認め,蛍光所見でメサンギウム領域へのIgA沈着を認める(図1).急速に腎機能の低下をきたす急速進行型もありうるが,進行は一般に緩徐である.予後は比較的良好とされていたが,20年後の予後調査では40%近くが腎不全に陥る.検査所見としては,IgA高値(50%),補体正常であり,ネフローゼ症候群を呈するのは10%未満である.

　半月体形成,糸球体硬化病変を有する糸球体が全糸球体に対して占める割合(%)で判定する組織学的重症度分類と,蛋白尿の程度・腎機能(GFR)で判定される臨床的重症度分類を組み合わせて,予後を評価し,治療法を選択する(表4).

表4 IgA腎症の予後判定

臨床的重症度＼組織学的重症度	H-Grade I 障害糸球体数/総糸球体数 25% 未満	H-Grade II 障害糸球体数/総糸球体数 25% 以上 50% 未満	H-Grade III+IV 障害糸球体数/総糸球体数 50% 以上
C-Grade I 尿蛋白 0.5 g/日未満	低リスク	中等リスク	高リスク
C-Grade II 尿蛋白 0.5 g/日以上 eGFR 60 mL/分以上	中等リスク	中等リスク	高リスク
C-Grade III 尿蛋白 0.5 g/日以上 eGFR 60 mL/分未満	高リスク	高リスク	超高リスク

低リスク：透析療法に至るリスクが少ない
中等リスク：透析療法に至るリスクが中等度(11% 程度)
高リスク：透析療法に至るリスクが高い(25% 程度)
超高リスク：5年以内に統制療法に至るリスクが高い

(厚生労働省難治性疾患研究 進行性腎障害に関する調査研究班 IgA腎症診療指針 第3版 2011を改変)

表5 糖尿病性腎症病期分類

病期	臨床的特徴		主な治療法
	尿蛋白(尿アルブミン)	GFR(Ccr)	
第1期(腎症前期)	正常	正常，ときに高値	血糖コントロール
第2期(早期腎症期)	微量アルブミン尿	正常，ときに高値	厳格な血糖コントロール 降圧治療
第3期-A(顕性腎症前期)	持続性蛋白尿	ほぼ正常	厳格な血糖コントロール 降圧療法・蛋白制限食
第3期-B(顕性腎症後期)	持続性蛋白尿 (1 g/日以上)	低下 (60 mL/分以下)	厳格な降圧療法・蛋白制限食
第4期(腎不全期)	持続性蛋白尿	著明低下 (sCr 上昇)	厳格な降圧療法・低蛋白食・透析療法導入
第5期(透析療法期)	透析療法中		腎移植

(糖尿病性腎症に関する合同委員会(編)：糖尿病 44：623, 2001 より引用)

b. 糖尿病性腎症

二次性腎疾患としては最も多い．糖尿病性腎症は糖尿病細小血管合併症の代表であり，1998年から慢性維持透析療法導入原因疾患の第1位である．糖尿病性腎症では，最初は糸球体濾過量が増加する過剰濾過状態が持続した後，病期の進行に伴い糸球体濾過量が低下していき，末期腎不全に至るというように増悪していく．また，持続性蛋白尿出現が特徴的であるが，早期に糖尿病性腎症を発見し加療を開始するために，尿蛋白定性試験陰性の時期にも定期的に微量アルブミンを測定するように推奨されている．病期分類を表5に示す．

B ネフローゼ症候群

ネフローゼ症候群は高度の蛋白尿が持続し，血液中の蛋白濃度の低下(低蛋白血症)をきたす腎疾患で，浮腫や脂質異常症が認められる．ネフローゼという独立した疾患ではなく，種々の原因疾患により，前記の病状を呈する状態の場合にネフローゼという診断名がつけられる．

ネフローゼ症候群の症状としては，浮腫(むくみ)，むくみによる体重増加，下痢，腹痛，食欲不振．重症になると，胸水，腹水，呼吸困難，咳痰，腹部膨満感などを呈する．診断基準(表6)，原因疾患別にみた臨床所見の特徴(表7)を参照さ

表6 ネフローゼ症候群の診断基準（厚生省特定疾患ネフローゼ症候群調査研究班）

(1) 蛋白尿：1日蛋白量 3.5 g 以上を持続する
(2) 低蛋白血症：血清総蛋白量は 6.0 g/dL 以下
　　（低アルブミン血症とした場合は血清アルブミン量 3.0 g/dL 以下）
(3) 脂質異常症：高 LDL コレステロール血症
(4) 浮腫

注 (1) 上記蛋白尿，低蛋白血症（低アルブミン血症）は本症候群診断のための必須条件である．
　 (2) 脂質異常症，浮腫は本症候群診断のための必須条件ではない．
　 (3) 尿沈渣中，多数の卵円形脂肪体，重屈折性脂肪体の検出は本症候群診断の参考になる．

表7 一次性ネフローゼ症候群の原因疾患別にみた臨床所見の特徴

	微小変化型	巣状糸球体硬化症	膜性腎症	メサンギウム増殖性糸球体腎炎	膜性増殖性糸球体腎炎
好発年齢	若・青年期	青年期	中高年期	青年期	青年期
発症様式	急速	急速	潜行性かつ緩徐	腎炎の経過に相応	潜行性かつ緩徐
浮腫	非常に強い（全身）	非常に強い（全身）	軽度から中等度	軽度から中等度	軽度から中等度
尿蛋白量	非常に多い	非常に多い	多い	多い	多い
尿潜血	まれ	(＋)～(＋＋)	(＋)～(＋＋)	(＋＋＋)～	(＋＋＋)～
尿蛋白の選択性	高い	低い	低い	低い	低い
高血圧	まれ	しばしば	時に	しばしば	しばしば

れたい．

糸球体濾過の膜部分での小孔による size selective barrier と，係蹄壁が陰性荷電を帯びていることによる charge selective barrier によって保たれている高分子物質の尿中への漏出防止機構が，ネフローゼ症候群では破壊されている．原因疾患によって破壊のされ方が異なり，微小変化型ネフローゼでは漏出蛋白のサイズに選択性が残っていると考えられる．

ネフローゼ症候群では，尿中への蛋白漏出が増加し，アルブミンが喪失するが，肝臓でのアルブミンの代償的な生合成亢進が追いつかなくなると低アルブミン血症となる．この結果，血漿の膠質浸透圧が低下し，血管内から間質への体液移動が起こり，間質の浮腫と血管内脱水が生じる．血管内脱水によってレニン-アンジオテンシン系が亢進し，Na 貯留を招いて浮腫が増強する．尿細管における Na 再吸収が低下し，Na 貯留が起こり循環血漿量がまして毛細血管静水圧が増加していることも浮腫を増強する．高血圧が伴うとさらに蛋白排出量は増加し，浮腫の増加につながる．

ネフローゼ症候群では著明な高コレステロールとなるが，これは，低蛋白血症によって肝臓でのアルブミン合成亢進に伴って，VLDL，LDL の合成亢進と LPL 活性低下（産生低下と活性化因子の尿中喪失）による異化障害によると考えられている．また，この際，肝臓でのフィブリノゲンや第Ⅷ因子の合成亢進が起こり，アンチトロンビン（Ⅲ）が尿中に喪失などで，過凝固，低線溶，血小板凝集能の亢進などが起こってくる．血栓形成が生じやすく，高コレステロールもあることから長い目では心血管系にも影響をもたらす可能性がある．さらに免疫グロブリンの尿中への喪失などをはじめとして，免疫系も低下すると考えられる．

C 腎不全

概念・原因

腎不全とは，腎機能の低下により，体液の恒常性が維持できなくなり，高窒素血症をきたし，体液平衡，電解質の濃度をコントロールできなくなって，多彩な症状を呈する状態である．急性腎

表8　腎不全の原因

急性腎不全の原因	慢性腎不全の原因
1. 腎臓への血流量の不足(腎前性) 　　出血，脱水，心不全，ショック，肝不全など 2. 尿の流れの阻害(腎後性) 　　前立腺肥大，腫瘍による尿路圧迫，尿路内腫瘍，結石など 3. 腎臓内の損傷(腎実質性) 　　アレルギー，造影剤，有毒物質(薬物，毒物)，間質性腎炎，急速進行性糸球体腎炎，血管損傷，溶血性尿毒症症候群 　　腎臓内の動脈や静脈の閉塞 　　シュウ酸塩や尿酸などの結晶による閉塞腎臓損傷など	1. 高血圧や動脈硬化による腎硬化症や腎梗塞 2. 原発性あるいは多発性骨髄腫による腎アミロイドーシス 3. 糖尿病性腎症 4. 慢性糸球体腎炎 5. 多発性嚢胞腎 6. 急速進行性糸球体腎炎 7. 遺伝性腎障害 8. 腎腫瘍・膀胱腫瘍・前立腺肥大 9. 慢性腎盂腎炎 10. 腎臓尿路結核 11. 腎尿路結石・悪性腫瘍による尿閉塞 12. 薬剤による腎障害など

不全，慢性腎不全のそれぞれの原因を**表8**に示す．

急性腎不全とは，腎機能が数日から数週間のうちに低下するもの，慢性腎不全は数か月～数年以上にわたって持続的に腎予備能力が低下し，腎機能不全に至るものである．急性腎不全と慢性腎不全は原因，予後，治療法が異なるので，これらの鑑別が重要である．

初めて診る患者の場合，その腎不全が，急性腎不全なのか慢性腎不全であるのか，または，慢性腎不全に急性腎不全の要素が加わったもの(慢性腎不全の急性増悪)なのかわからないことが多い．急性腎不全なら，原因疾患の治療によって腎機能障害が改善する可能性があり，輸液や利尿剤などの保存的治療で頑張ろうということになり，腎機能の回復が期待されるので，透析を行っても一時的である．しかし，慢性腎不全なら，保存的治療で腎機能悪化を防ぐように試みるが，早晩，維持透析の導入ということになる．急性腎不全か慢性腎不全かの鑑別は重要である．腎不全の期間の違いによる症状，検査の違いと原因疾患の特定は両者の鑑別に重要である．

症　状

体がだるい，食欲不振，吐き気，頭痛，むくみ，高血圧，かゆみ，めまい，息苦しい，夜間尿などがあげられる．

これらは腎性貧血，代謝性アシドーシス，尿毒症，尿量低下などの症状であるが，末期腎不全に至るまで症状を感じないことが多い．

表9　慢性腎不全の治療

1. 生活指導・食事療法
   運動負荷が腎障害を増悪させると考えられ，安静が推奨されてきた．
   低蛋白食(標準 0.6 g/kg/日)，摂取エネルギー 35 kcal/日，食塩摂取量 7 g/日以下
2. 薬物療法
   a. 高血圧の管理：
   ①腎灌流圧すなわち全身血圧の低下
   ②輸出細動脈の拡張　アンジオテンシン変換酵素阻害薬(ACE-I)，アンジオテンシンⅡ受容体拮抗薬(ARB)腎機能を増悪させる可能性あり
   b. 貧血の治療：腎性貧血の治療
   c. 高窒素血症：経口吸着用炭素製剤で吸着
   d. 高P血症低Ca血症(腎性骨症の治療)：Pの摂取制限　P吸着剤
   e. 高K血症：K制限食　イオン交換樹脂
   f. 高尿酸血症
   g. 代謝性アシドーシスの予防
3. 増悪因子の回避　腎毒性物質，心疾患の予防など
4. その他
   糖尿病治療，禁煙　悪性腫瘍の発見
5. 透析療法の準備
   教育
   治療法の選択
   適切なアクセス作成と適切な導入

治　療

慢性腎不全の治療は，早期発見して，進展抑制と合併症の予防をまず行い，それと同時に透析療法の準備を行うということになる(**表9**)．

また，脱水，感染症，高度高血圧，急激な降圧，心不全，腎動脈狭窄，腎後性腎不全(結石，腫瘍)，腎毒性物質(特に非ステロイド性消炎鎮痛薬，造影剤)，手術，高Ca血症などによって，

表10 慢性腎不全透析導入基準

大項目	小項目	点数
Ⅰ 臨床症状	1. 体液貯留（全身浮腫，高度の低蛋白尿，肺水腫） 2. 体液異常（管理不能の電解質・酸塩基平衡異常） 3. 消化器症状（悪心，嘔吐，食欲不振，下痢など） 4. 循環器症状（重篤な高血圧，心不全，心膜炎） 5. 神経症状（中枢・末梢神経障害，精神障害） 6. 血液異常（高度の貧血症状，出血傾向） 7. 視力障害（尿毒症性網膜症，糖尿病性網膜症）	
	高度：3項目以上	30
	中等度：2項目	20
	軽度：1項目	10
Ⅱ 腎機能	血清クレアチニン(mg/dL)(クレアチニンクリアランス，mL/分)	
	8以上(10未満)	30
	5～8未満(10～20未満)	20
	3～5未満(20～30未満)	10
Ⅲ 日常生活障害度	高度：尿毒症症状のため起床できない	30
	中等度：日常生活が著しく制限	20
	軽度：通勤，運動，通学あるいは家庭内労働が困難	10
Ⅳ 判定	Ⅰ，Ⅱ，Ⅲの総合得点が60点以上を透析導入とする．年少者(10歳以下)，高齢者(65歳以上)，全身性血管合併症のあるものについては10点を加算する．	

（厚生労働省科学研究：腎不全医療研究班，1991）

腎不全が急性に増悪する場合があり，緊急透析や緊急の処置が必要となる場合がある．透析導入基準を表10に示す．腎代替療法としては，腎移植，腹膜透析，血液透析がある．

末期腎不全に至り，透析導入となった場合は，慢性腎不全増悪抑制を試みていたときとは食事などの制限が変わってくる．PやK制限は継続が必要となるが，蛋白制限はなくなり，むしろ良質な蛋白をしっかり摂取するように指導される．残存腎機能が廃絶していくに従い尿量は減少していくので，水分制限がより厳しくなることが多い．

また，長期透析後の合併症の管理が必要となる．

D 慢性腎臓病

慢性腎臓病(chronic kidney disease；CKD)は，2002年に米国で提唱された新しい概念で，慢性に進行する腎疾患のすべてを「尿蛋白陽性などの腎疾患の存在を示す所見」もしくは「腎機能低下（糸球体濾過量が60 mL/分/1.73 m^{2}未満）」が3か月以上続く状態を慢性腎臓病と定義し，対策を進めようとされている．慢性腎臓病は，末期腎不全に至って透析療法を受ける原因であるほかに，心血管疾患の大きな危険因子であることがわかったからである．

日本腎臓学会の調査では，わが国のCKD患者数は約1330万人と推計されている．

①慢性腎臓病の治療にあたっては，まず第一に生活習慣の改善（禁煙，減塩，肥満の改善など）を行うこと，②血圧は徐々に降圧して130/80 mmHg以下を管理目標とすること，③降圧にはアンジオテンシン変換酵素(ACE)阻害薬やアンジオテンシンⅡ受容体拮抗薬(ARB)を第一選択として使用し，必要に応じて他の降圧薬を併用すること，④尿蛋白は0.5 g/gCr未満とすること，⑤糖尿病ではHbA1c 6.5%(JDS)未満にすること，⑥LDLコレステロールは120 mg/dL未満に管理することなどが推奨されている．

2012年に日本腎臓学会によって日本人向けの新しいCKDの重症度分類が示された（図2）．

原疾患	蛋白尿区分		A1	A2	A3
糖尿病	尿アルブミン定量 (mg/日) 尿アルブミン/Cr 比 (mg/gCr)		正常	微量アルブミン尿	顕性アルブミン尿
			30 未満	30〜299	300 以上
高血圧 腎炎 多発性囊胞腎 不明 その他	尿蛋白定量 (g/日) 尿蛋白/Cr 比 (g/gCr)		正常	軽度蛋白尿	高度蛋白尿
			0.15 未満	0.15〜0.49	0.50 以上
GFR 区分 (mL/分/ 1.73 m²)	G1	正常または高値 ≧90	①	②	③
	G2	軽度低下 60〜89	①	②	③
	G3a	軽度〜中等度低下 45〜59	②	③	④
	G3b	中等度〜高度低下 30〜44	③	④	④
	G4	高度低下 15〜29	④	④	④
	G5	腎不全 (ESKD) <15	④	④	④

図2 慢性腎臓病 CKD の重症度分類

重症度は原疾患・GFR 区分・蛋白尿区分を合わせたステージにより評価する．CKD の重症度は死亡，末期腎不全，心血管死亡発症のリスクを ① のステージを基準に，②，③，④ の順にステージが上昇するほどリスクは上昇する． （KDIGO CKD guideline 2012 を日本人用に改変）
〔日本腎臓学会（編）：CKD 診療ガイド 2012, 東京医学社, 2012 より改変〕

CKD の重症度は原因（Cause：C），腎機能（GFR：G）蛋白尿（アルブミン尿：A）による CGA 分類で評価することとなった．図の②，③，④ が CKD に相当する部分になるが，④ になるほど末期腎不全，心血管死亡のリスクが高くなる．

E 尿路結石

概念・病態

腎から尿管までの上部尿路結石，膀胱から尿道までの下部尿路結石に分けられ，尿路結石の 95% 以上が前者である．好発年齢は 30〜60 歳であり，男性に多い．再発率が高く，水分摂取は尿路結石の予防に有用である．**表11** に尿路結石の原因となる疾患や病態を，**表12** に結石の種類をあげる．

症状

上部尿路結石のうち腎結石は無症状のことが多

表11 尿路結石の原因となる疾患や病態

1. 高カルシウム血症・尿症をきたす疾患
   ・原発性副甲状腺機能亢進症
   ・ステロイド製剤による薬剤性高カルシウム尿症
   ・悪性腫瘍（多発性骨髄腫，白血病，転移性骨腫瘍など）
2. 代謝異常
   ・高シュウ酸尿症
   ・シスチン尿症
3. 尿細管の機能異常
   ・遠位型尿細管性アシドーシス
4. 高尿酸尿症
   ・高尿酸血症
   ・痛風
5. 二次性の結石形成
   ・尿路感染症
   ・尿路形態異常・尿路通過障害
   ・薬剤性（ステロイド製剤による高カルシウム尿症，尿酸排泄促進剤（プロベネシドなど）による尿中への尿酸過剰排泄）

いが，腎盂尿管移行部や尿管へ下降すると急激な腰背部痛を生じる．膀胱に近い下部尿管結石では，頻尿や残尿感などの膀胱刺激症状を伴うこと

表12　結石の種類

シュウ酸カルシウム
リン酸カルシウム
リン酸マグネシウム・アンモニウム
尿酸
シスチン

がある．また，ほとんどの場合で顕微鏡的血尿が認められ，肉眼的血尿を呈する場合もある．

上部尿路結石に尿路感染症を併発すると，閉塞性腎盂腎炎を起こして敗血症性ショックへ進展することがあり，注意を要する．

診断
①尿検査：血尿の確認．結石成分の結晶を認める場合もある．
②超音波検査：水腎症の有無は，結石による尿管閉塞の評価に重要である．
③単純X線撮影：カルシウム含有結石の多くは描出されるが，尿酸結石やシスチン結石は描出されていないことが多い（X線陰性結石）．
④CT：X線陰性結石では診断に有用な場合がある．

治療
まず疼痛治療を行う．非ステロイド性消炎鎮痛薬が有効である．

治療方針は，経過観察または自然排出の待機と，結石除去に大別される．以下に上部尿路結石に対する代表的な治療法を示す．
①体外衝撃波結石破砕術（ESWL）：衝撃波エネルギーを体内の結石へ照射し，結石を破砕する．
②経皮的腎砕石術（PNL）：経皮的に造設された腎瘻より内視鏡を挿入して結石を破砕する．
③経尿道的砕石術（TUL）：経尿道的に挿入した内視鏡を尿管内へ進めて，結石を破砕あるいは抽出する．
④結石溶解療法：尿酸結石やシスチン結石に対しては尿アルカリ化剤による結石溶解が考慮される．

F 尿路感染症

基礎疾患を有さない単純性尿路感染症と，尿路結石や排尿障害などの基礎疾患に伴って二次的に発生する複雑性尿路感染症とに分類される．単純性尿路感染症の代表的な原因菌は大腸菌である．多くは尿道から膀胱へ逆行性に侵入することにより生じる．複雑性尿路感染症の原因菌は大腸菌以外の頻度も多い．また，症状の経過によって急性と慢性に分類される．

1. 腎盂腎炎

概念・病態
急性単純性腎盂腎炎では，先行する膀胱炎の病原菌が逆行性に腎盂へ到達することによる生じることが多い．繰り返す腎盂腎炎では，複雑性腎盂腎炎として膀胱尿管逆流症や尿路結石などによる上部尿路通過障害の存在の可能性も念頭に置く必要がある．

症状
発熱，腰背部痛を認める．膀胱炎を併発している場合は，排尿痛，頻尿，残尿感なども伴う．

診断
①尿検査：膿尿
②尿培養検査：原因菌の同定
③血液検査：白血球数の増加，CRPの亢進
④超音波検査：上部尿路通過障害による水腎症を生じていないかどうかを評価する．

治療
抗菌薬投与，点滴による尿量確保，安静．

結石の嵌頓などの上部尿路閉塞を伴って発生する複雑性腎盂腎炎では，基礎疾患に治療が必要である．また，敗血症性ショックや播種性血管内凝固を生じる場合があり，集学的治療を要することがある．

2. 膀胱炎

概念・病態

大腸菌などによる急性単純性膀胱炎が多い．性的活動期の女性に多い．特殊な膀胱炎として，出血性膀胱炎(シクロホスファミドなどによる)，間質性膀胱炎などがある．以下は急性単純性膀胱炎について記載する．

症状

無熱性の排尿痛，頻尿，残尿感．血尿を伴う場合もある．

診断

尿検査：膿尿

治療

経口抗菌薬投与と飲水励行．

3. 尿道炎

概念・病態

本疾患の特徴は性感染症(STD)としての尿道炎である．代表的な病原菌は淋菌とクラミジアである．感染から症状出現までの潜伏期間は淋菌は2～7日，クラミジアは1～3週間である．

症状

無熱性の排尿痛．淋菌性尿道炎やクラミジア尿道炎では膿性尿道分泌を伴うことが多い．

診断

①尿検査：膿尿．
②尿あるいは尿道分泌物の培養・PCR法．

治療

マクロライド系などの抗菌薬治療．

G 前立腺肥大症

概念・病態

前立腺の中心部(移行域)の結節性増殖による前立腺部尿道の「機械的閉塞」，前立腺組織内の平滑筋収縮による前立腺部尿道の「機能的閉塞」の両者により生じる排尿障害．高齢になるに従い罹患率は上昇し，病因として加齢や男性ホルモン(アンドロゲン)の関与があげられる．

症状

排尿症状(尿勢低下，腹圧排尿，尿終末滴下)，蓄尿症状(頻尿，尿意切迫，夜間頻尿)，排尿後症状(残尿感)など．

病態が高度になると，尿閉(尿が膀胱内に多量に貯留するも排尿できない)，さらには腎後性腎不全(腎盂から尿管，膀胱への尿の流入が妨げられることによる)へと進展する．

診断

直腸診(前立腺の大きさや硬さ)，超音波(前立腺体積，膀胱内残尿の評価)，尿流測定(排尿量や尿勢の評価)，国際前立腺症状スコア(上記の各症状をスコア化したもの)．

治療

薬物治療：交感神経 α_1 遮断薬，5α 還元酵素阻害薬など．

手術：経尿道的前立腺切除術(TUR-P)，尿道ステント留置術など．

H 泌尿器腫瘍

1. 腎腫瘍

概念・病態

腎臓原発の悪性腫瘍の多くは腎細胞癌であり，近位尿細管より発生するものが多い．腎盂に発生する腎盂癌とは区別される．フォンヒッペル・リンドウ(von Hippel-Lindau)病などの家族性腫瘍として発症する場合がある．また，長期透析患者の後天性嚢胞性腎疾患(ACDK)では腎細胞癌の発生頻度が高い．

症状

過去には血尿，側腹部痛，腫瘤触知などの症状を契機とすることが多かったが，近年は，健診時の超音波検査，他臓器評価時のCTなどで偶然発見される無症状の偶発癌が多くなった．

診断

超音波やCTが行われる．MRIによる質的診断も普及しつつある．

治療

根治的腎摘除術が行われる．症例によっては腎部分切除術も考慮される．進行腎癌ではサイトカイン療法（インターフェロン，インターロイキン）や分子標的治療薬などの投薬治療が行われるが，奏効率は必ずしも高くはない．

2. 膀胱腫瘍

概念・病態

膀胱癌の90%以上が尿路上皮癌である．同じく尿路上皮から発生する腎盂尿管癌を併発することがある．膀胱癌の発生リスク因子として，喫煙，芳香族アミンの職業的曝露（印刷，塗装業など），薬剤性（シクロホスファミドなど），などが知られている．また，本疾患の特徴として空間的時間的多発性がある．

症状

血尿を主訴とすることが多く，他の症状を伴わない無症候性肉眼的血尿が典型的症状である．しかし，上皮内癌や浸潤癌では頻尿，排尿時痛を呈するものもある．

診断

尿検査（尿沈渣，尿細胞診），膀胱鏡，画像診断（超音波，CT，MRIなど）．

治療

膀胱癌の治療法は病期や深達度により決定される．
①非筋層浸潤癌：経尿道的膀胱腫瘍切除術（TUR-BT）．術後2年以内に半数以上に再発を認めるため，膀胱内注入療法としてマイトマイシンやアドリアマイシンなどの抗癌剤やウシ弱毒化結核菌のBCGが使用される．
②筋層浸潤癌：根治的膀胱全摘除術および尿路変向術（回腸導管，新膀胱造設など）が標準的治療である．一部の症例では，TUR-BT，化学療法，放射線療法，膀胱部分切除術などを組み合わせた集学的治療による膀胱温存が試みられている．なお，転移を有する進行癌では全身化学療法が行われるが予後不良である．

3. 前立腺癌

概念・病態

米国では，前立腺癌は固形癌のうち発症率第1位，死亡率第2位を占める．わが国においても年々増加し，増加率は第1位である．リスク因子として加齢，動物性脂肪中心の食生活があげられている．近年の前立腺特異抗原（PSA）によるスクリーニングの普及により早期癌患者の割合が増加した．

症状

早期では前立腺癌による臨床症状はないことが多く，排尿症状がある場合は併存する前立腺肥大症に由来するものであることが多い．局所進行癌では排尿障害や血尿を生じる場合がある．進行癌ではリンパ節や骨へしばしば転移し，骨転移による疼痛や病的骨折が特徴的である．

診断

直腸診，PSA，画像検査（経直腸超音波，MRIなど）にて前立腺癌を疑う症例は前立腺生検による組織診断が大切である．病期診断ではCTや骨シンチグラフィによる転移の評価を行う．

治療

治療の選択には臨床病期に応じて，手術（根治的前立腺全摘除），放射線療法（外照射療法，密封小線源挿入療法など），内分泌療法（LH-RHアゴニスト，抗アンドロゲン剤など），待機療法の単独あるいは併用を行う．通常，手術は転移を有さない症例が対象となる．転移を有する前立腺癌は内分泌療法が行われ，内分泌療法抵抗性となった場合は抗癌剤治療（ドセタキセル）やステロイド療法が行われる．なお，治療法選択においては，組織学的悪性度（Gleason score），患者因子（年齢など）なども判断材料となる．

4. 精巣腫瘍

概念・病態

精巣腫瘍の90%以上は，多方向に分化可能な胚細胞から発生する胚細胞腫瘍である．組織型によりセミノーマと非セミノーマ（胎児性癌，卵黄

囊腫瘍，絨毛癌，奇形腫などの成分を含むもの）に大別される．好発年齢は 20～30 歳代であり，この年齢層の固形癌では最も頻度が高い．50 歳以上では精巣の悪性リンパ腫が多い．停留精巣は腫瘍発生リスクが高くなるといわれている．進行すると，後腹膜リンパ節転移や肺転移などを生じる．シスプラチンの導入により有転移例の治癒率が飛躍的に向上した．

症状

陰嚢内容の無痛性腫瘤が特徴的である．転移による症状として，後腹膜リンパ節腫瘤の増大による腹部腫瘤，肺転移巣による呼吸器症状が主訴となる場合もある．

診断

触診，超音波，腫瘍マーカー（AFP，hCG，LDH）など．病期診断では CT などにより転移の評価を行う．

治療

高位精巣摘除術により局所治療および組織型評価を速やかに行うことが原則である．有転移例では化学療法が治療の中心となり，BEP 療法（ブレオマイシン・エトポシド・シスプラチン）などが行われる．腫瘍マーカーや画像検査により治療効果判定を行う．腫瘍マーカーが正常化しない場合は救済化学療法を追加する．腫瘍マーカー正常化後の残存腫瘍は外科的切除（後腹膜リンパ節郭清術や残存転移巣切除）を行う．なお，セミノーマの後腹膜リンパ節転移には放射線治療が行われる場合もある．

参考文献

1) 腎・泌尿器疾患診療マニュアル-小児から成人まで．日本医師会誌 136・特別号(2)，生涯教育シリーズ 73，2007
   ※広く網羅的に学習できる
2) 病気がみえる〈vol.8〉腎・泌尿器：医療情報科学研究所，2012
   ※わかりやすく網羅的に学習できる
3) 日本腎臓学会(編)：CKD 診療ガイド 2012．東京医学社，2012
   ※CKD に関して詳細に記載されている
4) 木原和徳(編)：新しい診断と治療の ABC 45．腎がん・膀胱がん．最新医学社，2011
   ※腎腫瘍，膀胱腫瘍について詳細に記載されている
5) 木原和徳(編)：新しい診断と治療の ABC 49．前立腺癌．最新医学社，2007
   ※前立腺癌について詳細に記載されている
6) 荒井陽一，小川修(編)：講義録 泌尿器科学．メジカルビュー社，2007
   ※泌尿器科疾患について詳細に記載されている
7) 村井勝，塚本泰司，小川修(編)：最新 泌尿器科診療指針．永井書店，2008
   ※泌尿器科疾患について詳細に記載されている

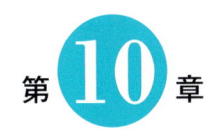

第10章 女性生殖器疾患

学習のポイント

❶ 女性生殖器疾患はその疾患特有の症状を有するものもあるが，他の疾患でも同様の症状を呈するものもあり鑑別が重要である．
❷ 女性生殖器疾患はその好発年齢が生殖年齢と重なることも多く，不妊とのかかわりも多い．治療法においては妊孕性の温存や生殖補助医療との連携を踏まえた選択が大切になる．

本章を理解するためのキーワード

❶ 内診（外診，双手診）
婦人科独特の診察方法であり，画像診断が発達した現在においても婦人科疾患特有の症状や所見をとるには非常に重要である．

❷ 経腟超音波断層法検査
通常の経腹超音波検査では女性生殖器の解剖学的位置からその前に位置する腸管や膀胱によって観察しにくいことが多い．そのため経腟的に観察することで細部までの観察が可能となる．ただし，腫瘍が非常に大きい場合やプローベからの遠い位置の観察には向かないので，触診や経腹超音波検査を組み合わせて診察することが大切である．

❸ 不妊
当然のことながら女性生殖器の疾患は不妊に直結するものが多い．たとえ，サイズが小さい腫瘍であっても不妊の原因になりうるため，治療が必要とされることもあれば，生殖年齢を過ぎている場合は経過をみるだけでよい場合もある．悪性のものであっても妊孕性の温存を十分に考慮して治療法を選択する必要がある．

A 子宮疾患

1. 子宮内膜炎

概念・病態

子宮や卵巣などの内性器のうち，特に子宮の内膜に炎症が起こったものをいう．主に常在菌による非特異性のものと，性感染症による特異性のものとがある．

性器の炎症は，外陰・腟に発症するものと，子宮・付属器・骨盤内の腹腔内に発症するものとがある．消化管穿孔によって起炎菌が子宮付属器に及ぶ下行性感染も例外的にはあるが，多くは外性器から腟，子宮に入り，さらに卵管を経て腹腔内へ広がる．大腸菌，ブドウ球菌，クラミジアなどの上行感染で子宮だけでなく付属器まで炎症が及ぶと骨盤内炎症性疾患（PID）といわれる．

症状

PIDに至ると発熱，下腹痛，膿性帯下や腹膜刺激症状を認める．

診断

子宮内膜に炎症が及んでいる場合，内診所見では子宮頸部の移動痛や子宮付属器の圧痛を認め，白血球増加，CRP上昇を認める．クラミジアは子宮頸管分泌物から抗原が検出できる．

治療・予後

PIDには抗生物質の投与を行う．広く，骨盤内に炎症が及んでいた場合は治癒後も腹腔内に癒着を残し，卵管留水腫や卵管閉塞となって不妊の原因となることもある．また，クラミジア感染はまったく自覚症状がないこともあり，知らず知らずのうちに卵管閉塞や卵管周囲の癒着を起こしていることも多い．

2. 子宮筋腫・子宮腺筋症

概念・病態

子宮筋層を構成する平滑筋から発生する良性腫瘍で，発症頻度は3～4人に1人ときわめてありふれた疾患である．病理学的には平滑筋腫で，発育方向により，粘膜下筋腫，筋層内筋腫，漿幕下筋腫に分類される（図1）．原因は不明であるが，筋腫の発育にはエストロゲンが関与していると考えられており，子宮腺筋症と合併することが多い．閉経後には縮小傾向を示す．

子宮腺筋症は子宮筋層内に子宮内膜様組織が増殖する疾患である．何らかの原因により子宮内膜が子宮筋層内に直接浸潤し，エストロゲン依存性に増殖するものと考えられている．子宮内膜症と同様に子宮内膜組織が月経のたびに増殖・剥離を繰り返す．

症状

まず子宮筋腫はその部位や発育方向により無症状のものから，過多月経やそれによる貧血，月経困難，下腹部腫瘤，流・早産，不妊などさまざまである．

子宮腺筋症の場合，30歳代後半から40歳代で次第に増強する月経痛が特徴的である．過多月経，不正性器出血をきたし，貧血や不妊を合併することが多い．

診断

内診および画像診断を行う．子宮筋腫は内診により腫瘤が子宮と連続していることを確認し，その大きさ・硬度・圧痛の有無・可動性の有無をみる．子宮腺筋症では子宮がびまん性に腫大する．画像診断は経腟あるいは経腹の超音波断層法検査，CT，MRIがある．

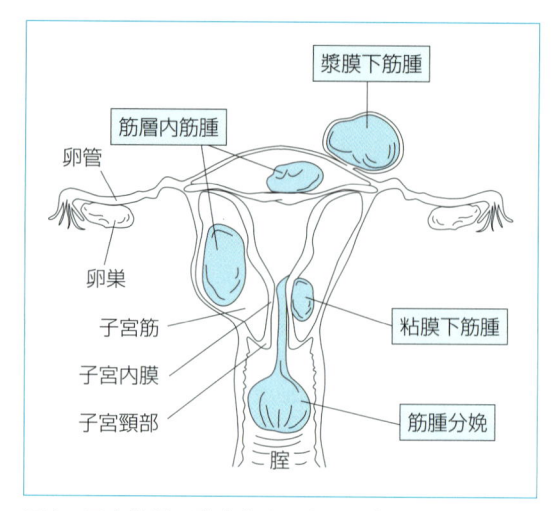

図1 子宮筋腫の発育方向による分類
発育方向により粘膜下筋腫，筋層内筋腫，漿幕下筋腫に分類される．

超音波断層法検査は低侵襲であり，どちらの疾患においても経過を追う場合にも有用である．CT，MRIは必須ではないが，MRIでは筋腫核の位置確認が容易であり，また腺筋症では最も診断的価値が高い．血液生化学検査では子宮内膜症よりも血清CA125が高値を示す．子宮腺筋症は子宮内膜症，子宮筋腫との合併が多い．

治療・予後

子宮筋腫は大きさのみならず，過多月経や不妊などの症状の有無，妊孕性を温存するかどうかで治療方針が決定される．

①小さく，無症状であれば3～6か月ごとの定期検診で経過を観察する．
②薬物療法 GnRHアナログ（アゴニスト）：卵巣機能が抑制され，月経が停止し筋腫サイズも縮小するが，月経再開とともに再発する．
③手術療法：単純子宮全摘術と子宮を温存する筋腫核出術がある．近年は手術侵襲の少ない腹腔鏡下での筋腫核出術が主体となっている．筋腫サイズが大きい場合は薬物療法を行ってサイズを縮小してから手術を行う．

子宮腺筋症においても症状の程度，年齢，挙児希望の有無により個別に治療方針を決定する．低用量ピル，ダナゾール療法，GnRHアナログ療法

などの内分泌療法や疼痛治療を含めた薬物療法，根治には単純子宮全摘術を行う．

3. 子宮内膜症

概念・病態

子宮内膜様組織が子宮内膜以外に増殖する疾患．主に骨盤内で起こる．

いくつかの発生機序が提唱されているが，複数の発生機序があると考えられている．最もよく知られているのは子宮内膜移植説（逆流説）で，月経血に混ざった正常子宮内膜が腹腔内に逆流し移植され，異所性に増殖するというものである．しかし，月経中には大部分の女性で腹腔内への月経血の逆流があるにもかかわらず，なぜ一部の女性にしか内膜症が発生しないのかは不明である．

症状

主な症状は痛みと不妊である．月経時の下腹痛や腰痛などの月経痛，慢性的な下腹痛があり，月経時以外にも腹痛，性交痛や排便痛を訴えることも多い．特徴として続発性であり，年齢とともに次第に増悪傾向があることがあげられる．また子宮内膜症患者の50%が不妊，不妊患者の50%に内膜症の合併がある．

診断

上述の症状は内膜症を診断するうえで重要な所見である．また内診所見では子宮の可動性が制限されていること，子宮後屈や圧痛，ダグラス（Douglas）窩の硬結や卵巣腫大がある．超音波検査（経腟超音波検査）は，診断や子宮内膜症の経過の把握の手段として重要である．特徴としては，①辺縁不整，②周囲組織との不明瞭な境界，③周囲臓器との癒着，④びまん性で均一な内部エコーがある．また，MRIは血液の描出に優れ，悪性腫瘍との鑑別にも有用である．血液生化学検査では比較的進行した症例では血清CA125の陽性例が多い．

治療・予後

子宮内膜症の治療は薬物療法と手術療法に大別される．挙児希望の有無，患者の年齢，症状に応じて個別的に治療法を選択する．

薬物療法としては内膜症の疼痛改善を目的とする対症療法と内分泌療法とがある．内分泌療法には低用量ピル，ダナゾール療法，GnRHアナログ療法などがある．

手術療法は最近では腹腔鏡下手術が行われることが多く，病巣の焼灼や摘出，癒着剝離などを行う．確定診断も兼ねており，不妊を主訴とする場合にはその原因検索も行うことができる．妊孕性の温存を必要とせず根治をする場合には単純子宮全摘術を行う．

4. 子宮頸癌

概念・病態

子宮頸癌は子宮頸部に発生した悪性腫瘍で，女性生殖器癌のなかで最も頻度が高い．扁平円柱上皮境界（squamo-columnar junction ; SCJ）のすぐ内方の円柱上皮側から発生する．組織学的には扁平上皮癌が大部分で腺癌が約10%を占める．

近年，癌の発生にはヒトパピローマウイルス（HPV）が密接に関与していることが明らかになった．SCJのすぐ内側の円柱上皮部分で，炎症などの刺激により幼若な細胞が出現し，それがより丈夫な上皮に分化しようとするうちに不死化すると考えられている．喫煙やその他のクラミジア，淋菌などの性行為感染症の癌化に関与する要因と考えられている．

症状

前癌病変や初期癌の多くは自覚症状がなく，集団検診や細胞診で発見される．進行してくると性器出血（性交後出血は注意！），帯下の増量感や腰・下肢の疼痛を伴ってくる．

診断

細胞診でクラスⅢa以上の異常を認めると，コルポスコピーを施行する．そこでSCJの異常所見や明らかな浸潤癌の所見の部分を狙い組織診を行って診断する．

臨床進行期分類の決定には，内診・直腸診，膀胱鏡，直腸鏡，尿路造影，胸部X線検査などが行われる．進行期分類の決定には用いないが，病巣の描出や子宮周囲への浸潤の評価にはMRIが

非常に有用であり，多臓器転移やリンパ節転移の有無を検索にはCTは有用な検査である．進行例でSCC抗原の上昇がみられる．

治療・予後

治療法には手術療法と放射線療法があり，臨床進行期に準じて治療を行う．

①手術療法
- 円錐切除術：0期，挙児希望のあるⅠa1期
- 単純子宮全摘術：0期，挙児希望のないⅠa1期
- 広汎子宮全摘術：Ⅰa2〜Ⅱb期

②同時化学放射線療法：化学療法と放射線療法を同時併用する．あらゆる進行期の症例が対象となる．特にⅢ，Ⅳ期，高齢者や合併症で手術困難なⅠ，Ⅱ期症例にも行われる．

5年生存率は，0期では100％，Ⅰ期で約80％，Ⅱ期で約60％，Ⅲ期では約40％，Ⅳ期では約13％である．

5. 子宮体癌

概念・病態

子宮内膜に発生した上皮性悪性腫瘍で，欧米では最も頻度の高い婦人科悪性腫瘍である．子宮内膜の腺細胞が発生母地であり，組織学的にはほとんどが腺癌である．わが国における発生頻度は近年増加傾向にあり，生活習慣の欧米化が指摘されている．

子宮内膜は卵巣から分泌されるエストロゲンやプロゲステロンによって周期的な変化を繰り返す組織であり，その増殖にはエストロゲンが深く関与している．持続的なエストロゲン優位な環境が子宮体癌を誘発すると考えられており，ハイリスク因子としては，不妊，未婚，肥満，未産婦，月経不順，多嚢胞性卵巣などの無排卵症候群，エストロゲンの服用などがある．

症 状

不正性器出血が重要な症状である．

診 断

子宮内膜細胞診を行い，陽性・偽陽性の場合は，子宮内膜組織診を行う．経腟超音波検査は子宮内膜の肥厚などの観察ができ，スクリーニングに有用である．またMRIは子宮体癌の筋層浸潤や頸管浸潤の診断に有用である．CTは多臓器やリンパ節への転移の有無の検索が可能である．子宮鏡は，細胞診が陽性であるが組織診では癌が見つからない場合などで子宮腔内を観察できる．進行例ではCA125やCA19-9などの腫瘍マーカーが上昇する．

治療・予後

ほとんどが腺癌であり放射線感受性は低く，手術療法が原則となる．筋層浸潤，頸管浸潤の程度で，①単純子宮全摘術，②準広汎子宮全摘術，③広汎子宮全摘術のいずれかの手術法を選択する．

原則的に両側付属器摘出，骨盤リンパ節郭清が行われる．

予後は5年生存率ではⅠ期からⅣ期までそれぞれ，約90％，70％，25％，10％となり，進行癌の予後は不良である．

6. 卵巣腫瘍

概念・病態

卵巣はわずか母指頭大の臓器にもかかわらず，細胞分裂が盛んで多種類の腫瘍が発生する．発生起源によって，表層上皮性・間質性腫瘍，性索間質性腫瘍，胚細胞性腫瘍の3群に大きく分類される．このほかにも他臓器からの転移性腫瘍や非腫瘍性病変である類腫瘍病変も卵巣腫瘍に含まれる．

①表層上皮性・間質性腫瘍：最も頻度が高い．卵巣，卵管，子宮は胎児期の体腔上皮から発生，分化する臓器であるため，腫瘍化するとミュラー(Müller)管から発生する卵管や子宮の細胞を模倣することが多い．排卵のたびに表層上皮の破綻と再生の繰り返しが起こるため，排卵自体が卵巣がんのリスクになるといわれる．食生活の欧米化や喫煙，糖尿病は，卵巣がんのリスクファクターである．

②性索間質性腫瘍：女性ホルモンや男性ホルモンを産生する．男女の性腺は同じ未分化性腺から発生するため，顆粒膜細胞や莢膜細胞が，セル

トリ（Sertoli）細胞やライディッヒ（Leydig）細胞を模倣した腫瘍となることもある．
③胚細胞腫瘍：原始生殖細胞が卵巣内で，自己複製により原始生殖細胞，分化によって卵子となる過程のさまざまな段階で腫瘍化が起こる．このため胚細胞腫瘍は多様な種類がある．

症状

卵巣腫瘍は外界との直接の連絡がなく，一側が機能しなくてももう一側が正常であれば代償性に機能し，ホルモン異常をきたさず，良悪性を問わず一般に無症状であることが多い．

腫瘍が大きくなると，腹部膨満感や腫瘤感が出現する．腫瘍による圧迫症状として頻尿や便秘，腰痛がみられることもある．ホルモン産生腫瘍では，不正性器出血や月経異常などを自覚することが多い．

腫瘍に伴う合併症として卵巣腫瘍茎捻転，胸腹水〔メイグス（Meigs）症候群〕があるが，悪性に特徴的なものではない．

診断

内診，双合診で腫瘤を触知する．良性腫瘍は可動性がよく，進行した卵巣癌では子宮やダグラス窩に癒着するため，可動性が悪くなる．腫瘍の大きさは，鶏卵大ぐらいのものから，大きいものは10 kg を超えるようなものもある．また，茎捻転を起こすと急性腹症を呈し，内診で圧痛を認める．

超音波検査では腫瘤影を認め，充実性か嚢胞性かの鑑別ができる．また，内部エコーパターンから組織型が類推できる．CT では多臓器やリンパ節への転移の有無の検索を，MRI では局所の進展を評価できる．

腫瘍マーカーは，癌のスクリーニング，腫瘍の良・悪性の鑑別，癌の治療効果判定，フォローアップにおける再発の発見に用いられる．代表的なマーカーを表1に示す．

治療・予後

良性腫瘍であれば，卵巣腫瘍のみを摘出（核出術）するか，病側の卵巣摘出術あるいは付属器摘出術を行う．

境界悪性腫瘍は悪性度の低い癌として扱い，基

表1 卵巣腫瘍における代表的な腫瘍マーカー

CA125	漿液性腺癌，粘液性腺癌
AFP	未熟奇形腫
hCG	絨毛癌
CEA	転移性腫瘍（大腸癌，胃癌など）

本術式の両側付属器摘出術，子宮摘出術，大網切除術を行う．悪性であれば，腫瘍が摘出可能であれば基本術式を行い，次いで化学療法を行う．腫瘍が摘出困難であれば，できるかぎり腫瘍を摘出して化学療法を行う．ほとんど摘出できない場合は，試験開腹を行い，腫瘍の組織型を確認し，化学療法を行う．

卵巣癌はその組織型によって，発見時の進行期も化学療法の有効性も大きく異なる．

参考文献

1) 佐藤一雄，藤本征一郎（編）：臨床エビデンス婦人科学．メジカルビュー社，2003
   ※婦人科全体の解剖，生理，疾患，治療について広く学ぶことができる
2) 青野敏博（編）：産婦人科ベッドサイドマニュアル第3版．医学書院，2012
   ※婦人科全体の疾患，治療について広く学ぶことができる
3) 日本産科婦人科学会（編）：婦人科癌取扱い規約，抜粋．金原出版，2003
   ※婦人科癌の診断，治療について詳細に記載されている
4) 日本産科婦人科学会（編）：子宮内膜症取り扱い規約，第2部，治療編・診療編．金原出版，2004
   ※子宮内膜症の診断，治療について詳細に記載されている
5) 小川重男（編）：必修産婦人科学改訂第4版．南江堂，1996
   ※婦人科全体の解剖，生理，疾患，治療について広く学ぶことができる
6) 医療情報科学研究所（編）：病気が見える．Vol.9，婦人科．第1版，メディックメディア，2006
   ※婦人科疾患の病態生理についてわかりやすく記載されている
7) 桑原慶紀，他：産婦人科研修医ノート．産科と婦人科診断と治療社，1996
   ※婦人科全体の疾患，治療について広く学ぶことができる
8) Eschenbach DA：DANFORTH'S Obstetrics and Gynecology. 第10版
   ※婦人科全体の解剖，生理，疾患，治療について広く学ぶことができる

第11章 神経・運動器疾患

学習のポイント

1. 神経系は中枢神経系である脳と脊髄，全身の筋肉と皮膚に広く分布している末梢神経系，および血管，内臓などに広く分布している自律神経系より構成されている．
2. 運動器疾患の中心である筋疾患は人名のついた疾患が多く，多くは遺伝性である．
3. 神経疾患の原因は血管障害，外傷，感染症，代謝異常，免疫異常，中毒，腫瘍などのほか遺伝性のものが多く，さらに特有なものとして原因不明の変性と脱髄がある．
4. 神経細胞は高度に分化した細胞であり，分裂再生能力がなく成人後に神経細胞数は加齢とともに減少する．そのため神経細胞が障害を受けると病変部位によって運動麻痺や感覚障害，認知症などの種々の神経機能障害の後遺症を残すことが多い．

本章を理解するためのキーワード

❶ 神経変性
不明の原因により神経細胞がきわめて緩徐に侵され消滅していくことをいう．

❷ 脊髄小脳変性症
運動失調症を主とし，多くは遺伝性である．

❸ Duchenne/Becker型筋ジストロフィ
筋疾患で最も多く，伴性劣性遺伝形式をとり，保因者の母親から生まれ，男児のみが発症する．

❹ 心原性脳血栓塞栓症
心房内血栓がはがれ，脳血管内で詰まり脳血栓塞栓症を起こすものであり，心房内血栓が生じる原因に心房細動が重要である．

A 脳血管障害

　脳血管障害とは脳の一部が虚血もしくは出血により一過性または持続性に障害を受けるか，脳の血管が病理的変化により障害される疾患である．脳血管障害は脳卒中(stroke)と同義語であり，脳梗塞，脳出血，くも膜下出血を主に意味する．脳はエネルギーの備蓄を有せず，血液によって運搬されるブドウ糖と酸素によってのみ機能が維持されている．脳血管が閉塞などにより，血流が途絶するとすぐに供給不足により脳の活動が障害される．脳血流が30％以下になると機能障害が発生し，10～20％に至ると血流再開が短時間で得られなければ脳実質に損傷が生じ梗塞に至る．

　脳梗塞の原因には脳血栓症(cerebral thrombosis)と脳塞栓症(cerebral embolism)がある．脳血栓症は脳梗塞のうち脳主幹動脈または穿通枝動脈の動脈硬化性粥腫を基盤として血栓が生じ，脳血管が閉塞する病態であり，脳塞栓症は心臓や血管内で形成された血栓(脳血栓塞栓症)あるいは塞栓が遊離し，末梢の脳動脈を閉塞することで発症する病態をいう．

　脳塞栓症には原因別に心原性塞栓症〔cardiogenic embolism(非弁膜症性心房細動)〕と動脈原性塞栓症〔artery to artery embolism(大血管のアテローム硬化病変)〕がある．

1. ラクナ梗塞(lacunar infarction)

　穿通枝動脈支配に一致した直径15 mm以下の

梗塞のことであり，3〜7 mm の小さなラクナは直径200μm 以下の穿通枝のリポヒアリン変性閉塞により生じ，高血圧性脳内出血の原因ともなる．穿通枝動脈の微小粥腫(microatheroma)により直径10 mm 以上の梗塞巣が形成される．無症状のこともあり，この場合は無症候性脳梗塞という．一方，古典的ラクナ症候群は特徴的な症状を示し，これらには① pure motor hemiplegia(対側方線冠，内包後脚，橋底部)：顔面を含む運動性片麻痺，② pure sensory stroke(対側の視床)：半側の異常感覚や感覚障害，③ ataxic hemiparesis(対側方線冠，内包後脚，橋底部)：小脳失調を伴う不全片麻痺，④ dysarthria-clumsy hand syndrome(対側方線冠，内包後脚，橋底部)：構音障害と上肢巧緻運動障害，⑤ sensory-motor stroke(視床から内包後脚)：半側の感覚障害と片麻痺症などがある．

2. 一過性脳虚血発作
(transient ischemic attack；TIA)

24時間以内に消失する局所脳虚血症状を示す．TIAはその20〜40％が脳梗塞に移行するとされ，脳梗塞予防には血小板凝集阻害薬が有効である．頸部・頭蓋内主幹動脈の粥腫斑プラークに形成された血栓の剥離による微小塞栓が原因である．臨床症状は内頸動脈系の TIA では一側性運動・感覚障害，一過性黒内障などが生じる．椎骨脳底動脈系の TIA の場合は視野欠損，失調，回転性めまい，平衡障害，複視，嚥下障害，構音障害などがみられる．

3. くも膜下出血
(subarachnoid hemorrhage；SAH)

くも膜より内側で脳表の外側に出血するものをいい，激しい頭痛の直後に意識障害をきたし，髄膜刺激症状〔項部硬直，Kernig(ケルニッヒ)徴候〕を伴う．原因は中高年の場合は脳動脈瘤の破綻であり，若年の場合は動静脈奇形(AVM)の破綻によるものが多い．一時的に改善することもあ

るが，その後は血管攣縮による二次的脳梗塞を伴い予後は不良である．

4. もやもや病(Willis 動脈輪閉塞症；moyamoya disease)

本症は脳主幹動脈の進行性の狭窄・閉塞により，側副血行路が二次的発達し，その結果，脳血管撮影でもやもやした網状の異常血管像がみられるのが特徴であり，病名の由来ともなっている．原因は血管炎，自己免疫説などがあるが不明である．若年型は5歳前後にピークがあり，成人型の好発年齢は30〜40歳である．臨床症状は脳虚血(TIA，脳梗塞)に由来するものと脳出血に由来するものがあり，いずれも再発しやすく，脳出血の場合は脳室穿破を伴いやすい．

B 感染症

1. ウイルス性髄膜炎

いわゆる無菌性髄膜炎症候群は，通常の塗抹染色標本および一般細菌培養にて病原体が見つからないものがこの範疇に入り，多種多様の起因病原体がある．一般的な臨床の現場においては，無菌性髄膜炎はウイルス性髄膜炎を指すことが多く，これは通常良好な経過をとることを意味する．しかしながらウイルス以外でも多くの病原体がこの病態を起こすことがあり，場合によっては重症となり不幸な転帰をとることもある．臨床症状，炎症反応，髄液所見などを正確に把握して治療にあたることが望まれる．

無菌性髄膜炎の約85％がエンテロウイルスによるものであり，患者は初夏から増加し始め，夏から秋にかけて流行がみられる．罹患年齢は幼児および学童期が中心であり，また，抗体保有状況により種々のタイプのエンテロウイルスが周期的に流行することが報告されている．

通常，発熱と頭痛，悪心・嘔吐で発症する．発熱は38〜40℃で症例によりさまざまであるが，5

日間程度持続し，時に非特異的な急性熱性疾患が先行する二相性となる．頭痛は前頭部痛，後眼窩痛であることが多く，また羞明をみることもある．腹痛，下痢もよくみられる訴えである．乳幼児の場合には発熱と不機嫌，易刺激性，嗜眠がよくみられ，だっこされるのを嫌うことも経験される．咽頭炎症状も同時にみられることがあり，また，起因ウイルス種にもよるが発疹もみられることがあり，エコーウイルス9型では30〜50%に発疹がみられる．また，粘膜疹，心外膜炎，心筋炎，結膜炎などを合併することもある．理学所見では，項部硬直，Kernig徴候などの髄膜刺激徴候がみられることがほとんどである．

髄液所見では細胞数増多がみられる．範囲は通常数十〜数千/mm³と広いが，おおむね100〜500程度が多い．病初期には好中球が優位なことが多いが，その後リンパ球優位に逆転する．蛋白は軽度に上昇することが多いが，糖は通常正常範囲内である．髄液の塗抹染色標本では微生物は認められず，一般細菌培養でも検出されない．一般血液検査，生化学検査では異常を認めないことが多い．

2. ウイルス性脳炎

日本脳炎，単純ヘルペス脳炎，インフルエンザ脳炎などがある．それぞれ風邪に似た症状から始まり，急速に進行し高熱や激しい頭痛，嘔吐などの症状が現れる．さらに，痙攣や手足の麻痺，意識障害に至る場合もある．発症から数日で症状がピークに達する．重症化すると呼吸困難や昏睡状態に陥って死亡する場合もある．重症の場合は，治療後も記憶障害や言語障害などの後遺症が出る．なかでも日本脳炎，単純ヘルペス脳炎は致死的となる割合も高い．また，インフルエンザ脳炎は幼児に多く，後遺障害を残すことも多いことで知られている．

3. 単純ヘルペス脳炎

主として単純ヘルペスウイルス1型(口唇ヘルペス)により発症する．重い急性脳炎として知られ，単にヘルペス脳炎ともよばれる．病理学的には側頭葉・大脳辺縁系がよく障害され，壊死傾向が強く，神経細胞にはウイルスによる細胞質や核内封入体が認められる．日本では年間100万人に3.5人，約400例の発生がある．口唇ヘルペスなどの皮膚単純ヘルペス感染の合併は5%前後で，本症は散発性で，時期的な集中はみられない．わが国においては，本症の死亡率は30%と考えられていたが，抗ウイルス薬の導入以後，10%以下に減り，約30〜50%に社会復帰例がみられる．

急性期には，発熱，髄膜刺激症状，意識障害，けいれん発作が起きる．幻覚，記憶障害，失語症なども現れる．初期には，錯乱，せん妄(もう)状態が少なくなく，幻視，異常行動もみられる．死亡率は20〜30%であり，特に昏睡に至る深い意識障害，痙攣の頻発，脳圧亢進を認める症例の予後は極めて不良である．他方，意識障害が比較的軽く，精神症状を主とする軽症例もみられる．回復期にかけては健忘症候群，人格変化，症候性てんかんなどが現れ，後遺症として問題になる．

4. 日本脳炎

日本脳炎ウイルスをもった蚊に刺されることでウイルスに感染し，体内で増えたウイルスが，脳や脊髄に入り発症する．日本脳炎ウイルスは主にブタの体内で大量に増えて，その血を吸った蚊が感染しウイルスをもつ．蚊が活動する初夏〜秋にかけて，関東より西の地域で発生する．蚊に刺されてウイルスに感染してから6〜16日くらいで，体がだるく頭痛やむかつきが出て，時に吐くこともある．その後熱が出て意識障害が現れたり，首の後ろが硬くなる，手足に震えがくる，硬く動かなくなる，勝手に動く，などの症状や麻痺症状が現れる．脳炎が進行すると，脳圧が亢進し，痙攣が起こったり，呼吸停止に至る．日本脳炎ウイルスといっても，必ずしも脳炎だけを起こすわけではなく，脊髄炎や，髄膜炎だけで回復する場合もある．また，ウイルスをもった蚊に刺されても，

発病するのは 0.3% くらいである.

5. インフルエンザ脳症

　5歳以下(特に1～3歳)に好発し, A型インフルエンザ(A香港型)が原因のことが多い. 発熱して平均1.4日後に発症する. 嘔吐・下痢・腎機能障害とともに意識障害も出現する. 血小板が減少し DIC(播種性血管内凝固症候群)になることもある. 原因は不明であるが, 数時間継続する 40℃以上の発熱と解熱剤の NSAID 内服など, 何らかの原因で脳の血管内皮細胞が障害されて起こるということがわかっている. インフルエンザに感染すると, サイトカインの産生が高まりミトコンドリアのエネルギー代謝が低下し, 脂肪代謝系の CPT2 への依存度が高まるが発熱継続により CPT2 の酵素活性が落ち, CPT2 遺伝子多型患者の場合はミトコンドリアが更にエネルギー不足に陥るためにインフルエンザ脳症を起こしやすいことがわかっている. ちなみに, DIC を合併した場合を hemorrhagic shock and encephalopathy (HSE) 症候群という.

6. 進行性多巣性白質脳症
(progressive multifocal leukoencephalopathy; PML)

　ポリオーマウイルス属に分類される JC ウイルスが原因である. JC ウイルスは成人の約70%に不顕性感染しており, 普段は何の症状も起こさないが, 後天性免疫不全症候群(AIDS)や臓器移植などにおいて免疫不全となることで発症する. JC ウイルスは脳のオリゴデンドロサイトにおいて増殖し, 細胞溶解を経て脱髄を引き起こす. 背景に細胞性免疫の抑制があるため炎症が認められず脳症となると考えられている. かつてはきわめてまれな疾患であったが HIV 感染の増加とともに頻度が上昇している. 実に AIDS 患者の 5% に PML が発症するという報告も存在する.

　特異的な症状はなく, 多彩であり, 複数の症状が同時に現れることも多い. これは病変が大脳白質すべてに起こりうるためである. 大脳の症状が圧倒的に多いが時に小脳白質にも病変を生ずることがあり, 脳 MRI による診断は不可欠である. 初期症状として, 半盲などの視覚視野障害, 片麻痺や精緻運動障害, 失語, 失認, 痙攣発作, 見当識能力の低下などが多いとされている. このほか, 認知症, 性格変化, 異常行動もみられる. 診断は MRI で脱髄病変, 髄液で JC ウイルス DNA が認められればほぼ確定となる.

7. プリオン病

　宿主の遺伝子産物である正常プリオン蛋白の立体構造が変異した感染性のある異常プリオン蛋白が脳内に蓄積し神経変性を起こす疾患群(α ヘリックス構造から β シート構造へ変換)をプリオン病という. プリオン遺伝子は20番染色体ゲノム上に存在し, プリオン蛋白は分子量 33～35 kD の糖蛋白である. ヒトのプリオン病には

1) 孤発性 Creutzfeldt-Jakob 病(C-J 病, CJD)
2) クールー(Kuru)
3) 医原性 CJD
4) 変異型 CJD(異常プリオンの摂取)
5) 遺伝性
   ・家族性 CJD
   ・Gerstmann-Sträusser-Scheinker 病(GSS 病)
   ・致死性家族性不眠症(視床変性症, 視床型 CJD)

がある. 異常プリオン蛋白質の中枢神経への沈着が原因であるとされるが, 異常プリオン蛋白質そのものが増殖するのではなく, もともと存在する正常プリオン蛋白質を異常プリオン蛋白質に変換していくため, 少量の摂取でも発症の可能性があるとされる.

8. 孤発性 Creutzfeldt-Jakob 病

　全身の不随意運動と急速に進行する認知症を主徴とする中枢神経の変性疾患である. 主な症状は視覚異常, 記銘力・見当識障害, 性格変化, 起立・歩行障害, 全身性ミオクローヌス, 認知症で

ある．脳波では特異な周期性同期性放電(periodic synchronous discharge；PSD)がみられ診断的価値が高い．平均生存期間は4か月と短い．

9. 医原性 Creutzfeldt-Jakob 病

異常プリオンに汚染された医療器具の使用，CJD 患者由来の硬膜や角膜などの組織の移植，患者由来の下垂体ホルモンの投与など，医療行為を原因とするものであり，ヒト乾燥硬膜(ライオデュラ)を移植された多数の患者がこの病気に感染するという事故は日本を含め，世界的な問題となった．

10. 変異型 Creutzfeldt-Jakob 病

孤発型 CJD で観察される脳波の周期性同期性放電がみられず，脳の病変部に異常プリオン蛋白の沈着によるクールー斑などが広範にみられるなどの特徴を有する．狂牛病のウシの内臓などを食して，ウシ海綿状脳症が人間に感染したものである．変異型の発症年齢は 10～30 歳代と若いのが特徴．症状は不安，抑うつ，無欲状態，全身の痛みとしびれ，小脳性失調性歩行，構音障害，認知障害，舞踏病，ジストニー，ミオクローヌスなどである．平均生存期間は 13 か月である．

11. 細菌性髄膜炎

脳と脊髄は，脳・脊髄に内側から軟膜・くも膜・硬膜という3層の膜に包まれて保護されている．これらの膜をまとめて髄膜とよぶ．このうち軟膜は脳・脊髄にぴったりと貼り付いており，硬膜は頭蓋骨に密着し，くも膜は硬膜に密着している．くも膜と軟膜の間には髄液の入った空間(くも膜下腔)がある．細菌性髄膜炎とは，この髄膜・髄液に細菌が侵入し，感染したことで起こる病気である．細菌はもともと鼻の奥(鼻咽腔という)の粘膜に定着していたものが，何らかの契機に血液内に侵入し，血液から中枢神経系に侵入したものと考えられる．このため，細菌性髄膜炎に

は敗血症・菌血症を合併していることが多い．

12. 脳膿瘍(cerebral abscess)

脳膿瘍は脳の中に細菌感染が起こり，脳組織内の炎症と溜まった膿によって脳が圧迫，占拠された状態をいう．通常無菌状態の脳の内部に細菌などが侵入して感染を起こすと，脳の組織の一部が壊死するとともに，この感染に反応して炎症が起こる．この炎症によって腫脹が起こり，頭蓋内圧が亢進する．また，体液や破壊された組織細胞，白血球，細菌やその死骸などが集まって膿となり，その周囲に形成される膜によって閉じ込められ膿瘍となる．これらによりさらに脳損傷と機能不全を引き起こす．治療には，早期にドレナージによる膿の排出，あるいは手術によって開頭し，膿瘍の除去を行うことが必要である．

13. 神経梅毒

神経梅毒は梅毒スピロヘータ(*Treponema pallidum*)に感染後，数年から数十年経過して生じるさまざまな神経症状の総称で，先進国ではペニシリンを主とした抗菌薬の進歩とともに比較的まれな病気となった．しかし，最近では HIV(ヒト免疫不全ウイルス)と梅毒の合併例が多くなり，新たな問題として取り上げられている．神経梅毒は，髄膜血管型と実質型に大別されており，髄膜血管型には，髄膜型，脳血管型，脊髄髄膜血管型がある．実質型には，脊髄癆，進行麻痺，視神経萎縮がある．

14. クリプトコッカス髄膜炎

Cryptococcus neoformans による感染症であり，ハトの糞が感染源として重要である．免疫抑制状態，体力が落ちた人たちが罹患しやすい感染症で，日和見感染の1つと知られる．病原体を吸い込み，病原体が肺から移動し，髄膜炎を起こす．頭痛，発熱，無気力，昏睡，人格変化，記憶障害を起こす．診断は分泌物などの検査材料に墨汁染

色を施し，莢膜を有する酵母様真菌を確認するか，組織と体液（血液，髄液）から抗体を検出する．

15. 脳アスペルギルス症

アスペルギルス症（aspergillosis）はアスペルギルス属の真菌を原因とする種々の真菌症疾病の総称で胞子の吸入と体内での増殖が原因の日和見感染症である．アスペルギルス属の胞子は環境中に広く存在することから，ほとんどのヒトが毎日吸入しており，免疫に障害のあるヒトや家畜ではアスペルギルス症に進行することがある．一般的な原因菌は *Aspergillus fumigatus* であるが，*A. flavus* や *A. niger* でも発生することがある．発症には，原因菌により生産されるマイコトキシンの一種のグリオトキシンが関与していると考えられる．中枢神経系感染は脳膿瘍を呈し，全身播種性感染の部分症である．副鼻腔からの直接感染は少ない．

C てんかん

表1 てんかんの分類

〔部分発作〕
・単純部分発作
　運動発作
　体性感覚発作
　視覚発作
・複雑部分発作
・二次性全般発作
〔全般発作〕
・強直間代発作
・間代発作
・強直発作
・欠神発作
・ミオクロニー発作
・脱力発作

てんかん（epilepsy）（表1）とは，種々の病因によってもたらされる慢性の脳疾患であって，大脳ニューロンの過剰な発射（てんかん発射；epileptic discharge）から由来する反復性の発作（てんかん発作）を主徴とし，それに変異に富んだ臨床症状ならびに検査所見の表出を伴うものである．てんかん発作とは大脳皮質機能に基づく意識，行動，感情，運動機能あるいは感覚が，脳神経細胞の過剰で無秩序なてんかん性異常放電のために障害される，間欠的で常同性の臨床症状をいう．また経過が慢性反復性でなければならないことから，脳炎，外傷後，薬物中毒の離脱期に起こる痙攣はてんかんではない．てんかんの原因は脳の損傷や神経の異常とみられている．原因がわかったものを症候性てんかん，わからないものを真性てんかんという．てんかん発作の原因としては，出産前後の酸素不足，頭部外傷，脳卒中，脳の感染症，脳の発生異常，てんかんに関連した遺伝子の異常などがある．これに発作を誘発する因子（光刺激，過呼吸，精神的ストレス，身体的ストレス，睡眠不足，月経周期に関連したホルモンの変動，ある種の投薬など）が加わることで発作が起きる．てんかん発作をもつ人でもその7割以上は発作が完全に抑制されており　特に問題のない健全な生活を営むことができる．

特殊なてんかんとしては，West（ウエスト）症候群，Lennox-Gastaut（レノックス・ガストー）症候群，憤怒痙攣（泣き入りひきつけ），熱性痙攣，てんかん重積状態がある．

West症候群は，乳児てんかん症候群ともよばれ，発症は1歳未満（4～7か月）で小児痙屈（点頭）発作が特徴である．精神運動発育遅延を伴い，ヒプスアリスミア（hypsarrhythmia—非常に高振幅な持続性で不規則な1～5 Hz 徐波が非同期性無秩序に棘波・鋭波に混入して両側性にみられる）とよばれる特徴的脳波異常をきたす．

D 腫瘍

脳腫瘍(brain tumor)は、頭蓋内組織に発生する新生物(腫瘍)である。脳、硬膜、くも膜など頭蓋内の組織から発生するものを原発性脳腫瘍、多臓器の悪性腫瘍が頭蓋内に転移したものを転移性脳腫瘍とよぶ。一般に、脳組織内に発生する腫瘍は悪性のことが多いのに対し、脳組織の外側に発生する腫瘍は良性の場合が多い。脳腫瘍という場合は通常、原発性脳腫瘍を意味する。良性脳腫瘍には髄膜腫、下垂体腺腫、神経鞘腫の3種類があり、手術によりほぼ治癒する。

脳腫瘍の有病率は8～10人/10万人であり、第1位は神経膠腫の34%、第2位は髄膜腫の23%、第3位は下垂体腺腫の16%、第4位は神経鞘腫の9%である。頭蓋咽頭腫は4.5%、胚細胞腫は2.3%である。また小児期の腫瘍発生頻度では、脳腫瘍は頭蓋咽頭腫、胚細胞腫、髄芽腫などが多い。

臨床症状としては、頭蓋内圧亢進症状としての頭痛・嘔気・嘔吐が出現し、特に朝方に発生する頭痛が日増しに増強する。このほか、腫瘍の発生場所により、痙攣発作、運動麻痺、感覚障害、聴力障害、視力障害、視野狭窄、記憶力や判断力の障害、傾眠傾向、小脳失調障害などが出現することもある。近年、CTスキャンやMRI検査の普及により診断は格段に向上した。

E 変性・脱髄疾患

1. 変性疾患

変性疾患とは神経細胞が極めて緩徐に侵され消滅していく、血管障害、感染、中毒、代謝障害などによらない、原因不明の疾患の総称である。これらには①運動失調症状を主とする疾患、②パーキンソニズムを呈する疾患、③不随意運動を呈する疾患、④運動ニューロン疾患、⑤認知症を呈する疾患などがある。

a. 運動失調症状を主とする疾患

脊髄小脳変性症(spinocerebellar degeneration；SCD)とは、運動失調症状を主とする神経変性疾患の一群を指す包括的な総称である。小脳および脳幹から脊髄にかけての神経細胞が徐々に破壊、消失していく疾患であり、有病率は10～20人/10万人である。孤発性が60～70%であり、遺伝性は30～40%を占める。1976年に16番目の特定疾患として認定され(公費対象)、介護保険における特定疾病でもある。SCDの分類を表2に示す。

1) **皮質性小脳萎縮症**
   (cortical cerebellar atrophy；CCA)

晩発性皮質性小脳萎縮症ともよばれ、純粋な小脳性運動失調症である。平均発症年齢は50～60歳であり、進行は著しく緩慢である。MRI所見は小脳半球・虫部の全体的萎縮と第4脳室の拡大がみられる。

2) **多系統萎縮症**
   (multiple system atrophy；MSA)

進行性の小脳症状をしばしば呈することから、脊髄小脳変性症の1型(孤発性)と分類され、わが国の脊髄小脳変性症のなかで最も多い。このう

表2 SCDの分類

〔孤発性〕
・皮質性小脳萎縮症
・多系統萎縮症(オリーブ橋小脳萎縮症)
〔遺伝性〕
1. 常染色体優性遺伝
   ・脊髄小脳失調症1型(SCA1)
   ・脊髄小脳失調症2型(SCA2)
   ・脊髄小脳失調症3型(SCA3：Machado-Joseph病)
   ・脊髄小脳失調症6型(SCA6：Holmes型)
   ・脊髄小脳失調症7型(SCA7)
   ・脊髄小脳失調症10型(SCA10)
   ・脊髄小脳失調症12型(SCA12)
   (脊髄小脳失調症は現在で41型まで発見されている)
   ・歯状核赤核淡蒼球ルイ体萎縮症(DRPLA)
2. 常染色体劣性遺伝
   フリードライヒ失調症(FRDA)
   ビタミンE単独欠乏性失調症(AVED)
   眼球運動失行と低アルブミン血症を伴う早発性小脳失調症(EOAH)

ち，小脳症候を主徴とするものはオリーブ橋小脳萎縮症(OPCA，1900年)，起立性低血圧，排尿障害，睡眠時無呼吸(喉頭喘鳴)などの自律神経症状を主徴とするものはシャイ・ドレーガー(Shy-Drager syndrome；SDS)症候群，動作緩慢，小刻み歩行，姿勢反射障害などのパーキンソン症状を主徴とするものは線条体黒質変性症である．これら3型の臨床病理学的な類似点が指摘され，1969年にMSAの病名が誕生した．

小脳全層の細胞変性，橋核ニューロンの消失，黒質メラニン含有細胞の脱落が認められる．広範囲にリン酸化α-シヌクレイン陽性となる封入体(glial cytoplasmic inclusion；GCI)が認められるため，シヌクレオパチーと考えられている．

3）オリーブ橋小脳萎縮症
　　（olivopontocerebellar atrophy；OPCA）

小脳性運動失調とパーキンソニズムがみられるのが特徴であり，自律神経症状はほぼ必発である．MRIでは小脳全体の萎縮と第4脳室の拡大，中小脳脚の萎縮と前橋・小脳橋角槽の拡大があり，橋底部の萎縮と信号強度の変化(横断面で十字サイン)がみられる．

4）線条体黒質変性症
　　（striatonigral degeneration；SND）

パーキンソニズムと自律神経症状を伴い，パーキンソン病にきわめて類似しているが，抗パーキンソン病薬は無効である．

5）Shy-Drager（シャイ・ドレーガー）症候群

自律神経障害が前景に立ち，起立性低血圧，排尿障害，発汗障害(うつ熱)性機能障害(陰萎)が顕著にみられる．進行性の経過をとり，パーキンソニズムと小脳症状がみられることがある．病理学的には脊髄中間外側核とオヌフ(Onuf)核(仙髄)および迷走神経背側核の神経細胞の脱落が特徴である．

6）遺伝性脊髄小脳変性症

常染色体優性遺伝が多く，遺伝子変異はCAGリピートの異常伸長が共通してみられることが多い．世代が若返るごとに発症年齢が若く，かつ重症化するという表現促進現象(anticipation)がみられる．以下に代表的なSCDのみを記載する．

7）Machado-Joseph病（MJD/SCA 3）

優性遺伝形式をとり，MJD 1遺伝子のCAGリピートの異常伸長が原因である．発症年齢は若年～中年であり，遺伝性SCDのなかで最も頻度が高い．

臨床症状は小脳遠心路障害に伴う小脳失調が主であり，他に顔面筋のミオキミア，びっくり眼，注視眼振，眼球運動制限，下肢痙縮，ジストニア・アテトーゼなどがみられる．

8）Spinocerebellar ataxia（SCA）6

常染色体優性遺伝形式をとり，1A電位依存性Caチャネル遺伝子(CACNA 1A)のCAGリピート数の4～19から20～33への異常伸長が原因である．純粋な小脳失調症(小脳型)であり，SCD中最も高齢発症である．Machado-Joseph(マシャド・ジョセフ)病に次いで多い．従来のHolmes型遺伝性失調症に相当する．

9）歯状核赤核淡蒼球ルイ体萎縮症（dentatorubropallidoluysian atrophy；DRPLA）

優性遺伝形式をとり，DRPLA遺伝子のCAGリピートの異常伸長が原因である．若年発症の若年型では，ミオクローヌス，てんかん，精神発育遅滞，小脳性運動失調(小脳遠心路障害)がみられる．遅発成人型の場合は小脳性運動失調(小脳遠心路障害)に加え，舞踏病様不随意運動，性格変化，認知症などがみられる．わが国で多く，欧米ではまれである．MRIでは小脳と脳幹の萎縮がみられる．

10）Friedreich（フリードライヒ）失調症

常染色体劣性遺伝形式をとり，第9染色体長腕のX25遺伝子(frataxin遺伝子)のGAAリピートの異常伸長のホモ接合体を主とする変異が原因である．25歳以下の発症(平均10歳)が多い．臨床

症状は小脳および後索性運動失調症，深部感覚障害，構音障害，凹足〔pes cavus(Friedreich 足)〕，心電図異常・心筋障害(70%)がみられる．

11）家族性痙性対麻痺

常染色体優性，劣性，伴性劣性遺伝形式をとるものから孤発性のものもある．痙性対麻痺が主症状であり，その他の臨床症状としては，錐体路徴候，深部感覚障害がある．視神経萎縮や網膜変性症のほかに錐体外路症状を伴うこともある．

b. パーキンソニズムを呈する疾患

1）Parkinson（パーキンソン）病

黒質緻密層ドパミン性神経細胞の変性を主病変とする緩徐進行性の変性疾患であり，1817 年英国の医師 James Parkinson が shaking palsy（振戦麻痺）として初めて記載した．19 世紀後半にフランスの Charcot によりパーキンソン病と命名された．

Parkinson 病の有病率は 1～2 人/1,000 人であり，黒質緻密層と青斑核の神経細胞変性とグリオーシスを特徴とする．神経細胞に Lewy（レヴィ）小体がみられるのが特徴である．黒質緻密層の神経細胞は，ドパミンを伝達物質とし，神経終末は線条体（尾状核と被殻）に終わっているので，線条体のドパミンが著明に低下するのが特徴である．ドパミンは血中から取り込まれたチロシンからレボドパを経て合成される．線条体（尾状核と被殻）の神経細胞（GABA とエンケファリンを含む）はドパミンで抑制され，一方，神経細胞（GABA とサブスタンス P を含む）はドパミンで興奮する．これらにより前頭葉運動ニューロンの興奮性を高め，随意運動を円滑にする．

黒質の選択的変性機序には遺伝の素因や環境因子も関与するとされているが，黒質にミトコンドリア呼吸障害と酸化的障害（活性酸素の生成亢進）が生じ，また ATP の合成障害や高分子物質の障害，あるいはアポトーシスなどにより神経細胞（ドパミン産生細胞）が死滅していくとされる．典型的な症状は 4～8 Hz の静止時振戦，筋固縮（強剛），動作緩慢（無動），姿勢反射障害などであり，こうした症状はパーキンソニズムとよばれる．動作緩慢の症状としては仮面様顔貌，小書症，小声などもみられる．また，姿勢反射障害を反映して前屈姿勢，突進現象，小刻み歩行がみられる．また自律神経症状を伴い，脂漏性顔貌や頑固な便秘がみられる．

パーキンソン病でみられる神経症状を総称してパーキンソニズム（parkinsonism）というが，このうちパーキンソン病（Parkinson disease）はパーキンソニズムを呈し，CT や MRI で特異的異常がなく，レボドパまたはドパミンアゴニストにより症状が著明に改善するものをいう．パーキンソン病以外でパーキンソニズムを呈す疾患群を，「症候性パーキンソニズム（パーキンソン症候群；Parkinson syndrome）」とよび，これらには①脳血管障害性パーキンソニズム，②薬物性パーキンソニズム，③中毒性パーキンソニズム，④感染後パーキンソニズム，⑤その他の変性疾患，⑥正常圧水頭症の一部，⑦脳腫瘍（前頭葉腫瘍）などがある．

2）大脳皮質基底核変性症

失行，失語，認知症などの大脳皮質症状を呈し，パーキンソニズム（筋固縮・無動）を伴う．平均発症年齢は 63 歳で，一側の上肢の運動拙劣で発症する．歩行障害があり，他人の手徴候（alien hand）（自分の意思とは無関係に上肢が勝手に動く運動で，通常の不随意運動に比べ，より動作に近い動きを示す）とよばれる特徴的な症状を示す．進行性で 5～10 年で死亡することが多い．進行しても左右差がみられる．

病理学的には大脳皮質・黒質における神経細胞の脱落・グリオーシスがみられ，皮質の肥大した神経細胞（ballooned neuron）がみられるのが特徴である．異常リン酸化タウ蛋白の蓄積（アストロサイトの場合：astrocytic plaque）がある．抗パーキンソン病薬は無効である．

頭部 MRI では症状の強い側に対応して中心溝付近の前頭-頭頂葉の萎縮がみられる．

c. 不随意運動を呈する疾患

1) Huntington（ハンチントン）病

舞踏運動を中心とする不随意運動と認知症を特徴とし，常染色体優性遺伝する神経変性疾患である．原因はIT15遺伝子内のCAGリピートの異常伸長(45以上)である．有病率は2～5人/100万人(本邦)であるが欧米では60～80人/100万人と多い．発病後10～15年後で死亡することが多い．病理学的には線条体(尾状核と被殻)の小型神経細胞の選択的変性・脱落がみられ，不随意運動発現の責任病理とされている．大脳皮質(特に前頭葉・側頭葉)の萎縮もみられ，認知症の責任病理とされる．脳MRIでは線条体(特に尾状核)の萎縮が特徴的である．古典型は発病が30～40歳代で，舞踏運動(chorea)，認知症，性格変化・精神障害がみられる．若年型は発病が20歳以下で，90％以上が父親から遺伝子を受け継ぐ．古典型(舞踏病)を呈するものが50％で残り50％は固縮型(パーキンソニズム)を呈す．

高齢発症型は発病が70歳以上で，認知症はないかあっても軽度で，進行が著しく緩慢である．治療は舞踏運動に対し抗ドパミン作用薬であるペルフェナジンやハロペリドールを用いる．易怒性・易興奮性/幻覚・妄想に対してはクロルプロマジンが有効なことがある．

2) Chorea acanthocytosis（有棘赤血球を伴う舞踏病）

舞踏運動を中心とする不随意運動で，発症年齢は20～35歳である．有棘赤血球(棘状赤血球)と高CK血症がみられ，自傷行為・自咬症(咬唇・咬舌)，末梢神経障害，性格変化・精神障害の頻度が高い．認知症は少ない．原因は第9染色体長腕(9q21)領域の遺伝子choreinの一部欠失であり，わが国に多い．血族結婚の同胞発病例が多く，男性に多い(女性の数倍)．孤発例は少ない．慢性に経過し発病後10～20年生存することもある．

尾状核を中心とする線条体の萎縮と側脳室の拡大があり，尾状核ニューロンのほとんどが脱落し，末梢神経では軸索変性と脱髄がある．治療は

表3　運動ニューロン疾患の分類

1. 上位運動ニューロンおよび下位運動ニューロンの両方を侵すもの
   - 孤発性：筋萎縮性側索硬化症(ALS)
   - 遺伝性：家族性ALS
2. 上位運動ニューロンだけを侵すもの
   - 孤発性：原発性側索硬化症
   - 遺伝性：家族性痙性対麻痺
3. 下位運動ニューロンだけを侵すもの
   - 孤発性：ポリオ，鉛中毒
     若年性一側上肢筋萎縮症
   - 遺伝性：脊髄性筋萎縮症，脊髄性進行性筋萎縮症
     球脊髄性筋萎縮症
     ウェルドニッヒ・ホフマン
     (Werdnig-Hoffmann)病
     クーゲルベルグ・ヴェランダー
     (Kugelberg-Welander)病

Huntington病と同じであるが，効果は少ない．

d. 運動ニューロン疾患

運動ニューロン疾患とは，上位運動ニューロンおよび下位運動ニューロンのいずれかないし両方が障害される疾患の総称である．表3に分類を示す．

1) 筋萎縮性側索硬化症
（amyotrophic lateral sclerosis；ALS）

上位運動ニューロンおよび下位運動ニューロンが選択的に障害される神経変性疾患である．上位運動ニューロン障害(錐体路徴候)としては四肢の筋力低下/痙縮，深部反射亢進，病的反射の出現がみられる．下位運動ニューロン障害としては筋萎縮，筋力低下，線維束性攣縮(fasciculation)がみられ，球症状の嚥下障害，構音障害が出現する．舌にも筋萎縮と線維束性攣縮(fasciculation)がみられる．陰性4徴候として，眼球運動障害，膀胱直腸障害，感覚障害，褥瘡がないといった特徴を有する．

ALSの診断基準は①成人発症である，②経過は進行性である，③神経所見・検査所見で，1つ以上の領域に上位運動ニューロン徴候を認め，かつ2つ以上の領域に下位運動ニューロン症候がある場合，または既知の家族性筋萎縮性側索硬化症に関与する遺伝子異常があり，身体の1領域以上

に上位および下位運動ニューロン徴候がある場合はALSと診断してよい．下位運動ニューロン徴候は，針筋電図所見でも代用できる．針筋電図所見は神経原性変化を認め，高振幅長持続電位がみられるのが特徴であり，特に高振幅の巨大電位がみられる場合は診断的価値が高い．

e．認知症を主とする変性疾患
1）Alzheimer（アルツハイマー）病

原発性で徐々に発症，進行する記憶，認知機能障害を主症状とし，剖検脳でびまん性の萎縮，大脳皮質に多数の老人斑，Alzheimer神経原線維変化を認める疾患である．65歳以前の発症（狭義のAlzheimer病）と65歳以後の発症（Alzheimer型老年認知症）で分けるが，65歳以後の有病率は2.7％で，女性の発生率が高い．家族性Alzheimer病（FAD）は遺伝子異常によって発症する．

Alzheimer病は進行性認知症を呈し，神経細胞脱落とともに老人斑（senile plaque）や神経原線維変化（neurofibrillary tangle）を認める病態である．進行性の記銘・記憶障害や見当識障害，さらに精神症状（感情・意欲の障害）をきたし，10～15年の経過で全身性合併症をきたし致死的経過をたどる．65歳以前の発症（初老期）の場合はこれらに加え大脳巣症状（失行，失語，失認など）や神経症状（錐体外路症状など）がみられるといった特徴を有する．

病理は肉眼的には前頭葉の萎縮と側頭葉（特に内側部）の萎縮および頭頂葉の萎縮がみられる．組織学的には大脳皮質連合野の神経細胞脱落と海馬の神経細胞脱落およびコリン作動性起始核（Meynert基底核など）の神経細胞脱落がみられる．また，大脳皮質や海馬の細胞外実質に老人斑（senile plaque）とよばれる嗜銀性斑状構造物が出現する．また，大脳皮質や海馬の神経細胞体内または太い神経突起内に形成される神経原線維変化（neurofibrillary tangle）とよばれる嗜銀性線維状構造物がみられるのも特徴である．

病因は，アポリポ蛋白Eの対立遺伝子の1つ（e4）などの遺伝要因（危険因子）のほか，生活習慣（食事など），頭部外傷の既往などの環境要因も関係している．アミロイドカスケード仮説もあるが，最近ではそれ以外の原因も考えられている．家族性Alzheimer病の遺伝子変異はすでにいくつか見つかってきているが，その後も新たな変異が見つかってきている．

2．脱髄疾患

1）多発性硬化症（multiple sclerosis；MS）

寛解と再発を繰り返す中枢神経系の炎症性脱髄を主とし軸索変性を伴う疾患と定義されている．わが国における有病率は10人/10万人であるが，欧米では50～200人/10万人と多い．最近ではわが国における有病率が増加傾向にある．原因は不明であるが，活性化CD4＋Tリンパ球（Th17細胞とTh1細胞）が関与し，血液脳関門（BBB）の透過性亢進が亢進し，中枢神経系の自己免疫疾患であるとされる．臨床型は①寛解・再発型（relapsing-remitting MS；RRMS），②原発性進行型（primary progressive MS；PPMS），③続発性進行型（secondary progressive MS；SPMS），④再発進行型（progressive relapsing MS；PRMS）の4型に分類される．中枢神経系の白質のみが障害される．急性視神経炎（視力障害），大脳症状（片麻痺，しびれ，歩行障害），脊髄症状（対麻痺，しびれ，歩行障害，膀胱直腸障害），脳幹症状（複視），小脳症状（失調症，断綴性言語，歩幅の広い失調性歩行）などの白質障害に由来する症状を呈す．

2）視神経脊髄炎/Devic（デビック）病（neuromyelitis optica；NMO）

NMOは視神経炎（ON）と急性脊髄炎に加え，①大脳・小脳などに病変がない，②脊髄病変は≧3椎体以上に及ぶ，③髄液中の細胞数（＞50白血球/mm³または＞5好中球/mm³）などの特徴を有し，NMO-IgG（抗アクアポリン4抗体）が陽性である．抗アクアポリン4（AQP4）抗体はNMOに特異な血液中の自己抗体であり，NMOの80～90％の症例で陽性であり，MSでは陰性である．抗AQP4抗体が陽性なら再発予防の治療が必要

である．症状は両側の視力障害や脊髄症状（対麻痺，しびれ，歩行障害，膀胱直腸障害）をきたす．

3）ギラン・バレー（Guillain-Barré）症候群（Guillain-Barré syndrome；GBS）

　ギラン・バレー症候群（Guillain-Barre syndrome；GBS）は，急性に発症する四肢の筋力低下，腱反射の消失を主徴とする多発神経炎である．四肢の遠位部の左右対称性の筋力低下と感覚障害から発症し，次第に上行し数日〜2週でピークに達し，数週〜数か月でゆっくり回復する．急性期に重度の四肢筋力低下，嚥下障害，呼吸麻痺，自律神経障害による不整脈をきたし，致死性の経過をとることもあり，初期症状が軽くても急性期から積極的な治療が必要となり入院治療が原則である．通常は発症1〜2週間前に上気道炎か腸炎などの先行感染を認める．髄液検査では蛋白細胞解離を認め，経過中に運動神経伝導速度の遅延や複合筋活動電位の低下を認める．多くの症例では半年以内に回復するが，重篤な後遺症を残す場合もある．

　GBSは感染後の自己免疫学的機序により発症すると考えられており，病理学的には炎症性脱髄が主体の急性炎症性脱髄性多発ニューロパチー（acute inflammatory demyelinating polyneuropathy；AIDP）である．最近では電気生理学的ならびに病理組織学的に脱髄を伴わず，一次性に末梢神経の軸索障害をきたす軸索型GBSの存在が知られるようになり，GBSは脱髄型GBSと軸索型GBSの両者を含み，脱髄型はAIDP，軸索型は運動神経のみが障害されるacute motor axonal neuropathy（AMAN）と感覚神経も障害されるacute motor-sensory axonal neuropathy（AMSAN）に分けられている．

F 筋疾患

　筋疾患（ミオパシー）とは病変の主座が骨格筋にある疾患のことであり，主症状は筋力低下/筋萎縮ないしミオトニアである．神経系，骨格筋系以

表4　筋疾患の分類

〔遺伝性筋疾患（hereditary myopathy）〕
1. 筋ジストロフィ/（遺伝性）ミオパチー
2. イオンチャネル病
   ・ミオトニア症候群
   ・周期性四肢麻痺
   ・悪性症候群（悪性高熱）
3. ミトコンドリア脳筋症
4. 先天性代謝異常に伴うミオパチー

〔非遺伝性筋疾患（non-hereditary myopathy）〕
1. 炎症性筋疾患
   ・多発性筋炎/皮膚筋炎
   ・封入体筋炎
2. 代謝・内分泌障害性筋疾患
   ・代謝障害性筋疾患
     　低K性ミオパチー
     　栄養障害性ミオパチー
   ・内分泌障害性筋疾患
     　副腎皮質ホルモン（ステロイドミオパチー）
     　甲状腺ホルモン（中毒性/機能低下性ミオパチー）
3. 中毒性筋疾患（薬剤誘発性筋疾患）
   ・横紋筋融解症

表5　筋ジストロフィ（muscular dystrophy）の分類

1. Duchenne/Becker型筋ジストロフィ（DMD/BMD）
2. 肢帯型筋ジストロフィ
   （limb-girdle muscular dystrophy；LGMD）
3. Emery-Dreifuss型筋ジストロフィ
   （Emery-Dreifuss muscular dystrophy；EDMD）
4. 顔面・肩甲・上腕型筋ジストロフィ
   （facio-scapulo-humeral dystrophy；FSHD）
5. 遠位型筋ジストロフィ/ミオパチー（三好型）
6. 先天性筋ジストロフィ（福山型）

外のものを含む多系統にわたる症候群の1つとして筋症状が現れる場合と，骨格筋にほぼ症状が限局する場合（一次性筋疾患）（遺伝性筋疾患の多くが属する）とがある（表4）．

1. 筋ジストロフィ（muscular dystrophy）

　筋ジストロフィとは慢性進行性に経過する筋力低下・筋萎縮を主訴とする筋疾患であり，遺伝性筋疾患である．骨格筋病理上，ジストロフィ変化を特徴とする．ジストロフィ変化とは骨格筋細胞の壊死・再生および筋基本構築の乱れ（初期には筋線維の大小不同，円形化，中心核の増加などの

変化として現われ，進行すると結合組織の増生，脂肪化が生じ筋線維束の構造が失われる）がみられるものをいう（表5）．

a. Duchenne/Becker（デュシェンヌ／ベッカー）型筋ジストロフィ（DMD/BMD）

Xp 21.2にあるジストロフィン（dystrophin）遺伝子（2,500 kb：X染色体の全長の1%）の異常によって起こる．伴性劣性遺伝形式をとり，男児にのみ発症する．表現型としては①重症型（DMD），②軽症型（BMD），③心筋症，④無症候性高クレアチンキナーゼ（CK）血症がある．DMDの発生率は1人/3,000～3,500新生男児であり，BMDはDMDの1/10である．発症はDMDでは2～4歳であり，BMDはそれよりも遅く，5歳～成人期である．筋生検でジストロフィ変化がみられ，過収縮肥大化筋線維（opaque fiber）や間質の線維化と脂肪浸潤がみられる．針筋電図は典型的筋原性変化（低振幅短持続電位）を呈し，安静時の針筋電図では線維性自発電位（fibrillation potential）がみられる．血清では筋細胞の障害を反映し，CK，AST，LDH，アルドラーゼ，ミオグロビンなどの上昇がみられる．臨床症状は進行性の四肢近位筋優位の筋力低下と筋萎縮がみられ，翼状肩甲，歩行開始の遅延，登攀性起立（Gowers徴候），腓腹筋の仮性肥大，動揺性歩行（waddling gait：Trendelenburg歩行），腰椎前彎がみられる．進行すると心不全・呼吸不全を伴う．深部腱反射は低下～消失する．

b. 肢帯型筋ジストロフィ（limb-girdle muscular dystrophy；LGMD）

上肢帯ないし下肢帯，四肢近位筋の筋力低下・筋萎縮を呈する，幼児期～成人期発症，慢性進行性の疾患で，筋病理で筋ジストロフィ変化を示すもののうちX染色体劣性以外の遺伝形式を示すものの総称である．①1型（常染色体優性遺伝：A～E）と②2型（常染色体劣性遺伝：A～I）がある．筋細胞膜蛋白ディスフェルリンの遺伝子変異と，筋細胞内蛋白分解酵素 calpain 3 の遺伝子変異が見つかっている．傍脊柱筋，四肢近位筋優位の筋力低下を示し，慢性進行性の経過をとる．

c. 周期性四肢麻痺（periodic paralysis）

随意筋に発作性に反復する可逆性の弛緩麻痺を生じる疾患で血清K値から，低K性，高K性，正K性（家族性）に分けられる．甲状腺機能亢進症に伴う低K性周期性四肢麻痺が最も多い（非遺伝性）．自覚症状は脱力感，筋肉痛，筋肉のこわばりであり，他覚的には発作時の近位筋の弛緩性麻痺と筋緊張低下がみられる．周期は低K性が1回/1～2か月，持続は数時間～1日で，高K性では1回/週，持続：1時間以内であり，正K性では1回/週～3か月，持続は2日間～3週間である．

d. 筋強直性ジストロフィ（myotonic dystrophy, dystrophia myotonica；DM）

多くは10代以降にミオトニア（筋細胞膜の被刺激性の亢進）を中心とする多彩な症候を呈する疾患で，横紋筋だけではなく多くの臓器を侵す．常染色体性優性遺伝形式をとる．成人の遺伝性筋疾患の中で最も頻度が高い．3塩基/4塩基繰り返し配列病（trinucleotide/tetranucleotide repeat disease）であり，19q13.3に遺伝子座がある myotonin protein kinase 遺伝子（MPTK）の3'非翻訳領域でのCTG繰り返し配列の異常伸長（正常：5～38，DM1：50以上）を原因とするDM1（Steinert病）と，3q21に遺伝子座がある ZNF9 遺伝子のエクソン間，非翻訳領域におけるCCTG繰り返し配列の異常伸長が原因であるDM2とがある．有病率は5人/10万人である．筋生検では筋線維の大小不同と中心核の増加，ragged-red fiber（赤色ぼろ線維）などがみられる．針筋電図では針刺入時に急降下爆撃音（dive bomber sound）/myotonic discharge（ミオトニア放電）とよばれる特徴的な音がスピーカーから聞こえ，診断的価値が高い．臨床症状は叩打性ミオトニア（percussion myotonia）と把握性ミオトニア（grip myotonia）が特徴である．ミオトニアとは筋細胞膜の被刺激性

が亢進し，刺激により容易に収縮が起こり，弛緩しにくくなることである．全身の筋力低下・筋萎縮は四肢遠位筋から始まるのが一般的で，胸鎖乳突筋，顔面筋，外眼筋も侵し，眼瞼下垂と斧状顔貌(hatchet face)がみられる．その他の特徴としては禿頭，高口蓋(high arched palate)，末梢神経障害，知能障害，性格異常，心伝導障害(不整脈)，僧帽弁逸脱，白内障，性腺機能低下，糖尿病(インスリン分泌亢進を伴う)など多彩な症状を呈す．

e. 先天性筋強直性筋ジストロフィ (congenital myotonic dystrophy)

筋強直性ジストロフィの重症型で表現化促進現象(anticipation)による．軽症の母親から生まれるフロッピーインファント(父子間よりも母子間のほうが繰り返し配列の伸張が著しいため)であり，知能発育遅滞も著明でIQは50〜80，三角形に開口した特有の顔貌を示し，長じてDM1の経過をたどる．

f. 多発(性)筋炎(polymyositis；PM)／皮膚筋炎(dermatomyositis；DM)

炎症性筋炎の中で特に横紋筋を侵す原因不明の筋炎を特発性炎症性筋疾患(idiopathic inflammatory myositis)という．多発性筋炎(polymyositis)と皮膚筋炎(dermatomyositis)とがある．自己抗体があり，抗アミノアシルtRNA合成酵素抗体(anti-synthetase antibody)(抗Jo-1抗体)，抗SRP(signal recognition particle)抗体，抗Mi2抗体などが知られている．近位筋の筋力低下(両側対称性)が共通してみられ，皮膚筋炎では上眼瞼にヘリオトロープ疹とよばれる紫色の皮疹がみられる．皮膚筋炎では悪性腫瘍や間質性肺炎・肺線維症を高率に合併しやすい．

g. 重症筋無力症 (myasthenia gravis；MG)

自己免疫異常によって神経筋接合部・後シナプス膜上にある①ニコチン作動性アセチルコリン受容体(acetylcholine receptor；AChR)に対する抗体(抗AChR抗体)，②筋特異的チロシンキナーゼ(muscle-specific tyrosine kinase；MuSK)に対する自己抗体(抗MuSK抗体)などの機能蛋白に対する自己抗体により神経筋接合部の刺激伝導が障害される自己免疫疾患である．臨床的には骨格筋の易疲労性と筋脱力，休息による筋脱力の回復(日内変動)を主徴とする神経筋接合部の自己免疫疾患であり，眼筋型と全身型に分類される．わが国ではMG患者全体の80％が抗AChR抗体陽性であり，数％に抗MuSK抗体が検出され，残り10数％が抗AChR抗体および抗MuSK抗体のいずれも検出されない二重抗体陰性MGである．

MGは3病型とも，骨格筋の易疲労性と筋脱力および休息による回復が特徴である．臨床症状だけでは抗AChR抗体陽性MGと抗MuSK抗体陽性MG，いずれの抗体も検出されない二重抗体陰性MGの3病型を鑑別することは困難である．侵される筋は一様ではなく，外眼筋，嚥下筋，頸筋，四肢近位筋が障害されやすく，特異な筋無力様顔貌を呈する．いずれの病型も外眼筋が最も障害されやすい．眼瞼下垂や複視などの眼症状で発症し，全経過中ほとんどの症例でみられる．眼症状以外には構音・嚥下・咀嚼障害，四肢筋脱力，呼吸困難などがある．症状に日内変動があるのが特徴的である．発語は鼻声で，会話を続けると次第に声が小さくなり不明瞭となる．増悪因子として，ストレス，感染，月経，妊娠，分娩などがあげられ，これらを契機に嚥下困難や呼吸困難が急速に悪化する急性増悪(筋無力症クリーゼ)に移行することがある．特に抗MuSK抗体陽性MGでは，顔面筋と頸部筋力低下，構音障害や嚥下障害などの球麻痺症状が主体でクリーゼになりやすい．

参考文献
1) 杉本恒明，矢崎義雄(編)：内科学．朝倉書店，2007
  ※内科全般にわたって詳細に学べる．特に，神経疾患に関しての記述がすぐれている
2) 辻省二，吉良潤一(編)：アクチュアル脳・神経疾患の臨床 最新アプローチ 多発性硬化症と視神経脊髄炎．中山書店，2012
  ※最近注目されている多発性硬化症と視神経脊髄炎の区別について詳細に記載されている

第12章 アレルギー疾患・膠原病・免疫病

学習のポイント

1. アレルギーとは生体に害を及ぼす免疫反応であり，5型に分類される．Ⅰ型アレルギー反応が狭義のアレルギーである．
2. 膠原病は自己免疫疾患とリウマチ性疾患，結合組織病の特徴を合わせもった疾患群であり，多彩な臨床症状と自己抗体が認められる．
3. 免疫不全症は免疫機能の欠損に基づく疾患の総称である．先天性免疫不全症はリンパ球（T・B細胞）や食細胞，補体などが先天的に欠損するため，感染症や悪性腫瘍に罹患しやすくなる．

本章を理解するためのキーワード

❶ Ⅰ型アレルギー反応
肥満細胞や好塩基球，好酸球表面上の高親和性IgE受容体にアレルゲン特異的IgE抗体が結合し，IgEがアレルゲンを捕捉することにより生理活性物質が放出される免疫反応．

❷ 膠原病
全身の結合組織や血管などに特徴的な病理学的所見をきたす原因不明の疾患群の総称であり，基本となる6疾患と多くの類縁疾患がある．臨床検査では，免疫異常と炎症反応，臓器障害などを評価する．

❸ 免疫不全症
先天性免疫不全症は，T細胞欠損，B細胞欠損，リンパ球（T細胞とB細胞）欠損，食細胞欠損，補体欠損などが原因となる．後天性免疫不全症は，ヒト免疫不全ウイルス感染（AIDS），治療の副作用，悪性腫瘍などが原因となる．

A アレルギー性疾患

1. アレルギー反応

生体においては，病原微生物や刺激物質などの外来抗原，さらには生体内の悪性新生物や変性した自己成分などが異物として作用する．これらの異物から防御するために，生体には免疫機構が備わっている．本来，免疫反応とは生体を防御するための有益な反応であるが，免疫反応によって逆に生体に害をもたらすことがある．この有害な免疫反応をアレルギー反応（過敏反応）とよぶ．アレルギーの名称は，ギリシャ語のallos（変わった）とergon（力，作用）を組み合わせた術語であり，体内に2回目以降に異物が入ると，奇妙な作用を引き起こして生体に害をもたらすことに由来している．アレルギー反応はその反応型によって5型に分類されている（図1）．

名称	免疫反応	抗体	関与する細胞	補体の関与	主な疾患
I型アレルギー反応（アナフィラキシー反応）	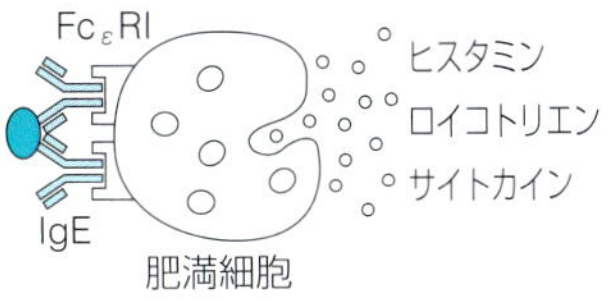 FcεRI、IgE、肥満細胞、ヒスタミン、ロイコトリエン、サイトカイン	IgE	肥満細胞 好塩基球 好酸球 Th2細胞	(−)	アレルギー性鼻炎 花粉症 蕁麻疹 喘息 食物アレルギー アナフィラキシーショック
II型アレルギー反応（細胞傷害反応）	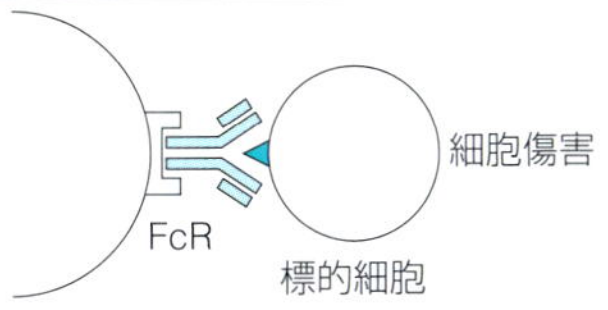 FcR、標的細胞、細胞傷害	IgG, IgM	好中球 マクロファージ NK細胞	(+)	自己免疫性溶血性貧血 血小板減少症 グッドパスチャー症候群 ABO不適合輸血
III型アレルギー反応（免疫複合体反応）	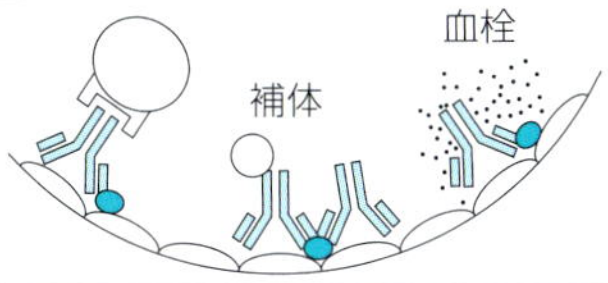 補体、血栓	免疫複合体（IgG, IgM）	好中球 マクロファージ	(+)	血清病 急性糸球体腎炎 全身性エリテマトーデス
IV型アレルギー反応（遅延型過敏反応）	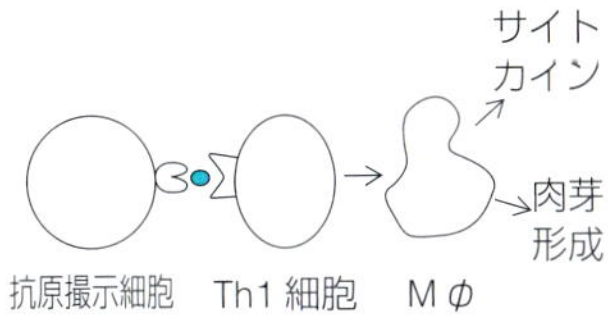 抗原提示細胞、Th1細胞、Mφ、サイトカイン、肉芽形成	(−)	Th1細胞 CD8 T細胞 マクロファージ 樹状細胞	(−)	接触性皮膚炎 結核 ハンセン病 ツベルクリン反応
V型アレルギー反応（受容体刺激反応）	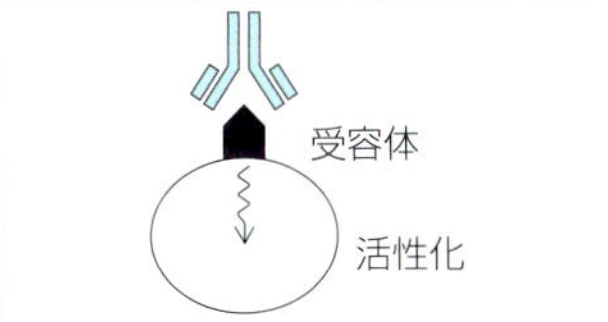 受容体、活性化	IgG	ホルモン受容体発現細胞	(−)	バセドウ病

図1　アレルギー反応の分類

a. I型アレルギー反応（アナフィラキシー反応）

I型アレルギー反応はIgE抗体を介して惹起される免疫反応で，抗原に曝露されてから反応するまでの時間が短いことから，即時型過敏反応またはアナフィラキシー反応ともよばれている．I型アレルギー反応は狭義のアレルギー反応であり，II型からV型の反応は過敏反応としてI型とは区別される．

I型アレルギー反応では，抗原（アレルゲン）の感作によりTh2型のヘルパーT細胞が活性化され，B細胞のクラススイッチによりアレルゲン特異的なIgE抗体が産生される．IgEは生体内に広く分布する肥満細胞に発現している高親和性IgE受容体（FcεRI）に結合する．アレルゲンが生体内に再度侵入すると，FcεRIに結合しているIgEのFab部分がアレルゲンを捕捉し，肥満細胞の活性化が誘導される．肥満細胞は脱顆粒により，ヒスタミンやロイコトリエン，サイトカインなどの生理活性物質を速やかに分泌する（図1）．

I型アレルギー反応に起因する疾患の臨床症状は，これらの生理活性物質の作用による血管拡張や透過性亢進，粘液分泌亢進，平滑筋の収縮，炎症性細胞浸潤などに基づいている．I型アレルギー反応に起因する臨床症状は，アレルゲンの侵入部位によっても規定される．花粉症では鼻や眼瞼結膜が刺激されて鼻汁やくしゃみ，眼のかゆみが出現し，喘息では気道が刺激されて咳嗽や喘鳴をきたし，食物アレルギーでは腸管が刺激されて下痢や腹痛をきたす．薬物（ペニシリンなど）や蜂毒素などに感作されると，全身性のアナフィラキ

シーショックをきたし，気道閉塞や血圧低下などが生じる．また，FcεRⅠを発現する好塩基球や好酸球もⅠ型アレルギー反応に関与する．

b. Ⅱ型アレルギー反応（細胞障害反応）

Ⅱ型アレルギー反応は，細胞表面成分に対する抗体（IgG または IgM）が標的となる細胞上の抗原に結合することにより，細胞傷害を引き起こす免疫反応であり，抗体依存性細胞傷害反応ともよばれる．好中球やマクロファージ，NK 細胞は Fc 受容体を介して標的細胞の貪食・傷害を誘導，または補体の活性化により細胞融解を誘導する．Ⅱ型アレルギー反応に基づく疾患には，自己免疫性溶血性貧血や ABO 不適合輸血などがある．

c. Ⅲ型アレルギー反応（免疫複合体反応）

可溶性抗原に対する抗体が産生されると，抗原と抗体が結合して非可溶性の免疫複合体が形成される．免疫複合体が組織に沈着すると，免疫グロブリン（IgG や IgM）の Fc 部分が貪食細胞（好中球やマクロファージなど）の Fc 受容体に結合して貪食細胞を活性化し，血小板の Fc 受容体に結合して血小板凝集（血栓形成）を誘導し，補体の活性化を誘導することなどにより，組織傷害を引き起こす．Ⅲ型アレルギー反応に基づく疾患（免疫複合体病）には，溶血性連鎖球菌感染後に生じる急性糸球体腎炎や，異種蛋白の静脈内投与後に生じる血清病，さまざまな自己抗体産生を特徴とする全身性エリテマトーデスなどがある．

d. Ⅳ型アレルギー反応（遅延型過敏反応）

Ⅳ型アレルギー反応は，特異抗原によって感作された Th1 型のヘルパー T 細胞と樹状細胞，マクロファージなどが活性化されることによって組織障害を引き起こす免疫反応であり，免疫グロブリンや補体は関与しない．Ⅳ型アレルギー反応の成立には，反応部位への細胞浸潤と浸潤細胞の活性化が必要であることから，抗原曝露から発症までに時間がかかるため，遅延型過敏反応ともよばれている．Ⅳ型アレルギー反応に基づく疾患には，接触性皮膚炎や結核，ハンセン病などがあり，ツベルクリン反応もⅣ型アレルギー反応による生体反応である．

e. Ⅴ型アレルギー反応（受容体刺激反応）

Ⅴ型アレルギー反応は，ホルモン受容体などの細胞表面抗原に対する抗体が産生され，この抗体が抗原（受容体）に結合することによって細胞を刺激する免疫反応である．この反応はⅡ型アレルギー反応と同じであるため，Ⅱ型アレルギー反応に分類されることもあるが，受容体を刺激する作用からⅤ型に分類されている．Ⅴ型アレルギー反応に基づくバセドウ（Basedow）病では，自己抗体が甲状腺濾胞細胞上の甲状腺刺激ホルモン（TSH）受容体に結合して甲状腺濾胞細胞を刺激し，甲状腺ホルモンの過剰分泌により症状が引き起こされる．

2. アレルギーの検査法

a. Ⅰ型アレルギーの検査法

アレルギー疾患の臨床では，患者の病歴と症状，身体所見に加え，臨床検査を行ってアレルギーの診断を行う．表1にⅠ型アレルギーの主な検査法を示す．

表1　Ⅰ型アレルギーの検査法

特異的アレルゲン検査
1. in vivo 検査
①皮膚アレルギーテスト
・スクラッチテスト
・プリックテスト
・皮内テスト
②誘発・除去テスト
・眼結膜・鼻粘膜誘発テスト
・吸入誘発テスト
・食物負荷（除去）テスト
2. in vitro 検査
①アレルゲン特異的 IgE 抗体
・RAST 法，CAP 法，MAST 法，AlaSTAT 法
②ヒスタミン遊離試験
非特異的アレルギー検査
・好酸球数（末梢血，鼻汁，喀痰）
・血清総 IgE
その他の検査
・X 線検査，呼吸機能検査，血液ガス検査，鼻腔検査など

1) 特異的アレルゲン検査

患者にアレルギーを引き起こす特異的アレルゲンを検索する検査には，被検者にアレルゲンを添加して反応を確認する *in vivo* 検査と被検者の血清や血球を用いて検索する *in vitro* 検査がある．

a) *in vivo* 検査

①皮膚アレルギーテスト：被検者の皮膚にアレルゲンを添加し，15～20分後に皮疹の性状（発赤，膨疹など）を基に判定するもので，プリックテスト，スクラッチテスト，皮内反応の3つの方法がある．

②誘発・除去テスト：眼瞼結膜や鼻粘膜，気道などにアレルゲンを添加または吸入させ，結膜充血や鼻汁流出，呼吸機能検査における1秒率の低下などによってアレルギー反応の有無を判定する．また，食物アレルギーでは疑わしい食物を負荷，または除去して症状の増減を確認する．

b) *in vitro* 検査

①アレルゲン特異的IgE抗体：特異的なアレルゲンに結合するIgE抗体の有無を，被検者の血清を用いて試験管内で確認する検査である．基本的には，特定のアレルゲンに血清を加え，アレルゲンに結合したIgEを蛍光酵素抗体法や化学発光酵素抗体法などの方法で確認する．RAST（radioallergosorbent test）法やCAP（capsulated hydrophilic carrier polymer）法，MAST（multiple antigen simultaneous test）法，AlaSTAT法などの検査方法が開発されている．

②ヒスタミン遊離試験：被検者の末梢血好塩基球にアレルゲンを添加し，ヒスタミンの遊離を測定することによって特異的アレルゲンを確認する．

b. 非特異的アレルギー検査

Ⅰ型アレルギー反応による疾患では，末梢血や鼻汁，喀痰などに好酸球数が増加する．また，血清中の総IgE量が増加する．その他の検査としては，胸部X線検査や呼吸機能検査などが施行される．

c. その他のアレルギー反応の検査法

Ⅱ型やⅢ型アレルギー反応は抗体依存性反応であることから，さまざまな特異性をもつ自己抗体〔クームス（Coombs）試験，抗血小板抗体，抗糸球体基底膜抗体，抗DNA抗体など〕や血清補体価の測定などを行う．また，Ⅲ型では循環免疫複合体検査が行われる．Ⅳ型アレルギー検査としては，ツベルクリン反応に代表される皮内反応やリンパ球幼若化試験などがある．

3. アレルギー性疾患の臨床

a. じんま疹

概念・病態

一過性に生じる皮膚の限局性の浮腫であり，Ⅰ型アレルギー反応による肥満細胞の活性化の結果，ヒスタミンなどの化学伝達物質が皮膚の毛細血管の透過性を一過性に亢進させることにより生じる．

症状

かゆみを伴う盛り上がった皮疹（膨疹）や紅斑が生じ，融合すると地図状となる．皮疹は一過性で，通常は数時間で消失する．

診断

問診と皮膚所見が重要である．さらには皮膚アレルギーテストやアレルゲン特異的IgE抗体検査などを行う．

治療

原因となるアレルゲンの除去を行う．対症療法として，抗ヒスタミン薬や重症例では副腎皮質ステロイドホルモンの投与を行う．

b. 気管支喘息

概念・病態

Ⅰ型アレルギー反応に基づく気道過敏性の亢進と可逆性の気道狭窄により，咳や喘鳴，呼吸困難などをきたす疾患である．長期罹患者では気道のリモデリング（線維化や肥厚など）により非可逆的変化をきたして難治化する．乳幼児から成人までの幅広い年代に発症するが，環境アレルゲンが関与するアトピー型と関与しない非アトピー型に

分類される.

症状
発作性の呼吸困難や喘鳴などが，夜間や早朝などに繰り返し生じる．運動や感染を契機に症状が出現することもある．

診断
臨床症状や聴診所見に加え，呼吸機能検査におけるピークフローの変動や1秒率の低下，アトピー型では特異的IgE抗体検査や吸入誘発試験などの結果により診断する．

治療
副腎皮質ステロイド薬の吸入が基本であり，テオフィリン製剤や長時間作用性β_2刺激薬，抗アレルギー薬などの投与も行う．

c. 花粉症

概念・病態
花粉がアレルゲンとなり，I型アレルギー反応が鼻(アレルギー性鼻炎)や眼(アレルギー性結膜炎)に生じる．花粉症は原因植物の分布によって地域性があるが，本州では，春(2～5月)にはスギやヒノキ，夏(5～10月)にはカモガヤ，秋(8～9月)にはブタクサとヨモギなどが原因となる．花粉症の発症には，アレルゲンによる曝露に加え，環境因子が関与している．

症状
再発性・発作性のくしゃみや水性鼻汁，鼻閉感などの鼻症状，眼のかゆみや充血，流涙などの眼症状をきたす．

診断
臨床症状に加え，アレルゲン特異的IgE検査や皮膚アレルゲンテストなどにより診断する．必要性があれば誘発試験を行う．

治療
アレルゲンの曝露を回避(マスクや眼鏡・ゴーグルなど)し，抗ヒスタミン薬や抗アレルギー薬の内服や局所投与が行われる．

d. アトピー性皮膚炎

概念・病態
アトピー素因(患者や家族にアレルギー疾患の既往がある)を背景に，瘙痒性の皮疹をきたし，寛解と増悪を繰り返す疾患である．多くは乳児期に発症して慢性に経過する．

症状
乳児期に湿疹で発症し，次第に関節屈曲部位を中心とした全身性の特徴的な皮疹の出現を繰り返す．

診断
特徴的な皮疹の分布と臨床経過により診断される．アレルゲン特異的IgEが陽性となることもある．また，末梢血好酸球数や血清総IgE値の増加なども参考となる．

治療
皮膚を清潔に保ち，悪化因子(環境因子やストレス)を少なくする工夫を指導する．また，副腎皮質ホルモンの外用療法や抗ヒスタミン薬，抗アレルギー薬の投与が行われる．

B 膠原病および類縁疾患

1. 膠原病の概念

膠原病は，全身の結合組織や血管などに特徴的な病理学的所見をきたす疾患群として提唱された．現在では，基本となる6疾患(全身性エリテマトーデス，関節リウマチ，強皮症，多発性筋炎・皮膚筋炎，混合性結合組織病，結節性多発動脈炎)に加え，多くの膠原病類縁疾患が確認されている．膠原病は，自己免疫疾患(自己抗体産生などにより臓器が障害される)とリウマチ性疾患(関節や筋肉，腱などの運動器が障害される)，結合組織病(結合組織が障害される)の3つの要素を合わせもった疾患群である．

膠原病の臨床的特徴としては，①原因不明の疾患である，②発症に遺伝的素因が関与する，③全身の多臓器が障害される，④寛解と再燃を繰り返す慢性炎症性疾患である，⑤血清中に自己抗体が検出される，ことなどがあげられる．

2. 膠原病の検査法

膠原病の検査では，免疫異常，炎症反応，臓器障害について評価することが必要である．

a. 免疫異常に関連する検査

膠原病は自己免疫疾患でもあることから，血清中の自己抗体(抗核抗体，抗DNA抗体，抗Sm抗体，抗U1-RNP抗体，抗Scl-70抗体，抗SS-A抗体，抗SS-B抗体，リウマトイド因子，抗CCP抗体など)の測定や免疫グロブリン(IgG，IgA，IgM)の定量，血清補体価(CH50，C3，C4)の測定などを行う．

b. 炎症反応に関する検査

膠原病は慢性炎症性疾患であることから，急性相反応物質〔血清CRP値や血清アミロイドA蛋白(SAA)値など〕や赤血球沈降速度を測定する．

c. 臓器障害に関する検査

膠原病では，全身の諸臓器が障害されることから，臓器障害を評価する検体検査や放射線検査，生理学的検査を行う．

3. 膠原病と類縁疾患の臨床

a. 全身性エリテマトーデス(SLE)

概念・病態

全身性エリテマトーデス(systemic lupus erythematosus；SLE)は，多彩な自己抗体産生と全身性の臓器障害を特徴とする慢性炎症性疾患である．SLEは10～40歳代に好発し，患者の90%以上は女性である．SLEは遺伝的素因を背景とし，免疫異常により引き起こされる．

症状

SLEは全身の諸臓器に多彩な障害をきたし，寛解と再燃を繰り返す(表2)．

診断

SLEの診断は，特徴的な臓器障害(蝶形紅斑，円板状紅斑，光線過敏症，口腔内潰瘍，関節炎，漿膜炎，腎障害，神経学的異常)と検査異常(血液

表2 全身性エリテマトーデスの主な臓器障害

皮膚・粘膜	蝶形紅斑，光線過敏症，口腔内潰瘍，レイノー現象
骨・関節	関節炎，無菌性骨頭壊死
肺	胸膜炎，肺臓炎
腎臓	ループス腎炎
神経系	中枢神経障害，末梢神経障害
消化器	ループス腹膜炎
心臓	心外膜炎，心筋炎

学的異常，免疫学的異常，抗核抗体陽性)などを総合して行われる．

治療

副腎皮質ホルモンの経口投与やパルス療法(大用量の短期間静注投与)を基本とし，免疫抑制剤の併用投与も行われる．

b. 関節リウマチ(RA)

概念・病態

関節リウマチ(rheumatoid arthritis；RA)は多発性関節炎により関節破壊と変形をきたす原因不明の疾患である．関節滑膜の慢性炎症が病態の中心となるが，関節外にも症状をきたす．RAは30～50歳代に好発し，男女比は約1：3と女性に多い．

RAの病因は不明であるが，遺伝的素因や免疫異常，環境因子などが発症に関与している．関節炎局所の滑膜組織では，炎症性細胞浸潤と血管新生，滑膜組織の増殖によりパンヌスが形成され，軟骨や骨組織が吸収・破壊される．関節炎局所では，腫瘍壊死因子(TNF-α)などの炎症性サイトカイン，プロスタグランジンやプロテアーゼなどの多くの分子の産生が亢進し，病態形成に関与している．なかでも，TNF-αはRAの病態形成に中心的な役割を担っている分子である．

症状

RAでは，起床時に強い手指のこわばり感(朝のこわばり)や両側対称性の関節腫脹を伴う多発性・破壊性関節炎をきたし，進行すると関節変形をきたす．また，多彩な関節外症状もきたす(表3)．

診断

特徴的な関節症状や朝のこわばり，関節外症状

表3　関節リウマチの主な臓器障害

骨・関節	朝のこわばり，多発性関節炎，関節の変形，骨粗鬆症
皮膚	皮下結節(リウマトイド結節)，皮膚潰瘍
神経系	末梢神経障害
眼	上強膜炎，強膜炎
肺	肺線維症
腎臓	続発性アミロイドーシス

表4　強皮症の主な臓器障害

皮膚	皮膚硬化，レイノー現象，皮下石灰沈着
骨・関節	関節炎，関節の屈曲拘縮
消化器	舌小帯の肥厚・短縮，開口障害，食道障害，腸管蠕動低下
肺	肺線維症，肺高血圧症
心臓	伝導障害
腎臓	腎不全(強皮症腎クリーゼ)

表5　多発性筋炎・皮膚筋炎の主な臓器障害

筋	両側性の近位筋の筋力低下，嚥下障害，構音障害
皮膚	ヘリオトロープ疹，ゴットロン徴候，レイノー現象
関節	関節痛
肺	肺線維症
心臓	不整脈，心不全

などに加え，血液検査における炎症反応(赤沈，血清CRP値)亢進，自己抗体(リウマトイド因子，抗CCP抗体)陽性，X線検査における骨・関節破壊などを総合して診断する．リウマトイド因子の感度は70～80%であるが，特異度は80%と低い．一方，抗CCP抗体の感度はRFと同程度であるが，特異性は90%以上と高い．

治療

近年，RAの治療法は劇的に進歩し，治療目標は痛みの改善から関節破壊の進行抑制へと変化した．RAの治療には，メトトレキサートが第一選択薬であり，その他にも疾患修飾性抗リウマチ薬や副腎皮質ホルモン，非ステロイド性抗炎症薬などが投与される．また，治療抵抗性のRAに対しては，生物製剤(モノクローナル抗TNF-α抗体や可溶性TNF-α受容体)によるTNF-α制御療法が行われている．

c．強皮症(SSc)

概念・病態

強皮症は全身性硬化症(systemic sclerosis；SSc)ともよばれ，皮膚を中心とした全身臓器の線維化と血管病変を特徴とする疾患である．20～50歳代に好発し，男女比は1:3～5と女性に多い．SScの病因は不明であるが，線維芽細胞の細胞外マトリックス(コラーゲンなど)産生の亢進が線維化を誘導すると考えられている．

症状

四肢末梢部や顔面から始まり，体幹に及ぶ皮膚硬化とレイノー現象(寒冷刺激による手指の冷感と色調変化)などの多彩な症状をきたす(表4)．

診断

臨床症状と自己抗体(抗核抗体，抗Scl-70抗体，抗セントロメア抗体，抗RNAポリメラーゼ抗体)などから診断される．

治療

根治療法はなく，対症療法と日常生活指導が行われる．

d．多発性筋炎・皮膚筋炎(PM/DM)

概念・病態

多発性筋炎は，四肢の近位筋や頸部・咽頭筋の筋炎により筋力低下を特徴きたす原因不明の慢性炎症性疾患であり，特徴的な皮膚症状を伴うものを皮膚筋炎とよぶ．自己抗体(抗アミノアシルtRNA合成酵素抗体など)が出現する．

症状

四肢近位筋の筋力低下が徐々に進行し，特徴的な皮膚症状もきたす(表5)．

診断

臨床症状に加え，筋炎の証明(血清筋逸脱酵素の上昇，筋電図異常，筋病理所見など)，自己抗体などにより診断する．抗Jo-1抗体が特異的．

治療

副腎皮質ホルモンの投与を行う．

e．混合性結合組織病(MCTD)

概念・病態

全身性エリテマトーデス(SLE)と全身性硬化症

(SSc)，多発性筋炎(PM)の臨床像を合わせもち，抗 U1-RNP 抗体が陽性となる疾患．

症状

SLE，SSc，PM の各症状をきたす．予後は良好であるが，肺高血圧症をきたすと重篤となる．

診断

臨床症状と抗 U1-RNP 抗体により診断する．

治療

副腎皮質ホルモンの投与を行う．

f. 結節性多発性動脈炎

概念・病態

全身の血管壁に炎症をきたす原因不明の疾患を総称して血管炎症候群とよぶ．結節性多発性動脈炎は血管炎症候群のなかの代表的な疾患であり，中～小サイズの動脈に壊死性血管炎をきたす．

症状

発熱や体重減少などの症状に加え，全身諸臓器の動脈の梗塞・血流障害により多彩な症状を呈する．

診断

臨床症状，炎症反応亢進，血管造影所見，病理組織所見などにより診断される．

治療

副腎皮質ホルモンと免疫抑制剤の併用投与が行われるが，予後不良である．

g. 抗リン脂質抗体症候群

概念・病態

リン脂質に対する自己抗体産生により，動静脈血栓症，習慣性流産，血小板減少などをきたす疾患．基礎疾患のない原発性抗リン脂質抗体症候群と，SLE などの膠原病に併発する二次性抗リン脂質抗体症候群がある．

症状

脳梗塞や下肢の深部静脈血栓症，習慣性流産などをきたす．

診断

臨床症状と抗リン脂質抗体(抗カルジオリピン抗体，ループスアンチコアグラント，梅毒反応生物学的偽陽性など)により診断する．

治療

抗凝固療法が行われる．

h. ベーチェット(Behçet)病

概念・病態

再発性口腔粘膜潰瘍，外陰部潰瘍，再発性眼病変(虹彩毛様体炎，ぶどう膜炎)，皮疹(結節性紅斑)を主症状とする原因不明の疾患で，南欧から中東，アジアに多く認められる．遺伝的素因(HLA-B51 の陽性率が高い)と環境因子が発症に関与すると推測されている．

症状

上記の症状を呈する．また，腸潰瘍や神経障害，血管障害などをきたすことがある．

診断

臨床症状により診断する．

治療

根治療法はなく，対症療法を行う．

i. シェーグレン症候群

概念・病態

唾液腺と涙腺の慢性炎症により，口腔と眼の乾燥症状をきたす原因不明の疾患．一次性と他の膠原病を合併する二次性に分類される．

症状

口腔と眼の乾燥症状が主症状であり，その他の臓器障害もきたすことがある．

診断

臨床症状と唾液腺分泌ならびに涙液分泌障害，さらには自己抗体(抗 SS-A 抗体，抗 SS-B 抗体)などにより診断する．

治療

対症療法が中心となる．

j. リウマチ熱

概念・病態

A 群 β 溶血性連鎖球菌感染後に生じる全身性炎症性疾患であり，心炎や多関節炎，中枢神経症状(舞踏病)，皮膚症状(輪状紅斑)をきたす．

症状

上記の多彩な臨床症状を呈する．

診断

臨床症状と溶血性連鎖球菌感染の証明により診断する.

治療

抗菌薬, 抗炎症薬, 副腎皮質ホルモンなどの投与を行う.

C 免疫不全症

1. 免疫不全症の分類

免疫系の成熟と機能が障害されると免疫不全症をきたし, 感染症や悪性腫瘍への抵抗力が減弱する. 免疫不全症は先天性(原発性)と後天性(続発性)に分類される(表6).

2. 先天性免疫不全症の臨床

a. 無γグロブリン血症

概念・病態

B細胞の成熟障害により無γグロブリン血症をきたす. 代表的な疾患にX連鎖無γグロブリン血症(Bruton型)がある.

症状

全クラスのγグロブリンの低下により, 乳児期より細菌感染症を繰り返す.

診断

臨床症状と血清γグロブリン値, B細胞数などから診断する.

治療

γグロブリンの補充投与を行う.

b. 重症複合免疫不全症(severe combined immunodeficiency;SCID)

概念・病態

リンパ球系の幹細胞の障害により, T細胞とB細胞がともに欠損し, 重篤な免疫不全をきたす. X染色体に連鎖し, 男児のみに発症するX連鎖SCIDと常染色体異常によるSCIDがある.

症状

液性免疫と細胞性免疫がともに障害されることにより, 重篤な感染症を繰り返し, 乳幼児期に死亡することが多い.

診断

臨床症状とリンパ球数減少, 低γグロブリン血症などにより診断する.

治療

γグロブリンの補充投与や遺伝子治療などを行う.

c. 慢性肉芽腫症

概念・病態

活性酸素の産生に関与する遺伝子の欠損により, 好中球やマクロファージなどの貪食細胞の殺菌能が障害され, 易感染性と肉芽腫形成をきたす.

症状

細菌や真菌感染を乳児期から繰り返す.

診断

臨床症状と好中球の活性酸素産生の欠如により診断する.

治療

抗菌薬とγグロブリンの投与を行う.

表6 免疫不全症の分類

先天性(原発性)免疫不全症
1. 幹細胞機能の欠損
   重症複合免疫不全症(SCID)
   アデノシンデアミナーゼ欠損症
2. B細胞の欠損
   X連鎖無γグロブリン血症(Bruton型)
   分類不能型免疫不全症
   高IgM血症を伴う免疫不全症
   選択的IgA欠損症
3. T細胞の欠損
   ディジョージ(Di George)症候群
4. 食細胞の欠損
   慢性肉芽腫症
   シェディアック・東(Chediak-Higashi)症候群
5. 補体欠損症

後天性(続発性)免疫不全症
1. 後天性免疫不全症候群(AIDS)
2. 治療による副反応
3. 悪性腫瘍

d. 原発性補体欠損

概念・病態
補体の欠損により，自然免疫と獲得免疫がともに障害される．

症　状
易感染性や遺伝性血管性浮腫などをきたす．

診　断
臨床症状と血清補体価などから診断する．

治　療
抗菌薬の投与などの対症療法を行う．

参考文献
1) 矢田純一，高橋秀実(監訳)：リッピンコット シリーズ イラストレイテッド 免疫学 第2版．丸善，2009
   ※免疫学全般の内容を多数の図表をもとにしてわかりやすく記載している
2) 宮坂信之，烏山一，浅川英男，他(編)：新版 臨床免疫学 第2版．講談社サイエンティフィック，2009
   ※免疫疾患の基礎，臨床症状，臨床検査などを総合的に記載している
3) 永倉俊和，森田寛，足立満(編)：アレルギー疾患 イラストレイテッド 第2版．メディカルレビュー社，2010
   ※アレルギー疾患の病態を多数の図譜を使って解説している

第13章
代謝・栄養障害

学習のポイント

❶ 代表的な先天性代謝異常の病態を理解する．先天性代謝異常の早期発見，早期治療の目的で実施されている新生児マススクリーニングを理解する．

❷ 近年急速に増加している肥満，糖尿病，脂質異常症，高尿酸血症，痛風など代表的な代謝・栄養障害について理解する．これらの疾患により脳卒中，心筋梗塞，腎不全，網膜症などの血管合併症が増加しているが自覚症状に乏しいため治療が不十分であることも多く問題となっている．

❸ 肥満，高血糖，高血圧，脂質異常症を合併し動脈硬化が進行しやすい状態であるメタボリック症候群について理解する．メタボリック症候群も上記疾患同様，自覚症状に乏しいため治療が不十分であることが多い．

❹ 糖尿病治療の重要な指標の1つであるHbA1cが2012年4月1日からわが国以外の国々で広く採用されているNGSP値に移行した．NGSP値はこれまで用いられてきたJDS値と約0.4%の差があり，当面の間は両者を併記する．
　　換算式は　NGSP値(%)＝1.02×JDS値(%)＋0.25%
　　　　　　　JDS値(%)＝0.980×NGSP値(%)−0.245%

❺ 糖尿病の新しい治療薬であるインクレチン関連薬について理解する．糖尿病治療の進歩は目覚ましく，インクレチン関連薬の登場により糖尿病の治療戦略が大きく変わり始めた．

❻ 脂質異常症はリポ蛋白電気泳動でⅠ，Ⅱa，Ⅱb，Ⅲ，Ⅳ，Ⅴの6つの型に分類される．中性脂肪やLDL-Cが高値の場合だけでなくHDL-Cが低値である場合も注意が必要である．メタボリック症候群の診断基準にはHDL-C低値の場合も含まれている．

本章を理解するためのキーワード

❶ 糖尿病
インスリン作用不足により起こる慢性的な高血糖状態を主病態とする症候群である．血糖値，HbA1c測定，経口ブドウ糖負荷試験などで診断する．インスリン作用不足の成因により1型，2型，その他の特定の機序や疾患によるもの，妊娠糖尿病の4つに分類される．

❷ 1型糖尿病
膵β細胞が自己免疫的機序などにより破壊され，インスリンの絶対的不足状態に陥ることが多い．発病初期に膵島抗原に対する自己抗体（膵島関連自己抗体）が証明される例が多く，これらは「自己免疫性」とされる．これに対し自己抗体が証明されないままインスリン依存状態に陥る例を「特発性」とする．

❸ 2型糖尿病
インスリン分泌低下やインスリン抵抗性をきたす複数の遺伝因子に過食，運動不足などの生活習慣に関連した環境因子が加わりインスリン作用不足を生じて発症する．年単位で境界型を経て発症する例が多い．

❹ 境界型
糖尿病診断のための検査で正常型あるは糖尿病型いずれにも相当しないもの．年単位で糖尿病型に移行する率が高く，動脈硬化症の危険度は正常型より高い．

❺ **インクレチン**

インクレチンとは食事摂取に伴い腸管から分泌され，膵β細胞に作用してインスリン分泌を促進するホルモンの総称である．インクレチンとして機能するホルモンには glucose-dependent insulinotropic polypeptide (GIP) と glucagon-like peptide-1 (GLP-1) がある．

❻ **脂質異常症**

脂質異常症にはさまざまな病態があるが，動脈硬化と関連の強い LDL-C，HDL-C および中性脂肪の測定値が診断基準とされている．脂質異常症はリポ蛋白電気泳動でⅠ，Ⅱa，Ⅱb，Ⅲ，Ⅳ，Ⅴの6つの型に分類される．近年，LDL-C，中性脂肪高値のみならず HDL-C 低値も重要な意義をもつとの観点から，高脂血症から脂質異常症に改められた．

❼ **メタボリック症候群**

内臓脂肪が蓄積し耐糖能障害，脂質代謝異常，高血圧を合併している動脈硬化易発症状態．わが国ではこれらの早期発見目的で2008年から特定健康診断・保健指導が実施されている（2013年3月31日終了予定）．

表1 新生児マススクリーニング

対象とする疾患		検査項目
アミノ酸代謝異常	フェニルケトン尿症	フェニルアラニンが増加
	ホモシスチン尿症	メチオニンが増加
	メープルシロップ尿症	ロイシンが増加
糖質代謝異常	ガラクトース血症	ガラクトース，ガラクトース-1-リン酸が増加
内分泌疾患	先天性甲状腺機能低下症	TSH が増加，FT₄ が減少
	先天性副腎過形成症	17-OHP が増加

A 先天性代謝異常

生まれつき特定の酵素や蛋白質などの働きが欠損もしくは低下しているために代謝異常が起こり発症する病気が先天性代謝異常症である．早期に治療すれば健常者と同様な発育が期待できるが，放置すれば新生児は不可逆的な障害を受ける．これを予防する目的で，わが国では生後3～4日の新生児を対象として新生児マススクリーニング検査が実施されている（表1）．

1. ポルフィリン症

概念・病態

ヘモグロビン合成に必須であるヘムの合成経路の異常を原因とする先天性代謝異常である．ヘム合成経路異常が肝臓であるか骨髄であるかにより肝型，骨型に大別されるが臨床的には急性発作を呈する急性ポルフィリン症，光線過敏性皮膚炎を呈する皮膚ポルフィリン症に大別される．ポルフィリン体が体内に異常蓄積し，糞便，尿中に大量に排泄される．尿中ポルフィリンの増加により10～30%の患者の尿が肉眼的にワイン色（ポルフィリン尿）を呈する．ポルフィリン尿は紫外線照射で赤色蛍光を発する．ヘム合成系の中間産物であるウロポルフィリン，コプロポルフィリン（CP）およびプロトポルフィリン（PP）は体表（皮膚）で可視光線により励起状態となり活性酸素などを発生し光線過敏性皮膚炎を発症する．一方で急性発作を呈する病態は解明されていない．ポルフィリン症は耐糖能障害，脂質異常症，内分泌異常を呈する例が多く，抗利尿ホルモン（ADH）分泌異常による ADH 分泌不全症候群（SIADH）を呈することも多い．後天性ポルフィリン症には鉛中毒や肝疾患に続発するポルフィリン尿症がある．表2に代表的なポルフィリン症の特徴をまとめた．

症 状

急性発作では腹痛，末梢神経障害，神経症状などがみられ，皮膚症状では可視光線に当たることにより誘発される光線過敏性皮膚炎が認められる（表2）．

診 断

尿中ウロポルフィリノーゲン，便中，血中のプロトポルフィンの増加が認められるがポルフィリン症の亜型により特徴がある（表2）．

表2 代表的ポルフィリン症の特徴

	種類	遺伝形式	欠乏酵素	症状	検査
肝性	晩発性皮膚ポルフィリン症（最も多いポルフィリン症）	常染色体優性	ウロポルフィリノーゲンデカルボキシラーゼ	・光線過敏性皮膚炎 ・アルコール性肝疾患の潜在	尿中ウロポルフィリン著増（暗赤色尿）
	急性間欠性ポルフィリン症（2番目に多いポルフィリン症）	常染色体優性	ウロポルフィリノーゲンシンターゼI	・腹痛 ・末梢神経障害 ・錯乱，神経症状 ・皮膚症状はない	尿中ポルフォビリノーゲン，δアミノレブリン酸の増加
骨髄性	プロトポルフィリン症	常染色体優性	フェロケタラーゼ	・光線過敏性皮膚炎	糞便および赤血球中のプロトポルフィリン増加

治療

誘因の除去，瀉血，クロロキン製剤，輸液などの対症療法が中心である．

2. フェニルケトン尿症

概念・病態

フェニルアラニンをチロシンに変換するフェニルアラニンヒドロキシラーゼの先天的欠損により高フェニルアラニン血症を起こす先天性アミノ酸代謝異常である．フェニルアラニンの蓄積は中枢神経系に影響を及ぼす．常染色体劣性遺伝．

症状

赤毛，色白などメラニン色素欠乏症状，運動発達の遅延，痙攣発作，特徴的な臭いの尿，汗．

診断

新生児マススクリーニングで発見される（頻度は8万人に1人）．ガスリー（Guthrie）法で血中フェニルアラニン高値が証明される．

治療

治療の遅れは知的発達障害の原因になるので生後1か月以内に低フェニルアラニンミルクを与え，学童期も低フェニルアラニン食を継続する．早期治療により，正常の精神発達が期待できる．

3. ゴーシェ（Gaucher）病

概念・病態

グルコセレブロシダーゼ（別名βグルコシダーゼ）活性が低下あるいは欠損する先天性脂質代謝異常である．生体膜の構成成分であるスフィンゴ脂質の分解過程で基質であるグルコセレブロシドが肝臓，脾臓，骨などに多量に蓄積する．常染色体劣性遺伝．

症状

肝臓，脾臓の腫大，精神運動発達遅延，痙攣，外眼筋麻痺，咬筋の強直，後弓反張，除脳硬直，球麻痺，結膜色素沈着．タイプI，II，IIIに分類され，タイプIIは生後3か月前後で発症し2～3歳で死亡する．

診断

骨髄，肝臓，脾臓のGaucher細胞の出現，肝生検によるグルコセレブロシドの証明，血清酸性ホスファターゼ上昇，アンジオテンシン変換酵素上昇，貧血，血小板減少．

治療

骨髄移植，酵素補充療法．

4. ニーマン・ピック（Niemann-Pick）病

概念・病態

酸性スフィンゴミエリナーゼ欠損によりスフィンゴミエリンが肝臓，脾臓に大量に蓄積する先天性脂質代謝異常である．常染色体劣性遺伝．

症状

A，B，C型の3タイプに分類される．

A型：生後数か月で哺乳困難，肝脾腫，眼底黄斑部のcherry red spot，進行性運動失調，錐体路症状などの神経症が現れ3歳くらいまでに死亡する．

B型：肝脾腫が著明で神経症状を伴わない．

C型：失調，ジストニー，認知症，カタプレキシー，構音障害などの神経症状．

診断

肝臓，脾臓，骨髄にNiemann-Pick細胞を認める．培養皮膚線維芽細胞，羊水のスフィンゴミエリナーゼ活性低下を認める．

治療

対症療法中心であったが，肝移植，骨髄移植などが試みられている．

5. ウィルソン(Wilson)病

概念・病態

細胞内銅輸送蛋白(ATP-7B)欠損により肝臓から胆汁中への銅排泄障害と肝臓でのセルロプラスミン合成障害をきたす先天性銅代謝異常．常染色体劣性遺伝．ATP-7Bの遺伝子であるWilson病遺伝子は13番染色体長腕14.3に座位する．

症状

肝硬変（腹水，黄疸，肝脾腫），脳レンズ核変性による錐体外路症状（構音障害，不随意運動），角膜のカイザー・フライシャー(Kayser-Fleischer)輪〔角膜後面のデスメー(Descemet)膜に銅が沈着し角膜周辺が緑色調を呈する〕が3徴である．

診断

血清セルロプラスミン，血清銅の低下，尿中銅排泄増加，肝生検で銅の沈着．MRIで脳のびまん性萎縮．

治療

大脳基底核に銅が沈着し精神神経症状が発症する前に銅キレート剤による治療を開始する必要が
ある．銅制限食．酢酸亜鉛による腸管からの銅吸収抑制．肝不全に至る場合，肝移植を考慮する．

B 糖代謝異常

1. 糖尿病

概念・病態

糖尿病は血糖降下作用を有する体内唯一のホルモンであるインスリンの作用不足による慢性的な高血糖状態を主徴とする代謝症候群である．インスリン作用不足とは膵β細胞からのインスリン分泌障害と末梢組織（特に肝臓，筋肉，脂肪）におけるインスリン感受性低下を意味する．インスリンの作用不足は糖，蛋白質，脂質を含むすべての代謝系に及び，代謝異常状態が長く続くと神経，網膜，腎臓に糖尿病特有の細血管障害による合併症をきたすだけでなく，心筋梗塞，脳卒中，下肢閉塞性動脈硬化症など大血管障害をも引き起こし生命予後悪化の一因となる．

インスリン作用はインスリン分泌能力とインスリン感受性により決まる．したがって膵からのインスリン分泌低下による絶対的なインスリン不足（1型糖尿病で典型的）と，量的には十分でも効果が出にくい相対的不足の2つの状態がある．後者の状態を「インスリン抵抗性」があるという．この場合，膵にインスリン分泌能力の余裕があり多量にインスリンが分泌されている状態もよくみられ，これを高インスリン血症という．特に2型糖尿病では，インスリン不足状態とインスリン抵抗性が併存する例もあるため，治療方針決定にはどちらが主要な病態であるかを見極める必要がある．2型糖尿病で罹病機関が長く，肥満を伴わない例ではインスリン不足が主体，肥満例ではインスリン抵抗性が主体をなすことが多い．後述するがインスリン抵抗性にはHOMA-Rが，インスリン分泌能力は経口ブドウ糖負荷試験時のinsulinogenic indexが参考になる．

日本人の糖尿病患者は95％以上が2型糖尿病であり，中高年期に多く発症し，生活習慣や肥満

サイドメモ：錐体路と錐体外路

錐体路とは皮質脊髄路と同義で，皮質脊髄路が延髄錐体を通るため錐体路とよばれ，随意運動を司る伝導路である．錐体外路とは錐体路以外のすべての運動路のことで随意運動を調節して円滑で正確な動きにしている．錐体路障害では痙性麻痺，腱反射亢進，病的反射出現，表在反射消失がみられ，錐体外路障害では不随意運動，筋の固縮，小刻み歩行などがみられる．

との関係が強い典型的な生活習慣病である．しかし，日本人ではインスリン分泌能力が低下しやすいために肥満していないにもかかわらず2型糖尿病になる例も少なくない．

症状

①1型糖尿病

生活習慣と無関係で小児，若年者に多い．膵β細胞に対する自己抗体などにより急激にβ細胞が破壊されインスリンの絶対量が不足し，多尿，口渇，多飲，体重減少が出現する．極端に血糖値が上昇すると意識障害も出現する．速やかにインスリン治療を始めないと糖尿病性ケトアシドーシスとなり生命の危機に陥る．この経過が非常に急速なものが「劇症1型糖尿病」，何年もかけてゆっくりとインスリン分泌能力が枯渇していくものが「緩徐進行1型糖尿病」である．1型糖尿病ではインスリンの絶対的欠乏により脂肪分解が亢進して遊離脂肪酸が増加，肝臓でのケトン体合成が亢進し糖尿病性ケトアシドーシスになることがある．

②2型糖尿病

2型糖尿病は境界型から緩徐に移行してくるため初期には無症状な例が多い．かなり血糖値が高くても無症状なことがあるため健康診断による早期発見，早期介入が重要である．一方で多尿，口渇，多飲，体重減少がみられる場合はかなり進行している．このような例では糖尿病の代表的な合併症である網膜症，末梢神経障害，腎症などをすでに伴っていることもある．

③合併症による症状

糖尿病の合併症で代表的なものは網膜症，末梢神経障害，腎症であるが，網膜症については眼科専門医による評価が必要であり，自覚症状がなくても網膜症がある例が多い．末梢神経障害では足の感覚低下やしびれ感，アキレス腱反射，振動覚低下，起立性低血圧，下痢，便秘に加え男性では勃起障害などもみられることがある．また，足背動脈や後脛骨動脈の拍動が触知できない例もみられる．足の感覚低下や血流障害は壊疽の原因となるので定期的に足の状態をチェックする必要がある．これをフットケアという．足の診察では皮膚の真菌症の合併も多い．腎症は早期では無症状で

表3　低血糖症状

新生児	嗜眠傾向，低緊張，チアノーゼ，頻脈，頻呼吸，無呼吸，低体温，痙攣
小児，成人	発汗，振戦，動悸，頻脈，不安感，飢餓感，めまい，頭痛，思考力低下，かすみ目，精密動作喪失，錯乱，異常行動，痙攣，記銘力低下

あるが進行すると低蛋白血症となり浮腫がみられる．血糖コントロール不良の例では，急性心筋梗塞を起こしても強い痛みを感じない例があり，注意が必要である．

④低血糖症

健常者では通常血糖値が60 mg/dL以下になると低血糖症状が出現し，50 mg/dL台になると中枢神経機能障害が起こる．原則として血糖値が60 mg/dL以下で低血糖症状がある場合を低血糖症とする．低血糖症状で認められる症状は2つに分類される．1つは低血糖時に分泌されるカテコールアミンなどによる自律神経系の症状，もう1つはブドウ糖欠乏による中枢神経機能低下によるものである．表3に低血糖時にみられる症状を示す．このような症状から低血糖を疑うことが重要である．低血糖の原因としては胃切除後や2型糖尿病の初期にみられる反応性低血糖，糖尿病治療薬などによる薬剤性低血糖，抗インスリン抗体によるインスリン自己抗体症候群，腫瘍によりインスリンが過剰分泌されるインスリノーマなどがある．

診断

①診断のためのフローチャート（図1）

糖尿病の診断には慢性高血糖を確認することが不可欠である．初回検査で，①空腹時血糖値≧126 mg/dL，②75 g経口糖負荷試験（75 g OGTT）2時間値≧200 mg/dL，③随時血糖値200 mg/dL，④HbA1c（NGSP値）≧6.5％（HbA1c（JDS値）≧6.1％）のうちいずれかを認めた場合，「糖尿病型」と診断される．別の日に再検査を行い再び「糖尿病型」であることが確認されれば糖尿病と診断する．ただしHbA1cのみの反復検査による診断は認めない．また同一採血で血糖値（①〜③のいずれか）とHbA1c（④）が「糖尿病型」と確認

```
糖尿病型：血糖値（空腹時≧126 mg/dL，OGTT 2 時間≧200 mg/dL，随時≧200 mg/dL のいずれか）
         HbA1c（NGSP 値）≧6.5％［HbA1c（JDS 値）≧6.1％］
```

- 血糖値と HbA1c ともに糖尿病型
- 血糖値のみ糖尿病型
  - 糖尿病の典型的な症状
  - 確実な糖尿病網膜症 のいずれか
    - あり → 糖尿病
    - なし → 再検査（なるべく1か月以内に）
- HbA1c のみ糖尿病型 → 再検査（血糖検査は必須）

再検査後：
- 血糖値と HbA1c ともに糖尿病型 → 糖尿病
- 血糖値のみ糖尿病型 → 糖尿病
- HbA1c のみ糖尿病型 → 糖尿病疑い
- いずれも糖尿病型でない → 糖尿病疑い

3〜6 か月以内に血糖値・HbA1c を再検査

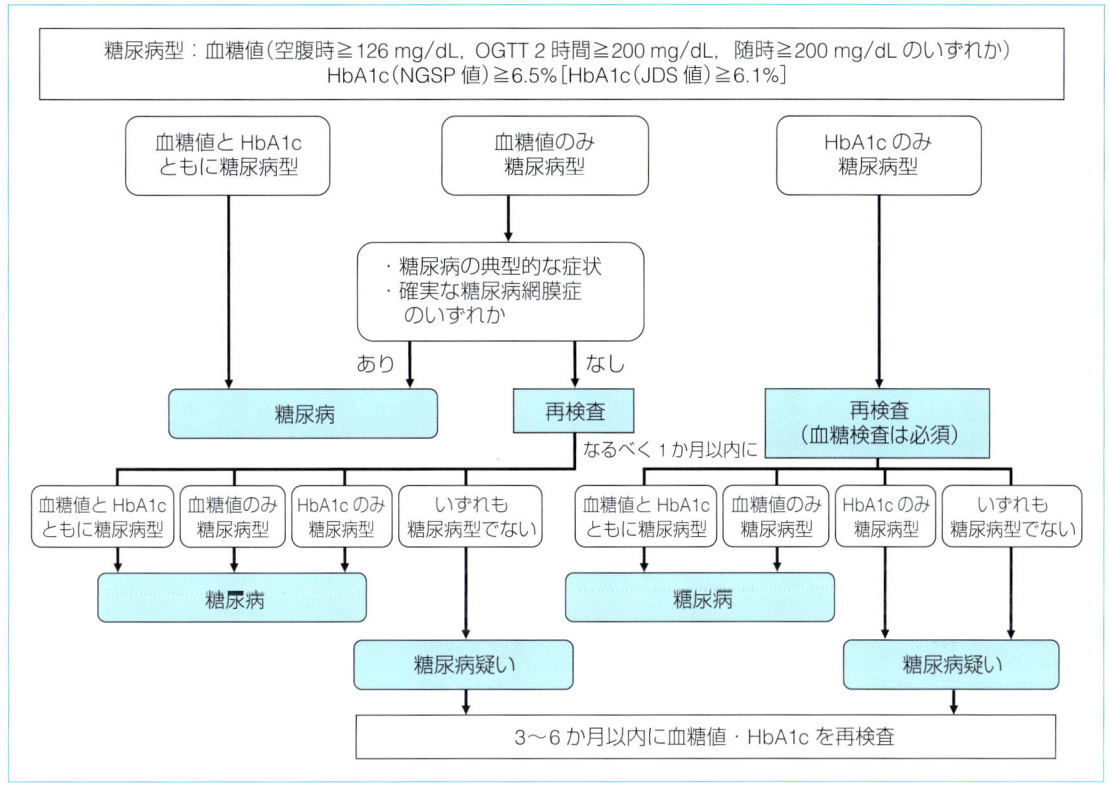

図1 糖尿病の臨床診断のフローチャート
〔日本糖尿病学会糖尿病診断基準に関する検討委員会：糖尿病の分類と診断基準に関する委員会報告，糖尿病 53：458，2010 より一部改変〕

されれば初回検査だけで糖尿病と診断できる．初回検査で血糖値が糖尿病型（①〜③のいずれか）であり，次のいずれかの条件が満たされた場合も，初回検査だけで糖尿病と診断される．

- 糖尿病の典型的症状：口渇，多飲，多尿，体重減少など典型的な症状の存在
- 糖尿病網膜症の存在

妊娠中の糖代謝異常には妊娠糖尿病と糖尿病合併妊娠の2つがある．上記の基準を満たすものは糖尿病と診断し，以下の基準の1つ以上を満たすものは妊娠糖尿病と診断する．①空腹時血糖値≧92 mg/dL，②75 g OGTT 1 時間値≧180 mg/dL，③75 g OGTT 2 時間値≧153 mg/dL

経口糖負荷試験で正常型，糖尿病型のどちらでもない場合，境界型と判定される．境界型は年単位の進行で2型糖尿病を発症することが多いので早期から生活習慣の改善などの指導をしていく必要がある．

上記で糖尿病の診断はできるが，治療方針決定のために役立つ検査としてインスリンや C-ペプチドがよく利用される．血糖値とインスリンの同時測定により insulinogenic index や，HOMA-R を算出しインスリン分泌能やインスリン抵抗性を評価している．

②インスリン（IRI）

インスリンは血糖値低下作用のある唯一のホルモンである．75 g OGTT 施行時に血糖値と一緒に測定し，空腹時の血糖値とインスリン値からインスリン抵抗性の指標である HOMA-R を，空腹時および負荷 30 分後の血糖値，インスリン値からインスリン分泌能（insulinogenic index）を算出し評価する．これらは糖尿病の病態把握に加え低

血糖や高血糖をきたす疾患の鑑別にも用いられる．IRI は注射されたインスリンと内因性のインスリンとの区別はつかないため，一般にインスリン注射中は測定されることは少ない．

・HOMA－R＝空腹時血糖値×空腹時 IRI/405
・insulinogenic index＝(負荷後 30 分 IRI－空腹時 IRI)/(負荷後 30 分血糖値－空腹時血糖値)

③ C-ペプチド(CPR)

インスリンの前駆体であるプロインスリンが加水分解されてインスリンと CPR となり膵β細胞から分泌される．つまり膵β細胞から分泌されるインスリンと CPR は等量モルであり，血中，尿中の CPR を測定することで内因性のインスリン分泌量を評価することができる．24 時間蓄尿による尿中 CPR 測定値は内因性インスリン分泌量の指標として利用されている．CPR が低い例ではインスリン治療が必要な例が多い．

④膵島関連自己抗体

1 型糖尿病では抗グルタミン酸デカルボキシラーゼ(抗 GAD)抗体，抗 protein tyrosine phosphatase-like protein islet antigen 2(抗 IA-2)抗体などの陽性率が高い．

治療

糖尿病の治療は食事療法，運動療法が基本であり，患者自身が自己管理の重要性を理解し治療に取り組むことが必須である．糖尿病の生活指導は医師を中心とした看護師，保健師，管理栄養士，健康運動療法士，薬剤師，臨床検査技師など医療専門職チームによって実施されることが原則である．

2 型糖尿病の早期では食事療法と運動療法のみで良好な血糖コントロール状態を維持することが可能な例も多い．これらで良好な血糖コントロールが得られない場合，薬物治療が必要になる．薬物治療ではインスリン分泌促進薬としてスルホニル尿素(SU)薬，速効型インスリン分泌促進薬がこれまで使用されてきたが，これらとは別の機序で膵β細胞のインスリン分泌を促進する薬剤としてインクレチン関連薬が登場し，糖尿病治療戦略に大きな影響を与えている．インクレチン関連薬には GLP-1 を注射するものと体内で分泌されるインクレチンの寿命を延ばす内服薬の 2 種類が実用化されている．インクレチンは Dipeptidyl peptidase Ⅳ (4 ジペプチジルペプチダーゼ；DPPIV)という酵素により血中で速やかに失活するので，これを阻害する DPPIV 阻害薬が内服薬で開発された．内服薬としては他に食事の吸収を遅らせるαグルコシダーゼ阻害薬やインスリン感受性改善薬，ビグアナイド薬などがある．病態に応じてこれらの薬を組み合わせて効果的に使用することが大切である．

1 型糖尿病ではインスリン治療が必須であるが 2 型糖尿病でも膵のインスリン分泌能力が低下してくるとインスリンの注射が必要になる．

2．糖原病

概念・病態

糖原(グリコーゲン)の分解にかかわる酵素の異常により肝臓や筋肉などの組織にグリコーゲンが異常に蓄積する．多くが常染色体劣性遺伝であ

サイドメモ：インクレチン

インクレチン(INCRETIN)とは INtestine seCRETion Insulin の略語であり，インクレチンとして機能するホルモンには glucose-dependent insulinotropic polypeptide(グルコース依存性インスリン分泌刺激ポリペプチド；GIP)と glucagon-like peptide-1(グルカゴン様ペプチド-1；GLP-1)の 2 つがある．インクレチンは食事摂取に伴い腸管から産生，分泌され，膵β細胞に作用してインスリン分泌を促進するホルモンの総称である．同量のブドウ糖を経口負荷する場合と経静脈的に負荷する場合でインスリン分泌に大きな違いがあることから発見された．これは膵β細胞のインスリン分泌にはブドウ糖刺激により促進される経路とインクレチン刺激により促進される経路があることを示している．インクレチンは血糖値依存性にインスリン分泌を促進するので，血糖値が正常～低値のときはインスリン分泌を促進しない．また，膵α細胞から分泌され血糖値上昇作用のあるグルカゴンの分泌抑制作用や肝臓での糖新生抑制作用もある．

る．グリコーゲンの分解が障害されることにより，ATP産生の低下，TCAサイクル，呼吸鎖への基質供給障害，中間代謝物の蓄積をきたす．現在14種類の病型が報告されている．わが国ではⅡ型（ポンペ病），Ⅲ型（コーリー病），Ⅴ型（マッカードル病）が多く，これらで70％を占めるとされている．

症状

緩徐に進行する近位筋の筋力低下，運動能力低下，歩行障害，呼吸機能低下．運動時の筋痛，筋硬直，横紋筋融解症などもみられる．小児発症のものでは心筋症が特徴的である．発症は新生児期から成人まで幅広く，新生児期発症の例では重篤な呼吸機能障害で致死的な場合がある．

診断

筋生検や培養皮膚線維芽細胞における酵素欠損や酵素活性の低下，筋へのグリコーゲンの蓄積の証明が必要である．補助的な検査として血中CKの上昇，遺伝子検査などがある．

治療

現在根本的な治療法はない．Ⅱ型（ポンペ病）では遺伝子組み換えによる酵素補充療法，Ⅴ型（マッカードル病）ではビタミンB_6補充療法が行われている．また対症的にカルニチン，ATPなどの使用もある．ほかには，筋肉の消耗を防ぎ肥満予防のため高蛋白・低炭水化物食にするなど，生活習慣指導が行われている．

C 脂質代謝異常

1. 脂質異常症

概念・病態

脂質異常症には本来さまざまな脂質異常が含まれるが一般的には動脈硬化と関連の強い低比重リポ蛋白コレステロール（LDL-C），中性脂肪（TG），高比重リポ蛋白コレステロール（HDL-C）の3項目が診断基準にあげられる．脂質異常症は動脈硬化性疾患の最も重要な危険因子である．したがって脂質異常症の診断および治療意義は動脈硬化性疾患の発症，進展予防にある．脂質異常症は基礎疾患によって脂質異常症を発症する続発性と遺伝による原発性の2つに分けられる．脂質異常症はリポ蛋白電気泳動により6つの亜型に分類される．

症状

①健康診断で指摘される脂質異常症は自覚症状に乏しいが家族性高コレステロール血症ではアキレス腱，肘・膝・手指・足趾の伸側の腱黄色腫，殿部の結節性黄色腫，眼瞼黄色腫，若年性角膜輪などがみられる．

②原発性高カイロミクロン血症では四肢・体幹の発疹性黄色腫がみられる．

③家族性Ⅲ型高脂血症では手掌に線状黄色腫がみられる．

④家族性リポ蛋白リパーゼ（LPL）欠損症では小児期より腹痛や膵炎を繰り返す．血清TGが3,000 mg/dLを超えると網膜血管の白色化とサーモンピンク色の眼底を認めることがある．

⑤低HDL-C血症を呈するTangier（タンジエール）病ではオレンジ色の扁桃腫大，肝脾腫，角膜混濁，末梢神経障害を認める．

⑥家族性レシチンコレステロールアシルトランスフェラーゼ（LCAT）欠損症では低HDL-C血症，角膜混濁，溶血性貧血，腎障害がみられる．

診断

わが国では2012年に新たに日本動脈硬化学会が発表した診断基準が用いられている．これは日本人のデータを基に動脈硬化性疾患を予防する目的で設定された．空腹時採血（血清中）でLDL-C≧140 mg/dLを高LDLコレステロール血症，LDL-Cが120〜139 mg/dLを境界型高LDLコレステロール血症，TG≧150 mg/dLを高トリグリセライド血症，HDL-C＜40 mg/dLの場合を低HDLコレステロール血症と診断する．LDL-C測定は直接法がわが国では一般化してきているが，この診断基準では総コレステロール（TC），TG，HDL-Cの測定値を使用してフリードワルド（Friedewald）の計算式で算出する．

LDL-C＝TC－HDL-C－TG/5（ただしTG＜400

表4 脂質異常症の表現型と原因疾患

	増加するリポ蛋白	血清脂質値の変化	原発性	続発性
Ⅰ型	カイロミクロン	TC↑, TG↑↑↑	LPL欠損症 アポCⅡ欠損症	多発性骨髄腫, マクログロブリン血症, 全身性エリテマトーデス(SLE)
Ⅱa型	LDL	TC↑, TG→	家族性高コレステロール血症	甲状腺機能低下症, 更年期障害
Ⅱb型	VLDL, LDL	TC↑, TG↑	家族性高コレステロール血症, 家族性複合型高脂血症	甲状腺機能低下症, ネフローゼ, 多発性骨髄腫, γグロブリン異常症, ポルフィリン血症, 閉塞性肝疾患
Ⅲ型	カイロミクロンレムナント, VLDLレムナント	TC↑↑, TG↑↑	家族性Ⅲ型高脂血症	甲状腺機能低下症, SLE, コントロール不良の糖尿病
Ⅳ型	VLDL	TC→, TG↑	家族性高トリグリセライド血症	糖尿病, 甲状腺機能低下症, ネフローゼ, SLE, 尿毒症, アルコール過剰摂取, 糖質過剰摂取, グリコーゲン蓄積症, ステロイドホルモン使用者, ピル服用者, 妊娠
Ⅴ型	カイロミクロン, VLDL	TC↑, TG↑↑↑	LPL欠損症, 家族性高トリグリセライド血症	コントロール不良糖尿病, SLE, 甲状腺機能低下症, ネフローゼ, アルコール過剰摂取, 膵炎, グリコーゲン蓄積症, γグロブリン異常症, エストロゲン療法, ピル服用者, 妊娠

mg/dLの場合に限る)

　TGは食事の影響を受け大きく変動するのでこの計算式を利用するには空腹時採血が必須である．TGが400 mg/dL以上，もしくは食後採血の場合はnon HDL-C(TC−HDL-C)を使用し，基準はLDL-C＋30 mg/dLとする．脂質異常症は**表4**に示すように表現型により6つに分類される．リポ蛋白のサイズと荷電で分離を行う電気泳動法で分類する．

治療

　食事療法，運動療法などの生活習慣の改善は必須である．脂質異常症をきたす基礎疾患がある続発性脂質異常症の場合，基礎疾患の治療が第一であるが，それでも改善が不十分であれば薬物療法を行う．家族性の脂質異常症の場合，早期から生活習慣の改善を行うと同時に薬物治療も開始する．LDL-C高値を改善するためにはHMG-CoA還元酵素阻害によりコレステロール合成を抑制するスタチンが第一選択となる．スタチンで管理目標に到達しない場合，コレステロール吸収阻害薬のコレスチミドやエゼチミブを併用する．TG高値の場合はフィブラートが第一選択となる．スタチンやフィブラートはHDL-Cを増加する効果もあるが，低HDL-C改善薬は開発途上である．LDL-Cの管理目標は喫煙，高血圧，糖尿病，冠動脈疾患，脳梗塞の既往，家族歴などによりカテゴリー分類され，それぞれの目標値が設定されている．

サイドメモ：治療薬の多面的作用

　脂質異常症の代表的治療薬であるスタチンは，コレステロール代謝改善効果にとどまらず，血管内皮機能の改善効果なども報告されている．糖尿病治療薬のインクレチン関連薬も同様で，食欲抑制効果や血圧低下作用などが報告されている．このように，本来の治療効果に加え別の効果を発揮することを多面的作用(pleiotropic effect)という．

D 蛋白代謝異常

1. アミロイドーシス

概念・病態

　線維構造をもつ特異な糖蛋白であるアミロイド線維を主とするアミロイド物質が全身臓器の細胞外に沈着して臓器障害を起こす疾患群である．肝臓，腎臓では実質細胞が圧迫萎縮し，心臓，消化管壁，筋肉では各臓器機能が低下する．わが国では1万人弱の患者がいる．

症状

①原発性アミロイドーシス

　基底膜，メサンギウム，血管係蹄壁にアミロイドが沈着しネフローゼ症候群をきたす．心不全，末梢神経障害（手根管症候群，遠位筋萎縮），巨舌症，食欲不振，腸蠕動低下，消化管出血，吸収不全，蛋白漏出性胃腸症，色素沈着，紫斑，脱毛，真皮下結節，軽度肝障害，甲状腺機能低下症を伴う．

②多発性骨髄腫に伴うアミロイドーシス

　骨髄腫の10%に合併．症状は原発性アミロイドーシス類似．血清，尿にベンス・ジョーンズ（Bence Johnes）蛋白が出現する．

③続発性アミロイドーシス

　関節リウマチ，SLE，結核などの慢性炎症性疾患に続発し，腎臓障害が多く，蛋白尿からネフローゼ，腎不全などを呈する．

④遺伝性アミロイドーシス

　常染色体優性遺伝で，代表的なものは家族性アミロイドポリニューロパチーである．脳を除く全身の組織間隙にアミロイドが沈着する．主症状は知覚優位の末梢神経障害と自律神経障害．

⑤長期血液透析によるアミロイドーシス

　長期血液透析患者ではβ_2ミクログロブリン由来のアミロイドーシスが増加している．靱帯，骨，軟骨などに沈着し手根管症候群，破壊性脊椎関節症，骨嚢胞性病変をきたす．

診断

　直腸，腎臓，胃，歯肉，皮膚，神経，肝臓などの生検でアミロイドの沈着を確認する．アミロイドはCongo-red染色では橙赤色，H-E染色で好酸性，PAS染色で淡い赤に染まる．偏光顕微鏡ではエメラルドグリーンに輝く．

治療

①原発性アミロイドーシス：血漿交換によるアミロイド前駆体除去，末梢血造血幹細胞移植．
②骨髄腫に伴うもの：骨髄腫の治療を主とした化学療法．
③続発性アミロイドーシス：原疾患の治療を優先する．
④家族性アミロイドポリニューロパチー：対症療法，肝移植．

　進行性の経過をたどり予後不良である．

E 尿路代謝異常

1. 痛風

概念・病態

　痛風はプリン体代謝異常による高尿酸血症から尿酸沈着による関節炎をきたす病態であり，原因不明の原発性が多い．プリン体の最終産物である尿酸の過剰産生もしくは排泄低下により高尿酸血症をきたす．高尿酸血症は尿酸結石による閉塞性腎障害，腎組織への尿酸沈着による間質性腎炎や痛風腎など慢性腎障害の原因となる．白血病やリンパ腫の化学療法などの際にみられる高尿酸血症では，急激に尿酸値が上昇して急性の腎障害が発症することがある．

症状

　激痛を伴う関節炎，痛風結節，腎障害が3大症状．尿管結石の合併も多い．痛風発作は第一中足趾関節に好発する．アルコール，薬剤，食事，手術，外傷などで誘発される．

診断

　炎症のある関節から採取した関節液に尿酸結晶を認めれば痛風の確定診断となり，尿管結石を伴う例も多い．関節炎の急性期には白血球数，赤沈，CRPなどが高値を示すが必ず高尿酸血症を

伴うわけではない（血清尿酸値が 7 mg/dL 以上を高尿酸血症とする）．尿中への尿酸排泄量が増加すると尿中に尿酸結晶が認められる．高血圧，肥満，糖・脂質代謝異常を合併することが多い．

治療

アルコール制限，過食禁止など生活習慣の改善は必須である．発作時には非ステロイド性抗炎症薬やコルヒチンを投与する．発作時に尿酸降下薬を新たに投与すると症状の悪化を招く．無症状で合併症も認めない場合は，血清尿酸値が 9 mg/dL を超える場合，薬物治療を必要とする．

F ビタミン代謝異常

ビタミンは脂溶性ビタミンと水溶性ビタミンに分類される．水溶性ビタミンにはビタミン B_1，ビタミン B_2，ビタミン B_6，ビタミン B_{12}，ビタミン C，葉酸，ビオチン，ナイアシンなどがあり，排泄されやすいため欠乏症になりやすい．脂溶性ビタミンにはビタミン A，ビタミン D，ビタミン E，ビタミン K がある．脂溶性ビタミンは脂質吸収障害があると欠乏し，多量に摂取すると肝臓，脂肪組織に蓄積され過剰症となる．治療は欠乏症に対しては該当ビタミンの補給を行い，過剰症では摂取中止で対応する．ビタミン代謝異常症の特徴を表5にまとめた．

サイドメモ：痛風とインスリン抵抗性

高尿酸血症や痛風には肥満，高血圧，脂質異常症などの合併が多い．これらを基礎としたインスリン抵抗性の増大は腎臓における尿酸排泄を低下させ，血清尿酸値を上昇させる．痛風は原因不明の原発性のものがほとんどであるが，生活習慣の改善を行い，良好な管理状態を維持していくことが重要である．

G 鉄代謝異常

1. ヘモクロマトーシス

概念・病態

先天性代謝異常により鉄吸収量が多く，排泄量が少ないために鉄が体内臓器に沈着し臓器障害をきたす疾患である．鉄に対する組織親和性，腸管壁の鉄吸収亢進により全身臓器に貯蔵鉄であるヘモジデリンが過剰に沈着する．主に Kupffer 細胞などにヘモジデリンが沈着するものはヘモジデローシスといい臓器障害がない．続発性ヘモクロマトーシスには大量輸血，鉄の過剰摂取がある．中年以降の男性に多い．女性は月経，妊娠などで鉄の喪失が多いため発症しにくい．遺伝性のヘモクロマトーシスは常染色体劣性遺伝．

症状

皮膚（特に露出部）の色素沈着，肝脾腫，肝硬変，糖尿病，続発性心筋症（心不全），内分泌機能低下による精巣萎縮，性欲減退などがみられる．発癌率も高い．

診断

肝硬変の存在と肝臓もしくは骨髄生検による鉄染色．血清鉄，血清フェリチン増加，不飽和鉄結合能の著減．腹部 CT でびまん性高吸収像．

治療

瀉血，鉄キレート剤投与．

H 生活習慣病・肥満

1. 肥満

概念・病態

肥満は体脂肪の過剰蓄積状態である．肥満による合併症がすでに存在するか，その発症が予想され，医学的管理の必要性のあるものを肥満症という．肥満をもたらす明らかな原疾患がないものを単純性（原発性）肥満といい，視床下部疾患，内分泌疾患，先天代謝異常，代謝性疾患など肥満を呈

表5 ビタミンの作用と欠乏症・過剰症

		作用	症状	検査値
水溶性ビタミン	ビタミンB₁	酸化的脱炭酸反応の補酵素．エネルギー産生や神経活動に関与	欠乏症：Wernicke（ウェルニッケ）脳症，脚気，乳酸アシドーシス，心不全	血中ビリルビン上昇，尿中チアミン減少
	ビタミンB₂	電子伝達系の補酵素	欠乏症：舌炎，口角炎，皮膚炎	尿中リボフラビン減少
	ビタミンB₆	糖新生，ナイアシン産生，赤血球機能改善，神経機能調節	欠乏症：多発性神経炎，貧血，ペラグラ様皮膚炎，痙攣	全血中ピリドキサルリン酸濃度の低下
	ビタミンB₁₂	胃液中の内因子と結合して吸収され，DNA合成，細胞への葉酸蓄積，ミエリン合成に関与	欠乏症：悪性貧血（巨赤芽球出現），舌炎，進行性麻痺	血清ビタミンB₁₂低下
	ビタミンC	酸化・還元反応，コラーゲン合成，コレステロール代謝に関与	欠乏症：壊血病，Möller-Barlow病，Sjögren（シェーグレン）症候群，出血，結膜炎	血清中のアスコルビン酸の減少
	葉酸	ヌクレオチド合成，メチル基生成転換，ホモシステインのメチル化に関与	欠乏症：巨赤芽球性貧血，低出生体重児，神経管欠損症	血清葉酸低値
	ビオチン	脂肪酸合成，β酸化，TCA回路，カルボキシラーゼの補酵素	欠乏症：皮膚炎，貧血	
	ナイアシン	ピリジンヌクレオチド補酵素，酸化還元反応の補酵素	欠乏症：ペラグラ（皮膚炎，下痢，認知症）	尿中 N-methylniacinamide とピリドンの減少
脂溶性ビタミン	ビタミンA	成長，視覚，生殖，皮膚粘膜保持	欠乏症：夜盲症，角膜乾燥，易感染性，吸収障害 過剰症：頭蓋内圧上昇，頭痛，皮膚の脱落	欠乏症：血漿レチノール低値 過剰症：血漿レチノール高値，高Ca血症
	ビタミンD	カルシウム吸収，骨代謝	欠乏症：骨軟化症，くる病 過剰症：嘔吐，不機嫌，石灰沈着	欠乏症：血漿 25-(OH)D₃ 低値，1,25-(OH)₂D₃ 低値，低P血症，高ALP血症 過剰症：高Ca血症，1,25-(OH)₂D₃ は基準範囲内が多い
	ビタミンE	細胞膜脂質の酸化抑制	欠乏症：歩行障害，振動感覚低下，眼球運動麻痺，網膜症	赤血球ビタミンE濃度低値，血漿トコフェロール値低値
	ビタミンK	凝固因子 II, VII, IX, X の合成に関与	欠乏症：出血，骨粗鬆症	ヘパプラスチンテスト低値，PT延長，PIVKA-II高値

する基礎疾患があるものを症候性（二次性）肥満という．肥満は皮下脂肪型肥満と内臓脂肪型肥満の2つに分類される．皮下脂肪とは筋肉と皮膚の間にある脂肪で，これが増加したものを皮下脂肪型肥満という．女性に多く，洋ナシ型の体系になるので，「洋ナシ型肥満」ともいわれる．これに対し腹腔内臓器を覆う腸間膜に脂肪が蓄積したものを内臓脂肪型肥満という．男性に多く，リンゴ型の体系になるので，「リンゴ型肥満」ともいわれる．内臓脂肪型肥満は生活習慣の影響を強く受けており，蓄積した脂肪細胞から分泌されるアディポサイトカインがインスリン抵抗性を引き起こしメタボリック症候群の原因となる．

表6に示した疾患が医学的管理の必要な肥満の合併症である．これらの疾患は脂肪細胞の質的・量的異常によるアディポサイトカイン分泌異常の影響を受けている．

症状

過食，運動不足，偏食などがみられる．

診断

わが国では，体重(kg)を身長(m)の2乗で除して得られた body mass index (BMI) が 25 以上のものを肥満と定義している．

表6　医学的管理が必要な肥満の合併症

2型糖尿病，耐糖能障害，脂質異常症，脂肪肝，高血圧，高尿酸血症，痛風，冠動脈疾患，脳梗塞，睡眠時無呼吸症候群，Pickwick症候群，月経異常，腰痛症，変形性脊椎症，変形性膝関節症，変形性股関節症，肥満妊婦

治療

食事，運動療法を中心とした生活習慣の改善は必須である．行動療法，薬物療法に加え，近年では胃内腔の縮小手術も行われている．

2. メタボリック症候群

概念・病態

過栄養，運動不足が基礎にあり，肥満，高血糖，高血圧，脂質異常症を合わせもち，動脈硬化症が進行しやすい病態．内臓脂肪型肥満により脂肪細胞のアディポサイトカイン分泌に異常をきたし，インスリン抵抗性が引き起こされる．症状に乏しいため放置されることも多い．

症状

肥満などあるが自覚症状に乏しい．

診断

腹囲が男性で85cm以上，女性で90cm以上という基準を満たし，かつ以下の3項目のうち2項目以上を満たす場合にメタボリック症候群と診断される．

①空腹時血糖値110mg/dL以上

表7　主なアディポサイトカインの作用

	アディポサイトカイン	作用
悪玉	TNF-α	インスリン抵抗性惹起，血管壁の炎症惹起
	アンジオテンシノーゲン	血圧上昇
	レジスチン	インスリン抵抗性惹起
	PAI-1	血栓形成促進
	HB-EGF	血管平滑筋の遊走，増殖促進
善玉	アディポネクチン	抗炎症，抗動脈硬化作用，インスリン感受性上昇
	レプチン	食欲調節，脂肪分解促進

②中性脂肪値150mg/dL以上またはHDL-C値40mg/dL未満

③収縮期血圧130mmHg以上または拡張期血圧85mmHg以上

治療

食事，運動療法の生活習慣の改善が基本であり，効果不十分であれば病態に応じた薬物療法を行う．

参考文献

糖尿病，脂質異常症，高尿酸血症の診断については各学会のホームページ(HP)でガイドラインを確認するとよい．

・糖尿病学会ホームページ　http://www.jds.or.jp/
　上記では糖尿病の診断については「糖尿病の分類と診断基準に関する委員会報告，糖尿病学会誌53巻6号450～467頁2010年，清野ほか」が閲覧できるだけでなくHbA1cのJDS値，NGSP値についての学会の見解が示されている．HbA1cについては2012年4月からNGSP値とJDS値が併記されることになる．
・日本動脈硬化学会　http://jas.umin.ac.jp/
・日本痛風・核酸代謝学会　http://www.tukaku.jp/
　肥満症の診断基準については2011年に肥満学会から新しい診断基準が出された．
・日本肥満学会　http://wwwsoc.nii.ac.jp/jasso/
・動脈硬化性疾患予防ガイドライン2012年度版　日本動脈硬化学会

サイドメモ：アディポサイトカイン

脂肪細胞が分泌する生理活性物質をアディポサイトカインという．脂肪細胞はエネルギー源として中性脂肪を蓄積する一方で内分泌細胞としても機能している．糖尿病，脂質異常症，高血圧などの生活習慣病や動脈硬化を抑制するアディポネクチン，レプチンなどを分泌する一方で，これらの疾病を促進するTNF-α，アンジオテンシノーゲン，レジスチン，PAI-1(プラスミノゲン活性化因子インヒビター1)，HB-EGF(ヘパリン結合性EGF様増殖因子)なども分泌する(表7)．

第14章 感覚器疾患

学習のポイント

1. 屈折異常には，近視，遠視，乱視がある．
2. 結膜炎には，感染性のものとアレルギー性のものがある．
3. 白内障は水晶体が混濁する疾患である．
4. 緑内障は開放隅角緑内障，閉塞隅角緑内障，発達緑内障，続発緑内障に分けられる．
5. 耳は外耳・中耳・内耳に分けられる．
6. 外耳・中耳にそれぞれ炎症が起きた状態が外耳炎・中耳炎である．
7. メニエール病はめまいと難聴の発作を繰り返す疾患である．
8. アレルギー性鼻炎はスギ花粉症などの季節性と一年中症状のある通年性がある．
9. 副鼻腔炎は風邪症状に伴う急性副鼻腔炎と慢性の副鼻腔炎がある．

A 眼疾患

本項を理解するためのキーワード

❶ 正視
平行光線が無調節時に網膜に像を結ぶ状態のこと．いわゆる「良い眼」である．

❷ アレルギー性結膜炎
スギ花粉などが原因のものは花粉症とよばれ，患者が多い．

❸ 加齢性白内障
現在のところ根本的治療は手術である．

❹ 急性緑内障発作
閉塞隅角緑内障の発作時には緊急手術が必要なことがある．

1. 屈折異常

概念・病態

屈折異常があるのは正視でない場合である．正視とは，平行光線が無調節時に網膜に像を結ぶ状態で，他の眼疾患がなければ非常に良好な裸眼視力がある．屈折異常の種類には，網膜面より後方に結像する遠視，網膜面より前方に結像する近視，経線方向によって結像位置が違う乱視がある．また，左右の屈折の度が異なる眼を不同視という．

屈折異常はレンズ系である角膜屈折力および水晶体屈折力と眼軸長の不均等により発生する．特に強い近視は眼軸長が長いことで起こることが多く，乱視は角膜形状が原因で起こることが多い．

症状

裸眼視力が不良となる．幼少期に屈折異常が放置されると斜視や弱視となることがある（図1）．

診断

屈折異常は他覚的および自覚的屈折検査にて診断する．

他覚的屈折検査の代表はオートレフラクトメーターで，短時間で容易に検査ができるが，乳幼児・小児には使いにくい．乳幼児や小児の場合は検影法で屈折値を求める．

治療

根本的な治療法は現在ない．屈折異常に対して

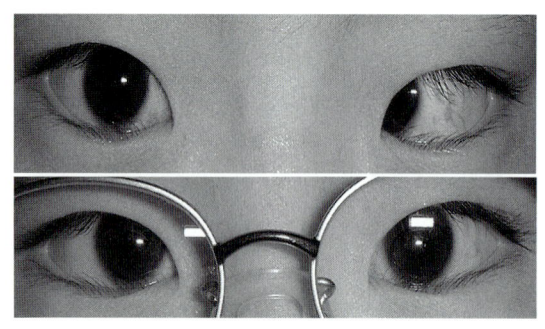

図1 遠視と内斜視
上段：内斜視で左眼が内に寄っている．
下段：遠視の眼鏡を装用すると眼位が正常になる．

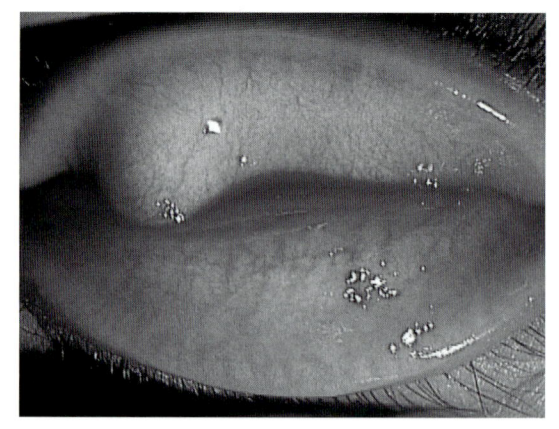

図2 アレルギー性結膜炎（上眼瞼は反転させている）

は，眼鏡やコンタクトレンズといった矯正器具を装用するか，角膜屈折矯正手術を行う．白内障に対して行われる眼内レンズ挿入術も屈折を変化させるため屈折異常の治療ともいえる．

2. 結膜炎

概念・病態

まぶた（眼瞼）の裏，ならびに白目（強膜）の表面を覆う結膜という透明な粘膜に炎症を起こす疾患．原因によって細菌やウイルスによる感染性結膜炎と花粉やハウスダストといったアレルゲンが原因で起こるアレルギー性結膜炎などに分類される．アレルギー性結膜炎のなかでも特に春先に生じるスギ花粉が原因のものは社会現象といえるくらい患者が多い．

症状

目の充血と眼脂が主な症状である．目が開きにくい，異物感，流涙，熱感などの症状もある．アレルギー性結膜炎ではかゆみが特に強い．ウイルス感染では耳前リンパ節が腫脹することがある．

診断

充血や眼脂といった症状と結膜の所見から診断する（図2）．眼脂からの培養で原因を検索することがある．涙液中のウイルスを検査する迅速診断キットやIgEを測定するものがある．

治療

自然に治癒するものも少なくない．細菌感染には抗菌薬の点眼や眼軟膏を使用する．ウイルス感染には現在有効な薬剤が少なく，流行性角結膜炎と咽頭結膜熱を起こすアデノウイルスや出血性結膜炎を起こすエンテロウイルス属に対しては，二次感染を予防しながら回復を待つ．乳児の場合，先天性の鼻涙管閉塞があって結膜炎を繰り返すことがあり，結膜炎の治療だけではなく鼻涙管の開放が必要となる．

アレルギー性結膜炎には，抗アレルギー薬の点眼を使用し，症状が強い場合はステロイド薬の点眼も使用するが，これは眼圧上昇などの副作用があるため注意を要する．原因となるアレルゲンを避けることも効果がある．

3. 白内障

概念・病態

水晶体が混濁することで起こる．水晶体は眼内の比較的前方にあるレンズの形をしたもので，本来は透明で光を屈折させ，ピントを合わせる役割がある．

水晶体は加齢で徐々に混濁してくる．そのため白内障のほとんどは加齢性白内障である．その他，先天性白内障やステロイドなどの薬剤による続発性のもの，外傷や炎症が原因のものもある．

症状

かすんで見える，眩しいというのが初期の症状で，進行すると視力が低下する．先天性の白内障は視覚遮断性弱視の原因となるので早期に治療し

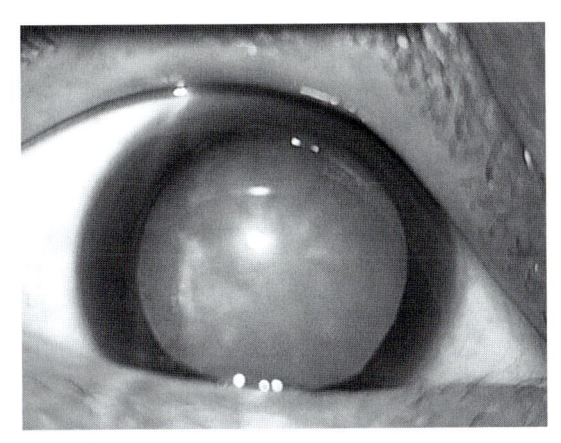

図3　白内障
散瞳剤で散瞳している．中心の白い部分が白内障になった水晶体．

ないと視力を向上できない．

診断

細隙灯で水晶体の状態を観察して診断する（図3）．進行の度合いを知るのに視力検査が参考になる．

治療

混濁した水晶体を透明に戻す方法はない．進行を予防する目的で点眼液を使用することがある．視力を改善するには現在のところ手術治療が必要である．手術は水晶体の混濁を取り除き，眼内レンズを挿入するものが一般的である．挿入する眼内レンズによって術後の屈折を変化させることができる．乱視に対応した眼内レンズや複数の距離に焦点が合う眼内レンズも発売されている．

4. 緑内障

概念・病態

緑内障は，視神経と視野に特徴的変化を有し，通常，眼圧を十分に下降させることにより視神経障害を改善もしくは抑制しうる眼の機能的構造的異常を特徴とする疾患である．大きく分けると開放隅角緑内障，閉塞隅角緑内障があり，この2つは症状や進行が異なる．このほか，生まれつき隅角に異常のある発達緑内障，ぶどう膜炎や糖尿病が原因である続発性緑内障がある．国内では開放隅角緑内障に分類される正常眼圧緑内障が最も多い．

症状

緑内障の初期には自覚症状がない．

すべての緑内障に共通の症状は視野が欠損，狭窄することである．視野欠損が視野の中心にかかると視力が低下し，視野欠損が著しいと失明する．

眼圧が急に上昇すると，眼痛，頭痛，嘔吐，虹がかかったように見えるといった症状が起こる．急な眼圧上昇では症状が強いため眼科以外の科を受診することも多く，緑内障の診断が遅くならないように注意を要する．ゆっくりとした眼圧上昇では自覚症状が出ないことが多い．

診断

視神経乳頭の形状や視野検査の結果，隅角鏡の結果から総合的に診断する．眼圧は日内変動するので複数回測定する．

視神経乳頭の形状は眼底写真で見ることができるので，健康診断での眼底撮影は初期の緑内障発見にも適している．

治療

緑内障の種類にかかわらず，有効な治療法は眼圧を下げることである．眼圧を低下させれば，病気の進行を遅くできる可能性がある．眼圧下降薬には点眼薬，内服薬，点滴がある．これらで十分に眼圧を下降できず視野障害の進行を阻止できない場合は，レーザー治療や緑内障手術が行われる．

閉塞隅角緑内障の発作時には虹彩切開術など緊急手術が必要となることがある．また，白内障の進行が，隅角が狭まる要因のことがあり，この場合は白内障手術によって眼圧を下降できる．

続発性緑内障は原疾患の治療が第一選択となるが，原疾患のぶどう膜炎や糖尿病網膜症の治療後も高眼圧が継続し，眼圧下降の治療が必要なことが少なくない．

視神経の障害は不可逆性と考えられ，いったん欠損した視野が回復することはない．視野欠損がひどくなる前に眼圧を下降させるのが治療の目標となる．

参考文献
1) 所　敬（監修），吉田晃敏，谷原秀信（編）：現代の眼科学　改訂11版．金原出版，2012
　※眼科全体についてまんべんなく学ぶことができる

B 耳疾患

本項を理解するためのキーワード

❶ 耳痛
急性中耳炎は発熱などの全身症状があり，外耳道炎にはない．耳痛のない小児の難聴はまず滲出性中耳炎を疑う．

❷ 難聴
外耳・中耳疾患では伝音難聴，内耳に障害があると感音難聴となる．

❸ めまい
耳性めまいは内耳性の疾患であり，感音難聴を伴う場合がある．

1. 外耳炎，外耳道湿疹

概念・病態
耳かきや水泳などを契機に外耳道にある分泌腺が感染し，外耳炎を発症する．

症状
耳痛，耳漏，外耳道皮膚の腫脹．

診断
耳鏡所見：外耳入口部皮膚が発赤・腫脹し，耳漏を認める．鼓膜は正常である．

治療
・外耳道を清掃する．
・抗菌薬の軟膏や液体の点耳薬を使用する．
　かゆみがある場合は，綿棒などで外耳道を触らないように指導する．

2. 中耳炎

a. 急性中耳炎

概念・病態
主に上気道感染の後に，耳管を介して発症する急性の炎症である．
起炎菌は肺炎球菌とインフルエンザ菌が多い．幼児，小児に多い．

症状
耳痛，発熱，難聴．
乳幼児では耳痛を直接訴えないので，啼泣，不機嫌などの症状になる．

診断
耳鏡所見：鼓膜が発赤・膨隆する．鼓膜に水疱や穿孔，耳漏を生じることもある（図4）．

治療
・鼻汁がある場合は吸引など鼻処置を施行する．
・薬剤投与：耳痛，発熱に対し解熱鎮痛薬を投与する．軽症の場合には抗菌薬を投与せず，自然回復がみられない場合あるいは中等症以上の場合には広域ペニシリン系抗菌薬をまず投与する．
・鼓膜切開：炎症が高度なとき，排膿を目的に施

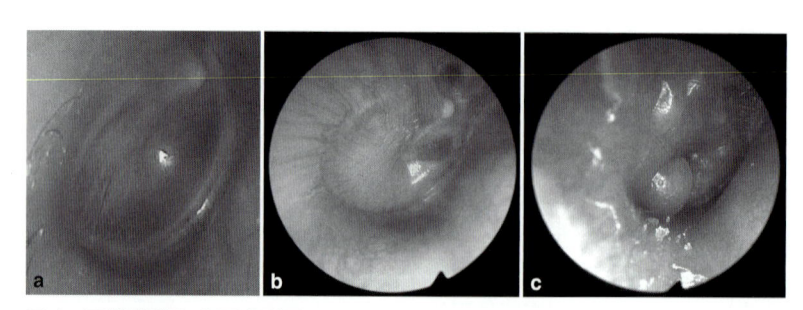

図4　正常鼓膜と中耳炎所見
a. 正常右鼓膜．b. 鼓室内に膿汁が透見される．c. 鼓膜の膨隆がみられる．

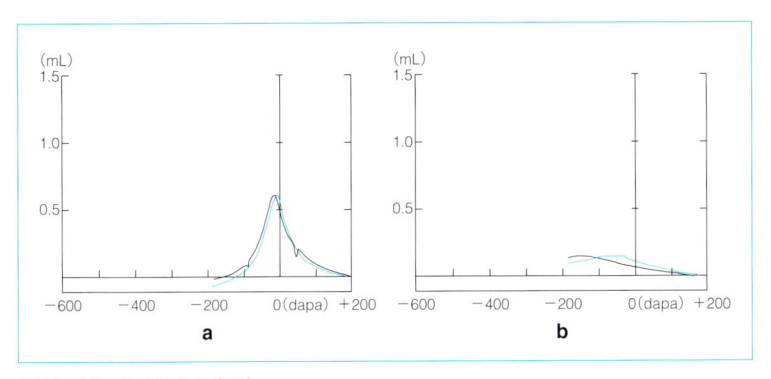

図5 ティンパノメトリー
a：A型，b：B型

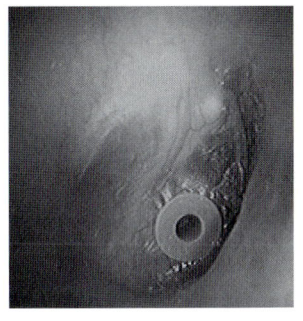

図6 鼓膜チューブ留置
鼓膜切開であけた穴は数日で自然に閉鎖するため，鼓膜に穴があいた状態を保つために，切開部分にチューブを挿入する手技である．

行することがある．
急性中耳炎の多くは2～3週間で治癒に至る．

b. 滲出性中耳炎

概念・病態
耳管を介し中耳腔の換気が悪くなり，中耳に液体が貯留する．急性中耳炎の経過に引き続くものが多い．背景に鼻炎，アデノイド増殖症がある．

症状
耳閉塞感，軽度の難聴．耳痛はない．
幼少時では症状を訴えることは少なく，家族が「テレビのボリュームが大きい」「呼んでも気づかない」ことで気づき受診することも多い．

診断
- 耳鏡所見：鼓膜から貯留液が透見できる．
- ティンパノグラム：B型，時にC型を示す．
- 聴力検査：正常聴力から40dB程度の伝音難聴を呈する．

治療
- 背景にある鼻副鼻腔炎の治療を行う．
- 耳管治療：耳管通気を行う．
- 上記の治療でも貯留液が残る場合には鼓膜切開，鼓膜チューブ留置を施行する（図6）．

c. 慢性中耳炎

概念・病態
慢性中耳炎は中耳に不可逆性の炎症性変化が生じた状態で，鼓膜に穿孔を認め，耳漏の出現・消失を反復する．この病態のなかで，中耳に角化扁平上皮が迷入し真珠腫を形成し，骨破壊を伴うのが真珠腫性中耳炎である．

症状
難聴，反復性耳漏．

診断
- 耳鏡所見：鼓膜は穿孔し，耳漏がある．真珠腫性中耳炎では骨破壊あるいは角化上皮が脱落した白色の角化物をみる．
- 聴力検査：伝音難聴を示す．長期罹患では混合難聴が認められることがある．

サイドメモ：ティンパノメトリー

外耳道を密閉し，圧を加えて鼓膜の可動性，伝音機能を調べる検査法である（図5）．
A型：－100mH$_2$O以内にピークがみられる．中耳内が陰圧でないことを示す．
B型：ピークがみられず平坦なもの．
C型：－100mH$_2$O以下にピークがみられる．

サイドメモ：純音聴力検査

個々の周波数の最小可聴値を聴力レベルで表した値をオージオグラムで示す（図7）．

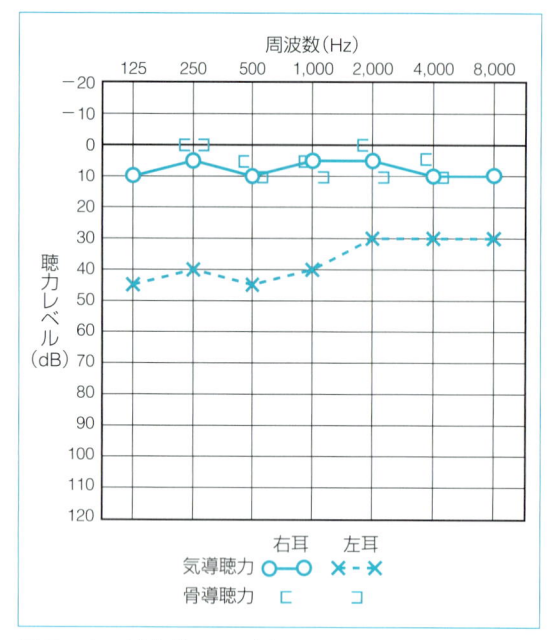

図7 オージオグラムの例
右耳は正常聴力である．左耳は伝音難聴であり，気導骨導差（air-bone gap，A-Bgap）が認められる．気導，骨導ともに閾値上昇している場合は感音難聴の所見となる．

- 側頭骨CT：真珠腫中耳炎では真珠腫が軟部陰影として認められる．耳小骨，中耳腔への骨破壊の程度，病変の進展範囲を診断するのに重要な検査である．

治療

- 耳漏：耳漏を除去し，粘膜を乾燥させる．耳漏吸引，耳洗浄，抗菌薬の内服や点耳薬を用いる．
- 鼓室形成術：聴力の保存，改善を目的として手術を行う．真珠腫性中耳炎の場合には真珠腫を除去したうえで，伝音系の温存または再建を行う．

3．メニエール病

概念・病態

発作性のめまいと一過性の耳鳴，難聴を伴う内耳疾患である．病態は内リンパ水腫といわれている．

症状

難聴，耳鳴，耳閉塞感などの聴覚症状を伴い，めまい発作を反復する．

- めまい：回転性が多いが，浮動性のこともある．嘔気，嘔吐を伴うことが多い．持続時間は10数分から数時間で，発作回数はさまざまである．
- 難聴：めまい発作より前，あるいは同時に難聴が増悪し，発作消失とともに聴力も改善することが多い．進行すると聴力が変動しながら悪化する．

診断

- 純音聴力検査：初期は低音域の感音難聴を呈し，発作とともに聴力が変動する．
- 平衡機能検査：発作期に患側に向かう水平性または水平回旋混合性眼振を認めることが多い．

治療

①発作期
- めまい：高度なめまいには7％重層水の点滴と鎮吐剤，抗不安薬による鎮静を図る．軽度の場合には抗めまい薬の内服とする．
- 難聴：突発性難聴に準じて副腎皮質ステロイド，内耳循環改善薬，ビタミンB_{12}を使用する．

②非発作期＝発作予防
- 生活指導：過労・睡眠不足，ストレスの回避，適度な有酸素運動．
- 薬物治療：浸透圧利尿薬をめまい発作の状況で適宜減量する．ほかに内耳循環改善薬，ビタミンB_{12}を使用する．
- 薬物療法で効果がない場合は内リンパ嚢開放術などを行う．

サイドメモ：眼振所見記載方法

急速相（早い眼の動き）の向きを表す（**図8**）．

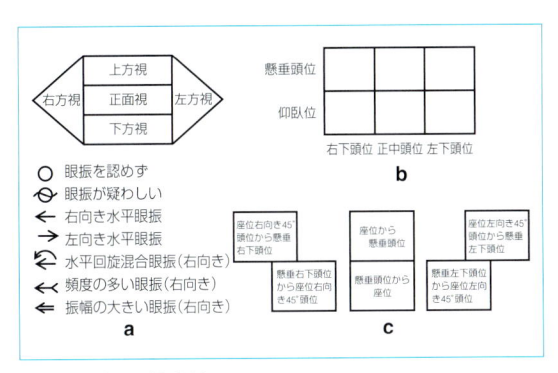

図8 眼振記載方法
a. 注視眼振検査，b. 頭位眼振検査，c. 頭位変換眼振検査

C 鼻疾患

本項を理解するためのキーワード

❶ 鼻閉
鼻粘膜が蒼白であればアレルギー性鼻炎，粘稠な後鼻漏があれば副鼻腔炎である．

1. アレルギー性鼻炎

概念・病態

鼻粘膜に存在する肥満細胞上のIgE抗体と原因物質（抗原）が反応し，ヒスタミンなど多くの化学伝達物質が放出することで症状が出現する（図9）．

抗原の大部分は吸入性抗原で通年性と季節性に分けられる．
通年性（一年中）：ダニ・ハウスダスト
季節性：花粉（スギ，ヒノキなど）（図10）

症状

くしゃみ発作，水様性鼻漏，鼻閉

診断

① アレルギーの状態を診断
・鼻鏡検査：鼻内粘膜が蒼白，浮腫状に腫脹（図11）．
・鼻汁中好酸球検査．
・血清中総IgE濃度測定．

② 病因抗原を診断
・皮膚テスト，鼻粘膜誘発テスト：抗原との反応をみる．
・血清中抗原特異的IgE濃度測定

治療

① 抗原の除去と回避
・ダニ：フィルター付きの掃除機，室内の湿度

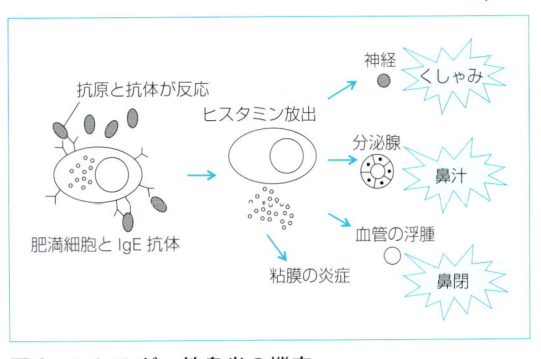

図9 アレルギー性鼻炎の機序

	1月	2月	3月	4月	5月	6月	7月	8月	9月	10月	11月	12月
スギ		■	■	■	■							
ヒノキ			■	■	■							
シラカバ					■							
イネ科				■	■			■	■	■		
ブタクサ								■	■	■		
ヨモギ									■	■		

図10 主な花粉症原因植物の花粉飛散の多い時期
主に関東を指標に図示．シラカバは北海道東北地域のみ．

を上げないようにする．
・花粉：花粉が多いときの外出を避ける，眼鏡やマスクをする．
②薬物療法：症状を軽減する目的で抗ヒスタミン薬，ロイコトリエン拮抗薬，鼻噴霧用ステロイド薬などを用いる．
③特異的免疫療法：原因抗原エキスを注射することで症状の軽快を図る治療．
④手術療法：主に鼻閉を改善する目的でレーザーなどを用い下鼻甲介の減量を行う．最近では，くしゃみ，鼻汁の改善を目的とした後鼻神経切断術もある．

2. 副鼻腔炎

概念・病態

副鼻腔の炎症により生じる疾患であり，発症後1か月以内に症状が消失するものを急性副鼻腔炎，3か月以上症状が持続する慢性副鼻腔炎という．

急性副鼻腔炎は上気道炎の一環として発症し，ウイルス感染後細菌感染に移行する．起因菌は肺炎球菌，インフルエンザ菌が多い．慢性副鼻腔炎の多くは急性副鼻腔炎から移行する．

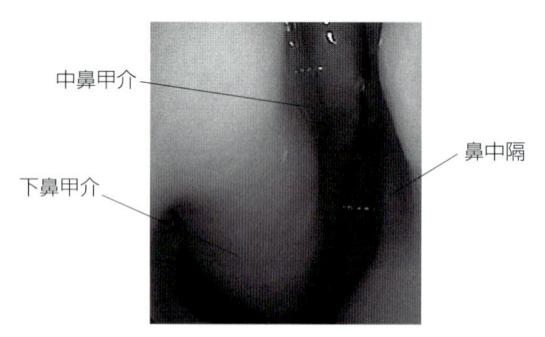

図11　アレルギー性鼻炎の鼻鏡所見(右鼻内)
下鼻甲介が蒼白になる．

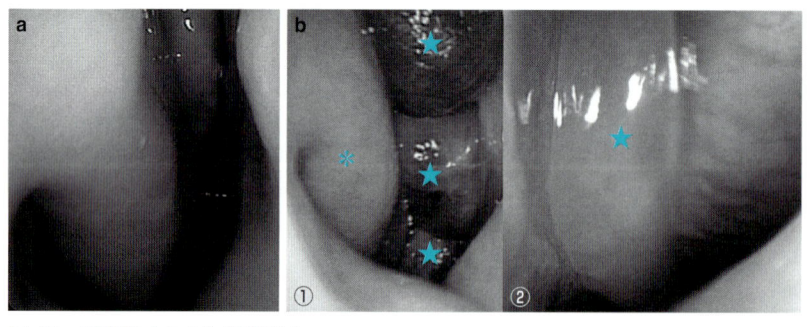

図12　正常鼻内(a)と鼻茸(b)
①右鼻内，②左鼻内，＊：下鼻甲介，★：鼻茸

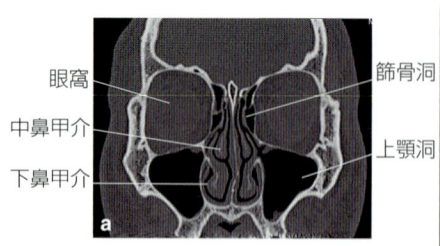

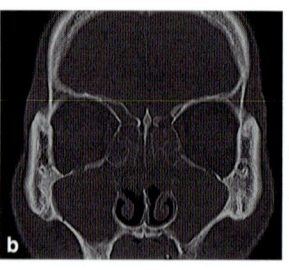

図13　副鼻腔CT
a. 正常冠状断CT，b. 副鼻腔炎冠状断CT，c. 右正常矢状断CT
副鼻腔は前頭洞，前・後篩骨洞，上顎洞，蝶形骨洞がある．正常な副鼻腔(a, c)は副鼻腔内が含気し，黒く撮像される．副鼻腔炎(b)では副鼻腔内部の粘膜肥厚，膿汁が軟部濃度(灰色)に撮像される．

症 状

鼻閉，鼻汁，後鼻漏（鼻汁が鼻からのどに落ちる症状），咳，頭痛や頰部痛，嗅覚障害などを伴うことがある．

診 断

- 鼻内所見：膿性または粘性の鼻汁を認める．慢性副鼻腔炎では粘膜がポリープ様になる鼻茸がみられることがある（図12）．
- 画像検査：単純X線撮影検査，CT検査を行う．所見はともに副鼻腔に異常陰影を認める（図13）．

治 療

①保存的治療
- 急性副鼻腔炎：広帯域のペニシリン系抗菌薬の内服投与を行う．
- 慢性副鼻腔炎：14員環系マクロライドの少量長期投与を行う．局所処置では副鼻腔洗浄やネブライザー法を用いる．

②**手術療法：鼻内内視鏡下鼻副鼻腔手術**

保存的治療で効果が得られない場合，副鼻腔への十分な交通路を付け，換気を改善する目的に行う．

参考文献

1) 切替一郎（原著），野村恭也（編著）：新耳鼻咽喉科学 改訂10版．南山堂，2004
   ※耳鼻咽喉科領域の基本解剖，疾患の病態・診断・治療について網羅されている専門書である
2) 小児急性中耳炎診療ガイドライン2009年版：日本耳科学会，日本小児耳鼻咽喉科学会，日本耳鼻咽喉科感染症研究会（編），金原出版
   ※小児における急性中耳炎の診断，加療についての指針が記されている
3) メニエール病診療ガイドライン2011版：厚生労働省難治性疾患克服研究事業　前庭機能異常に関する調査研究班（2008～2010年度）（編），金原出版
   ※メニエール病の病態・治療および急性期のめまいについてわかりやすく解説されている
4) 鼻アレルギー診療ガイドライン―通年性鼻炎と花粉症　2009年版　改訂第6版：鼻アレルギー診療ガイドライン作製委員会，ライフ・サイエンス，2008
   ※アレルギー性鼻炎においての診断・加療の指針が記されている

第15章 中毒

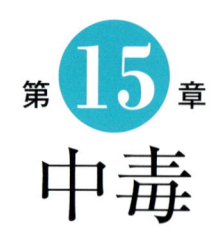

学習のポイント

❶ 中毒起因物質の吸収，分布，作用，代謝，排泄についてよく理解し，毒性により現れる血液，尿中成分や生理的な変化などを臨床検査データと結び付けてよく把握しておくことが重要である．

本章を理解するためのキーワード

❶ 毒物
毒物とは物理化学的または化学的反応により生体機能に障害を起こす物質をいい，金属，無機および有機化合物などがその成分となる．毒物は経口摂取，吸入，皮膚，粘膜からの吸収など，さまざまな経路から体内に侵入し，強毒性物質は急性毒性を，微量物質の長期間摂取により慢性毒性を示す．

❷ 中毒
中毒とは毒物が原因で引き起こされる生体の機能障害のことをいい，その経過により急性，亜急性，慢性中毒に分けられる．一般的に，毒物による自殺，他殺は急性中毒が多く，濫用や職場で発生する中毒は慢性中毒が多い．急性中毒の多くは救急医学の対象として重要であり，依存性の中毒は社会問題の1つでもある．

❸ LD50
実験動物の50%を死亡させる薬毒物の量で，中毒物質による致死量を考えるうえで重要である．動物実験での経口投与の半数致死量をLD50とするが，LD50が50 mg/kg以下程度を毒物，300 mg/kg以下を程度を劇物としている．

❹ 検出法
中毒起因物質の検出は治療を有効に実施するのに大切であり，定性，定量法がある．薬物乱用で問題となる睡眠薬，抗うつ薬，覚せい剤，麻薬などの定性には，イムノアッセイを利用した簡易薬物検査キット（トライエージなど）が市販されている．

A 概論

　毒物とは物理化学的または化学的反応により生体機能に障害を起こす物質をいい，金属，無機および有機化合物などがその成分となる．また，経口摂取，吸入，皮膚・粘膜からの吸収など，さまざまな経路から体内に侵入する．大きく自然毒と人工毒に分類されるが，起源，薬理作用，用途，作用器官，化学的性質，分析化学的別などにも分類される．急性中毒の多くは救急医学の対象として重要であり，依存性中毒は社会問題の1つでもある．

　中毒とは，毒物が原因で引き起こされる生体の機能障害のことをいい，その経過により急性，亜急性，慢性中毒に分けられる．一般的に，毒物による自殺，他殺は急性中毒が多く，濫用や職場で発生する中毒は慢性中毒が多い．使用量によって，中毒物質は毒にもなれば薬にもなる．

　また中毒物質による致死量を語るうえでLD_{50}は欠かせない．動物実験での経口投与の半数致死量をLD_{50}とするが，LD_{50}が50 mg/kg以下程度を毒物，300 mg/kg以下程度を劇物としている．中毒物質によりLD_{50}は大きく異なり，最も強い中毒物質であるボツリヌス毒素のLD_{50}は，0.01 μg/kgであり，ダイオキシン1 μg/kg，テトロドトキシン10 μg/kg，VX 15 μg/kg，トリカブト120 μg/kg，アマニチン400 μg/kg，ニコチン1

mg/kg，青酸カリ 10 mg/kg，覚せい剤 60 mg/kg と，これらは普通 1 g 未満の摂取で死に至る．それ以上では，フェノバルビタール 150 mg/kg，モルヒネ 0.9 g/kg，食塩 4 g/kg，エタノール 10 g/kg であり，通常は毒と考えにくいものも中毒物質になりうる．中毒の診断において，問診を含めた正確な情報収集が重要であるが，まず中毒を疑うことから開始され，初期治療と中毒起因物質の検索を並行して行うことになる．患者本人ばかりでなく，家族，発見者からの情報や現場に残された容器や包装などが正確で詳細な情報を収集する手がかりとなる．

1. 検出法

中毒患者の状態を把握するために，通常の臨床検査は速やかに行うべきであるが，中毒起因物質の検査も治療を有効に実施するうえで大切である．検査試料は血液，尿ばかりでなく嘔吐として吐瀉物や胃内容物なども確定診断するうえで重要である．気化しやすい中毒物質の分析はガスクロマトグラフィ（GC），気化しにくい物質では液体クロマトグラフィ（HPLC）などが用いられ，ごく低濃度の分析を行う場合には検出器として質量分析装置（MS）が用いられる．金属の分析には原子吸光光度計や誘導結合プラズマ質量分析装置などが用いられる．また迅速に薬物中毒を検査するため，イムノアッセイを利用した簡易薬物検査キット（トライエージなど）が市販されている．

2. 治療

急性中毒治療の基本は，「吸収阻害」「排泄の促進」「解毒薬・拮抗薬」「全身管理」からなる．すなわち，消化管に残存する中毒起因物質については吸収を阻害し，除去するために，催吐，胃洗浄や活性炭，下剤の投与が行われ，すでに吸収された中毒起因物質については，体外への排泄を促進するために，大量の輸液と抗利尿薬を投与し，強制利尿や血液浄化法が行われる．また，中毒起因物質により生じた症状に対する治療や中毒起因物質に対する解毒薬，拮抗薬による治療が行われると同時に気道を確保し，呼吸管理や循環管理などの生命機能の維持や不整脈対策，痙攣対策，体温保持などの全身管理が基本である．中毒起因物質の毒性機序や治療法などに関しては，日本中毒情報センターの情報が有用である．

B 自然毒

1. 動物毒

ヘビ毒には，コブラやウミヘビのもつ神経毒とマムシなどの溶血毒がある．マムシやハブの毒はプロテアーゼ，ホスホリパーゼ A_2，ヒアルロニダーゼなどの酵素を含む多種類の蛋白質からなり，それぞれ特異な生物活性や薬理作用を呈する．毒素による筋壊死からミオグロビン尿がみられる場合がある．

ハチ毒は，アレルギーによるショック死を起こすことがある．ハチ刺傷のアレルギー検査として皮膚反応，IgE-RAST，白血球ヒスタミン遊離試験などがある．

フグ毒はテトロドトキシンといい，卵巣，肝臓，皮膚などにあり，神経細胞膜 Na チャネルの受容体に結合し，Na の細胞内への流入を妨げ，神経刺激伝導を遮断する．やがて呼吸筋麻痺による呼吸不全が生じ，死に至る．有効な解毒剤はなく対症療法を行う．テトロドトキシン定量法としては，テトロドトキシンをアルカリ処理して得られる C_9 塩基を GC で検出する方法がある．

2. 植物毒

植物中の有毒成分は大部分がアルカロイドを主体としている．毒キノコによる中毒が多い．トリカブトの毒アコニチンは Na^+ チャネル受容体結合部位 II に結合し，神経系や心臓に作用するため，神経麻痺や不整脈を起こす．タマゴテングタケやドクツルタケは，アマニタトキシン群という猛毒を含む死亡率の高いキノコで，摂食すると激

しい嘔吐，水様性下痢，腹痛などから発症し，後に重篤な肝・腎障害を起こす．毒素の作用は，細胞内のRNAポリメラーゼⅡ活性・蛋白合成の阻害で，特にαアマニチンは，最も毒性が強い成分である．ベニテングダケやテングダケは，神経のムスカリン様刺激作用を示す．

C 家庭用品

タバコによる急性中毒が最も多く，そのほか洗剤や消毒剤，化粧品，殺虫剤などによる中毒がみられる．

1. タバコ

タバコによる急性中毒は6～12か月の乳幼児の誤食事故に最も多くみられるが，自殺企図でもまれにみられる．タバコの毒性成分ニコチンは水溶性のアルカロイドで自律神経系に作用する．タバコの葉を直接食べてもニコチンは一部しか吸収されないが，溶出液を大量に摂取すると危険である．致死量は成人でタバコ約2～3本（40～60 mg），乳幼児で約0.5～1本（10～20 mg）に相当する．ニコチンは酸化代謝を受けコチニン，ヒドロキシルコチニンに変化する．尿中コチニン濃度は喫煙量の判定に利用できる．

D 重金属

1. 水銀（Hg）

水銀は，金属水銀，無機水銀，有機水銀に分けられ，その毒性は，化学形態や曝露様式により著しく異なる．金属水銀は経口摂取後に消化管からほとんど吸収されず，排泄されるため中毒はまれである．有機水銀のなかでメチル水銀は最も毒性が強く問題となる．メチル水銀は中枢性の毒性を示し，感覚障害，求心性視野狭窄，難聴，運動失調などをそなえたハンター・ラッセル症候群とよばれる神経症状を発現する．流出した工場廃液中のメチル水銀が蓄積された魚介類を摂食した住民に中毒症状が現れたのが水俣病である．慢性中毒で尿中，血中，毛髪，爪の水銀の増加や，頭部CTで後頭葉や小脳に萎縮を認める．無機水銀で最も毒性の強い塩化第二水銀は昇汞ともいわれ，低温でも昇華する特徴がある．

2. 鉛（Pb）

鉛中毒の歴史は紀元前にまで及び，食器，化粧品などがその中毒源となっていた．今日では，自動車排気ガス中の鉛が問題視されている．中毒作用は，造血器，神経系，消化器系の障害が主体となる．Pbイオンは，スルフヒドリル（SH）基への親和性が高く，ヘム合成経路に関与しているδ-アミノレブリン酸脱水素酵素を阻害することにより，ヘモグロビンの合成能が低下し，赤血球の破壊が促進される．その結果，尿中コプロポルフィリンやδ-アミノレブリン酸の増加や血中プロトポルフィリンの増加，好塩基斑点赤血球の出現および貧血がみられる．歯肉縁に灰緑色のlead lineがみられる．

3. カドミウム（Cd）

鉱山下流の魚や米などを食べることによって起こったカドミウム中毒がイタイイタイ病である．カドミウムは錆止め用のメッキとして用いられている．Cdは蛋白質のSH基と強く結合し，腎臓の近位尿細管再吸収機能の低下を起こす．尿中に$β_2$-MGが検出され，血中カドミウムの増加もみられる．Ca^{2+}やPの再吸収が阻害され，尿中への排泄が増加する．また，腎臓のビタミンD活性化を阻害し，消化管からのカルシウムの吸収を低下させる．慢性中毒ではカルシウムの喪失による骨変形や骨折が起こる．嗅覚の減退，腎障害なども認められる．

4. ヒ素(As)

ヒ素はさまざまな産業や商業製品に使われ，また，天然の土にも存在している．急性の曝露は，事故，自殺，事件などいろいろな原因で起こる．ヒ素には3価のヒ素(無機ヒ素)と5価のヒ素(有機ヒ素)があり，3価のヒ素は5価のヒ素より毒性が強い．3価無機ヒ素は多くの酵素がもつSH基と親和性が高く，速やかに結合し作用を阻害し細胞死を引き起こす．無機ヒ素中毒では悪心・嘔吐，腹痛，水様便などの消化器症状を呈し，さらに，血圧低下，刺激伝導系の異常，心室性不整脈，QT延長症候群などの循環器系症状や肺水腫をきたす．呼気のニンニク臭や腹部X線の消化管内不透過像が診断の補助となる．

E 有機溶剤

有機溶剤中毒のなかでもシンナー中毒の頻度が高い．シンナーとは，塗料・接着剤などの希釈用液の総称で，主成分はトルエン，キシレン，アセトン，メタノールなどである．中毒症状は，麻酔作用が主体であるが，それに伴う夢想状態を経験するため，シンナー中毒などの依存性中毒が社会問題となっている．シンナーの主成分であるトルエンは馬尿酸，キシレンはメチル馬尿酸に肝臓で代謝され尿中に排泄され，GCやGC/MSで定量することができる．有機溶剤は，脂溶性であり吸入により脂質の多い中枢神経系へ移行しやすい．ベンゼンは再生不良性貧血や白血病，クロロホルムは肝障害，メタノールや酢酸メチルは視神経障害を起こす．

F 青酸(シアン)

シアン化ナトリウム，シアン化カリウムはメッキ，冶金，燻蒸，合成試薬などに用いられている．また，火災時に衣類やアクリル系の樹脂などの燃焼からシアン化水素ガスが発生する．事故や自殺・他殺などシアン中毒の発生原因はいろいろである．シアンには特有のアーモンド臭がある．シアンは3価の鉄イオンと親和性が高く，生体内で組織呼吸に必要なミトコンドリア内のチトクローム酸化酵素系の活性を阻害し，細胞の酸素欠乏状態を起こす．亜硝酸とチオ硫酸で解毒する．Met-Hb血症がみられ，このような場合はパルスオキシメーターでは正しくSpO_2が測定できない点に注意が必要である．シアン化合物の検出法としてはピリジン・ピラゾロン反応による比色法や迅速検査キットがある．

G ガス

1. 一酸化炭素(CO)

燃料の不完全燃焼，爆発・火災事故などの際にみられる．COはヘモグロビン(Hb)との親和性が酸素の約250倍と強く，容易にカルボキシヘモグロビン(CO-Hb)を形成する．このため，Hbと酸素の結合が阻害され，酸素運搬能力が失われて大脳などの組織で酸素欠乏状態をきたす．血中CO-Hb濃度はヘモオキシメーターで測定可能である．Met-Hbと同様にCO-Hbが増加するとパルスオキシメーターにてSpO_2値は正しく測定できない．

2. 硫化水素(H_2S)

火山性ガスによる中毒死の多くの原因となる．シアン化合物と同様にチトクローム酸化酵素に親和性が高く，組織呼吸を阻害して毒性を発現する．特有の腐卵臭があり，皮膚，粘膜など接触面に対する強い刺激作用がある．

H 農薬

除草剤，殺虫剤などの中毒には，服用して自殺を図るケースや誤嚥，噴霧による吸引，残留農薬

農作物の摂食などによるものがある．

1. 有機リン系

有機リン剤（パラチオン，スミチオンなど）は，シナプスでコリンエステラーゼ（ChE）の活性を抑制するため，アセチルコリンが分解されずに過剰蓄積をきたす．副交感神経刺激症状が主体で，血清中 ChE 活性は低値を示す．サリンなど有機リン系神経ガスも中毒機序は同様であるが，毒性ははるかに強力である．

2. パラコート

除草剤としてよく使用されるパラコートは，スーパーオキサイドによる肝，腎，肺などの機能障害が起こし，服毒 2～3 日後に黄疸，乏尿，無尿，さらにショックに陥る．遅発する肺線維症が致命的となる．検出はハイドロサルファイト・ナトリウムによる呈色反応を用いた吸光度測定法で行う．

Ⅰ 医薬品

薬物乱用で問題となる睡眠薬，抗うつ薬，覚せい剤，麻薬などの定性には，トライエージ（Sysmex 社）に代表される検査キットが市販されている．一般的に，医薬品による薬物中毒の毒作用機序は本来の薬理作用の延長線上にある．

1. 鎮痛薬

鎮痛薬には，サリチル酸（アスピリン），ピラゾール系（ピリン系），アニリン系（アセトアミノフェンなど），アントラニール系（メフェナム酸など），インドール系（インドメサシンなど），フェニール系（イブプロフェンなど）などがあり，作用は中枢神経系の抑制が主である．

サリチル酸は，過呼吸および呼吸性アルカローシスを起こし，次いで代謝性アシドーシスを起こす．アセトアミノフェンの大量摂取時には，グルタチオンが不足し肝障害が発生する．アスピリンの急性中毒では，不穏，意識障害などの中枢神経症状がみられ，生命に危険がある．

2. 睡眠薬

睡眠薬には，ベンゾジアゼピン系（ニトラゼハム，ジアゼハムなど），バルビタール系，ブロムワレリル尿素などがあり，大量服用で呼吸抑制，昏睡などを起こす．

3. 抗精神病薬

統合失調症に用いられる医薬品で，フェノチアン系とブチロフェノン系の薬剤がある．ブチロフェノン系ではハロペリドールなど広く使用されている．周囲に無関心になる作用や自律神経遮断作用をもつ．フェノチアジン系抗精神病薬（クロルプロマジンなど）では，呼吸・循環抑制のほかに低体温，錐体外路症状（パーキンソン病様症状など）がみられ，また，悪性症候群が出現することがある．

4. 環系抗うつ薬

うつ病などに用いられる医薬品で，三環系抗うつ薬（アミトリプチリンなど）と四環系抗うつ薬がある．基本的に両者とも同様の薬理作用があり，昏睡，痙攣，QT 延長などの心筋伝導障害，不整脈などがみられ，心電図上 QRS 幅が拡大する．前者では心毒性が強く，後者では心毒性は比較的弱く，痙攣を生じやすい．

5. 覚醒剤

覚醒剤とは中枢興奮作用を示す一群の β-フェニルエチレン誘導体のことで，アンフェタミン，メタンフェタミンとがある．中枢および交感神経節後末端からのノルアドレナリン放出を促進し，神経終末への取り込みを抑制するとされている．

興奮,覚醒作用を示し,多幸感を生じることから,依存性中毒の原因となり大きな社会問題となっている.乱用を繰り返すと幻覚,妄想などを主徴とする精神症状が現れる.さらに連用を続けると,少量の摂取で過敏に反応するようになる逆耐性現象や摂取しなくても急に幻覚,妄想などの症状を呈するフラッシュバック現象が現れる.重篤な急性中毒では,痙攣,脳血管障害,心不全,腎不全などを起こす.

6. アルコール

アルコール飲料の主成分はエタノールで,主に肝臓でアルコール脱水素酵素とアルデヒド脱水素酵素により代謝される.飲酒によりさまざまな社会的弊害,個人的弊害が生じ問題となる.短時間での大量の飲酒により急性中毒が起こる.血中アルコール濃度と症状・徴候には関係があり,0.1%ではほろ酔い状態,0.15%では酩酊状態,0.3%では泥酔状態,0.4%以上で昏睡から死に至る.アルコール依存症は,精神障害〔認知障害,コルサコフ(Korsakoff)症候群,妄想など〕および身体障害(肝,膵など)の原因となる.

7. 麻薬

アヘンアルカロイド(モルヒネ,ヘロインなど),コカアルカロイド(コカインなど)などの植物アルカロイドが一般に麻薬とよばれ,過剰摂取で多彩な中毒症状が現れる.アヘンアルカロイドの急性中毒では,縮瞳,昏睡さらに呼吸抑制などがみられ,慢性中毒では精神症状として無気力,怠惰,易怒性がみられる.薬物の使用を中止すると,強い身体的離脱症状が出現する.コカイン中毒では,散瞳,心悸亢進,痙攣などがみられる.

参考文献
1) 相場一亥,上条吉人:臨床中毒学.医学書院,2009
   ※医療現場で実際に役立つ中毒診療についてわかりやすく記載されている
2) 日本中毒学会:急性中毒 標準診療ガイド.じほう,2008
   ※分析が有用な中毒起因物質の実用的分析法についても記載されている
3) 救急救命士標準テキスト編集委員会:救急救命士標準テキスト 改訂第8版.へるす出版,2012
   ※中毒発生頻度の高い家庭用品を中心に,商品の毒性,症状,処置法などが記載されている

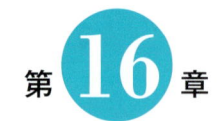

第16章 染色体・遺伝子異常症

学習のポイント

❶ ダウン(Down)症候群は，21番染色体のトリソミーなどによる常染色体異常であり，常染色体異常のなかで最も頻度が高く，約800出生に1人がDown症候群で生まれており，35歳以上の母親からの出生頻度はさらに高い．

❷ Down症候群の患者では，特徴的な顔貌，精神発達遅滞，身体発育遅延，心疾患，筋緊張低下，白血病，認知症などがみられる．また，Down症候群の患者は，約95%は47本の染色体(21番染色体のトリソミー)をもつ標準型であり，約4%は46本の染色体をもつ転座型である．また，Down症候群の患者の約2%はモザイク型である．21番染色体の長腕の一部分だけが3コピー存在しているDown症候群の患者もまれにみられる．

❸ ターナー(Turner)症候群は，女性の性染色体(46,XX)のX染色体が1本少ないなど(45,Xなど)による性染色体異常であり，約4,000出生女児に1児がTurner症候群で生まれている．

❹ Turner症候群の患者では，低身長女性，特異顔貌，翼状頸，乳頭間開離を伴う広い胸部，卵巣機能低下症，無月経，二次性徴欠如，卵巣分化不全，性腺異形成(索状性腺)，大動脈狭窄，腎奇形，小人症などがみられ不妊である．Turner症候群の核型は，45,Xが約50%であり，他は別な核型である．また，Turner症候群の患者の約1/4はモザイク核型である．

❺ クラインフェルター(Klinefelter)症候群は，男性の性染色体(46,XY)にX染色体が1本以上多いなど(47,XXYなど)による性染色体異常であり，最初に報告されたヒトの性染色体異常で，約1,000出生男児に1児がKlinefelter症候群で生まれている．

❻ Klinefelter症候群の患者では，高身長男性，長い四肢，狭い肩幅と胸郭，学習障害，睾丸機能低下症，小睾丸，性腺低形成，女性化乳房などがみられ不妊である．Klinefelter症候群の核型は，47,XXYのほかにも，48,XXYY，48,XXXY，49,XXXXYのこともある．また，Klinefelter症候群の患者の約15%はモザイク核型である．

❼ 遺伝子異常に関連する疾患には，染色体異常(常染色体異常，性染色体異常)による疾患，単一遺伝子病(メンデル型遺伝疾患)，多因子病(多因子型遺伝疾患)，ミトコンドリア遺伝病などがある．

本章を理解するためのキーワード

❶ **染色体異常**
常染色体異常，性染色体異常がある．

❷ **常染色体異常**
常染色体の異常による疾患で，Down症候群，13-トリソミー，18-トリソミーなどがある．

❸ **性染色体異常**
性染色体の異常による疾患で，Turner症候群(45,Xなど)，Klinefelter症候群(47,XXYなど)，47,XYY症候群(47,XYY)，Xトリソミー(47,XXX)などがある．

❹ **トリソミー**
体細胞の相同染色体は通常2個であるが，トリソミーは相同染色体が3個あること．

❺ **単一遺伝子病(メンデル型遺伝疾患)**
単一遺伝子の変異によって発症し，常染色体性優性遺伝病，常染色体性劣性遺伝病，X連鎖性遺

伝病などがある．

❻ 多因子病（多因子型遺伝疾患）
いくつかの遺伝子と環境因子が複雑に影響して発症し，高血圧症，糖尿病，脂質異常症，統合失調症，口蓋裂，心臓奇形，クローン病，加齢黄斑変性症などがある．

❼ ミトコンドリア遺伝病
ミトコンドリアDNAの突然変異によって発症し，ミトコンドリア脳筋症，レーバー病（Leber遺伝性視神経萎縮症），慢性外眼筋麻痺などがある．

A 常染色体異常

1. ダウン（Down）症候群

Down症候群は，21番染色体のトリソミーによる染色体異常である．常染色体異常症のなかで最も頻度が高く，現在，約800出生に1人がDown症候群で生まれており，35歳以上の母親からの出生頻度はさらに高くなっている．Down症候群は1866年にLangdon Downにより初めて臨床的に報告されたが当時は原因不明であった．1959年になりほとんどのDown症候群の患者は染色体を47本もっていて21番染色体が過剰であることが明らかになった．

Down症候群の患者では，特徴的な顔貌（蒙古様眼裂，両眼開離，鼻稜平坦，巨舌，耳介低位など），精神発達遅滞（中程度），身体発育遅延（低身長，手足小，四肢短，胴長），心疾患（心奇形），筋緊張低下などがみられる．Down症候群はかつて蒙古症とよばれたこともあったが，現在ではその名称は不適切とされている．また，Down症候群の生産児の約1/3に先天性心疾患（心室中隔欠損症，心内膜床欠損症，ファロー四徴症，動脈管開存症など）がみられ，先天性心疾患を合併して生まれた新生児の約1/4は生後1年以前に亡くなる．新生児期以降はDown症候群の患者では，白血病のリスクが約15倍高く，また，ほぼすべての患者はアルツハイマー病の特徴に関連する早期の認知症に罹患する．Down症候群の先天異常には発生初期段階での21番染色体上の1つまたはそれ以上の遺伝子の過剰発現が何らかの反映をしていると考えられている．

Down症候群の患者の約95%は21番染色体のトリソミーがみられる標準型であり，それは21番染色体の減数分裂での不分離が原因である．Down症候群を有する確率は，母親の出産年齢に依存するが，両親の染色体核型によることもある．21番染色体のトリソミーは，通常は母方の，主に減数分裂第一分裂の過程で生じる異常な配偶子によるものが高頻度（約90%）であるが，父方の主に減数分裂第二分裂の過程で生じる異常な配偶子によるものもみられる（約10%）．また，Down症候群の患者の約4%は46本の染色体をもつ転座型であり，染色体のなかの1本が，21番染色体の長腕とその他の染色体の長腕との間のRobertson型転座を起こしたもので，この場合は21番染色体の長腕上の遺伝子がトリソミーとなっている．Down症候群患者の数%には21q21q転座染色体（2つの21番染色体の長腕から構成された1つの染色体）がみられる．また，Down症候群の患者の約2%はモザイク型であり，正常な染色体核型の細胞集団と21番染色体がトリソミーである染色体核型の細胞集団とが両方存在している．この場合は比較的精神発達遅滞や身体所見も軽度であることが多い．また，21番染色体の長腕の一部分だけが3コピー存在しているDown症候群の患者もまれにみられる．

B 性染色体異常

1. ターナー（Turner）症候群

Turner症候群は，女性の性染色体（46,XX）のX染色体が1本少ないなど（45,Xなど）による染色体異常である．約4,000出生女児に1児がTurner症候群で生まれている．

Turner症候群の患者では，低身長女性，特異

顔貌，翼状頸，乳頭間開離を伴う広い胸部，卵巣機能低下症，無月経，二次性徴欠如，卵巣分化不全，性腺異形成（索状性腺），大動脈狭窄，腎奇形，小人症などがみられ不妊である．

Turner症候群の核型は，45,X が約50%であり，他は別な核型である．Turner症候群の患者の約70%は，その1本のX染色体が母方由来のものである．また，Turner症候群の患者の約1/4はモザイク核型である．

2. クラインフェルター（Klinefelter）症候群

Klinefelter症候群は，男性の性染色体（46,XY）にX染色体が1本以上多いなど（47,XXYなど）による染色体異常である．約1,000出生男児に1児がKlinefelter症候群で生まれている．Klinefelter症候群は最初に報告されたヒトの性染色体異常である．

Klinefelter症候群の患者では，高身長男性，長い四肢，狭い肩幅と胸郭，学習障害，睾丸機能低下症，小睾丸，性腺低形成，女性化乳房などがみられ不妊である．正常な年齢で思春期は起こるが精巣は小さいままであり二次性徴は未発達である．Klinefelter症候群は，不妊症（男性不妊症，精子減少症，無精子症の男性）であるため多くは臨床上最初に気付かれる．

Klinefelter症候群の核型は，47,XXYのほかにも，48,XXYY，48,XXXY，49,XXXXYのこともある．X染色体が過剰なほど，重篤な奇形，精神発達遅滞がみられ，性発達も不完全であることが多い．Klinefelter症候群は，父方の減数分裂第一分裂の過程の異常で生じるものが約半数である．また，Klinefelter症候群の患者の約15%はモザイク核型で，その場合はさまざまな表現型を示し，正常な精巣発達をすることもある．

C 遺伝子異常

遺伝子異常に関連する疾患には，大きく分け

て，染色体異常による疾患，単一遺伝子の変異によって発症する単一遺伝子病（メンデル型遺伝疾患），いくつかの遺伝子と環境因子が複雑に影響して発症する多因子病（多因子型遺伝疾患）がある．また，ミトコンドリアDNAの突然変異によるミトコンドリア遺伝病もある．

染色体異常による疾患には，常染色体異常，性染色体異常がある．常染色体異常には，Down症候群，13トリソミー，18トリソミーなどがある．性染色体異常には，Turner症候群，Klinefelter症候群，47,XYY症候群（47,XYY），Xトリソミー（47,XXX）などがある．

単一遺伝子の変異によって発症する単一遺伝子病（メンデル型遺伝疾患）には，常染色体性優性遺伝病，常染色体性劣性遺伝病，X連鎖性遺伝病などがある．常染色体性優性遺伝病には，ハンチントン舞踏病，網膜芽細胞腫，神経線維腫症，緊張性筋ジストロフィ，家族性高コレステロール血症，家族性大腸ポリポーシス，致死性小人症，軟骨無形成症，多発性嚢胞腎などがある．常染色体性劣性遺伝病には，フェニルケトン尿症，シスチン尿症，ムコ多糖症，鎌状赤血球症，サラセミア，遺伝性ヘモクロマトーシス，劣性盲，神経性筋萎縮症，嚢胞性線維症，色素性乾皮症，ゴーシェ病などがある．X連鎖性遺伝病には，血友病，G-6-PD欠損症（グルコース-6-リン酸脱水素酵素欠損症），筋ジストロフィ，小児盲，脆弱X症候群などがある．

いくつかの遺伝子と環境因子が複雑に影響して発症する多因子病（多因子型遺伝疾患）には，高血圧症，糖尿病，脂質異常症，統合失調症，口蓋裂，心臓奇形，クローン病，加齢黄斑変性症などがある．

ミトコンドリアDNAの突然変異によるミトコンドリア遺伝病には，ミトコンドリア脳筋症，レーバー病（Leber遺伝性視神経萎縮症），慢性外眼筋麻痺などがある．

参考文献
1) ロバートL.ナスバウム，ロデリックR.マキネス，ハンチントンF.ウィラード（著），福嶋義光（監訳）：ト

ンプソン&トンプソン　遺伝医学. メディカル・サイエンス・インターナショナル, 2009
　※遺伝医学全体について染色体異常から遺伝子異常まで詳細に記載されている
2) 松浦雅人(編)：臨床病態学. 医歯薬出版, 2009
　※染色体と遺伝子の異常に関して基礎知識, 解析法, 病態と検査との関連について学ぶことができる
3) 奈良信雄(編著), 池内達郎, 吉田光明, 小原(齋藤)深美子, 東田修二(著)：臨床検査学講座　遺伝子・染色体検査学. 医歯薬出版, 2002
　※染色体と遺伝子に関してその基礎知識, 異常, 検査法, 疾患について詳細に記載されている
4) 奈良信雄(著)：臨床検査学講座　臨床医学総論/臨床検査医学総論　第3版. 医歯薬出版, 2010
　※先天性疾患についてその要点が記載されている
5) 新臨床検査技師教育研究会(編)：ガイドライン対応　臨床検査知識の整理　臨床検査医学総論. 医歯薬出版, 2003
　※染色体異常から遺伝性疾患までその要点を学ぶことができる

第17章 皮膚および胸壁の疾患

学習のポイント

❶ 皮膚は上層から表皮・真皮・皮下組織の3層に分けられる．表皮は，下層から基底層・有棘層・顆粒層・角層の4層からなる重層扁平上皮である．
❷ アトピー性皮膚炎とは，アトピー素因をもつ個体に発症しやすく，慢性に経過する炎症と瘙痒をその病態とする湿疹・皮膚炎の一疾患である．
❸ 白癬は，皮膚糸状菌による感染症である．
❹ 産褥期のトラブルとして，うっ滞性乳腺炎，急性化膿性乳腺炎の病態および診断と治療，臨床実地において留意すべき点を理解する．
❺ 日常診療において遭遇する機会の高い良性腫瘍の線維腺腫，葉状腫瘍と乳腺症について理解する．
❻ 乳がんは日本女性の悪性腫瘍の罹患率第1位である．乳がんの疫学，リスク因子，診断，治療について理解する．

本項を理解するためのキーワード

❶ **ER, PgR, HER2**
ホルモン受容体 (estrogen receptor；ER, progesterone receptor；PgR) の多寡，human epidermal growth factor receptor 2 (HER2) 発現の有無から得られる乳がんの生物学的性質 (バイオロジー) を知ることで補助療法の適応を決める指標となる．

❷ **皮下乳腺全摘**
乳房の皮膚をできるだけ残して乳腺組織を切除する方法で，乳頭・乳輪を温存する方法と切除する方法があり，再建を前提として行われることが多い．

❸ **センチネルリンパ節生検**
乳がんが最初に転移する腋窩のリンパ節を同定し摘出し，これに転移があるかどうかを調べて転移がなければ腋窩郭清を省略する方法である．

A 皮膚疾患

1. はじめに

皮膚は成人では約 $1.6\,m^2$ 面積があり，皮膚 (表皮と真皮) の重量は約3kg，皮下組織を含めると約9kgに及ぶ人体最大の臓器である．皮膚は上層から表皮・真皮・皮下組織に分けられ，その下に筋肉・骨などの組織が存在している (図1)．

表皮は下層から基底層・有棘層・顆粒層・角質層の4層からなる重層扁平上皮である．角化細胞は基底層で分裂し，角化しながら上行し表層から脱落する．表皮を構成する細胞のほとんどは角化細胞であるが，そのほかに基底層にはメラノサイト (色素細胞)，メルケル細胞，ランゲルハンス細胞がそれぞれ少数存在する．

真皮は表皮の下に存在する線維成分・基質・細胞成分からなる結合組織で，上から乳頭層・乳頭下層・網状層の3層に分かれている．その主な成分は細胞外マトリックスにより構成されている．

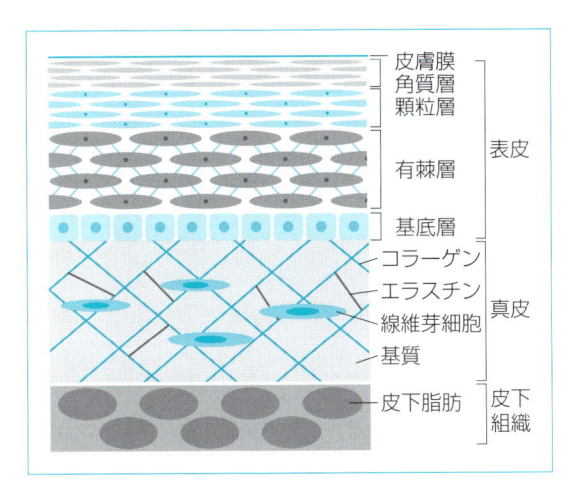

図1 皮膚の構造

細胞外マトリックスは，90％を占めるコラーゲン（膠原線維）と収縮自在な網目状構造のエラスチン（弾性線維）そして基質（組織液，グリコサミノグリカン，プロテオグリカン，糖蛋白など）から構成される．真皮を構成する細胞のほとんどは線維芽細胞であるが，そのほかに組織球，肥満細胞などがあり，線維芽細胞はコラーゲン，エラスチンとムコ多糖体を産生する．

皮下組織は真皮と筋膜の間を占め，脂肪層ともいわれる．脂肪組織の集団が結合組織の隔壁で囲まれた脂肪小葉からなる．隔壁から小葉内に毛細血管や細い神経が侵入している．

2. アトピー性皮膚炎

概念・病態

アトピー性皮膚炎は表皮，なかでも角層の異常に起因する皮膚の乾燥とバリア機能異常という皮膚の生理学的異常を伴い，多彩な非特異的刺激反応および特異的アレルギー反応が関与して生じる疾患である．慢性に経過する炎症と瘙痒をその病態とする湿疹・皮膚炎の一疾患であり，患者の多くはアトピー素因をもつ．アトピー素因とは，①家族歴・既往歴（気管支喘息，アレルギー性鼻炎，アレルギー性結膜炎，アトピー性皮膚炎のうちいずれか，あるいは複数の疾患）があること，または，②IgE抗体を産生しやすい素因を指す．搔

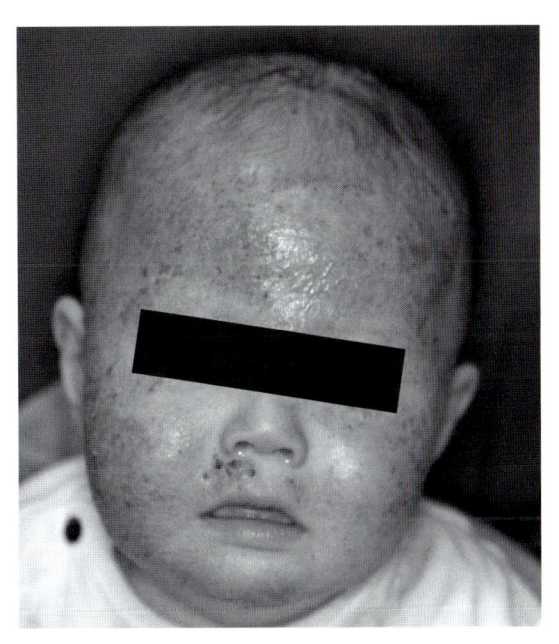

図2 アトピー性皮膚炎

破などによって，伝染性膿痂疹・伝染性軟属腫・カポジ水痘様発疹症を合併しやすい．

症状

乳児期では滲出傾向の強い鮮紅色斑で始まり，頭部・顔面・頸部などから体幹・四肢へと拡大する（図2）．丘疹・落屑・痂皮などを伴うが，重症例ではびらん・浸潤などをきたす．

小児期になると鮮紅色調は薄れ，乾燥傾向・毛孔性角化・粃糠様落屑などが目立つようになる．時に貨幣状湿疹様局面，痒疹結節などの散在性皮疹の多発をみる．慢性に経過し，完成された病巣では苔癬化が著明である．瘙痒があり，瘙痒は時には発作的である．皮疹は季節的消長を示すことが多く，増悪と軽快を繰り返すことが多い．多くは思春期前に軽快するが，約10〜20％の症例では存続あるいは，いったんよくなってから成人期になって再発する．

成人のアトピー性皮膚炎は皮疹の程度は重く，また顔面に好発しやすい．

診断

表1に日本皮膚科学会で定めたアトピー性皮膚炎の診断基準を示した．

表1　アトピー性皮膚炎の診断基準（日本皮膚科学会による）

1. 瘙痒
2. 特徴的皮疹と分布
   ① 皮疹は湿疹病変
   ・急性病変：紅斑，湿潤性紅斑，丘疹，漿液性丘疹，鱗屑，痂皮
   ・慢性病変：湿潤性紅斑，苔癬化病変，痒疹，鱗屑，痂皮
   ② 分布
   ・左右対称性
   好発部位：前額，眼囲，口囲，口唇，耳介周囲，頸部，四肢関節部，体幹
   ・参考となる年齢による特徴
   幼児期：頭，顔に始まりしばしば，体幹，四肢に下降．
   乳小児期：頸部，四肢関節部の病変．
   思春期・成人期：上半身（頭，頸，胸，背）に皮疹が強い傾向
3. 慢性・反復的経過（しばしば新旧の皮疹が混在する）：乳児では2か月以上，その他では6か月以上を慢性とする．

上記1，2，および3の項目を満たすものを，症状の軽重を問わずアトピー性皮膚炎と診断する．そのほかは急性あるいは慢性の湿疹とし，年齢や経過を参考にして診断する．

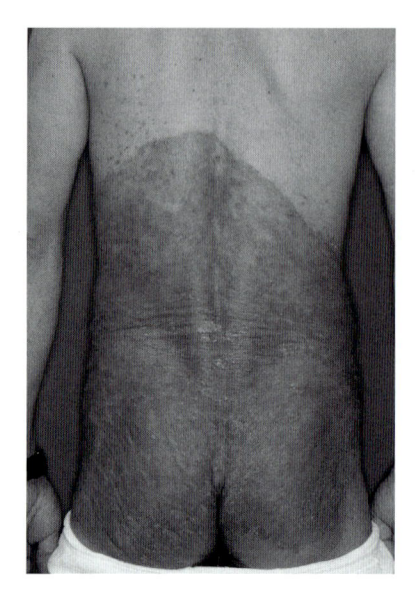

図3　体部白癬

治療

ステロイド剤あるいは免疫抑制剤（タクロリムス軟膏）の外用と抗ヒスタミン薬・抗アレルギー薬の内服を行えば，大部分は軽快する．重症例においては，免疫抑制剤（シクロスポリン）の内服を要する場合もある．

3. 白癬

概念・病態

皮膚糸状菌による感染症には白癬・黄癬・渦状癬があるが，黄癬・渦状癬は現在わが国には存在しないため，皮膚糸状菌と白癬はほぼ同義語として使用されている．

白癬には，白癬菌が角層・毛・爪にとどまる浅在性白癬と，白癬菌が真皮内あるいは皮下組織内に寄生・増殖する深在性白癬に分類される．

症状

① 頭部（浅在性）白癬：被髪頭部に，大小種々の類円形の境界明瞭な粃糠様落屑を伴う脱毛局面を形成する．病巣内の毛は折れやすく，また抜けやすい．

② 体部白癬：中心治癒傾向のある輪状疹で，輪は完全に閉鎖し，輪の辺縁に小水疱や紅色小丘疹が堤防状隆起を形成するように配列する．軽度の粃糠様落屑が付着し，瘙痒を伴う（図3）．

③ 手白癬：手背に生じた場合は，中心治癒傾向のある境界鮮明な環状の湿疹様局面で，瘙痒がある．手掌では全体が角化してかたく，乾燥性で粃糠様落屑を伴う角質増殖型の病型をとることが多い．

④ 股部白癬：中心治癒傾向がある境界鮮明な環状の湿疹様局面で，激しいかゆみがあり，成年男性の陰股部に生じやすい．

⑤ 足白癬：最も頻度の高い真菌症である．おもに足底に小水疱を生じる小水疱型と趾間の皮膚が浸軟・発赤・びらんとする趾間型，足底全体に角化のみられる角質増殖型に分類されているが，角質増殖型はまれである．

⑥ 爪白癬：爪甲の肥厚（爪甲下角質増殖）と混濁を主徴とし，種々の程度の変形や崩壊を伴う．

⑦ 深在性白癬：わが国では真の深在性白癬である白癬性肉芽腫ばかりでなく，皮膚糸状菌は毛・毛包内にとどまるが，毛包周囲に強い化膿性炎

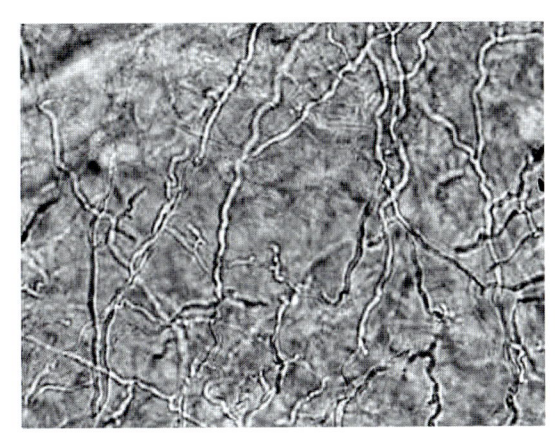

図4 KOH法による皮膚糸状菌

症をきたす浅在性白癬まで深在性白癬として扱われている．後者には毛髪をおかすケルズス禿瘡と鬚毛をおかす白癬性毛瘡があり，その他の部位の生毛をおかす場合は生毛部急性深在性白癬とよばれる．

診 断

KOH法による直接鏡検で，糸状の菌糸もしくは分節胞子を証明することによる（図4）．

治 療

趾間型や小水疱型の足白癬，股部白癬，体部白癬は抗真菌薬の外用だけで治癒する．通常，足白癬は4週間，そのほかの白癬は2週間の外用を要する．

頭部白癬，角質増殖型の手・足白癬，爪白癬の治療には経口抗真菌薬の内服が必要で，頭部白癬，角質増殖型の手・足白癬，深在性白癬では数か月，爪白癬ではさらに長期の内服を要する．

B 乳腺疾患

1. 良性疾患

a. 急性乳腺炎

概念・病態

急性乳腺炎のほとんどは産褥期にみられる産褥性乳腺炎である．産婦は分娩後1～2日目に初乳がみられ，乳汁分泌が最も盛んになるのは産後1～2週目である．この時期に特に初産婦の場合は，排乳が不慣れであるため乳汁のうっ滞が起こりやすくなり，うっ滞性乳腺炎となる．さらに乳頭などの亀裂や咬創を通して細菌がリンパ行性に感染を起こしたり，乳管を逆行性に感染を起こすと急性化膿性乳腺炎となる．

症 状

うっ滞性乳腺炎では，乳房のびまん性の腫脹と疼痛を訴えるにようになるが，皮膚の発赤や局所の熱感はまだ軽度である．急性化膿性乳腺炎に移行すると症状は激しく，悪寒を伴う38℃以上の高熱が出現し，乳房のびまん性腫脹に加えて発赤，疼痛が激しくなる．

診 断

臨床症状のみで容易に診断できる場合が多い．急性化膿性乳腺炎では，検査所見として白血球増多やCRPの上昇を伴うことが多い．さらに超音波検査にて膿瘍腔を確認し，超音波ガイド下穿刺にて膿汁を証明できれば確診できる．

治 療

うっ滞性乳腺炎の治療は乳汁のうっ滞を取り除くことであり，乳房マッサージで積極的に授乳に努め乳管を開通させることである．急性化膿性乳腺炎に移行した場合は，患側の授乳を中止して乳汁のうっ滞を搾乳器を用いて搾乳する．全身的には，抗菌薬，抗炎症薬を投与する．一部が明らかに化膿して，膿瘍を形成している場合には，切開・排膿を行う．排膿した膿汁は細菌学的検査を行い，起炎菌の同定と抗菌薬の感受性を調べる．起炎菌は黄色ブドウ菌が最も多く，次いで連鎖球菌である．

b. 乳腺症

概念・病態

乳腺症は30～40歳代の女性に好発し，日常診療で遭遇する乳腺疾患のなかで最も頻度が高く，また，乳がんとの鑑別診断上重要な疾患である．乳腺症は正常の退行性変化に伴う生理的変化からの逸脱であり，病因として相対的な高エストロゲン状態によるものとされている．

症状

症状として最も多いのはしこりと疼痛である．主として片側または両側の乳房に大小不同の結節性の硬結が触れる状態を主訴とする．

診断

医師によってその診断基準がまちまちで，病理学的な診断なしに臨床症状や画像検査のみで乳腺症と診断されることが少なくない．

治療

大部分は自然に症状が消失するため，癌の疑いがないものは経過観察のみでよい．

c．線維腺腫

概念・病態

線維腺腫は，間質結合織性成分と上皮性成分の共同増殖による良性腫瘍であり，15〜35歳の間の女性に最も多く認められる．通常は2〜3 cmになるとその増殖は止まり，20〜60％は自然退縮していき，自然退縮しなかった線維腺腫の約5％だけが増大する．線維腺腫に癌化が起こる確率は，0.02％で非常にまれである．

症状

境界明瞭で表面平滑な可動性のよい腫瘍が，単発，時に多発性に認められる．

診断

超音波検査が有用であり特徴的な像としては，境界明瞭で辺縁平滑な楕円形〜扁平な低エコー腫瘤である．内部に粗大な石灰化を伴うこともある．

治療

線維腺腫が疑われるが，3 cmを超えている場合や40歳を超えている場合には，葉状腫瘍の可能性も否定はできないので，一般的には切除生検が勧められる．線維腺腫は，急速増大を示す症例においても切除後再発例は少なく，予後は良好である．

d．葉状腫瘍

概念・病態

葉状腫瘍は，全乳房腫瘍の1％未満であり，その多くは35〜55歳の女性に発症する．腫瘍の大きさの幅は広く，平均で4〜7 cmである．

症状

触診上の特徴は，表面平滑，多結節性，境界明瞭な可動性良好で無痛性の腫瘤である．腫瘍は，緩徐にあるいは急速に成長するが，その増大した腫瘍が乳房内を占拠し乳房を歪めたり，皮膚の圧迫壊死を通して表在性潰瘍を起こすことがある．

診断

葉状腫瘍の診断において，穿刺細胞診は偽陰性率が高く，診断精度としては全体的に低い．針生検は，葉状腫瘍と線維腺腫との鑑別に比較的役立つため，細胞診より好まれる方法である．しかし，針生検でも25〜30％の偽陰性を認めるため，針生検の結果が良性であっても，急速に増大してきた場合には，切除生検を検討しなければならない．葉状腫瘍は，組織学的に良性，境界型，悪性に分類され，その50％以上が良性で，約25％が悪性である．

治療

葉状腫瘍に対する標準的治療は外科的切除であり，wide excision（margin≧1 cm）か乳房切除が推奨されている．

2．乳がん

概念・病態

わが国における乳がん罹患率は上昇しており，最新の統計によると日本女性の悪性腫瘍の第1位である．世界的にみても乳がんの罹患率および死亡率は増加傾向である．一方，欧米での死亡率は減少しており，その理由としてマンモグラフィ検診が普及し，早期乳がんで発見される患者数が増加したことがあげられている．

がん検診の国際間の比較では，日本の乳がん検診の受診率は，OECD（経済協力開発機構）加盟国30か国のなかで最も低く，欧米のマンモグラフィ検診受診率が72.5％であるのに対し，日本は23.8％と，受診率がはるかに低いのが現状である．

乳がんのリスク因子としては，ホルモンに関連するものと遺伝的素因に関連するものが考えられ

る．ホルモンに関連するものでは，内因性ホルモンに関与するものと，外因性ホルモンに関連するものに分けられる．乳がんの発生にはエストロゲンが重要な働きをしており，特に危険因子として内因性エストロゲンレベルに影響を与える要因が多い．例えば，初経年齢が早い，閉経年齢が遅い，初産年齢が遅い，出産歴がないなどは，エストロゲンにさらされている期間が長いことがリスクとして明らかになっている．遺伝的素因では，第一親等の乳がん家族歴は確立したリスク要因で，原因遺伝子としてBRCA1，BRCA2の異常が知られている．

症　状

自分で気づく症状の多くは，しこり(腫瘤)や乳頭からの血性分泌物，腋窩リンパ節腫大などである．検診で発見される乳がんの多くの症状は，触知できない小腫瘤や石灰化である．視触診では，腫瘤，皮膚のひきつれ，乳頭の陥凹，皮膚の浮腫などが特徴的な所見である．

診　断

診断技術は向上しており，存在・質的診断としてのマンモグラフィ(図5)と超音波(図6)は有用である．検診ではマンモグラフィの有用性は証明されているが，超音波単独での検診の有用性は明らかではなく，マンモグラフィと併用することが望ましい．

質的診断として超音波は血流ドップラー，3次元画像，エラストグラムなどが使用されている．さらに乳がんの広がり診断には，1.5テスラー以上の造影MRI(図7)またはマルチスライスCTなどが有効である．欧米ではMRIを検診に利用する試みも行われているが費用対効果の面からも慎重に検討されている．病期診断として，従来の骨シンチグラフィ，胸部X線写真，腹部超音波から，マルチスライスCT，PET-CTなどが使用されるようになってきた．

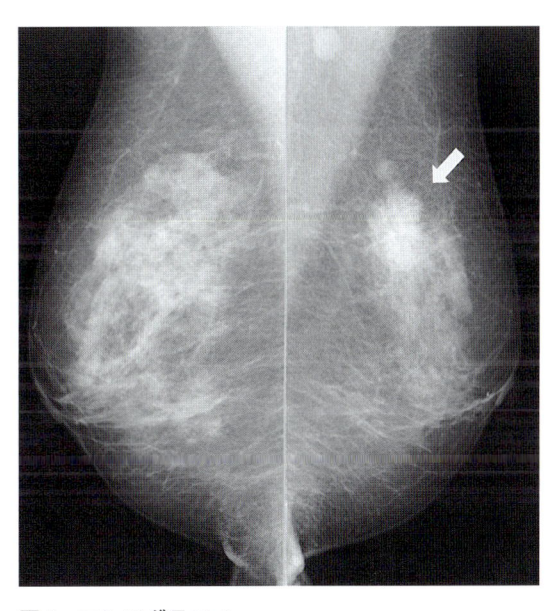

図5　マンモグラフィ
左乳房上部に境界不明瞭な不均一な高濃度腫瘤影を認める．

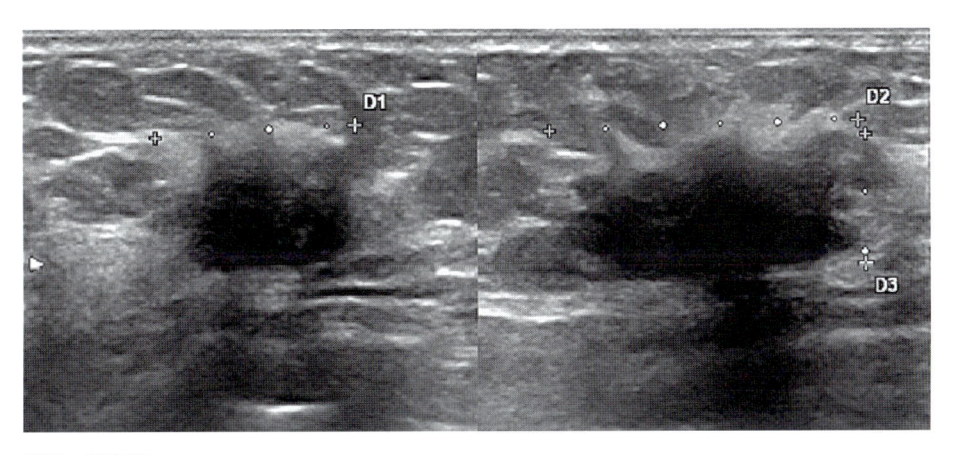

図6　超音波
不整形で後方エコーを伴い，スピキュラ様の低エコー腫瘤を認める．典型的な乳がんのエコー像である．

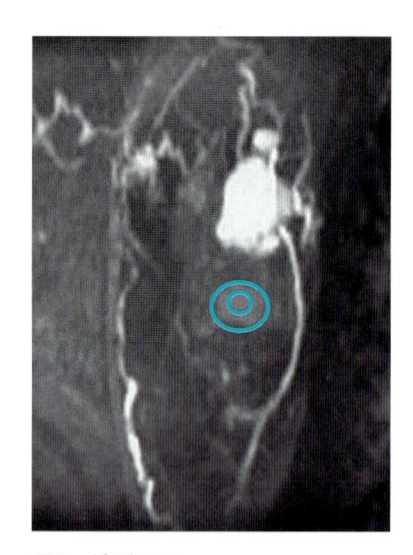

図7 造影 MRI
左乳房外上部に強く造影される腫瘤とその近傍に小結節を認める.
乳がんの主病巣と周囲の娘結節を含めて乳がんの進展範囲である.

乳がんの確定診断には組織診断が必要であるが, 針生検も超音波ガイド, あるいはマンモグラフィガイドで行われ, サンプリングエラーの少ない方法が普及してきている.

最近では治療前に組織診断を行うと同時に, 乳がんの遺伝子プロファイル, ER, PgR, HER2などのバイオマーカーの測定が重要となってきて, これらの情報が乳がん治療の個別化へのプロセスと考えられている.

治療

早期乳がんでは外科的治療が主役であり, 手術術式としては乳房温存手術とセンチネルリンパ節生検が標準的である. 一方, 乳房温存手術の適応外の症例(広範な乳管内進展や多発癌など)には, 皮下乳腺全摘(あるいは乳房切除)+再建(自己組織あるいはシリコンバック)が行われている. また, 一部の施設では乳房温存手術, 皮下乳腺全摘+再建手術が, 腋窩部と乳輪部の小さな切開創のみで内視鏡下に行われている. このように, 整容性の高い根治手術が普及しつつある. 臨床的に腋窩リンパ節転移がない症例に対しては, センチネルリンパ節生検が行われるようになった. センチネルリンパ節に転移がなければ腋窩リンパ節郭清は省略し, 腋窩リンパ節郭清によって生じた上肢リンパ浮腫などの合併症は回避でき, 術後のQOLは飛躍的に行使するようになった. しかし, センチネルリンパ節転移陽性例には標準的腋窩リンパ節郭清が推奨されている. 放射線治療は, 機器の性能の向上により, 必要な部位に的確に適正な線量照射が可能となり, 温存療法における温存乳房照射, 乳房切除後の再発高危険群に対する胸壁照射が標準化されている.

全身病としての乳がんは, 早期乳がんでも全身に散布された微小転移を標的とする薬物療法が必要である. 乳がんは, 臨床的に発見される以前の比較的早期の段階で全身的な微小転移がすでに起こっており, 手術を拡大してもこれらを抑制することはできない. 予後に直接影響するのは, 全身に広がり潜むがん細胞を抑制するための全身療法である. こうした考えは, 乳がん診療の場で広く普及し, 乳がん治療は数十年で劇的な変化を遂げた. 乳がん治療の主体はそれまでの局所療法から全身療法へと大きく変化した.

補助療法の目的は治癒であり薬物療法が主流となり, 抗がん剤, ホルモン療法剤, 分子標的薬の効果を予測しながら, 適切な併用を行い治療戦略を立てていく. 早期乳がん症例に対する術後補助療法は内分泌療法, 化学療法のいずれも無病再発期間(DFS)と全生存率(OS)を改善することが証明されている.

参考文献

以下の文献はやや専門的であるが, 本領域に興味がある場合には勧められる.
1) アトピー性皮膚炎ガイドライン. 日本皮膚科学会雑誌 119(8):1515-1534, 2009
   ※アトピー性皮膚炎について, 詳しく記述されている
2) 皮膚真菌症診断・治療ガイドライン. 日本皮膚科学会雑誌 119(5):851-862, 2009
   ※白癬を含む皮膚真菌症について, 詳細に学べる
3) 泉 雄勝, 妹尾亘明:乳腺疾患 改訂第2版. 金原出版, 1997
   ※乳腺疾患全般の解剖, 生理, 疾患, 治療について基本的な内容が記載されている
4) 伊藤良則, 戸井雅和(編):乳腺疾患. 別冊 医学のあゆみ, 医歯薬出版, 2004
   ※乳がんについての診断, 治療について詳細に記載されている

5) 日本乳癌学会(編)：科学的根拠に基づく 乳癌診療ガイドライン 2011 年版. 金原出版, 2011
　※乳がんについての診療ガイドラインがすべて網羅されている
6) 厚生労働省：国民生活基礎調査 2012 年版
　※乳がんの疫学について記載されている

II 放射性同位元素検査技術学

第1章
放射性同位元素の物理と計測装置

学習のポイント

❶ 放射性同位元素を安全かつ適切に検査技術へ応用できるよう，その物理的性質を正しく知る．
❷ 放射線の物質に対する作用を学び，式や図を用いて説明できるようにする．
❸ 放射線検出の基本原理を理解するとともに種々の計測技術に習熟する．

本章を理解するためのキーワード

❶ **放射性崩壊と放射能**
放射性同位元素が放射線を放出してエネルギー的に安定化しようとする現象が放射性崩壊である．これが毎秒あたりに起こる頻度を放射能とよぶ．

❷ **放射線と物質との相互作用**
放射線が物質に入射すると，物質を構成する原子の電離を引き起こし，そこで放出された電子はさらに電離や励起を通して物質へエネルギーを付与する．

A 原子と原子核

1. 構造と状態（図1）

　原子の内部は，中央に小さな原子核があって，その周囲を電子が取り巻く構造となっている．原子核は，陽子と中性子で構成され，それらを核子とよぶ．原子核の半径は 10^{-15} m オーダーで原子の $1/10^5$ 程度の大きさでありながら，原子全体のほとんどの質量が集中している．核子が狭い核内に閉じ込められているのに対し，電子は核外の広い空間に種々の分布形状で存在しうる．それぞれの分布は，軌道と称される．正電荷をもつ原子核のクーロン場において，（負電荷をもつ）電子の波動性を考慮した振る舞いを計算することによって，軌道が定められる．この軌道は，**主量子数**（n），**方位量子数**（l），**磁気量子数**（m_l）の3つの数の組み合わせで記述されるが，これに電子の磁気状態を示す**スピン磁気量子数**（m_s）を加え，4つの量子数で1つの電子状態を表すことになっている．量子数とよぶのは，これらが飛び飛びの離散的な値をとるためであり，例えば，主量子数は原子内電子の離散的なエネルギー状態（エネルギー準位）を表している．主量子数はエネルギー準位の低い方から n＝1, 2, 3…と割当てられるが，一般に高いエネルギー準位にある電子ほど原子核から遠い位置に分布するので，その軌道配置を殻構造とみなし，n＝1をK殻，n＝2をL殻，n＝3をM殻（以下，N，O，P，Qと続く）などとよぶ．

　元素とは，化学的に同種の原子をさし，原子核内の陽子数（Z）によって分類される．このときZを**原子番号**と定義する．また，中性子数をNとするとき，A＝Z＋Nを**質量数**とよぶ．これは，原子核を構成する核子の質量和が，その原子全体の質量とほぼ等しくなることを反映している．しかし実際の原子1個の質量は，正確には，核内にある核子の質量の総和に陽子数と等しい数の電子

	静止質量(kg)	電荷	半径(m)	スピン
陽子	1.6726×10^{-27}	$+1$	8×10^{-16}	$1/2$
中性子	1.6749×10^{-27}	0	8×10^{-16}	$1/2$
電子	9.1094×10^{-31}	-1	$<1 \times 10^{-16}$	$1/2$

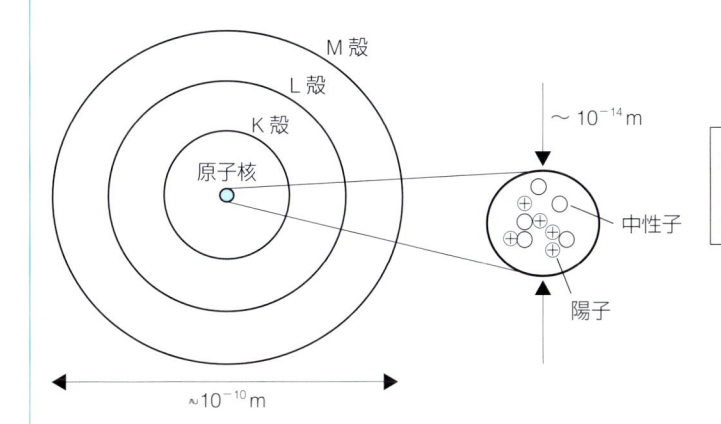

原子核は原子全体に比べて非常に小さい。電子は、核外に色々な軌道形状で分布する。それは球対称とは限らない（左図は模式図であることに注意！）。

図1　原子の構造

質量を加えたものから、後述する質量欠損分を差し引いたものとなる。

2. 放射性同位元素

上述のように、元素は原子番号で特定されるが、原子番号 Z（陽子数）と中性子数 N あるいは質量数 A の組み合わせによって、原子や原子核が、核種として分類される。

- Z が同じで A が異なる元素→同位体（同位元素）(isotope)
- N が同じで Z が異なる元素→同中性子体(isotone)
- A が同じで Z と N が異なる元素→同重体(isobar)

同位体のうち、安定に存在できず放射線を放出して安定化しようとする核種を、**放射性同位元素**（radioisotope；RI）とよぶ。また、Z も N も同じであるが、核内のエネルギー状態が異なる核種を**核異性体**（isomer）とよぶ。

核種を表す記法を以下に示す。

$${}^{A}_{Z}X \qquad 例){}^{12}_{6}C, \ {}^{18}_{9}F$$

X は元素記号であり、左上に質量数 A を、左下に原子番号 Z を記す約束となっている。ただし、原子番号と元素記号は1対1に対応するので、左下の原子番号を省略することが多い。核種によって存在量は異なり、例えば、自然界にある炭素原子(C)は、ほとんどが ${}^{12}C$ であるが、微量の ${}^{13}C$、${}^{14}C$ も存在する。これらはみな同位体（同位元素）である。

B 放射性崩壊（壊変）

1. 質量欠損と結合エネルギー

特殊相対論によると、物体の質量(m)とエネルギー(E)には、$E = mc^2$ の関係がある。なお、c は真空中の光速である。ここでの質量 m は、動き（運動）に依存する量であり、観測者からみて物体が v の速度で動くとき、その観測者には、

$$m = \frac{m_0}{\sqrt{1-(v/c)^2}} \tag{B1}$$

のように、物体が止まっているときの質量(m_0：**静止質量**）よりも大きく観測される。また、物体の運動エネルギーを K とするとき、

$$K = E - m_0c^2 = mc^2 - m_0c^2$$
$$= \left[\frac{1}{\sqrt{1-(v/c)^2}} - 1\right] m_0c^2 \quad (B2)$$

の関係がある．よって，運動エネルギーは物体の運動による観測質量の増加分にc^2を乗じたものに等しく，さらに静止状態であっても，この物体は元々m_0c^2のエネルギー(**静止質量エネルギー**)をもっているとみなすことができる．このことは，質量とエネルギーが互いに転換可能な量であることを意味する．

　粒子同士の結合エネルギーが質量差となって現れる場合をみてみよう．原子を構成する粒子である核内の陽子と中性子，核外の電子，それぞれ単体での質量は「A-1. 構造と状態」で述べたが，これらが集まって1つの原子をなすとき，これら粒子の単体での質量の総和よりも，原子1個の質量は小さくなる．つまり，原子番号Z，中性子数Nである(電気的に中性な)原子1個の質量を$M(Z, N)$とし，陽子，中性子，電子単体の質量を，それぞれm_p，m_n，m_eとするとき，

$$Zm_p + Nm_n + Zm_e > M(Z, N) \quad (B3)$$

となる．このとき，

$$\Delta M = (Zm_p + Nm_n + Zm_e) - M(Z, N) \quad (B4)$$

を**質量欠損**とよぶ．物体の位置エネルギーを考えるとき，物体がよりエネルギーの低い状態に落ち着こうとすることをわれわれは知っているが，これと同様に，上記の事実は，構成粒子が原子として凝集することによって，静止質量(エネルギー)が小さい，より安定な状態となることを意味している．逆に，原子の状態から構成粒子がバラバラな状態となるには，上記ΔMに相当するエネルギー(ΔMc^2)を外部から与える必要があると考えることができよう．このことから，ΔMc^2は**結合エネルギー**とよばれている(**図2**)．質量欠損は，次節で述べる原子核崩壊のように，原子(核)がある状態から別の状態へ変化する際にも起こりうるもので，放出された粒子も含めた崩壊前後の総質量の差分を指す．崩壊後に総質量が小さくなったときには，その分がエネルギーに転化したことに

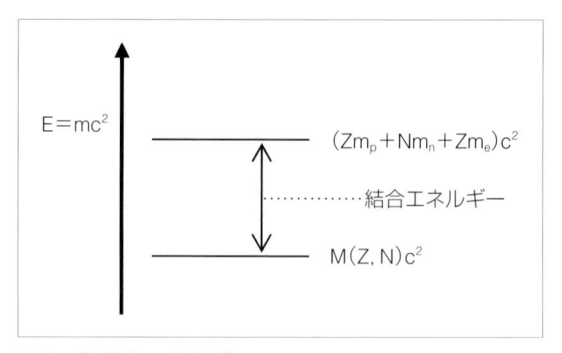

図2　物体のエネルギー

なる．これらは，質量エネルギーを含めたエネルギー保存則が成立することを示しており，質量欠損分から転化するエネルギーを崩壊(あるいは解放)エネルギーとよぶこともある．

2. α崩壊・β崩壊，電子捕獲，γ線放出

　放射性崩壊(または壊変)は，放射性同位元素(RI)における原子核の核子(陽子と中性子)の構成が変化し安定化する現象といえる．崩壊の際に，α粒子を放出する場合がα崩壊，β粒子を放出する場合がβ崩壊である．α粒子は，Heの原子核と同じものであり，β粒子には，通常の電子(electron)と，正の電荷をもつ陽電子(positron)とがあり，それぞれをβ^-，β^+などとして区別する．崩壊前後では，放出粒子や原子核を含めた粒子の総和質量が異なり(質量欠損)，自発的に崩壊が起こる場合は，崩壊前の方が質量は大きい．質量欠損分のエネルギーは崩壊エネルギー(解放エネルギー)として，崩壊後の核と放出粒子の運動エネルギーに転化する．崩壊前の核を**親核**，崩壊後の核を**娘核**などとよぶ．

　α崩壊は，Heの原子核に相当する陽子2個と中性子2個の塊(α粒子)が，質量数200を超える大きな核から放出される現象として観測される．

　β崩壊は，β^-崩壊とβ^+崩壊に分類され，β^-崩壊では親核内の中性子の1つが陽子へ変化し，電子と反ニュートリノ($\bar{\nu}$)が，β^+崩壊では親核内の陽子の1つが中性子へ変化し，陽電子とニュートリノ(ν)が放出される．崩壊前後で正負の総電

荷量が変化しないことに注目しよう．

β^+崩壊では，核内の陽子の1つが中性子に変わるが，陽子が核外軌道電子を吸収することによってもこの過程が起こることがある．この場合，放出される粒子はニュートリノだけであり，この現象を電子捕獲(electron capture；EC)とよぶ．なお，捕獲される電子は，原子核に近いK殻軌道電子である確率が最も高い．電子捕獲によって，例えばK殻軌道に電子の欠損が生じたとき，外殻(LやMなどの)軌道電子がそこへ遷移し，そのとき，軌道の差分エネルギーを電磁波として原子外に放出するか，外殻の軌道電子を放出するかのどちらかが起こる．前者を特性X線放出，後者をオージェ電子放出といい，これらは競合過程(いずれか一方のみが起こる過程)である．

α崩壊やβ崩壊，電子捕獲後の娘核種にて，核子の構成は変化しないが，核の高いエネルギー状態から低いエネルギー状態への遷移が起こることがある．その際に，差分のエネルギーを電磁波(光子線)として放出する現象をγ線放出という．このとき，γ線が放出される代わりに，そのエネルギーで軌道電子が原子外に放出される〔内部転換(internal conversion；IC)とよばれる〕ことがあり，この両者も競合過程である．内部転換で軌道電子に欠損が生じたときにも，特性X線放出またはオージェ電子放出が，電子捕獲の場合と同様に起こる．

上記の過程を，式を用いて以下にまとめる．

◆α崩壊(α decay)
$${}_Z^A X \rightarrow {}_{Z-2}^{A-4} Y + {}_2^4 He + Q$$
$Q = [M(Z, N) - M(Z-2, N-2) - M(2, 2)]c^2$
M：中性原子の質量，Z：原子番号(陽子数)，N：中性子数
Q：崩壊エネルギー(decay energy)

◆β^-崩壊(β^- decay)
$${}_Z^A X \rightarrow {}_{Z+1}^A Y + e^- + \bar{\nu} + Q \quad (n \rightarrow p + e^- + \bar{\nu} + Q)$$
$Q = [M(Z, N) - M(Z+1, N-1)]c^2$

◆β^+崩壊(β^+ decay)
$${}_Z^A X \rightarrow {}_{Z-1}^A Y + e^+ + \nu + Q \quad (p \rightarrow n + e^+ + \nu + Q)$$
$Q = [M(Z, N) - M(Z-1, N+1) - 2m_0]c^2$

◆電子捕獲(EC；electron capture)
$${}_Z^A X + e^- \rightarrow {}_{Z-1}^A Y + \nu + Q \quad (p + e^- \rightarrow n + \nu + Q)$$
$Q = [M(Z, N) - M(Z-1, N+1)]c^2 - E_b$ （E_b：軌道電子の結合エネルギー）

K殻軌道電子が捕獲される確率が最も高い…K電子捕獲(K electron capture)

◆γ線放射(γ-ray emission)
α崩壊，β崩壊，ECのときに生じた娘核種の余分なエネルギーがγ線となり核外へ放出される．
γ線放射では，核の原子番号(Z)も質量数(A)も変化しない．

⊙内部転換(IC；internal conversion)
核がγ線を放出する代わりに軌道電子を原子外へ放出する(内部転換電子放出)

⊙異性体転移(IT；isomeric transition)
エネルギー準位の高い核異性体がγ線あるいは内部転換電子を放出する．

3. 放射能と半減期

(*)1階微分方程式(その1)

$$\frac{dy}{dx} = -ay \quad (aは定数とする)$$

$\dfrac{dy}{y} = -a dx$ と変形して両辺を積分すると

$$\int \frac{1}{y} dy = -a \int dx$$

よって，$\ln y = -ax + C$ となり，$y = e^{-ax+C}$ が得られる．

ここで，$x=0$ のとき $y=y_0$ とすると $y_0 = e^C$ である．

ゆえに，$y = y_0 e^{-ax}$ となる．

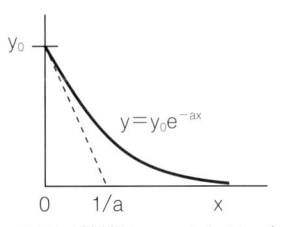

($x=0$での接線は，$x=1/a$でx軸と交差する．このとき$y = y_0/e$である．)

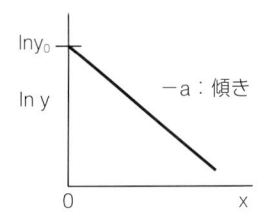

前節で述べた核崩壊は，確率的に起こる現象である．今，ある時点で放射性同位元素(RI)が N 個あり，単位時間に崩壊する割合を λ とする．この RI 核種数の時間変化率は時間微分で表されるが，それは単位時間の崩壊による減少分 $(-\lambda N)$ に等しいとおくことができ，

$$\frac{dN}{dt} = -\lambda N \tag{B5}$$

なる微分方程式が成り立つ．(＊)によれば，この解は $t=0$ での核数を N_0 とすると

$$N(t) = N_0 e^{-\lambda t} \tag{B6}$$

となるので，崩壊により個数が指数関数的に減少していくことがわかる．λ は，核 1 個あたりを考えるとき，単位時間に崩壊する確率と見なすことができ，これを**崩壊(壊変)定数**という．核数が崩壊によって元の半分になるときの時間を**半減期**(ここでは T と記す)とよび，λ とは以下の関係が成り立つ．

$$\frac{1}{2} = e^{-\lambda T} \text{ より，} T = \frac{\ln 2}{\lambda} \cong \frac{0.693}{\lambda} \tag{B7}$$

RI から放出される放射線数は，崩壊数に比例するので，RI が単位時間に放射線を出す能力は，**放射能**(A；radio activity)として，

$$A = \lambda N [1/\text{s or Bq}] \tag{B8}$$

で定義される．N は t の関数として(B6)で表されるので，放射能も同様に崩壊定数 λ の指数関数で減衰する．放射能の単位は，Bq(ベクレル)もしくは 1/s である．なお，広義には，RI を含む物質そのものを放射能と称することがあり，「放射能漏れ」などという場合には，この意味で使われている．

4. 放射平衡

(＊＊)1 階微分方程式(その 2)
$\frac{dy}{dx} + P(x)y = Q(x)$ なる形の微分方程式の一般解は，$y = e^{-\int P(x)dx}\left(\int Q(x)e^{\int P(x)dx}dx + C\right)$ で与えられる．
(解法については他書を参照されたい)

親核が崩壊してできる娘核種がさらに崩壊する場合には，娘核の数は，親核の崩壊による増分と自分自身の崩壊による減少分とで定まる．このような 2 段階の反応過程を**逐次反応**(consecutive reaction)とよぶ(図 3)．

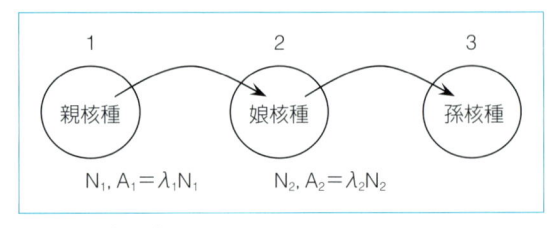

```
    1              2              3
  親核種   →    娘核種   →    孫核種
N₁, A₁=λ₁N₁    N₂, A₂=λ₂N₂
```

図 3 逐次反応

親核と娘核の数と崩壊定数を，それぞれ 1 と 2 の添え字で区別すると，以下の連立微分方程式が成り立つ．

$$\begin{cases} \dfrac{dN_1}{dt} = -\lambda_1 N_1 \\ \dfrac{dN_2}{dt} = \lambda_1 N_1 - \lambda_2 N_2 \end{cases} \tag{B9}$$

N_1 に関する方程式の解(＊)を用い，N_2 の解を(＊＊)により求めると下式が得られる．

$$N_1(t) = N_{10} e^{-\lambda_1 t}$$
$$N_2(t) = \frac{\lambda_1}{\lambda_2 - \lambda_1} N_{10}(e^{-\lambda_1 t} - e^{-\lambda_2 t}) + N_{20} e^{-\lambda_2 t} \tag{B10}$$

親核と娘核の数は，崩壊定数の大きさによって，以下のように，**過渡平衡**や**永続(永年)平衡**の状態となりうる．

◉ **過渡平衡**(transient equilibrium)

$\lambda_2 > \lambda_1$ (or $T_1 > T_2$)

$$N_2(t) \cong \frac{\lambda_1}{\lambda_2 - \lambda_1} N_{10} e^{-\lambda_1 t} = \frac{\lambda_1}{\lambda_2 - \lambda_1} N_1$$

$$\begin{cases} A_1 = \lambda_1 N_1 \\ A_2 = \lambda_2 N_2 \end{cases} \quad \begin{cases} T_1 = \dfrac{\ln 2}{\lambda_1} \\ T_2 = \dfrac{\ln 2}{\lambda_2} \end{cases}$$

$$N_2 = \frac{\lambda_1}{\lambda_2 - \lambda_1} N_1 = \frac{T_2}{T_1 - T_2} N_1$$

$$A_2 = \frac{\lambda_1}{\lambda_2 - \lambda_1} A_1 = \frac{T_2}{T_1 - T_2} A_1 \tag{B11}$$

(例) 1：^{99}Mo（T_1 = 65.94 時間）
　　 2：^{99m}Tc（T_2 = 6.01 時間）（^{99m}Tc は ^{99}Tc の核が励起状態の元素）

◉ 永続（永年）平衡（secular equilibrium）

$$\lambda_2 \gg \lambda_1 \quad (\text{or } T_1 \gg T_2)$$
$$N_2(t) \cong \frac{\lambda_1}{\lambda_2}N_1 = \frac{T_2}{T_1}N_1$$
$$\lambda_1 N_1 = \lambda_2 N_2 \qquad A_1 = A_2 \qquad (B\,12)$$

(例) 1：^{137}Cs（T_1 = 30.17 年）
　　 2：^{137m}Ba（T_2 = 2.551 分）（^{137m}Ba は ^{137}Ba の核が励起状態の元素）

どちらの平衡状態においても，親核と娘核の存在比と放射能比が一定値となることがわかる．

C 放射線の物質の相互作用

1. 衝突（反応）断面積

今，面積が S[m^2] で厚さ Δx[m] の仮想的な薄板の中に，入射粒子から見た投影面積が 1 個あたり σ[m^2] の標的が N[m^{-3}] の数密度で存在するものとする（図4）．S が十分大きいとすると，入射粒子は必ず S のどこかに衝突することになるが，そのうち標的と衝突（反応）する割合（確率 P）は，板面の面積 S に対する標的の投影面積（断面積）σ の総和となる．この板内にある標的の全個数は NSΔx なので，標的が重ならない程度の薄い板であれば，この確率は

$$P = \frac{\sigma N S \Delta x}{S} = \sigma N \Delta x = \mu \Delta x \qquad (C\,1)$$

で与えられる．一般に σ は，反応の起こりやすさを面積の単位で表す量とみなすことができ，衝突（反応）断面積とよぶ．また $\sigma N \equiv \mu$ は，減弱係数（減衰係数）とよばれる．

ここで，物質の深さ方向を x 軸にとり，同じ粒子が多数個 x 方向に進入するとしよう．

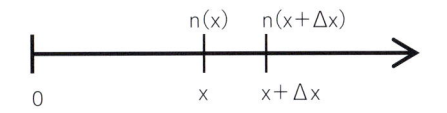

n(x) を 0 から x に至るまで衝突しない粒子の数とすると，x+Δx の深さでは，Δx 間に上記確率 P で衝突する分が減じられるので，

$$n(x+\Delta x) = n(x) - P n(x) = n(x)(1 - \mu \Delta x) \qquad (C\,2)$$

となる．これは，

$$\frac{n(x+\Delta x) - n(x)}{\Delta x} = -\mu n(x) \qquad (C\,3)$$

と変形できる．Δx はいくらでも小さくできるから，上式左辺で Δx→0 として，微分の定義により，

$$\frac{dn(x)}{dx} = -\mu n(x) \qquad (C\,4)$$

なる方程式が得られる．

（＊）によれば，この微分方程式の解は，x=0 の地点での粒子数を n_0 とすると

$$n(x) = n_0 e^{-\mu x} \qquad (C\,5)$$

となる．この式は，標的を含む物質中へ粒子が入射したときに，一度も衝突することなしに深さ（x）だけ進入する粒子の数分布を表す．放射線粒子の場合，衝突相手（標的）は，電子や原子核となる．放射線粒子に対しては，電子あたりあるいは原子あたりの断面積を用いることが多い．

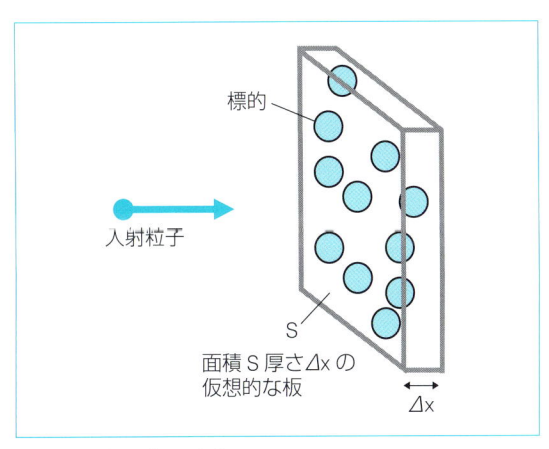

図4　衝突反応の確率

2. 光子線と物質との相互作用

放射線の実体は，波長の短い光といえる電磁放射線（X線やγ線：光子線ともいう），荷電粒子として，質量の小さい電子（電子・陽電子）や電子の1,800倍強の質量をもつ陽子，そしてα粒子とそれ以上に重い重荷電粒子，さらには，電荷をもたない中性子，などに分類される．どの種も1個のエネルギーが大きな粒子として扱うことが可能である．そのエネルギーは，原子や分子を電離しうる程度（10数eV）以上であり，この点が強調される場合には，**電離放射線**（ionizing radiation）とよばれる．ここでは，物質透過性が高く，医療で頻繁に用いられている光子線についてとりあげる．

光子線と物質との相互作用は，(a)**干渉性散乱**（coherent scattering），(b)**光電吸収**（photoelectric absorption），(c)**コンプトン散乱**（Compton scattering），(d)**電子対生成**（pair production），(e)**光（ひかり）核反応**（photonuclear reaction）の5つに分類される（図5）．(a)〜(c)は，軌道電子との相互作用過程である．

(a) 干渉性散乱………散乱前後で光子のエネルギーが変わらず方向だけが変化する
(b) 光電吸収…………光子エネルギーがすべて原子内電子へ移行し光電子が放出され，光子は消滅する
(c) コンプトン散乱…光子エネルギーの一部が電子へ移行し電子が放出され，電子へ移行した分だけ散乱後の光子エネルギーは小さくなる
(d) 電子対生成………原子核や軌道電子の近傍で光子が消滅し電子・陽電子の対ができる
(e) 光核反応…………光子が原子核と反応を起こし各種粒子を発生する

光子線が単一のエネルギーを有する（例えばγ線）とすると，特定の相互作用に対する断面積は一定であり，前節で述べたμは定数となる．光子線の場合のμを，上記5つの相互作用を総合した係数として，特に**線減弱係数**（linear attenuation coefficient）とよぶ．粒子が物質中を進行するときに，どんな相互作用も起こさずに透過する距離分布は（C5）で与えられるが，光子線の強度

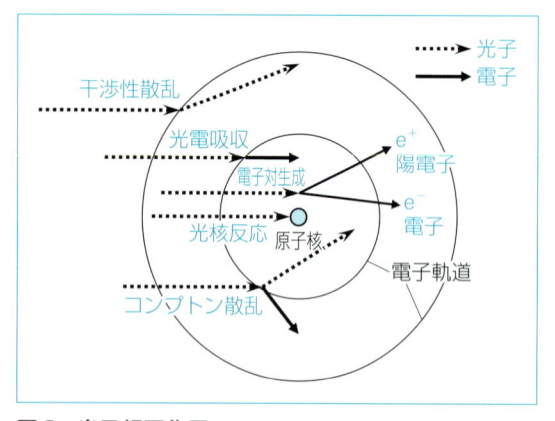

図5 光子相互作用

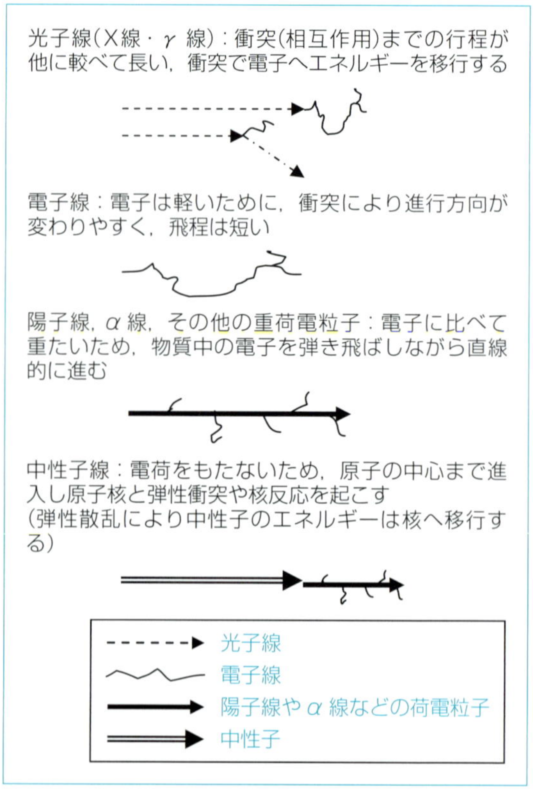

図6 各種放射線の物質中飛跡形状

(I; intensity)は光子エネルギー($h\nu$)と個数(n)の積とすることができるので,

$$I(x) = n(x)h\nu = n_0 e^{-\mu x} \cdot h\nu = I_0 e^{-\mu x} \quad (I_0 \equiv n_0 h\nu) \tag{C6}$$

のように,単一エネルギー光子線強度の進入深さの式が得られる.なお,光子線の強度が入射前(I_0)の半分になるときの物質深さ(あるいは物質厚)を半価層($d_{1/2}$; half value layer)とよび,

$$\frac{1}{2} = e^{-\mu d_{1/2}} \text{ より, } d_{1/2} = \frac{\ln 2}{\mu} \cong \frac{0.693}{\mu} \tag{C7}$$

の関係が成り立つ.さらに,平均深さ(平均飛行距離あるいは平均自由行程という)は(C6)の分布に距離 x を乗じて平均することによって求められ,$1/\mu$ となる.

光子線以外のものを含めて,放射線が物質内での衝突相互作用による飛跡の違いを図6に模式的に描く.

D 放射線の計測装置と臨床機器

1. 放射線の検出原理と方法

放射線は目に見えず,比較的大きな線量であっても,例えば熱として知覚することも困難であろう.1895年にレントゲンが発見したX線は,黒いボール紙を透過し蛍光体を発光させる能力をみせた.1896年には,ベクレルは,ウランから放出される放射線(α線)が写真乾板を感光させることを発見した.その後,どちらの放射線も空気を電離することが明らかとなり,放射線を電離信号で検出する方法が発達した.

放射線は,このように放射線が原子・分子を電離や励起することによって起こる現象を,直接あるいは間接的に利用して検出される.電離や励起が起こる物質の状態は,固体,液体,気体の場合があり,電離後の電荷の移動による電気信号や励起後の発光を主として観測することになるが,電離や励起に伴う化学反応や他の物理現象を利用することもある.以下では,気体を用いた検出器と半導体などの固体検出器を中心に概説する.

2. ガス入り検出器

気体(ガス)の電離を利用する検出器で,**電離箱**,**比例計数管**,**GM(Geiger-Müller)計数管**として広く用いられている.ガス入り検出器(図7)では,気体の電離で発生する電子と正イオンが,電極間の電界でそれぞれ逆方向へ移動することによって流れる電流を計測する.このとき,軽い電子が陽極へ移動する速度は,正イオンが陰極へ向かう速度より3桁ほど速いため,出力信号の大きさは電子電流でほぼ決まる.なお,電極間の気体の電離は,実際には,入射放射線の直接的な電離よりも,放射線が電極や容器(プラスチックなど)に入射して放出させた電子線による場合が多い.

電極に印加する電圧の大きさによって,電離で生ずる電荷(電子と正イオン)の電極による収集量が異なる.この印加電圧と収集電荷量の関係は,図8のように,電圧により6つの領域に分けられる.

①再結合領域(recombination region)

検出器中の電界があまり強くないので,入射放射線で作られた電子とイオンが近づいて,再結合により消滅しうる.印加電圧の増加と共にその率は減少し,やがて作られた正負の電荷はすべて電極に収集されるようになる.

②電離箱領域(ionization region)→**電離箱**として利用される領域

入射放射線で作られた電子とイオンがすべて電極に収集され,再結合率がゼロである.

③比例領域(proportional region)→**比例計数管**

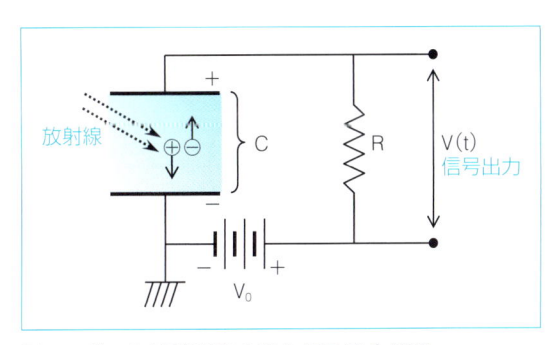

図7 ガス入り検出器の出力信号発生原理

として利用される領域

入射放射線が引き起こす電離(一次電離)で発生した電子は，イオンに比べて軽いため，比較的強い電界で加速されて他の気体分子を二次的に電離しうるようになる．よって全電離量が増える．一次電離量に対する全電離量の割合をガス増幅率とよび，これは印加電圧を決めれば一定値になる．増幅された出力信号としてのパルス波高値は，一次電離量にほぼ比例するため，入射放射線の識別やエネルギーの測定が可能となる．

④制限比例領域(limited proportional region)
⑤ガイガー・ミュラー領域(Geiger-Müller region)→GM計数管として利用される領域

比例領域よりももっと強い電界により，電子は短い飛行距離の加速で気体粒子を電離するようになる．その電離で生まれる電子もさらに次の電離を起こし，連鎖反応的に電子数が急増する．これが電子なだれ(electron avalanche)現象である．入射放射線によるたった1個の電離でも，電子なだれによって1つの出力パルスを発生しうる．図9に典型的なGM計数管の原理図を示す．線状陽極近傍の強い電界内で電子なだれが起きる．放射線のエネルギーや種類は同定できない．

⑥持続(連続)放電領域(discharge region)

電極間に連続放電が起こるため，もはや検出器として利用できない．

3. 半導体検出器

半導体は，電気的絶縁体(不導体)と電導体の中間的な電気伝導性(抵抗率：10^{-3}～10^{10} Ω・cm)を示す物質である．半導体の電気伝導性は，固体結晶のバンド(帯)理論で説明される．原子が1個だけで孤立している場合，その原子内の電子は，A-1で述べたように飛び飛びのエネルギーしかとりえない．しかし，固体結晶のように多数の原子が近接して整然と配列すると，電子がとり得るエネルギーは，周期的に並ぶ原子核のクーロン場の影響を受けて，わずかに異なる準位が密接した帯状の分布(バンド)をなすようになる．エネルギー準位が密集した2つのバンドが挟む空位のバンドは**禁制帯(forbidden band)**とよばれ，電子はその帯中のエネルギー状態をとることはできない．ただし，準位が密集したバンドでも，必ずしも電子がそこに存在するわけではなく，これは，映画館の座席と座る人の関係にたとえることができる．

半導体バンド構造の原理図を図10に示す．常

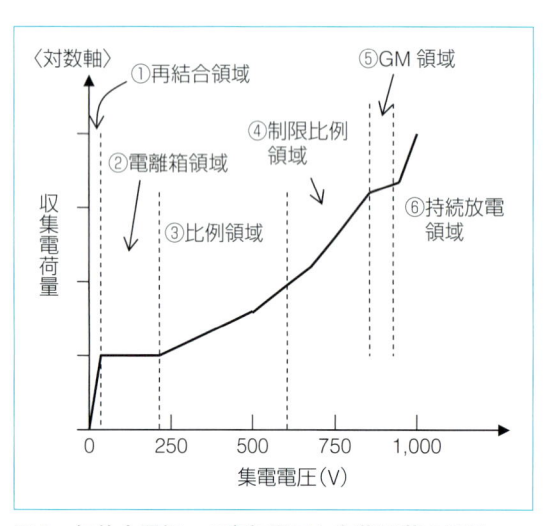

図8　気体内電極への印加電圧と収集電荷の関係

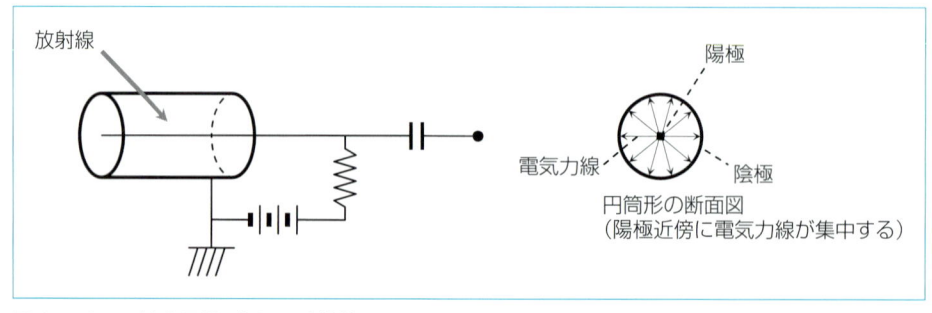

図9　パルス検出円筒型GM計数管の原理図

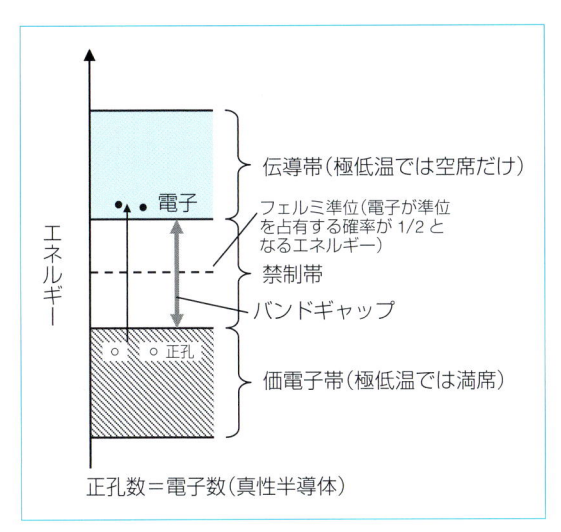

図10 半導体のバンド(帯)構造

温(300 K 程度)で電子が存在しうるエネルギーバンドの最上位を**伝導帯**(conduction band)とよび，禁制帯を挟んで下のバンドを**価電子帯**(valence band)とよぶ．固体結晶中の電子は，格子状に並んだ原子の熱的な振動(格子振動)の影響を受けるため，電子がどのエネルギー準位に位置するかは温度によって決まる．絶対零度に近い低温では，価電子帯のエネルギー準位にすべて電子が埋まって，伝導帯は空の状態となる．しかし，温度Tが上昇するに従って，禁制帯を超えて伝導帯へ移ることのできる高いエネルギーの電子が現れてくる．伝導帯を映画館の2階席，価電子帯を1階席として，全席が埋まっていた1階席から空席だけの2階席に観客が移ることを想像すればよい．2階席は空席ばかりなので，2階へ移った人は，横方向へ自由に移動することができる．一方，1階にできた空席は，隣に座っている人が順送りに座席を移動すると，あたかもその空席が動くかのように見えるであろう．価電子帯にできた電子の抜けた孔は，この空席にたとえられ，負電荷の電子が抜けたことにより正の電荷を帯びることから，**正孔**(hole)と称される．半導体の電気伝導はつまり，これら伝導帯の電子と価電子帯の正孔の動きによってもたらされる．電子や正孔は電荷を運ぶことから，carrier(キャリア；電荷担体)とよばれる．

Si や Ge などの(Ⅳ族)元素でできた純粋結晶の半導体を**真性半導体**とよび，この半導体中では，価電子帯の正孔数と伝導帯の電子数が等しい．

一定の温度で熱平衡状態となっている半導体に対して，伝導帯と価電子帯の間のエネルギー(band gap energy)を超えるエネルギーを外部から与えれば，電子と正孔の対が生成され，これらを電界によって動かせば，気体中の電子や正イオンと同様に電流信号を得ることができる．気体の電離には10数 eV のエネルギーが必要であるが，例えば Si のギャップエネルギーは 1.12 eV なので，気体電離の 1/10 程度のエネルギーで電荷のペアを作ることができ，効率よく検出信号を取得できる．放射線エネルギーは，一般に keV オーダー以上であるため，そのエネルギーが半導体結晶中の電子に移行すると，電子は伝導帯よりもずっと上位のバンドへ上がる(同時に正孔を生成する)が，それら電子や正孔は，励起解消して短時間(10^{-12} sec オーダー)で伝導帯と価電子帯にそれぞれ集まることが知られている．

純度の高い Ge 結晶では，ギャップエネルギーが 0.67 eV と小さいことから，特にエネルギー分解能のよい計測が可能である．しかし，室温ではこのギャップを超えるエネルギーをもつ電子が多く雑音が大きくなるため，液体窒素温度(-196℃)に冷却して使用される．放射線が付与するエネルギーが大きいほど，電子・正孔対数が多くなり出力の波高値が比例的に大きくなることから，波高分布の観測から放射線のエネルギースペクトルを知ることができる．図11に，Ge 検出器によって ^{60}Co 線源からの γ 線を測定した波高分布の例を示す．

4. シンチレーション検出器

シンチレーションとは，放射線エネルギーによって励起された原子や分子が脱励起して光を放出する現象である．放射線により発せられる光(シンチレーション光)の発見は，1910 年ラザフォード(Rutherford)による ZnS(硫化亜鉛)膜からの観測に遡る．

広く用いられている無機結晶蛍光体 NaI(Tl)を

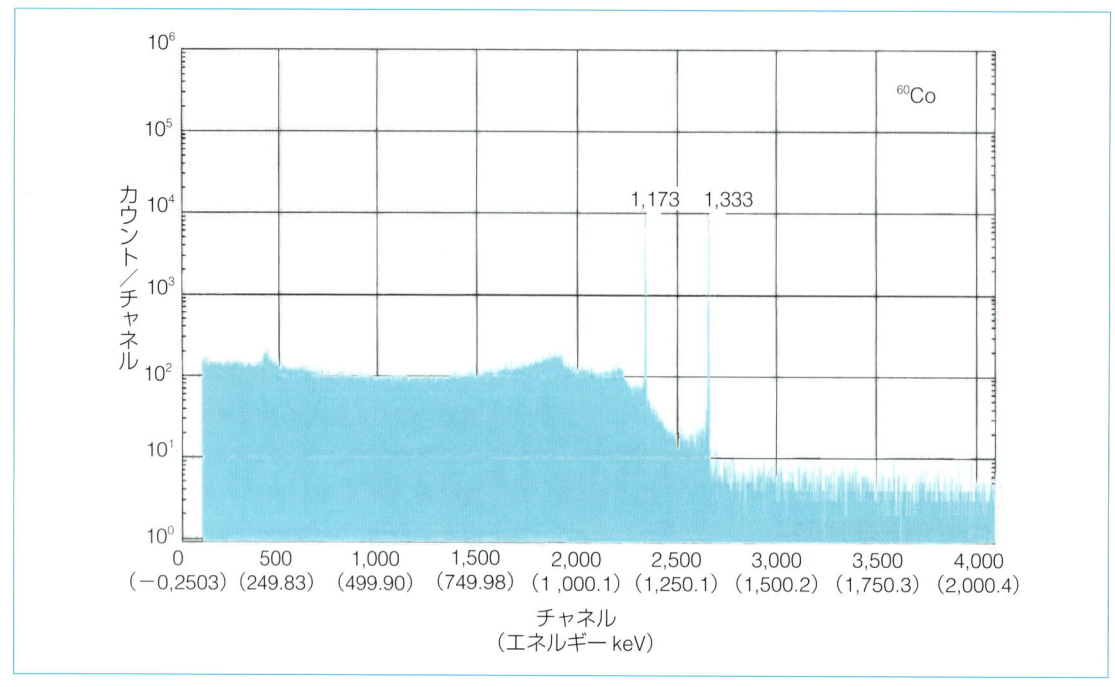

図11 ⁶⁰Coからのγ線スペクトル（Ge検出器）
〔北海道大学大学院工学研究院・藤吉亮子氏ならびに（株）アトックスの提供による〕

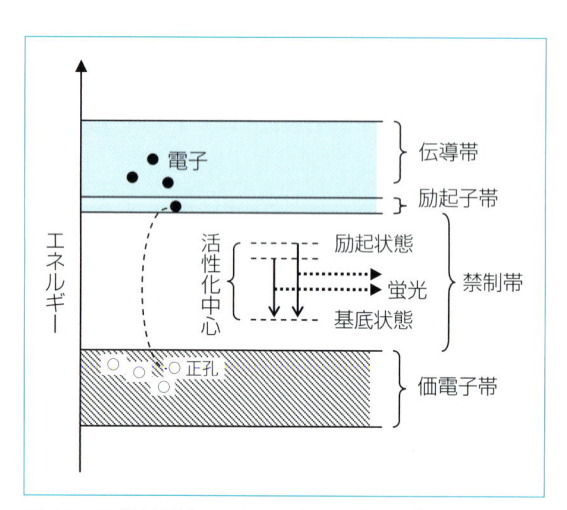

図12 固体結晶シンチレータのエネルギーバンド図

tor）とよぶ．半導体検出器の場合と同様，放射線の入射によって電子が伝導帯以上の準位へ上げられるが，やがて禁制帯中の励起状態にとどまる．この励起状態の準位から，その寿命に応じて光子（可視光）を放出して基底状態へ遷移する．この発光は中心波長が413 nm付近の連続スペクトルを呈し，これを観測することで放射線を検出できる．しかし，発光量はわずかであるため，光電子増倍管などで光信号を増幅する．シンチレーション検出器の構成を図13に示す．

5. シンチグラフィ

シンチグラフィ（scintigraphy）は，体内に投与した放射性同位元素（RI）から放出される放射線を検出し，その分布を画像化したものである．特定の臓器や組織に集まりやすいRI核種を投与し，RIからの放出放射線を検出することによって，腫瘍や機能が異常な部位を見つけることが可能となる．この体内RIからの放射線（γ線）を検出し画像化する装置がシンチレーションカメラ

例にとり，シンチレーション光の発生機構をみてみよう．この蛍光体はNaIのイオン結晶にTl（タリウム）を約10^{-3} mol濃度混入したもので，エネルギー準位は，図12のように，前述した半導体の場合よりも比較的幅広い禁制帯（8 eV程度）中に，Tlによってできる不純物準位が形成された構造をもつ．混入する物質を**活性化物質**（activa-

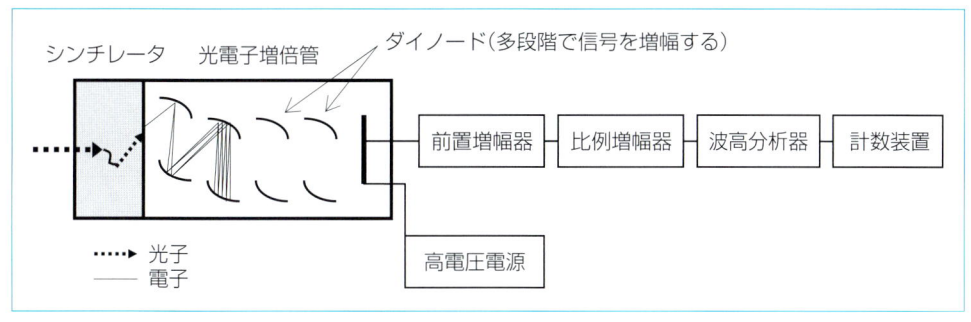

図13　無機結晶シンチレーション検出器の構成

表1　RI核種の例

RI核種	臓器・機能
テクネチウム(^{99m}Tc)	脳血流, 骨, 心筋血流, 肺血流, 肺換気, 甲状腺, 副甲状腺, 肝, 腎
タリウム(^{201}Tl)	心筋血流, 甲状腺
ヨウ素(^{123}I)	脳血流, 甲状腺
ヨウ素(^{131}I)	腎, 副腎, 甲状腺
インジウム(^{111}In)	脳脊髄腔
キセノン(^{133}Xe)	肺換気
クリプトン(^{81m}Kr)	肺換気
ガリウム(^{67}Ga)	甲状腺
セレン(^{75}Se)	膵

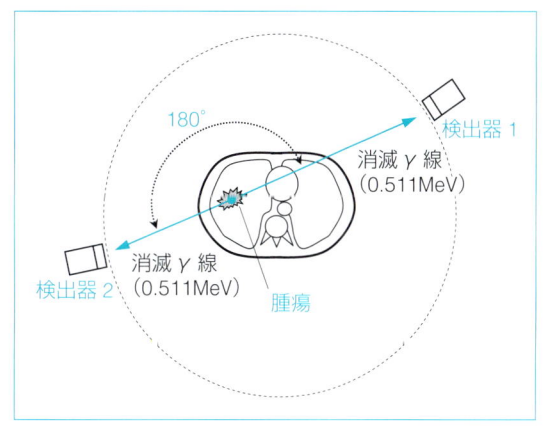

図14　PET原理図

（シンチカメラ）あるいはガンマカメラであり，全身あるいは局所部位からのγ線を検出し，二次元的な画像を作り出すことができる．γ線の検出にシンチレータの発光を用いるものが普及しているが，半導体素子を用いて検出するものもある．

各種臓器や組織の機能を調べるときに用いられるRI核種の例を表1に示す．

6. PET

PET（positron emission tomography）は，陽電子（positron）を放出するRIをブドウ糖などの各種代謝物質に結合させて（標識するという）体内へ投与し，RIの集積しやすい部位がどこにあるかを三次元的に調べる断層撮影法である．RIが放出する陽電子は，短い飛程で（電子と結合し）消滅する．その際に，互いに反対方向に2本の消滅光子（0.511 MeV）を放射するため，それらを検出することによってRIの集積位置を同定することができる（図14）．例えば，^{18}F（半減期110分）で標識したグルコース（フルオロデオキシグルコース；FDG）は，腫瘍組織に集まりやすいため，PET画像診断により，癌の早期発見が期待できる．

参考文献

1) アイソトープ手帳　第11版―ポケット版―：日本アイソトープ協会．丸善，2010
   ※放射線物理に関わる定数や放射性同位元素の特性がコンパクトに集約されている
2) Turner JE : Atoms, Radiation, and Radiation Protection, 3rd Edition, WILEY-VCH Verlag GmbH & Co. KGaA, Weinheim, 2007
   ※放射線物理から放射線生物学・防護学にわたって詳細に記載されている良書である
3) Knoll GF : Radiation Detection and Measurement, 3rd Edition, John Wiley & Sons, Inc., 2000
   ※放射線計測学全般について記載された名著である．「放射線計測ハンドブック」として邦訳も出版されている

第 2 章
放射性同位元素を用いた試料計測検査

学習のポイント

❶ 生体に投与可能なトレイサー物質として，放射性同位元素はきわめて有用性である．しかし，放射線被曝の問題だけでなく分析学的にも問題点を含んでいることを理解する．

❷ 生体に放射性物質を投与する検査は，生体活動の経時的な変化を総合して評価する検査であり，生体試料を放射性物質を利用して測定する検査は，生体のある瞬間をとらえた検査である．

❸ 放射性同位元素を用いた生体成分の定量法は酵素免疫測定法（enzyme immunoassay；EIA），蛍光・酵素免疫測定法（fluorescence-enzyme immunoassay；FEIA），化学発光免疫測定法（chemiluminescent immunoassay；CLIA）などと基本原理は同様であり，それぞれ最終的に検出するもの（放射能，酵素活性，蛍光，化学発光）が異なる点がそれぞれの特徴である．

本章を理解するためのキーワード

❶ in vivo 検査
生体を用いる検査であり，生体内のすべての生理学的反応（代謝，合成など）が進行している環境において，ある特定の物質の変化を計測すること．一般的に，ある物質を生体に投与し，生体の反応を経時的に解析する．

❷ in vitro 検査
生体より取り出した成分（狭義には培養細胞などを除く）について，試験管内で反応させることによって，ある特定の物質の濃度や変化を計測すること．

❸ ex vivo 検査
培養細胞などを用いる検査であり，生体ではないが細胞独自の生理学的反応（代謝，合成など）が進行している環境において，ある特定の物質の変化を計測すること．

❹ アイソトープ標識
ある物質にアイソトープおよびそれを含む化合物を結合させて，放射能によってモニターできるようにすること．基本的に臨床検査で使われる酵素標識や蛍光標識などと同様であるが，アイソトープ標識の場合，被標識物質の一部の元素をアイソトープと置換することも可能であり，構造変化が小さいため，抗体との反応性において標識および被標識物質の差が少ないといった利点が期待できることもある．

❺ 希釈法
一定量の色素あるいは放射性物質などを未知量の試料に添加し，均一に拡散させた後，その一部の色調（吸光度）あるいは放射能を測定する．試料に添加前の色素や放射性物質の吸光度あるいは放射能を事前に計測しておけば希釈倍率が算定される．すなわち，試料の量を求めることができる．

❻ 競合法
測定したい物質 A がある場合，A を酵素あるいは放射性物質などで標識した一定量の標識 A を用いる．不十分量（一定量）の抗 A 抗体と標識 A だけが存在する場合，標識 A は抗体を占有できる．しかし，試料中に A が存在すると，標識 A はそれと抗 A 抗体を奪い合う（競合）ことになる．

すなわち，抗 A 抗体と結合した酵素活性あるいは放射活性（標識 A の量）は，試料中の A の濃度依存的に低下することになる．この原理を利用した測定法を競合法とよぶ．

A 検査法の概要

放射性物質を利用した試料計測検査には生体に放射性物質を投与する方法（in vivo 法）と投与しない方法（in vitro 法）の二種類が存在する．前者は生体内に放射性物質を投与し，一定時間後に生体試料を採取してそこに含まれる放射活性を計測することによって体液量や代謝機能などを検査する方法であり，他の方法の代用が難しいことから現在でも有用な検査法である．しかし，放射線が及ぼす生体への影響を考えると，汎用できる検査でないことは容易に想像がつく．一方，後者は生体より得られた試料の特定成分を，放射性物質をマーカーとして測定する方法であり，臨床検査の現場で広く用いられている．この測定法は超高感度であり，ホルモン，腫瘍マーカー，ビタミンなどのきわめて微量の生体成分の検査法として有用であるが，近年は蛍光物質，化学発光物質，あるいは電気化学発光物質をマーカーとして用いた超高感度測定法が開発され，放射性物質を用いた検査は減少傾向にある．また，前述のように放射性物質のもつ特性，すなわち放射線を放出し，被検者ばかりでなく検査実施者にも影響を及ぼすことや，それを扱うための特別な施設と設備が必要になることも蛍光物質や化学発光物質を用いた方法への移行を促進していると考えられる．しかし，放射性物質を用いた生体試料分析（in vitro 法）が超高感度であることに変わりはなく，依然として臨床現場で用いられている．また，研究の現場においては現在でも有用なツールの 1 つとして in vivo 法や in vitro 法だけでなく，培養細胞を用いた ex vivo 法などに利用されている．

B 放射性物質を投与する方法（in vivo 法）

生体内に放射性物質（医薬品）または被検者より採取した生体成分を in vitro で標識したものを被検者に投与し，一定時間後に採取した血液，尿，糞便などの試料の放射活性を測定する方法であり，血液細胞の寿命（赤血球寿命，血小板寿命），体液量（循環血漿量，循環血液量，循環赤血球量），代謝機能や吸収能（鉄代謝，脂肪吸収）などの評価に用いられる．したがって，被検者より採取した生体成分を再び投与する場合は無菌処理などの感染対策に注意が必要である．

1. 赤血球寿命検査

赤血球寿命は遺伝性球状赤血球症（hereditary spherocytosis；HS），自己免疫性溶血性貧血（autoimmune hemolytic anemia；AIHA），発作性夜間血色素尿症（paroxysmal nocturnal hemoglobinuria；PNH）などの溶血性貧血で極端に短縮する．

被検者より採取した血液に ACD-A 液（血液保存用）を添加し，さらに放射性クロム酸ナトリウム（$Na_2{}^{51}CrO_4$）を加えると ^{51}Cr は 6 価の形で赤血球膜を透過し，グロビンと結合して 3 価になる．グロビンと結合した ^{51}Cr のほとんどは赤血球が崩壊しない限り遊離しない（実際には 1 日に 1％ 程度は溶出することが知られている）．過剰な 6 価の ^{51}Cr はアスコルビン酸を添加することで 3 価にする．この標識赤血球を被検者に静注し，一定期間，全血の放射活性を経時的に測定し，半減時間（半寿命）を求める．実際には，静注直後に未標識 ^{51}Cr（3 価）が血中から急速に消去されることに由来する，循環血液中放射能の急激な低下が終了する 24 時間後の放射能を 100％ とし，放射能が 50％ に低下した時点を半寿命（$T_{1/2}$）とする．

前述のようにグロビン結合 ^{51}Cr は未崩壊の赤血球からもわずかに溶出することが知られており，$DF^{32}P$（diisopropyl fluorophosphate）を標識物質として利用し，^{51}Cr の欠点を補う方法も考案されている．しかし，^{32}P が β 線を放出するのに

表1 血小板寿命検査の実施法

静注後の時間	10分	30分	60分	120分	240分	1日	2日	〜	10日
P	B_1	B_2	B_3	B_4	B_5	B_6	B_7		B_{15}

P：血小板 cpm/mL 全血，B1-B15 のうち，最大値は B_1 とする
[小板 cpm/mL 全血(P) = 全血 cpm - PPP cpm×(1-Ht)(Ht；ヘマトクリット)]

対して ^{51}Cr はγ線放出核種であり，測定が比較的容易なうえに，体表計測によって心臓，脾臓，肝臓の放射能を測定することも可能であり，病的な赤血球崩壊の場所の特定や経時的な所見が得られるという長所を有する．

基準範囲は 28〜32 日($T_{1/2}$)である(「検査法提要 第33版」より)．

2. 血小板寿命検査

血小板寿命検査は血小板減少症の鑑別に有用であり，特発性血小板減少性紫斑症(idiopathic thrombocytopenic purpura；ITP)で著しく短縮し，脾臓機能亢進症で軽度から中等度，巨核球低形成では正常から軽度の短縮が認められる．寿命測定時に同時に得られる血小板回転および最大回収率を併用すると，これらの鑑別の精度をさらに高めることができる．すなわち，ITPでは血小板回転が増加し，脾臓機能亢進症では最大回収率の低下，巨核球低形成では血小板回転の低下が認められる．

赤血球寿命検査と同様に血小板を $Na_2^{51}CrO_4$ で標識することが可能であるが，血小板の標識率が低く(5〜10%)，大量の採血(約 300 mL)を必要とするため，現在は ^{111}In で標識することが多い．ACD-A 液入り注射器で血液を採取し，遠心(180 G)により多血小板血漿(PRP)を分離後，さらに遠心して血小板ペレットを得る．そこに，^{111}In 化合物の溶液を添加し，インキュベーション後，PRP ペレット分離時に得られた無血小板血漿(PPP)で洗浄，さらには混入赤血球および凝集血小板を除去して標識 PRP を得る．この標識 PRP の一部をコントロールとして保存し，残りの容積を正確に計量後，被検者に静注する．一定期間，全血および血漿(PPP)の放射能を経時的に測定し，血小板寿命を求める．血小板寿命，血小板回転，最大回収率の求め方を下記に示す．

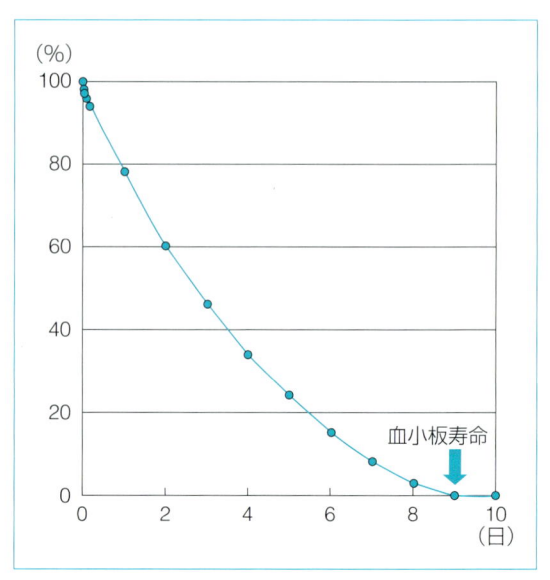

基準範囲は血小板寿命 9.2±0.5 日，血小板回転 3.5±0.6 万/μL/日，最大回収率 79±8% である(「検査法提要 第33版」より)．

図1 血小板寿命曲線

a. 検査の実施

①標識 PRP の放射能：A cpm/mL
　(100 倍程度希釈した標識 PRP 1 mL の放射能に希釈倍率を乗じる)
②静注した標識 PRP の量：X mL
③循環血液量：V mL

以上の条件で検査を実施し，一定期間全血および血漿(PPP)の放射活性を経時的に測定する(表1)．

b. 血小板寿命

最大値(B_1)を 100% として B_2〜B_{15} を%表示し，経時変化を図示する(図1)．X軸と経時曲線

の交点を血小板寿命とする．

c. 最大回収率(%)

検査の実施条件より次式①を用いて理論的最大回収値(Rmax)を算出し，続いて次式②を用いて最大回収率(%)を算出する．

式①　理論的最大回収値 (Rmax)＝(A×X)/V
式②　最大回収率 (%)＝(B_1/Rmax)×100

d. 血小板回転(万/μL/日)

血小板回転は1日に破壊される血液1μLあたりの血小板数であり，次式により求める．

血小板回転(万/μL/日)＝[末梢血血小板数/血小板寿命(日)]×(90/最大回収率)

3. 血液量検査

赤血球増多症の診断においては循環赤血球量の評価により，真に赤血球量が増加していることを確認する必要があり，循環血漿量の低下に伴う相対的な赤血球増加と区別する必要がある．基本的に循環赤血球量(R)，循環血漿量(P)，循環血液量(B)はB＝R＋Pの関係にあり，いずれか2つを測定することによって他の1つを計算によって求めることができる．しかし，正確な値を得るためには，一般的に循環赤血球量および循環血漿量を実測することが望ましい．

a. 循環血漿量検査

基本的に希釈法を原理とする．すなわち，一定量添加した放射性物質が一定時間後に目的体液中でどの程度希釈されたかを測定し，体液量を求める．循環血漿量を測定する場合は，ヒト血漿中の主要蛋白であるアルブミン(human scrum albumin；HAS)が用いられる．具体的には，^{131}I標識HAS(185 k Beq以上)を肘静脈より注入し(V_1 mL)，10分後に反体側肘静脈よりヘパリン加採血する．10分という時間は，注入された^{131}I標識HASが循環血漿中に均等に分布されるのに十分な時間とみなされる．遠心によって血漿を分離

し，その1 mLについて放射能を測定する(A cpm)．最初に注入した^{131}I標識HAS溶液を500倍希釈し，同じく1 mLについて放射能を測定する(B cpm)．循環血漿量(V mL)は次式によって求められる．

V(mL)＝(B/A)×500×V_1

これは，あくまでも添加した^{131}I標識HASが10分間で全く代謝あるいは異化されないと仮定した場合に成り立つ測定法であり，それらを考慮してより厳密な結果を得るためには，A cpmを以下のように求める必要がある．すなわち，^{131}I標識HAS注入後，10〜15分ごとに90分までヘパリン加採血し，それぞれの時間に採取された血漿の放射能を測定し，グラフ(X軸；時間，Y軸；放射活性 cpm)にプロットする．それぞれを結んだ直線とY軸との交点を0時の放射活性(A cpm)とする．計算式は上記と同様である．

基準範囲は47.3〜49.3 mL/kg体重である(「検査法提要　第33版」より)．

(注)甲状腺による^{131}Iの摂取を防止するため，事前にルゴール液(ヨードグリセリン)を投与しておくことが望ましい．

b. 循環血液量検査

上記，循環血漿量検査と同様であるが，血漿の代わりに全血の放射能を測定すればよい．しかし，一般的には実測した循環血漿量と循環赤血球量の和を循環血液量とすることで正確な値を得ることが多い．

基準値は62.5〜68.9 mL/kg体重である(「検査法提要　第33版」より)．

c. 循環赤血球量検査

循環血液量から循環血漿量を差し引いた値を循環赤血球量とすることができるが，正確に実測する場合は放射性クロム酸ナトリウム($Na_2^{51}CrO_4$)を用いた希釈法で測定する．標識は前述の赤血球寿命測定と同様であり，標識赤血球静注後の測定法は循環血漿量検査と同様に行う．すなわち，標識赤血球の静注量をV_1 mL，500倍希釈した標識赤血球1 mLの放射活性をB cpm，グラフより求

めた 0 時の放射能を A cpm/mL, 静脈血のヘマトクリット値を Ht とすると, 循環赤血球量 V (mL) は次式により求めることができる.

基準範囲は 28.5〜30.9 mL/kg 体重である(「検査法提要　第 33 版」より).

$$V(\text{mL}) = (B/A) \times 500 \times V_1 \times Ht \times 0.92$$
(0.92 は静脈血 Ht 値の体 Ht 値への換算係数)

4. 鉄代謝検査

鉄の体内代謝を計測し, 骨髄の造血能, 赤血球の動態, 血清鉄の動態などを総合的に検査する方法であり, フェロキネティクス(ferrokinetics)とよばれる. 健常成人は体内に約 4 g の鉄を含むが, およそ 75% はヘモグロビン鉄として, 25% はフェリチン, ホモジデリンなどの貯蔵鉄として存在し, 血漿中には全体の 0.1% 程度がトランスフェリンと結合して存在するに過ぎない.

検査は被検者に ^{59}Fe-クエン酸鉄を直接投与する直接法と被検者あるいは供血者から採取した血漿と ^{59}Fe-クエン酸鉄をインキュベートしたのち, 被検者に投与する間接方がある. フェロキネティクスのパラメータとしては血漿鉄消失率, 血漿鉄交替率, 赤血球鉄利用率, 赤血球鉄交替率などがある.

a. 血漿鉄消失率
(plasma iron disappearance ; PID)

前述の循環血漿量検査と同様に, ^{59}Fe を静注後, 適当な間隔で 3〜4 時間後まで反対側の静脈より採血し, 血漿の放射能を測定する. 片対数グラフの横軸に時間(分), 縦軸に放射活性をとり, 各時間における放射活性をプロットし, 0 時間の放射活性を求める. これを 100% としたとき, 放射活性が 50% になる時間(半減時間, PID $T_{1/2}$)を血漿鉄消失率とする. 溶血性貧血, 鉄欠乏性貧血, 真性赤血球増多症では PID $T_{1/2}$ が短縮し, 再生不良性貧血では延長する.

基準範囲は 60〜120 分である(「検査法提要　第 33 版」より).

b. 血漿鉄交替率
(plasma iron turnover rate ; PIT)

血漿鉄消失率が鉄消失のスピードを表しているのに対して, 血漿鉄交代率は一定時間における鉄の消失量を表し, 次式で求めることができる.

基準範囲は 0.4〜0.9 mg/kg/日である(「検査法提要　第 33 版」より).

$$PIT(\text{mg/kg/}日) = \frac{0.693 \times 血漿鉄濃度(\text{mg/mL}) \times 循環血漿量(\text{mL})}{PID\ T_{1/2}(日) \times 体重(\text{kg})}$$

[循環血漿量(mL) = (静注した全 ^{59}Fe の放射活性)/(0 時の血漿 1 mL の放射活性)]

c. 赤血球鉄利用率
(red cell iron utilization ; %RCU)

血漿鉄消失率検査に続いて, 翌日より 1 週間は毎日, その後隔日に 14 日まで採血し, 全血の放射活性を測定する. 赤芽球によって取り込まれた ^{59}Fe から合成された新生ヘモグロビンを含む赤血球が 3〜4 日後から血中に急速に増加する. 赤血球 ^{59}Fe 利用率は次式によって求める. 鉄欠乏性貧血, 真性赤血球増多症では健常者に比べて常に利用率が高い傾向があり, 溶血性貧血では静脈 3〜4 日後の利用率は健常者に比べて高値を示すが, 最終的利用率は低下する. 再生不良性貧血では健常者に比べて常に利用率が低い.

基準範囲は 80〜100% (最終利用率)である(「検査法提要　第 33 版」より).

$$\%RCU = \frac{血液 1\ \text{mL} の放射活性 \times 循環血液量(\text{mL}) \times 0.92}{静注した全 ^{59}Fe の放射活性}$$

循環血液量 B(mL) は前述の循環血漿量 P (mL) から次式によって循環血球量 R (mL) を求め, B=P+R として算出する.

$$R(\text{mL}) = (P \times Ht \times 0.92)/(1 - Ht \times 0.92)$$

(Ht はヘマトクリット, 0.92 は静脈血 Ht 値の体 Ht 値への換算係数)

d. 赤血球鉄交替率
(red cell iron turnover rate ; RIT)

血漿から消失した ^{59}Fe のうち, 赤血球のヘモ

グロビン合成に用いられた量を表し，次式により求める．

基準範囲は 0.32〜0.90 mg/kg/日である（「検査法提要 第33版」より）．

$$RIT(mg/kg/日)=(PIT \times RCU)/100$$

5. その他の検査

脂肪吸収試験は脂肪の膵液による分解，胆汁酸塩とのミセル形成，小腸からの吸収の一連の過程における障害を検査するものであり，^{131}I-トリオレイン，^{131}I（または ^{125}I）-オレイン酸を用いる．ビタミン B_{12}（VB_{12}）吸収試験は胃の壁細胞より分泌された内因子に結合したビタミン B_{12} が回腸末端から吸収される過程を検査するものであり，内因子結合 ^{57}Co-VB_{12} および遊離型 ^{58}Co-VB_{12} が用いられる．現在，いずれの検査も試薬入手が困難でありほとんど実施されていない．

C. 放射性物質を投与しない方法（in vitro 法）

生体試料中の特定成分を測定する方法であり，ラジオイムノアッセイ（radioimmunoassay；RIA），免疫放射定量法（immunoradiometric assay；IRMA），ラジオレセプターアッセイ（radio receptor assay；RRA）などに分類される．IRMA 法は RIA 法の1つであるが，非競合的な反応に基づく測定法であり，競合的反応を原理とする狭義の RIA 法と区別されている．したがって，現在 RIA 法といわれるものは，競合法を原理とする狭義の RIA 法を意味する．前述のように，病院などの臨床検査現場ではこれらの検査法の利用は減少しているが，検査センターなどでは重要な検査法の1つとして汎用されている．現在，実際に測定されている検査項目の多くはホルモンおよびその関連物質である．

1. ラジオイムノアッセイ
（radioimmunoassay；RIA）

a. 測定原理（図2）

前述のように，RIA 法は狭義の RIA 法を意味しており，競合法を反応原理とする測定法である．すなわち，ホルモンなどの生体試料中の被検物質（抗原）にラジオアイソトープ（^{125}I が用いられることが多い）で標識した一定量の抗原を加え，さらに一定量の特異抗体を加えて競合的な抗原抗体反応を誘導する．抗体と結合した抗原（被検抗原および標識抗原の両方）を結合分画（B），結合していない抗原を未結合分画（F）とし，後述する各種の方法によって両者を分離（B/F 分離）し，B あるいは F の放射活性を測定する（図2a）．加えた標識抗原の全放射活性（T）に対する結合分画の放射活性の割合（B/T）を求め，別に各種既知濃度の標準品について同様に測定した検量曲線（Y 軸に B/T，X 軸に抗原濃度）より試料中の目的物質（抗原）の濃度を求める（図2b）．

b. B/F 分離法

1）二抗体法

基本的には抗原とそれに対する特異抗体（第一抗体）との競合反応の後，特異抗体に反応する抗体（第二抗体）を加えて架橋を促進し，大分子化によって不溶性物質（B）を形成させる方法である．不溶性物質は遠心または濾過によって（F）から分離することができる．ただし，試薬中の第一抗体の濃度はきわめて低く，単に第二抗体を加えただけでは，容易に分離可能な量の不溶性物質は得られない．そこで，第一抗体作成動物の正常血清をキャリア蛋白として第二抗体とともに加える方法が利用されている．本法は抗体を用いるので特異性が高いという利点がある反面，抗体を用いるために B/F 分離に要する時間が長いという欠点もある．

2）固相法

あらかじめ不溶性物質に固相化された抗体に対して，被検抗原と標識抗原を競合反応させる方法

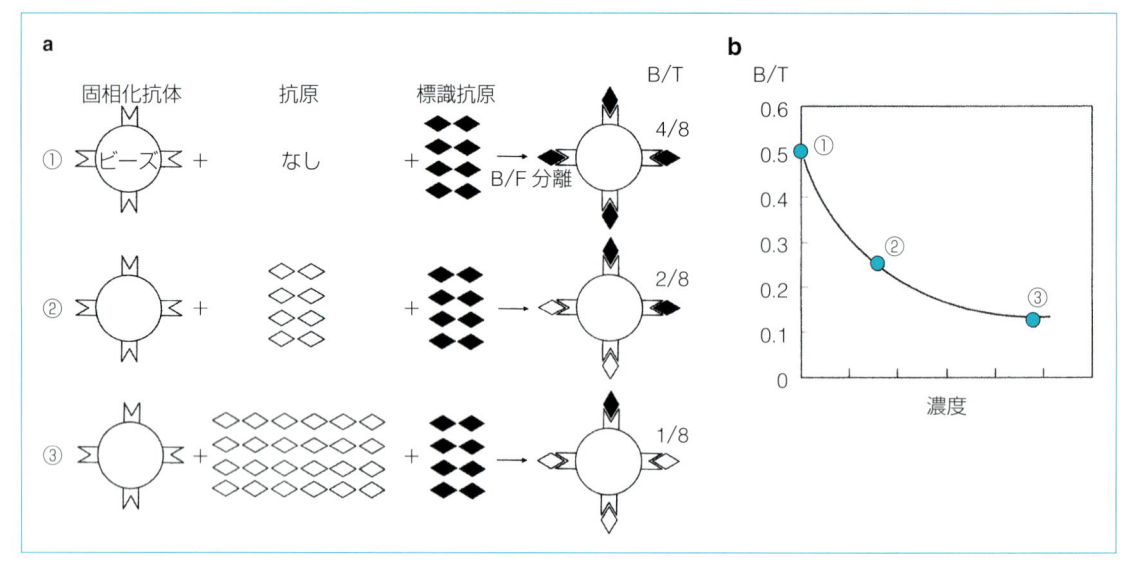

図2 RIA法(競合法)の原理と標準曲線
a. 測定原理:被検物質である抗原と試薬中の標識抗原が,ビーズに固相化された抗体に競合的に結合する.試料中の抗原量が多ければ多いほど,固相化抗体に結合できる標識抗原量が減少する.
b. 標準曲線:既知濃度の標準品(図中では0を含む3濃度)についてそれぞれB/Tを求め,濃度とB/Tの関係をグラフにして標準曲線を作成する.未知濃度試料のB/Tから濃度を求めることができる.

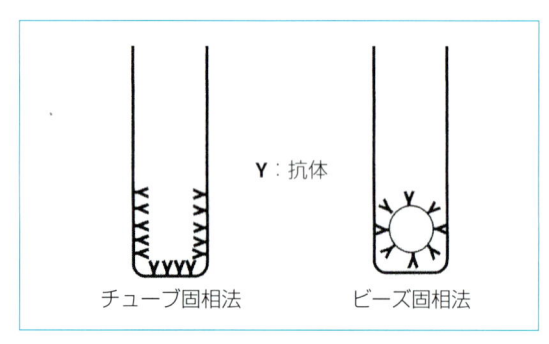

図3 チューブ固相法とビーズ固相法の違い

である.反応後,不溶性物質(固相)は容易に洗浄することが可能であり,固相抗体に結合した抗原(B)と結合していない抗原(F)が分離できる.不溶性物質としてはセファデックスなどの不溶性ポリマー,ポリスチレンあるいはポリプロピレンのビーズ(直径5mm程度),あるいはポリスチレンあるいはポリプロピレンの試験管の内壁などが主に利用されている(図3).本法はきわめて簡便であり,反応時間が短いという利点があるが,特にビーズあるいは試験管内壁を固相とした場合,固相表面の面積が限られていることから高力価の抗体を多量に必要とする欠点がある.

3) ポリエチレングリコール(PEG)法

PEGの高い吸湿性を利用した方法であり,蛋白溶液がPEGによって固形物沈殿を形成することを利用した方法である.すなわち,被検抗原および標識抗原と結合した特異抗体はPEG添加によって不溶性物質を形成し白濁する.遠心操作によって上清を取り除くことによって抗体に結合した抗原(B)を分離できる.本法はきわめて容易で,短時間で分離が可能であるが,沈殿形成に影響を及ぼす因子(蛋白の種類,温度,pH,イオン強度など)が多いことが欠点である.さらに,抗体と結合していない抗原が試料中の血漿蛋白を含む多量の沈殿に巻き込まれて沈殿(共沈)してしまうことが知られている.したがって,実施にあたっては,特異抗体の代わりに緩衝液を用いる以外は同様に操作して計測される非特異的結合を,標準物質を含むそれぞれの試料のブランクとして差し引く必要がある.

4）硫安塩析法

水溶液中の蛋白質などの高分子物質は高濃度の塩を加えると溶解度が低下し析出する．これを塩析という．RIA 法に用いる抗体，すなわちγグロブリンは硫酸アンモニウム（硫安），硫酸ナトリウムなどによって容易に沈殿を形成する．PEG 法と同様に遠心操作によって上清を取り除き，抗体に結合した抗原(B)を分離できる．(B)分画を完全に沈殿させるには高濃度の塩が必要であるが，(F)分画の共沈が避けられないなどの問題があり，よい再現性を得るためには用いる硫安濃度の調製が重要である．

5）その他の方法

その他，濾紙を利用したクロマト電気泳動法，(B)と(F)の分子量の差を利用したゲル濾過法および透析法，塩析法と同様の原理によるエタノール沈殿法など，多くの方法が開発されたが，これらは実際の検査現場ではほとんど用いられていない．

c. 抗原の標識

抗原が蛋白質あるいはペプチドの場合は，チロシン，ヒスチジン，システイン残基を ^{125}I あるいは ^{131}I などの放射性ヨードで標識するのが一般的である．抗原が非蛋白性物質の場合は構成元素の一部を ^3H や ^{14}C などと置換する方法が利用され

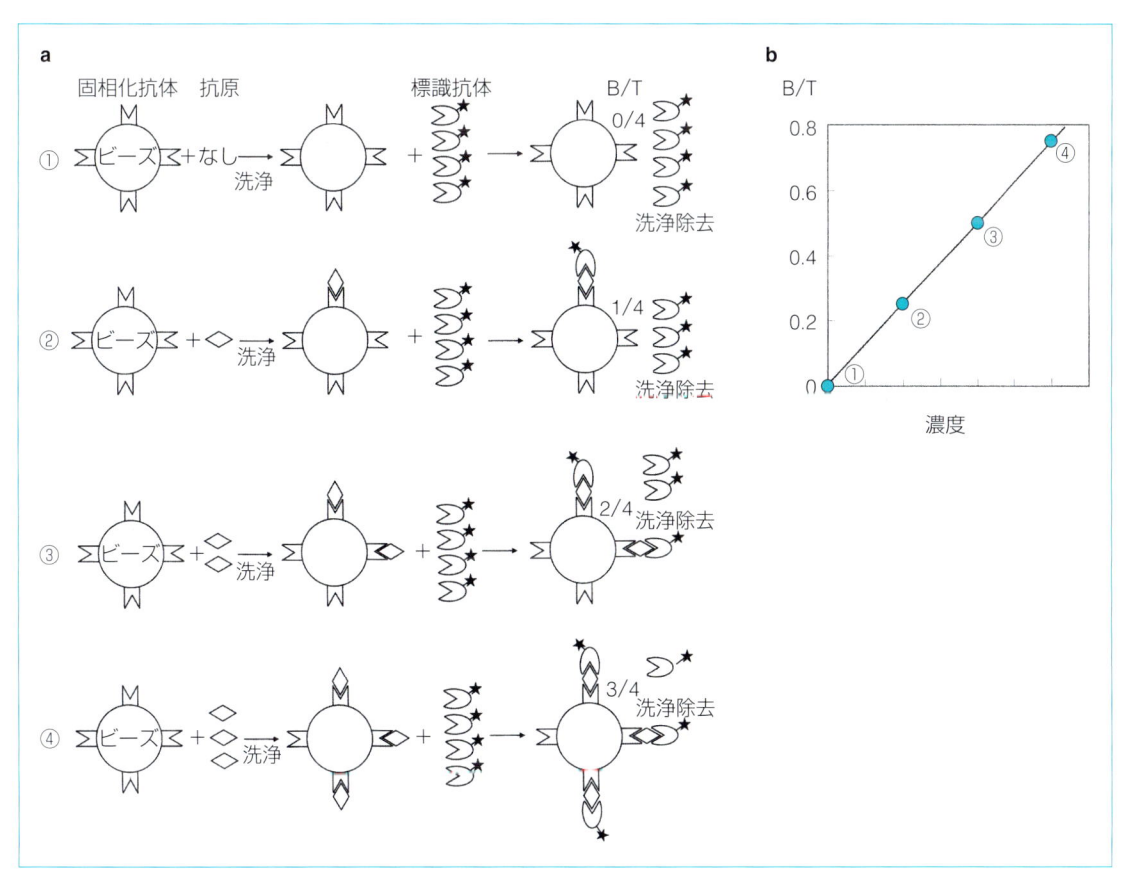

図4　IRMA 法（サンドイッチ法）の原理と標準曲線
a．測定原理：被検物質である抗原はビーズに固相化された抗体に結合する．試薬中の標識抗体（固相化抗体とは抗原の異なる部位を認識する）は，抗原が固相化抗体と結合している場合のみ，抗原を介してビーズに結合することができる．
b．標準曲線：既知濃度の標準品（図中では0を含む4濃度）についてそれぞれ B/T を求め，濃度と B/T の関係をグラフにして標準曲線を作成する．未知濃度試料の B/T から濃度を求めることができる．

る．そのほか，蛋白性物質あるいは非蛋白性物質にかかわらず，チラミンやヒスタミンなどの小分子物質を介して放射性ヨードを標識する方法も考案されている．高い精度の測定を実現するためには，単位抗原量あたりの放射活性（比放射活性）を高くする必要があるが，多数の放射性物質が付加することによる被検抗原のもつ性質，すなわち抗原性や生物活性が損なわれないことが必要である．

2. 免疫放射定量法（immunoradiometric assay ; IRMA）（図 4）

広義には RIA 法の 1 つであるが，非競合法を反応原理とする測定法である．すなわち，試験管の内壁やポリスチレンビーズなどに，加えられる被検物質（抗原）に比べて過剰量の特異抗体を固相化したものを用いる．これに生体試料を加えて抗原を試験管壁あるいはビーズに結合させる．さらに，放射性物質で標識した十分量の抗体を加えて抗原をサンドイッチした後，洗浄操作によって過剰の標識抗体（F）を洗浄除去する（図 4 a）．加えた標識抗体の全放射活性（T）に対する結合した抗体の放射活性（B）の割合（B/T）を求め，別に各種既知濃度の標準品について同様に測定した検量曲線（Y 軸に B/T，X 軸に抗原濃度）より試料中の目的物質（抗原）の濃度を求める（図 4 b）．RIA 法では抗原濃度の上昇に伴って B/T が減少するのに対して，IRMA 法では抗原濃度の上昇に伴って逆に B/T が増加する．

一般的に RIA 法に比べて，高感度，広い測定範囲，短い反応時間などの長所があるが，反応条件の設定等においては十分な検討が必要である．

3. ラジオレセプターアッセイ（radioreceptor assay ; RRA）

RIA と基本的な原理は同様であるが，RIA の測定原理が抗原抗体反応を利用しているのに対して，RRA はレセプターとリガンドの反応を利用している点で異なる．バセドウ病の診断に有用な甲状腺刺激ホルモン（TSH）のレセプターに対する刺激抗体（TRAb）などの測定に利用されている．すなわち，TSH レセプターを固相化したポリスチレン試験管などに被検試料およびラジオアイソトープ標識 TSH を加えることによってレセプターに対する競合反応を誘導するものである．被検試料中に TRAb が存在すると，その濃度に依存して標識 TSH のレセプターへの結合量が減少することを利用している．別に各種既知濃度の標準品について同様に測定した検量曲線を利用する点も同様である．

ちなみに，TRAb の RRA 測定の場合，バセドウ病の診断に有用な刺激抗体だけでなく，原理上，特発性甲状腺機能低下症に認められる阻害型レセプター抗体も検出してしまう．

参考文献
1) 日本放射線技術学会（監修），大西英雄，松本政典，増田一孝（共編）：核医学検査技術学改訂 2 版．オーム社，2009
   ※放射性物質の基礎から検査への応用まで広く学ぶことができる
2) Ray Edwards（著），川島一郎（訳）：イムノアッセイ入門．南山堂，1987
   ※抗原抗体反応を利用した血清，尿などの生体試料中成分の分析について基礎から学ぶことができる

第3章
放射性同位元素を用いた画像検査

学習のポイント

① 放射性同位元素を用いた画像検査（核医学画像検査）では，放射性医薬品を体内に投与し，放出される放射線を体外から測定する．
② 核医学画像法では，用いる放射性医薬品の性質に応じて，多様な機能情報が得られる．
③ 核医学画像法は，悪性腫瘍，循環器疾患，中枢神経疾患などのさまざまな疾患の診療に利用される．

本章を理解するためのキーワード

❶ **核医学画像法**
放射性同位元素を用いた画像法
❷ **放射性医薬品**
放射性同位元素を含む医薬品
❸ **シンチグラフィ**
γ線放出核種の分布と量をガンマカメラで測定し，画像化する検査法
❹ **SPECT**
ガンマカメラを用いた断層撮像法
❺ **PET**
陽電子放出核種を用いた断層撮像法．^{18}F-FDG PETが代表

A 検査法の概要

放射性同位元素が放出する放射線を検出して画像化し，疾患の診断や病態解析に用いることが可能であり，このような検査法を核医学画像法という．

核医学画像法では，放射性医薬品とよばれる，放射性同位元素を含む医薬品を被検者の体内に投与する．体内に投与された放射性医薬品は，薬剤の性質に応じて，何らかの臓器機能や疾患を反映して体内に分布し，放射線を放出する．放出された放射線を体外から測定して，位置や量を決定して画像化すれば，病変を検出したり，臓器の機能を測定したりすることができる．画像検査のなかで，CTやMRIは主に臓器や病変の形態を評価するのに対し，機能的な情報が得られるのが核医学画像法の特徴である．

B 放射性同位元素の壊変

放射性同位元素は不安定で，放射線を出してより安定な核種に移行する．この現象を壊変（崩壊）とよぶ．壊変で放出される放射線には$α$線や$β$線のような粒子線もあるが，これらは体内での飛程が短く，体外からの検出に適さない．一方，γ線は壊変に伴って原子核から放出される電磁波であり，高い組織透過性をもち，体外測定に適する．核医学画像法ではγ線や，同じく電磁波である特性X線を検出する．用いるγ線放出核種としては^{99m}Tc，^{123}Iが代表的で，ほかに^{81m}Kr，^{111}In，^{201}Tl，^{67}Ga，^{133}Xe，^{131}Iも用いられる．

核医学画像検査のなかで，陽電子断層撮影（positron emission tomography；PET）では，^{18}Fなどの陽電子放出核種を利用する．陽電子は正の電荷をもつ電子で，放出されると速やかに陰電子と結合して消滅し，この際ほぼ180度方向に2本の消滅放射線が発生する．消滅放射線は電磁波で，PETではこれを測定する．

放射性核種が壊変して放射能および原子数が半分になる時間を半減期という．核医学画像法では比較的半減期の短い核種が用いられ，半減期は^{99m}Tcで6時間，^{123}Iで13時間，^{18}Fで110分である．体内に投与した放射性核種の放射能が速やかに失われることは，放射線被曝を減らすために重要である．

C 放射性医薬品

放射性同位元素を含む医薬品を放射性医薬品とよぶ．放射性医薬品の動態が核医学画像検査の性質を決めるうえで重要で，評価対象とする情報に特異性が高いことが求められる．悪性腫瘍の検出に用いる放射性医薬品であれば，悪性腫瘍に速やかに強く集積し，悪性腫瘍以外の組織への集積が弱いことが望ましい．脳血流測定用なら，脳内集積と脳血流とが比例することが望まれる．

放射性医薬品の副作用としては放射線被曝が重要で，これ以外の副作用は少ない．放射線被曝を減らすために，粒子線を出さず，半減期が短い放射性同位元素が使用され，特に^{99m}Tcが頻用される．^{99m}Tcはジェネレータ（カウ）とよばれる簡単な装置から容易に抽出でき，標識用キットを用いていろいろな薬剤を病院内で調整し，診療に使用できる．

用いる放射性同位元素の半減期が短いため，放射性医薬品の薬効は速やかに失われることに注意が必要である．

D 放射線測定と画像化

1. シンチグラフィ

γ線放出核種をガンマカメラで測定し，画像化する検査をシンチグラフィとよぶ．ガンマカメラの検出器は，コリメータ，シンチレータ，光電子増倍管，位置計算回路，波高分析器などから構成される．放出された放射線はコリメータを通過し，シンチレータで光に変換され，光電子増倍管で電気パルスになる．位置計算回路で入射位置を，波高分析器で放射線のエネルギーを決定し，対象とするエネルギーをもつ真の信号の位置と数から画像を作成する．

撮像しながらガンマカメラを動かすことで，全身の画像を一連に提示することができ，このような画像を全身像という．これに対して，ガンマカメラを固定して局所を撮像した画像をスポット像とよぶ．

連続的にデータを収集して，薬物動態を経時的に評価することができ，得られた画像を動態像という．これに対し，ある一時点で撮像した画像を静態像とよぶ．

2. SPECT

SPECTはsingle photon emission computed tomography（単光子断層撮像法）の略で，ガンマカメラを回転させて多方向からのデータを収集し，このデータを用いて断層像を再構成する．再構成の方法としてはフィルタ逆投影法および逐次近似法が用いられる．SPECTを用いると詳細な位置情報が得られ，CTなどの他の断層像との比較も容易になる．SPECT/CT一体型装置では，一連の検査でSPECTとCTの画像を撮ることができ，両者を比較した総合診断が容易になる．

3. PET

PETは，陽電子放出核種の分布をPETカメラ

で画像化する．PETカメラには小さな検出器がリング状に配列されている．陽電子が放出されると，2本の消滅放射線がほぼ180度方向に発生する．2つの検出器に同時に入射があれば真の信号とみなし，この2つの検出器を結ぶ線上に線源があったと判定する．こうして得られた同時計数のデータから，断層像を再構成する．PET/CT一体型装置で，PETとCTの画像を連続して収集するのが一般的である．

E 主な核医学画像検査

1. 骨シンチグラフィ

骨シンチグラフィ(図1)では，放射性医薬品として ^{99m}Tc-MDPもしくは^{99m}Tc-HMDPを用いる．これらを経静脈的に投与し，約3時間後にγカメラで全身を撮像する．^{99m}Tc-MDPや^{99m}Tc-HMDPは，γ線放出核種である^{99m}Tcで標識したリン酸化合物であり，ハイドロキシアパタイトに吸着して骨に集積する．集積は骨代謝亢進部で強くなる．

臨床では，主に悪性腫瘍の骨転移の全身検索に用いる．骨転移があると周囲の骨組織で代謝活性が亢進し，集積が増加する．この結果，骨シンチグラフィでは，全身の骨転移巣を集積増加域として描出できる．全身検索が容易であること，骨転移に対する感度が高いことが骨シンチグラフィの利点である．しかし，骨代謝活性亢進は骨折や変形性腰椎症などのさまざまな良性の変化でも起きるため，集積増加があれば骨転移とはいえない．

2. 脳血流シンチグラフィ

脳血流シンチグラフィ(図2)には^{123}I-IMP，^{99m}Tc-ECD，^{99m}Tc-HMPAOが用いられる．これらを経静脈的に投与すると，脳血流分布に応じて脳組織に集積し，この分布がある程度の時間保たれる．その間にSPECTを行い，脳血流分布を反映する断層像を得る．局所脳血流の定量評価も行われる．

臨床では，脳血管障害や認知症の評価に用いられる．脳血管障害のうち脳梗塞では，梗塞部が低集積になるだけでなく，しばしば梗塞周囲に広がる血流低下が示される．また，梗塞部と機能連関の強い領域にも機能低下による低血流がみられる．一側大脳半球障害による対側小脳半球の血流低下が代表的である．

内頸動脈や中大脳動脈の閉塞・狭窄がある患者では，その血流支配域の血流が低下しているか，

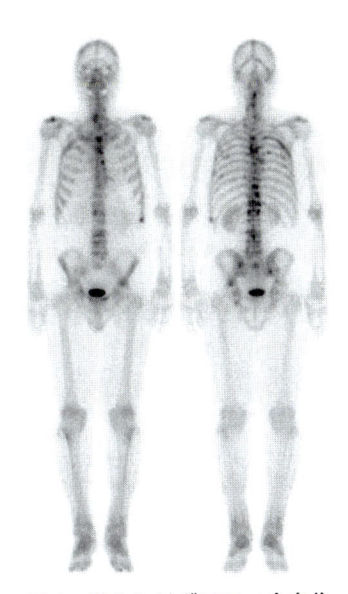

図1 骨シンチグラフィ全身像
(左 前面像，右 後面像)
多発性骨転移が集積増加域として描出されている．

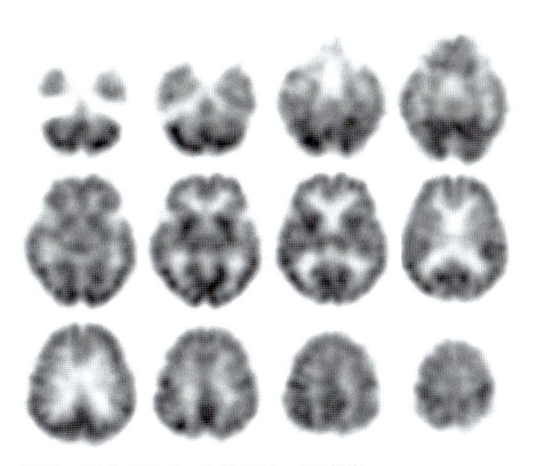

図2 脳血流シンチグラフィ正常像

それとも側副血行路を介して十分な血流が維持されているかを調べることができ，血行再建術の適応決定に役立つ．脳血管拡張作用をもつアセタゾラミドを投与してから脳血流シンチグラフィを行うと，安静時の血流は正常でも血流増加反応の少ない血流予備能低下域を検出でき，この情報も血行再建術の適応決定に用いられる．

認知症の原因の鑑別にも脳血流シンチグラフィは有用である．代表的な認知症であるアルツハイマー型認知症では，頭頂葉から側頭葉に血流低下がみられる．

3. 肺血流・換気シンチグラフィ

肺血流シンチグラフィでは ^{99m}Tc-MAA を経静脈的に投与し，多方向の胸部撮像や SPECT を行う．^{99m}Tc-MAA は毛細血管より大きな径をもち，血流に従って肺に到達して肺の毛細血管に塞栓する．^{99m}Tc-MAA は緩徐に壊れて流出するが，肺血流分布に応じた集積が長時間保たれる．

一方，肺換気シンチグラフィでは ^{81m}Kr，^{133}Xe，^{99m}Tc ガスを吸入し，換気に従った肺への流入を観察する．^{81m}Kr，^{133}Xe は不活性ガスである．^{99m}Tc ガスは炭素の微粒子に ^{99m}Tc が吸着したもので，これも気体として挙動する．

臨床では，肺血流・換気シンチグラフィは肺血栓塞栓症の診断に用いられてきた．肺血栓塞栓症では，主に下肢静脈に発生した血栓が肺動脈に塞栓する．換気が正常にもかかわらず血流が低下している場合，換気血流ミスマッチといい，肺血栓塞栓症が示唆される．一方，血流も換気も低下している場合には，換気が低下したために二次的に血流が低下した病態などが考えられる．

4. 心筋シンチグラフィ

心筋シンチグラフィ（図3）には ^{201}Tl 塩化タリウム，^{99m}Tc-MIBI，^{99m}Tc-tetrofosmin が用いられる．これらの薬剤を経静脈的に投与すると，投与時の血流分布に応じて左室心筋に集積する．

^{201}Tl の分布は緩徐ながら経時的に変化し，生

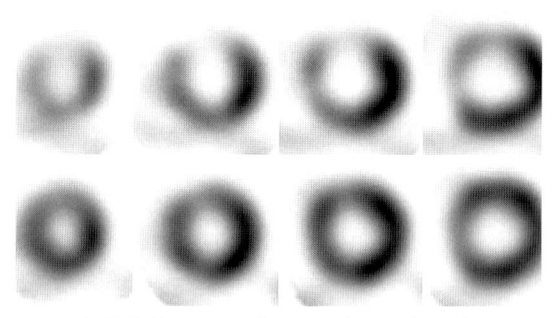

図3 負荷心筋シンチグラフィ（上段 負荷像，下段 安静像）
左室長軸に直交する断面（短軸）を提示．負荷像では集積低下域が広範にみられるが，安静像ではほぼ正常化しており，狭心症と診断される．

存心筋量の分布に近づく．運動または冠血管拡張剤による負荷時に投与して約10分後に早期像を撮像し，3〜4時間後に後期像を撮像する．撮像には SPECT を用い，左室の長軸に合わせた断面を作成する．

心筋シンチグラフィは，狭心症や心筋梗塞といった虚血性心疾患の診断に用いられる．狭心症では，病変部に負荷時一過性虚血を生じるため，早期像で集積が低下し，後期像で同部の集積が改善する．この現象を再分布とよぶ．一方，心筋梗塞では病変部は早期像でも後期像でも集積低下となり，再分布はみられない．

^{99m}Tc-MIBI や ^{99m}Tc-tetrofosmin は投与時の血流分布に応じた集積が長時間保たれるため，負荷時と安静時のそれぞれに投与する．心電図同期撮像を行って収縮末期，拡張末期などの心周期ごとの画像を作成し，心容積や駆出率などを算出することもできる．

5. 心交感神経シンチグラフィ

^{123}I-MIBG を経静脈的に投与して15分後と4時間後に撮像する．MIBG はノルエピネフリンと同様に挙動し，交感神経終末で摂取，貯蔵，放出される．心交感神経障害時に集積が低下し，集積後の洗い出しは亢進する．左室と縦隔の集積比である心縦隔比が定量的な指標として用いられる．

心交感神経シンチグラフィは，心不全の重症度

判定や神経変性疾患の鑑別診断に用いられる．神経変性疾患のなかで，パーキンソン病やレビー小体型認知症では心交感神経障害が証明される．

6. 心筋脂肪酸代謝シンチグラフィ

^{123}I-BMIPP を経静脈的に投与し，心臓のSPECT を行う．心筋はブドウ糖と脂肪酸の双方を代謝基質とするが，虚血心筋では糖代謝が亢進して脂肪酸代謝が低下する．心筋脂肪酸代謝シンチグラフィで集積が低下し，安静時心筋シンチグラフィで正常集積がみられれば，虚血などで脂肪酸代謝異常をきたした生存心筋の存在が示唆される．

7. 甲状腺シンチグラフィ

^{123}I ヨウ化ナトリウムを経口投与し，3～6時間後と24時間後に頸部前面像を撮像し，甲状腺摂取率を算出する．投与された放射性ヨードは正常甲状腺組織に取り込まれ，甲状腺腫瘍は通常低集積になる．

甲状腺機能亢進症の原因の鑑別に重要な役割を果たす．バセドウ病は甲状腺ホルモン産生過剰により甲状腺機能亢進症をきたす疾患であり，甲状腺シンチグラフィでは集積が亢進し，摂取率は高値になる．一方，無痛性甲状腺炎や亜急性甲状腺炎では，甲状腺組織の破壊により，貯蔵されていた甲状腺ホルモンが放出され，甲状腺機能が亢進する．ホルモン合成能は低下しており，甲状腺シンチグラフィでは集積が低下する．

^{123}I ヨウ化ナトリウムを用いた甲状腺シンチグラフィでは，前処置として1，2週間のヨード制限が必要である．^{99m}TcO$_4^-$ を用いる方法もあり，この方法では前処置は不要で，経静脈的投与30分後に撮像するため，患者の負担が軽減される．

8. 副腎皮質シンチグラフィ

^{131}I-ヨウ化メチルノルコレステノールを経静脈的に投与して約7日後に腹部を撮像する．この薬剤は副腎皮質機能に関連して副腎に集積する．クッシング症候群にはさまざまな原因があるが，一側副腎皮質腺腫による場合には，腺腫が高集積になる．腺腫からの自律性のコーチゾール過分泌により，下垂体からの副腎皮質ホルモン分泌が抑制され，対側副腎の機能は低下して副腎皮質シンチグラフィでは描出されなくなる．原発性アルドステロン症では副腎皮質ホルモンのうちアルドステロンの分泌が亢進する．一側腺腫による場合，腺腫が高集積になるが，コルチゾール過分泌がないために対側副腎も描出される．

9. 副腎髄質シンチグラフィ

^{123}I-MIBG を経静脈的に投与して6時間後と24時間後に撮像する．カテコラミン産生組織である副腎髄質には ^{123}I-MIBG が集積する．カテコラミン産生能をもつ腫瘍である神経芽腫や褐色細胞腫が特異的に高集積になり，原発部位の鑑別診断や転移の検索に用いられる．

10. 唾液腺シンチグラフィ

^{99m}TcO$_4^-$ を経静脈的に投与すると，正常の甲状腺，唾液腺，胃粘膜に集積する．唾液腺シンチグラフィでは唾液腺への摂取の程度から唾液腺機能を評価する．さらに，ビタミンCなどを経口投与して唾液腺からの排泄を観察する．シェーグレン症候群では，唾液腺機能低下により摂取，排泄ともに低下する．

11. メッケル憩室シンチグラフィ

^{99m}TcO$_4^-$ を経静脈的に投与して，腹部を繰り返し撮像する．メッケル憩室は回腸遠位にみられる奇形であり，異所性胃粘膜を有して消化性潰瘍を生じ，下血の原因になることがある．^{99m}TcO$_4^-$ を経静脈的に投与すると，異所性胃粘膜に集積してメッケル憩室が描出される．

12. 消化管出血シンチグラフィ

^{99m}Tc赤血球もしくは^{99m}Tcアルブミンを経静脈的に投与し，直後から連続的に腹部を撮像する．^{99m}Tc赤血球などは血中に長く滞在するが，出血があると異常な血管外陽性像がみられ，出血源を同定できる．消化管出血はしばしば間欠的に生じるが，血管造影では造影剤注入時に出血していないと出血源を同定できない．消化管出血シンチグラフィは間欠性出血の出血源検索に有用である．

13. 肝シンチグラフィ

^{99m}TcスズコロイドまたはTc^{99m}フチン酸を経静脈的に投与し，約30分後に多方向からの上腹部撮像やSPECTを行う．これらの薬剤は肝，脾，骨髄の細網内皮系細胞に取り込まれる．肝臓ではクッパー細胞に摂取され，肝臓が描出される．肝硬変では，肝左葉の腫大，右葉の萎縮，脾腫と脾集積の亢進，骨髄集積の亢進といった所見がみられる．

14. 肝受容体シンチグラフィ

^{99m}Tc-GSAを経静脈的に投与し，直後から30分程度，上腹部を連続的に撮像し，多方向からの撮像やSPECTを追加する．^{99m}Tc-GSAは肝細胞表面に存在するアシアロ糖蛋白受容体を介して肝細胞に摂取される．肝細胞機能（肝予備能）が低下すると，血中からの消失や肝への集積が遅延する．

15. 肝胆道シンチグラフィ

^{99m}Tc-PMTを経静脈的に投与し，直後から腹部を経時的に撮像する．^{99m}Tc-PMTは肝細胞に摂取されて速やかに胆道に排泄されるため，胆嚢機能や胆管の通過状態を評価できる．新生児黄疸のなかで，先天性胆道閉鎖症では腸管への排泄がみられず，腸管に排泄されれば新生児肝炎と診断さ

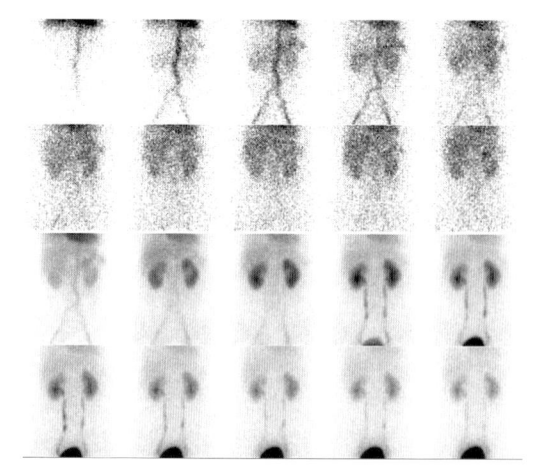

図4 腎動態シンチグラフィ正常像
上2段は^{99m}Tc-MAG3投与直後の3秒毎の画像で，腹部大動脈から腎への血流が観察される．下2段は1分毎の画像で，腎への集積，膀胱への排泄がみられる．

れる．

16. 腎動態シンチグラフィ（図4）

^{99m}Tc-MAG3もしくは^{99m}Tc-DTPAを経静脈的に投与し，直後から腹部後面の動態撮像を行う．これらの放射性医薬品は腎機能に応じて速やかに腎に摂取され，尿路に排泄されるため，腎の血流や機能，尿路通過障害を総合的に判定できる．使用する薬剤に腎毒性がないこと，左右それぞれの腎臓の機能（分腎機能）を定量測定できることも利点である．

利尿薬であるフロセミドを負荷すると，尿路通過障害をより正確に診断できる．アンジオテンシン変換酵素阻害薬負荷は腎血管性高血圧の診断に用いられる．

17. 腎静態シンチグラフィ

^{99m}Tc-DMSAを経静脈的に投与し，2時間以上経過してから静態像を撮像する．^{99m}Tc-DMSAは腎臓の近位尿細管上皮に摂取されて長く停滞する．長時間分布が変わらないため，機能している腎実質を明瞭に描出でき，SPECTにも適している．腎障害部が低集積になり，水腎症や膀胱尿管

逆流による腎皮質障害の検出，腎盂腎炎の診断に用いられる．ただし，排泄が少ないため，尿路の評価には適さない．

18. センチネルリンパ節シンチグラフィ

センチネルリンパ節は，悪性腫瘍病巣からのリンパ流をはじめに受けるリンパ節である．乳癌や悪性黒色腫の手術前に ^{99m}Tc フィチン酸などの放射性医薬品を腫瘍近傍に接種すると，リンパ管に入ってセンチネルリンパ節に取り込まれる．手術中にガンマプローブという検出器で集積したリンパ節を検出し，これを摘出して病理学的に検査する．手術前にガンマカメラで撮像すれば，手術中の検索のガイドが得られる．

リンパ節転移は，はじめにセンチネルリンパ節に起きると考えられ，センチネルリンパ節生検で転移がなければリンパ節転移はないと判断して，リンパ節郭清を省略することができる．

19. ガリウムシンチグラフィ

^{67}Ga クエン酸ガリウムを経静脈的に投与し，2，3日後に全身を撮像する．SPECTが併用されることが多い．^{67}Ga クエン酸ガリウムはさまざまな腫瘍や活動性炎症に集積する．特に悪性リンパ腫の病期診断，治療効果判定，再燃の全身検索に用いられることが多い．

20. FDG PET（図5）

^{18}F-FDGを経静脈的に投与して，約1時間後にPETを施行する．^{18}F-FDGはグルコースの誘導体であり，糖代謝活性に応じて集積する．悪性腫瘍は活発な嫌気性解糖を行うために糖代謝活性が強く，FDG PETで全身の悪性腫瘍病巣を高集積領域として効率よく検出できる．

悪性腫瘍の高度画像診断法としてはCTが代表的で，病変の大きさや形といった形態情報を得るのに優れている．これに対し，FDG PETでは糖

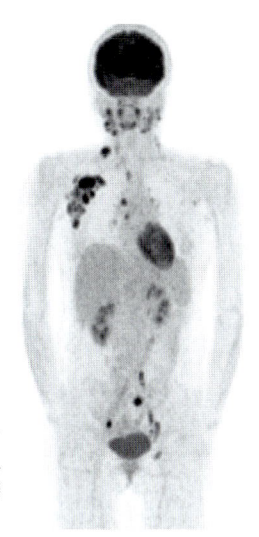

図5　FDG PET 全身像
悪性リンパ腫患者の両側頸部，右腋窩，縦隔，骨盤部のリンパ節病変への高集積がみられる．脳，咽頭，左室壁，腎，膀胱の描出は生理的である．

代謝活性という機能情報から悪性腫瘍を診断する．PET/CT 一体型装置を用いると，両者の画像を一連の検査で収集し，形態と機能を合わせて総合的な判定を行うことができる．PET/CT 診断はリンパ節転移や遠隔臓器転移の検出，再発の早期診断に用いられ，化学療法や放射線治療の効果判定にも有用である．

F まとめ

放射性同位元素を用いた核医学画像検査では，用いる放射性医薬品の性質に応じて多様な機能情報を得られる．悪性腫瘍，循環器疾患，中枢神経障害などのさまざまな疾患の診断や病態解析に利用されている．

参考文献
1) 佐々木雅之，桑原康雄（編）：核医学検査技術学．南山堂，2008
　※検査技術を中心に，核医学全般について学ぶことができる
2) 久保敦司，木下文雄：核医学ノート．金原出版，2009
　※臨床応用を中心に，核医学全般について学ぶことができる
3) 大西英雄，松本政典，増田一孝（編）：核医学検査技術学．オーム社，2008
　※核医学検査技術が詳しく記載されている

III 医用工学概論

第1章 医用エレクトロニクスの基礎

学習のポイント

❶ 臨床検査では生体のもつ物理的性質を利用し，電気的手法を用いて，無侵襲の測定を行う．
❷ 電子の運動によって生じる電気の作用について測定するための基準が国際的に定められている．
❸ 抵抗・コンデンサ・コイルを接続した電気回路ではオームの法則とキルヒホッフの法則が成立し，電圧や電流を計算することができる．
❹ ダイオード・トランジスタ・FETなどの半導体素子を用いて電流を制御することができる．

本章を理解するためのキーワード

❶ 生体物性
生体を構成する物質による複合的な性質に加え，生命活動に伴う内部状態に応じて変動する特性を生体物性という．

❷ 電気回路
抵抗・コンデンサ・コイルなど，供給された電力を消費・蓄積・放出するが，増幅・整流などの能動動作を行わない受動素子とスイッチや電源が電線などの電気伝導体でつながった電流のループを電気回路という．

❸ 電子回路
受動素子のほか，トランジスタのように電力，電圧または電流の変化を得ることができる能動素子も使用する電気回路を電子回路という．

❹ 直流回路
時間が経過しても電流の流れる向きが変化しない電気回路を直流回路という．

❺ 交流回路
時間の経過によって電流の流れる向きが変化する電気回路を交流回路という．

A 臨床検査と生物物性

1. 生体物性と生体計測

　一般的には物質の示す物理的性質を物性という．具体的には，電気，磁気，光学，熱，力学などに関する，物質に固有の性質を表す．

　ヒトの体は，体重の60～70%を水が占めており，このほか蛋白質，脂質，カルシウムや，体液中に含まれる電解質や糖類など多岐にわたる成分で構成されている．生命活動に伴ってこれらの組成が変化し，あるいは構成された筋肉や骨，血管などの構造配置により，方向によっても異なる特性を示す．

　すなわち，生体はそれを構成する物質による複合的な性質に加え，生命活動に伴う内部状態に応じて変動する特性をもつ．これを生体物性といい，これを測定するのが生体計測である．生体計測は，基本的に非侵襲で生体の内部状態を認識するのが理想である．

　生体計測では主として，①生体物性と無生物の物性との違いを計測する受動的な測定，②生命活動によって生じる変化(エネルギー)を測定する能動的な測定，③外部から何らかのエネルギーを与えた場合の応答を測定，のいずれかに分類される

表1　測定時に考慮すべき生体の特性

異方性	組織の形状や血流の方向などにより異なる性質
非線形性	環境条件などに比例しない性質
周波数依存性	外部から与えるエネルギーの周期性によって変化する性質
温度依存性	測定温度によって変化する性質
時間依存性	時間経過により変化する性質

表2　主な生体組織の電気抵抗率

組織	電気抵抗率[$\Omega\cdot cm$]
骨	900,000
脂肪	10,000
脳	2,000
筋肉	1,500
肝臓	900
血液	185

測定を行う．このとき考慮すべき生体の特性を，表1に示す．

2. 生体物性の基礎

a. 電磁気的特性

生体の細胞内外には複数の電解質を含む導電体の電解質溶液が満たされている．一方，内外を隔てる細胞膜は主として脂質で構成されており，ほとんど電気を通さない絶縁体と考えることができる．この膜は非常に薄いので，膜の内外の電解質イオンにより，電気二重層を構成しており，大きな静電容量をもつ．

また，神経細胞や筋肉細胞は活動するときにK^+やCa^{++}などの電解質イオンが細胞膜のイオンチャネルを通過するので，膜の内外のイオン濃度に変化に伴う膜電位の変化を生じる．神経細胞間に形成されるシナプスの軸索で連続的な膜変位の変動，すなわち発火を生じて電気信号が伝達されると，その周辺では微小な磁場の変動を生じる．

このような電位の変動は線維の方向に伝わりやすく，また，電解質の導電率は環境温度に依存する．

表2に示すのは，主な生体組織の電気抵抗率で，この数字が大きいほど電気抵抗が大きく，電流が流れにくいことを示している．

b. 光学的特性

光が生体組織中を伝播するとき，そのエネルギーは生体組織により強く散乱され，一部は生体内部に存在するヘモグロビンと水に吸収される．

ヘモグロビンは波長が700 nmよりも短い可視

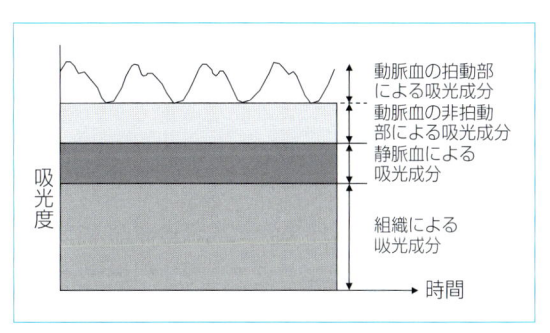

図1　脈波測定における酸素飽和度の測定原理

光を強く吸収し，水は波長が2,000 nmよりも長い中赤外光および遠赤外光を強く吸収する．したがって，波長がおよそ700 nmから2,000 nmまでの近赤外光はヘモグロビンおよび水に吸収されにくく，生体組織に深く浸透する．このため，光を用いた生体診断には近赤外光が用いられることが多い．

一方，生体組織が光を散乱する強さは波長が長くなるにつれて徐々に弱くなる．上述の近赤外光では吸収よりも散乱のほうが強いので，散乱によって歪められた光信号から，微小な吸収の情報を取り出すためにさまざまな工夫が必要である．

近赤外光を用いた検査で最も広く利用されるのは，血液の酸素化度に基づく手法である．すなわちヘモグロビンの酸素化および脱酸素化に伴う吸収スペクトルの変化を検出し，ヘモグロビンの酸素飽和度や血液量の変化を測定する．

例えば，パルスオキシメータの場合，近赤外光の2波長を入射すると，波長ごとに異なる割合でヘモグロビンに吸収され，図1に示すような，脈拍に応じて変動する光の減衰の差分から，動脈血

酸素飽和度と脈拍を無侵襲で測定できる．

c. 力学的特性

生体の力学的特性は，骨格の構造に基づく立体配置や骨格自体の物質としての強度などのマクロな観点から，軟組織自体の弾性，粘性，塑性などのミクロな観点まで幅広く考慮する．

各組織に含まれる細胞を構成する基本的な材料は20種類のアミノ酸のほか，ポリペプチドや多糖類などがあり，これらで構成される蛋白質や水などの材料が生体環境内で，大きさ・形状・配置などさまざまな条件により異なる柔らかい組織を構成する．筋肉や神経のように線維状に発達した組織では，その方向により異なる性質，すなわち異方性がある．また，骨など一部の組織ではカルシウムなどの結晶構造により，固い組織を構成する．さらに，電解質を含んだ水溶液に細胞が混在する血液や細胞液は流体としての特性をもつ．

生命活動によりこれらが移動し，位置姿勢が変化すると全体の形状が変化し，力学的な挙動が観測できる．

また，生体内部の組織はそれぞれ音の伝播する速度が表に示すように異なっている．組織の密度と音速の積を音響インピーダンスというが，音響インピーダンスの差が大きい境界面では，超音波が反射しやすい特性がある．これを応用するのが超音波検査で，反射が強いほど輝度が高く明るい画像になり，反射が弱いほど輝度が低く暗い画像になる．

表3に示すのは，主な生体組織における超音波の速度と吸収定数である．比較のために空気および水の中での特性も示している．

d. 熱的特性

生体の細胞内における物質代謝に伴う化学反応により，熱が産生される．骨格筋や肝臓の発熱量が多いが，消化管や脳，骨，血液などにおいてもわずかながら熱産生は行われる．発生した熱は主として血流により全身に輸送され，体表からの放出や呼吸，発汗の気化熱，尿などにより体外へ放出される．これらが平衡状態にあると体温はほぼ

表3　生体組織における超音波の特性

組織	音速（m/sec）	超音波の吸収定数（dBcm^{-1}）
空気	331	20
水	1,480	0.0014
脂肪	1,450	0.63
筋肉	1,585	1.3（線維方向） 3.3（線維と直角方向）
腎臓	1,561	1
肝臓	1,549	0.94
血液	1,570	0.18
骨	3,360	14
頭蓋骨	4,080	13
脳	1,541	0.85

一定に保たれるが，健常者の場合，食事や運動などによって1℃以内の日差変動を生じる．

体温は一定ではなく，体幹部は温度が高く，四肢などの末端はやや温度が低い．体温調節の中枢は視床下部に存在し，体温が高くなりすぎる場合は発汗が促進され，体温が低い場合は筋肉の震え，いわゆるシバリングなどにより熱産生を促進する．

なお，体表からの熱放出により弱い赤外線が放射されているので，赤外線センサを用いて非接触で体温を測定することが可能である．

B 電気・電子工学の基礎

1. 電気回路の基礎

a. 電流の定義

陽子とともに原子を構成する電子のうち，比較的自由に動く状態にあるものを自由電子という．一般的には，自由電子の運動状態の物理的性質を電気現象とよぶ．自由電子に電界や磁界が作用して自由電子が一定方向に動く現象を電流という．具体的には1秒間に1[C]の電荷が移動したとき，すなわち約 6.24×10^{18} 個の電子が通過するとき，1[A]の電流が生じたと定義する．

b. 電圧の定義

電子や陽子などの電荷が空間に力を及ぼすとき，電荷の強さおよび電荷からの距離に応じた電場のポテンシャル，もしくは保存力を生じる．これを静電ポテンシャルもしくは電位という．電圧とは二点間の電位差のことである．電位差のSI単位はJ/Cで表すが，一般的には電圧の単位としてVを用いる．一般的に用いられている乾電池の電圧は1.5[V]であり，家庭用コンセントの電圧は100[V]である．

c. 抵抗の定義

物質には金属のように電流が流れやすいものと，ゴムのように電流が流れにくいものがある．電流が流れやすいものを導体，流れにくい物を不導体もしくは絶縁体とよぶ．

導体も種類によって電流の流れにくさに程度があり，これを電気抵抗という．電気抵抗の大きい物質ほど電流が流れにくい．

抵抗の大きさはΩを用いて表す．ある導体に1[V]の電圧をかけて1[A]の電流が流れるとき，その導体の抵抗値は1[Ω]である．

d. 回路記号

電池や抵抗などの素子を接続し，電流の流れる経路を構築したものを電気回路という．素子の実際の形状や位置関係を考慮せず，電気の接続のみを表現するために，しばしば回路図を用いる．

回路図を描くための記号を電気用図記号という．国際的に共通の記号が用いられるように，JISによって図記号が定められている．基本的な図記号を**表4**に示す．

e. SI単位系

科学技術の発展とともに重力単位や電気系の単位が統一され，1960年に国際度量衡総会でSI単位系として採択された．日本ではこれに基づき，1992年に計量法が全面改正されて法定計量単位をSI単位系に移行した．

SI単位では長さ，質量，時間，電流，温度，物質量，光度の7つについてのSI基本単位を規定し，さらに，これを組み合わせたSI組み立て単位を構成する．ただし，組み立てに使用される基本単位が多くなると表記が複雑になるので，一部の単位には固有名称を与えている．

表5に使用頻度の高い基本的なSI単位を示す．

表4 基本的な電気用図記号

電気部品	図記号
直流電源	
交流電源	
スイッチ	
抵抗	
可変抵抗	
コンデンサ	
電解コンデンサ	
可変コンデンサ	
コイル	
トランス	

表5 基本的なSI単位

物象の状態量	単位の名称	単位記号
電圧，起電力	ボルト	V
電流	アンペア	A
電気抵抗	オーム	Ω
電力，工率	ワット	W
コンダクタンス	ジーメンス	S
周波数	ヘルツ	Hz
仕事，熱量	ジュール	J
電気量	クーロン	C
静電容量	ファラッド	F
インダクタンス	ヘンリー	H
磁束	ウェーバ	Wb
磁束密度	テスラ	T
放射能	ベクレル	Bq
吸収線量，カーマ	グレイ	Gy
線量当量	シーベルト	Sv
力	ニュートン	N
圧力，応力	パスカル	Pa

表6 単位に付ける接頭辞

記号	接頭辞	乗数
Y	ヨタ	10^{24}
Z	ゼタ	10^{21}
E	エクサ	10^{18}
P	ペタ	10^{15}
T	テラ	10^{12}
G	ギガ	10^{9}
M	メガ	10^{6}
k	キロ	10^{3}
h	ヘクト	10^{2}
da	デカ	10
d	デシ	10^{-1}
c	センチ	10^{-2}
m	ミリ	10^{-3}
μ	マイクロ	10^{-6}
n	ナノ	10^{-9}
p	ピコ	10^{-12}
f	フェムト	10^{-15}
a	アト	10^{-18}
z	ゼプト	10^{-21}
y	ヨクト	10^{-24}

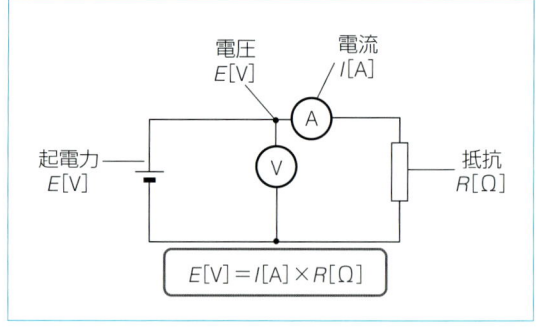

図2 オームの法則の概念

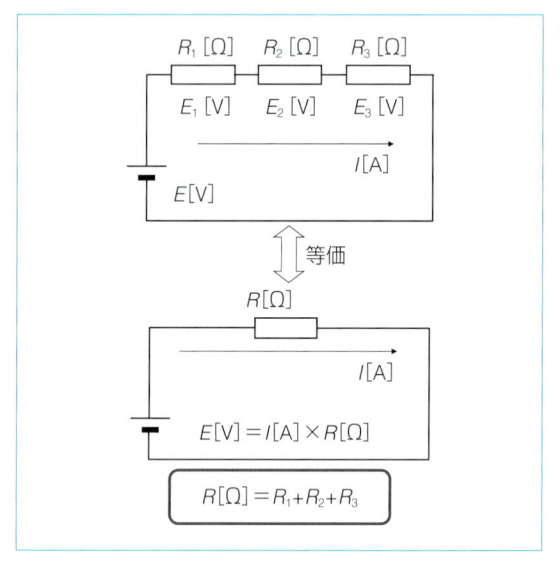

図3 抵抗の直列接続

f. 接頭辞

各物理量に基準となる1つの単位を設定し，10の累乗倍の数を示す接頭辞をつけることで，大きな量や小さな量を表すことができる．接頭辞の利用により，例えば，重さについてグラムやトンなどの異なる単位を使用することなく，共通の単位で物理量を扱うことが可能になる．

現在は，10^{-24}～10^{24}までの接頭辞が定められている．これを表6に示す．

g. オームの法則（Ohm's law）

電気抵抗が大きいほど電流は流れにくく，抵抗が小さいほど電流は流れやすくなる．抵抗値が$R[\Omega]$である導体に$E[V]$の電圧をかけたときに，流れる電流の値が$I[A]$であるとすると，電圧，電流，抵抗の間には式（1）で表すことができる関係が成立する．この関係式をオームの法則という．図2にこの概念を示す．

$$E = I \times R \quad \cdots\cdots\cdots\cdots\cdots\cdots\cdots (1)$$

h. 抵抗の直列接続

電気抵抗を複数接続しているとき，抵抗R_1に流れた電流がそのままR_1に接続する抵抗R_2に流れるとき，抵抗R_1と抵抗R_2は直列接続していると表現する．すなわち，直列接続している抵抗に流れる電流の値はすべて等しくなる．

図3に示したように，3つの抵抗が直列接続した状態を考え，これらに流れる電流の値をIとすると，各抵抗R_1，R_2，R_3の端子電圧E_1，E_2，E_3は，それぞれ，$E_1 = I \times R_1$，$E_2 = I \times R_2$，$E_3 = I \times R_3$となる．電源の電圧Eはこれらの端子電圧の和と等しいので，$E = E_1 + E_2 + E_3 = I \times (R_1 + R_2 + R_3)$が成立する．したがって，直列接続している抵抗の合成抵抗Rは式（2）のように，そ

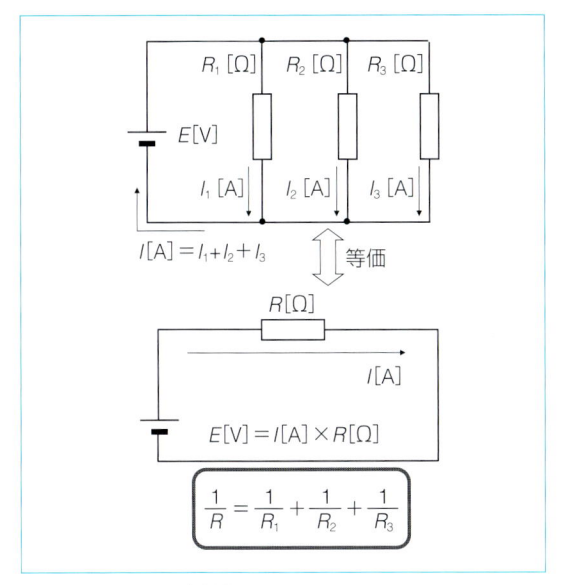

図4 抵抗の並列接続

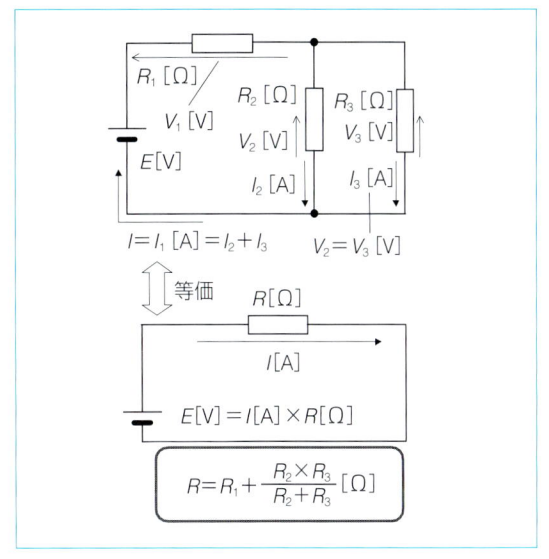

図5 抵抗の直並列接続

れぞれの抵抗値の和として計算することができる．

$$R = R_1 + R_2 + R_3 \quad \cdots\cdots\cdots\cdots\cdots\cdots (2)$$

i. 抵抗の並列接続

電気抵抗を複数接続しているとき，それぞれの抵抗の両端が共通するように接続すると，各抵抗の端子電圧が等しくなる．このような接続を抵抗の並列接続と表現する．並列接続では，オームの法則を用いて各抵抗ごとに流れる電流を求めることができる．例えば，**図4**に示したように，3つの抵抗が並列接続した状態を考え，各抵抗 R_1，R_2，R_3 に流れる電流の値をそれぞれ I_1，I_2，I_3 とすると，電源の電圧 E を用いて，それぞれ，$I_1 = E/R_1$，$I_2 = E/R_2$，$I_3 = E/R_3$ となる．すなわち，並列接続では各抵抗に流れる電流は抵抗値に反比例する．

したがって，電源から流れる全電流が各抵抗値に反比例して分配されるので，全電流の値を I とすると，$I = I_1 + I_2 + I_3 = E \times (1/R_1 + 1/R_2 + 1/R_3)$ が計算できる．

並列接続している抵抗の合成抵抗 R を考えると，オームの法則より $I = E \times (1/R)$ なので，式（3）が成立することがわかる．

$$1/R = 1/R_1 + 1/R_2 + 1/R_3 \quad \cdots\cdots\cdots (3)$$

すなわち，並列接続では合成抵抗 R の逆数は各抵抗 R_1，R_2，R_3 の逆数の和に等しい．

j. 抵抗の直並列接続

複数接続する抵抗のうち，**図5**に示すように，一部の抵抗が並列接続しており，これに別の抵抗が直列接続している場合がある．このような回路では，まず並列部分の合成抵抗を算出した後，この合成抵抗と直列接続していると考えて全体の合成抵抗を求めることができる．

全体の合成抵抗を算出した後，直列接続している抵抗の端子電圧を求め，さらに並列接続の合成抵抗の端子電圧から，それぞれに流れる電流値を計算することができる．

k. キルヒホッフの法則（Kirchhoff's law）

多くの抵抗や電源が複雑につながった回路，すなわち回路網で，電流の代数和あるいは電圧の代数和に注目すると計算が容易になる．これらの代数和についての法則をキルヒホッフの法則という．

電流の代数和に注目した「入ってくる電流を＋，出ていく電流を－とすると電気回路の任意の点に出入りする電流の代数和はゼロとなる」という関

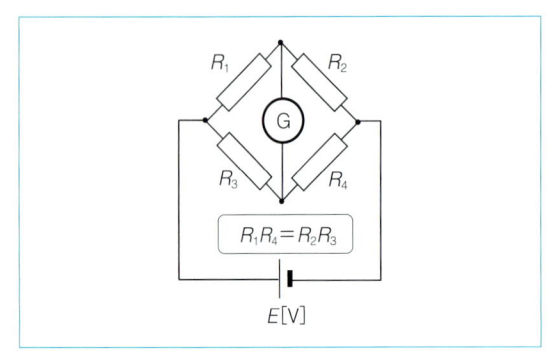

図6 ホイートストンブリッジ

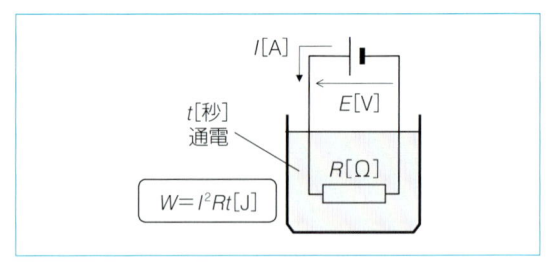

図7 ジュールの法則による熱の発生

係をキルヒホッフの第一法則という．

また，ある点を出発し回路を一周して出発点に戻る回路を閉回路というが，「回路網中の任意の閉回路において，一定の方向に作用する起電力の代数和と，同じ方向に生ずる電圧降下の代数和は等しい」という関係が成立する．これをキルヒホッフの第二法則という．

1. ホイートストンブリッジ(Wheatstone bridge)

ホイートストンブリッジはホイートストンが実用化した4辺ブリッジ回路で，本来は直流の抵抗を比較測定するために用いられた．平衡点を求める方法なので正確な測定が可能である．図6に示すように，4つの抵抗と検流計Gを使用し，抵抗の任意の1つに圧力変化や温度変化で抵抗値が変化するセンサを使用する方法が，医用計測回路では用いられる．

ホイートストンブリッジが平衡であるとき，検流計Gに流れる電流は0となる．これはすなわち検流計Gの両端の電位差が0であり，R_1とR_3の端子電圧およびR_2とR_4の端子電圧が等しくなっていることを意味している．したがって，$R_1R_4=R_2R_3$が成立する．これは，キルヒホッフの法則を用いて簡単に算出することができる．

2. 直流回路の性質

a. 直流の概念

時間の経過とともに大きさが変動しても，流れる向きが変化しない電流を直流電流といい，これによって生じる電位差を直流電圧という．

狭義では，大きさが変化しない場合のみを直流と考え，大きさが変化するものは脈流として区別する場合がある．

直流電流は，歴史的な慣習から電源の正極(+)から負極(−)に流れるとして定義されているが，上述のように，電流が自由電子の移動として定義されており，電子は負極より供給されて正極に移動するので，電流の向きと電荷の移動する向きは反対になる．

b. 電力の概念

電気が行う仕事の大きさは単位時間あたりの仕事量，すなわち仕事率で表す．これを電力といい，単位としてWを用いる．

電力P[W]は電圧E[V]と電流I[A]の積として式(4)で求められる．

$$P = E \times I \quad \cdots\cdots(4)$$

c. ジュールの法則

抵抗に電流を流すと，抵抗中の粒子と電子の衝突により，電気エネルギーが粒子の運動エネルギーに変換され，温度が上昇する．このエネルギーをジュール熱といい，抵抗R[Ω]に電流I[A]がt秒間流れたとき，その抵抗で発生する熱量W[J]は式(5)で求められる．これをジュールの法則という．図7にこの概念を示す．

$$W = I^2Rt \quad \cdots\cdots(5)$$

上式はオームの法則，および電力の式(4)を用いて以下のように記述することもできる．

$$W = EIt = Pt \quad \cdots\cdots(6)$$

3. 交流回路の性質

a. 交流の概念

電源電圧の変化に応じて電流の大きさは変化するが，時間の変化に伴って，電流の流れる向きが周期的に正方向と逆方向の交互に変化するような電流を交流という．ただし，上述したように大きさが変化しても向きが変化しない電流は広義の直流である．

電力会社が発電機で作り出して供給している電気は商用交流という．商用交流は家庭用のコンセントなどを通じて利用することができる．発電機の内部にあるコイルが1回転すると1周期の正弦波が生じる．1秒間に現れる正弦波の数を周波数といい，その単位はHzを用いる．なお，日本の商用交流の場合，大井川以西では60[Hz]であり，大井川以東では50[Hz]で発電し，供給されている．

なお，周期的に大きさと向きが変化すれば，矩形波や三角波など正弦波以外の波形も交流と考える．

b. 瞬時値・最大値・実効値・平均値

常に変化している交流の大きさと向きを表すために，時間と振幅のそれぞれに注目して表す方法がある．

瞬時値は任意の時刻における交流の値を表す．

最大値は，変化し続ける瞬時値のうち，最大の値を表す．

実効値は，交流における電流・電圧の大きさを直流における電流・電圧に換算したときに相当する値をいう．具体的には，交流の仕事量，すなわち発生する熱量に換算し，1周期あたりの平均値として算出する．正弦波交流の実効値は最大値の$1/\sqrt{2}$である．例えば，家庭用の商用交流は一般に100[V]とされているが，これは実効値を表し最大値は約141[V]である．

なお実効値は，平均値と混同されがちであるが，平均値は瞬時値の正の範囲を1/2周期にわたって積分し，周期で割って平均した値として定義されており，実効値とは異なる．

通常の正弦波交流は1周期の瞬時値の算術平均が0なので，1/2周期で計算する．正弦波交流の平均値は最大値の$2/\pi$である．

c. 抵抗(R)の基本的性質

交流回路においても抵抗は直流回路と同様に考えることができる．すなわち，周波数に関係なく，電圧・電流の瞬時値と抵抗値の間にオームの法則が成立する．

d. コンデンサ(C)の基本的性質

コンデンサは，図8に示すように，平行に向かい合わせた2枚の金属板を電源に接続すると+側に接続している板には正電荷が，−側に接続している板には負電荷が蓄えられる性質を利用した蓄電素子である．コンデンサに蓄えられる電荷の量$Q[C]$は加えられる電圧$E[V]$，平行板の面積A

サイドメモ：周波数変換所

50[Hz]と60[Hz]のそれぞれの電力系統は，周波数変換所でいったん直流に変換したのち，周波数変換して接続されている．これは，災害などによってそれぞれの系統で供給能力が低下した場合，これを補うために電力を供給し合うためである．

ただし，2012年初めの時点で，国内すべての周波数変換所を利用しても，変換できるのは最大100万kWなので，有事の際に不足分をすべて供給し合うことができないことが指摘され，この能力を増大することが検討されている．

平行板の面積 $A[m^2]$
誘電率 ε
平行板の間隔 $d[m]$
電荷 $Q[C]$
電源の起電力 $E[V]$

$$Q = \varepsilon \frac{A}{d} E [C]$$

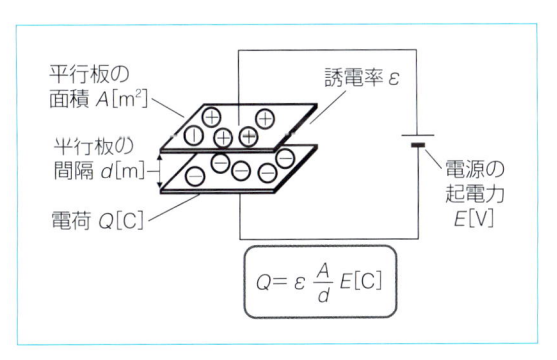

図8 コンデンサの原理

[m²], 平行板の間隔 d[m] を用いて式 (7) で与えられる. ただし, ε は平行板の間の絶縁物の種類によって決まる定数で誘電率という.

$$Q = \varepsilon AE/d \quad \cdots\cdots\cdots\cdots\cdots\cdots (7)$$

$C = \varepsilon A/d$ を用いると, 式 (7) は式 (8) のように簡潔に記述することができる.

$$Q = C \times E \quad \cdots\cdots\cdots\cdots\cdots\cdots\cdots (8)$$

ここで, C は静電容量といい, コンデンサに電荷を蓄える能力を示している. 静電容量の単位はF(ファラッド)で, コンデンサに1[V]の電圧を加え, 1[C]の電荷が蓄えられたとき, そのコンデンサの静電容量は1[F]である.

なお, 電子回路に用いるコンデンサの静電容量は非常に小さく, 単位としてpF(ピコファラッド)あるいはμF(マイクロファラッド)を使う.

e. コイル(L)の基本的性質

1) コイルによる磁束の発生

電線をリング状に巻いたものを, その形状にちなんでコイルという. 図9に示すように, 電線を密接して筒型になるように巻いたものを特にソレノイドコイルという.

電線に電流を流すと, 電線を中心とすると同心円状の磁界を生じるが, ソレノイドコイルに電流を流すと, コイルの中心線に沿って磁力線が集中した磁束となる. これにより, コイルの周囲に磁界を生じる. 右手の親指以外の指が電流の流れる向きを指し示すようにコイルに沿って丸めたとき, 伸ばした親指の指し示す方向がN極になる.

電流を流しているコイルの中に鉄, ニッケルなどの強磁性体, 例えば鉄心を入れるとコイルの生じる磁力線が磁気抵抗の小さい鉄心に集中し, 鉄心のもつ磁区(分子磁石)を同じ方向に整列させる. この結果, 鉄心から強い磁力線が出て磁石になる. これを電磁石という. 電磁石はコイルの電流を切れば基本的には磁石の性質を失う.

2) 電磁誘導の原理

磁界中で鉄などの導体を動かすと電流が流れる現象を電磁誘導という. このとき, 磁束密度 B [Wb/m²]の磁界中にある長さ l[m]の導体が速度 v[m/s]で動くときに生じる起電力 e[V]が式 (9) で表される.

$$e = Blv \quad \cdots\cdots\cdots\cdots\cdots\cdots\cdots (9)$$

一方, コイルの中に棒磁石を差し入れたり引き抜いたりすると, コイルの中を通る磁束が変化する. この変化を妨げるようにコイルには起電力を生じる. コイル中の磁束が変化することは磁界中でコイルを動かすのと同義であり, 発電機はこの原理を利用して発電している. このときの起電力 e[V]はコイルの巻数 N, および単位時間あたりの磁束の変化量 $\Delta\phi/\Delta$, すなわち微小な時間 Δt[sec]に変化した磁束の量 $\Delta\phi$[Wb]を用いて式 (10)で求められる.

$$e = -N(\Delta\phi/\Delta t) \quad \cdots\cdots\cdots\cdots (10)$$

なお, 式中の負号は磁束の変化を妨げる向きに起電力が生じることを意味する.

3) 自己誘導による逆起電力

コイルに電流を流したときに生じる磁束はコイル自身を貫くので, この磁束変化に応じた電磁誘導により, 磁束の変化を妨げる向きの電流を生じる起電力を発生する. このように, コイルに流れる電流によってコイル自体に起電力が誘導される現象を自己誘導という. この概念を図10に示す.

自己誘導により生じる誘導起電力 e[V]は電流が変化する割合 $\Delta I/\Delta t$, すなわち微小な時間 Δt[sec]に変化した電流値 ΔI[A]に比例する. この比例定数を L とすると式(11)が成立する.

$$e = -L\Delta I/\Delta t \quad \cdots\cdots\cdots\cdots\cdots (11)$$

式(11)を変形して式(12)で L が得られる.

$$L = -e/(\Delta I/\Delta t) \quad \cdots\cdots\cdots\cdots (12)$$

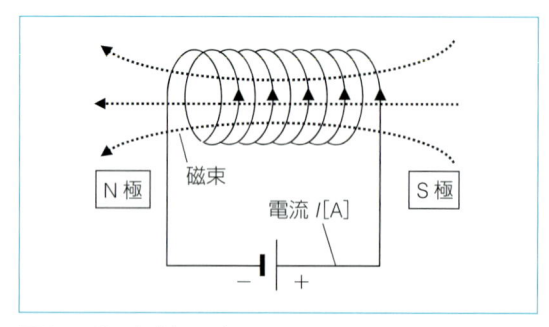

図9 ソレノイドコイル

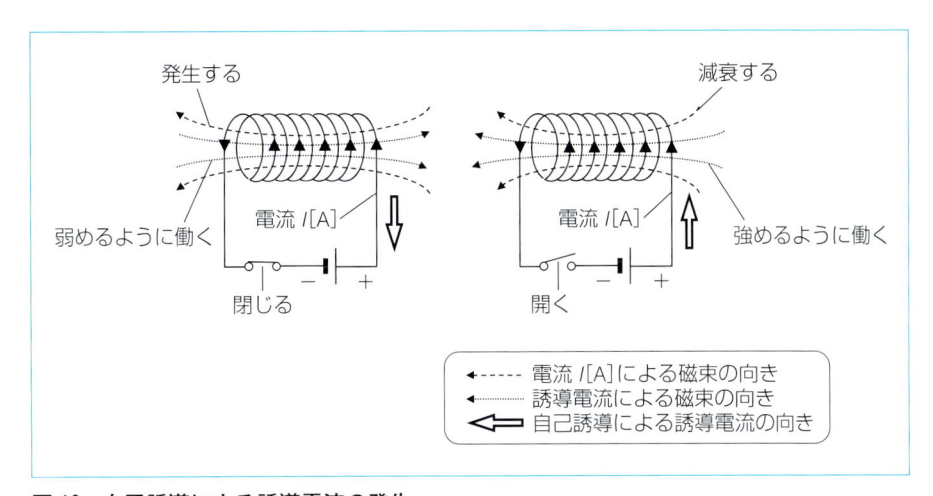

図10 自己誘導による誘導電流の発生
スイッチの開閉で自己誘導による逆方向の誘導電流を発生する．

この L を自己インダクタンスといい，単位は H（ヘンリー）を用いる．コイルに流れる電流を1秒あたり1[A]の割合で変化させて，1[V]の起電力を生じたときの自己インダクタンスが1[H]である．ヘンリーでは単位が大きすぎるので，実用上はmH（ミリヘンリー）を使用する．

f. インピーダンスとその周波数特性

インピーダンスとは，交流回路において電圧と電流の瞬時値の比である．これはオームの法則を拡張したもので，直流回路における抵抗に相当する．単位は Ω を用いる．

コンデンサに流れる交流電流の大きさ I[A]は，1秒間に通過する電荷の量に比例する．すなわちコンデンサの静電容量 C[F]，充放電の行われる回数，すなわち周波数 f[Hz]または角周波数 ω[rad/s]（$\omega = 2\pi f$），および加えられた電圧 E[V]に比例し，式(13)で表される．

$$I = \omega CE \quad \cdots\cdots (13)$$

式(13)を変形したのが式(14)である．

$$I = E/(1/\omega C) \quad \cdots\cdots (14)$$

式(13)とオームの法則である $I = E/R$ と比較し，交流電圧を加えたときのコンデンサのインピーダンスが $1/\omega C (= 1/2\pi fC)$ で表される．すなわちコンデンサのインピーダンスは周波数 f[Hz]に反比例する．コンデンサのみのインピーダンスは，その絶対値を X_C で表し，特に容量性リアクタンスとよぶ．

一方，コイルに交流電圧を加え電流を流すとコイルには磁束を生じる．交流は時間とともに大きさと方向が変わるので，それによって生じる磁束の大きさと方向も電流と同期して変化する．この磁束の変化はコイルに逆起電力を誘起する．

交流電圧を加えたときのコイルに流れる電流を妨げようとする働きは自己誘導作用の大きさ，すなわち自己インダクタンス L[H]に比例し，また電流の変化する速さ，すなわち周波数 f[Hz]に比例する．コイルのみのインピーダンスは特に誘導性リアクタンスといい，その絶対値を $X_L = 2\pi fL$[Ω]で表す．

4. 半導体の性質と用途

a. 半導体の概念

物質には電流が流れやすい導体と，流れにくい絶縁体があることはすでに記載したが，室温における電気伝導度が導体と絶縁体の中間程度になる物質が存在する．このような物質を半導体とよぶ．半導体にはシリコン，ゲルマニウムなどのⅣ族元素のように，その物質特有の物性である真性半導体と，真性半導体に不純物を混合した不純物半導体がある．

例えば，シリコンに五価のヒ素をわずかに加えると，ヒ素の5個の価電子のうち4個がシリコンと共有結合し，余分な1個の電子が電荷の動きを担うキャリアとして，電気を伝導する．このようなものをN型半導体とよぶ．また，三価のインジウムやホウ素を加えて，電子が1個不足した空席を正孔(hole)とよび，電子と同様に電気を伝導する．このようなものをP型半導体とよぶ．

b. ダイオードの基本的性質

ダイオードはP型半導体とN型半導体を接合した「PN接合」をもつ，最も基本的な半導体素子で，検波回路や整流回路に使われている．PN接合では電子と正孔が結合して消滅し，空乏層ができる．P型半導体側の電極をアノード，N型半導体側の電極をカソードとよぶ．ダイオードの外形を見ると，アノードとカソードを区別するために，図11のようにカソード側に線や点がマークされている．

ダイオードには一定の方向にしか電流を流さない作用，すなわち「整流作用」がある．

アノード，すなわちP型半導体に＋の電圧を，カソード，すなわちN型半導体に－の電圧をそれぞれ加える接続を順方向接続という．図12に示すように，P型半導体内の正孔は－側に引き寄せられ，N型半導体内に流れ込む．逆に，N型半導体内の電子はP型半導体内を通り，＋側に流れていく．すなわち，電流はP型半導体からN型半導体のほうに流れ込む．

上記と逆にP型半導体に－の電圧を，N型半導体に＋の電圧をそれぞれ加える接続を逆方向接続という．図13に示すように，－側にP型半導体の正孔が引き寄せられるが，N型半導体には正孔がほとんどないのでN型半導体からは何も流れてこない．つまり，P型半導体内の正孔が－側に引き寄せられて再分布し，空乏層が広がるだけで電気の流れはない．同様に，N型半導体内においても電子が＋側に引き寄せられるだけでP型半導体から何も流れてこないので，電流は流れない．逆方向接続において，どんなに高い電圧をかけても電流を阻止できるわけではなく限界があ

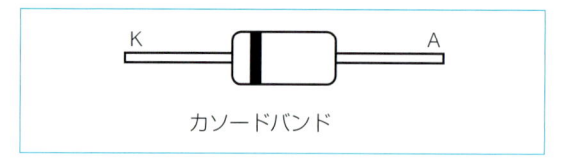

図11 ダイオードの外観

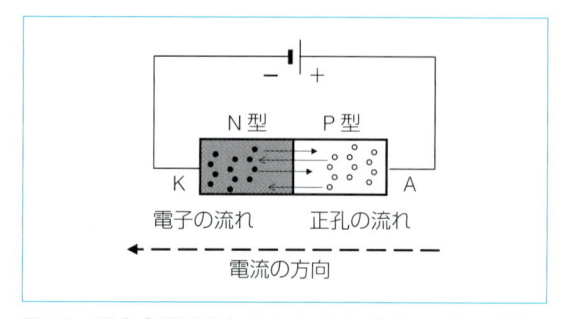

図12 順方向電圧を加えたときのダイオードの動作

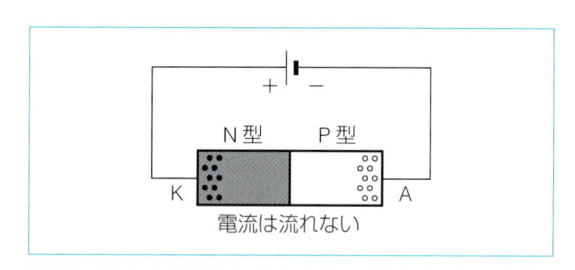

図13 逆方向電圧を加えたときのダイオードの動作

る．この限界の電圧を耐圧，もしくは「降伏電圧」という．降伏電圧で逆方向に電流が流れ出す現象を降伏現象という．

これらの基本特性を図14に示す．

c. トランジスタの基本的性質

トランジスタとは電気信号を増幅する半導体素子で3つの電極をもつ素子である．名称はtransfer of signals through varistorからの造語で，基本的にはP型半導体とN型半導体を交互に組み合わせたN―P―NもしくはP―N―Pの三層構造により電流を増幅する素子である．外部からの入力電流によって各層の電流を制御するものをバイポーラ接合トランジスタ(bipolar junction transistor；BJT)とよぶ．

電荷の入力および出力をそれぞれ，エミッタE

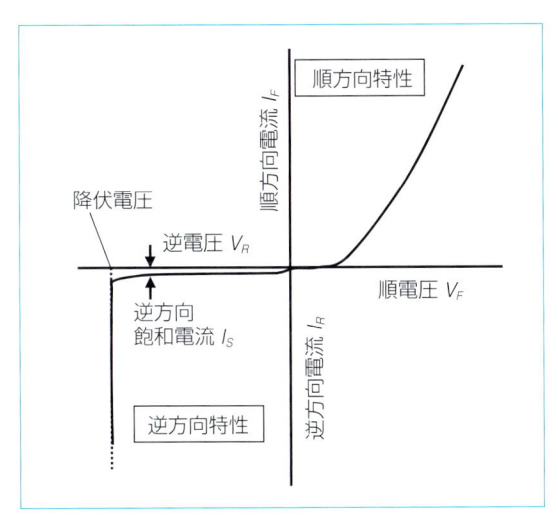

図14 ダイオードの基本特性

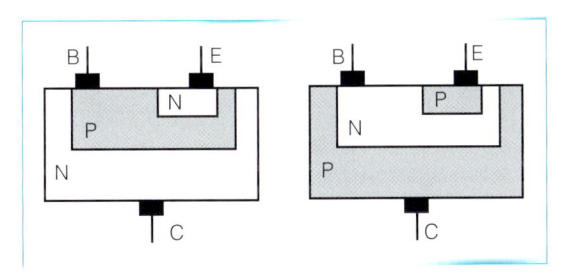

図15 トランジスタの構造
(左：NPN 型，右：PNP 型)

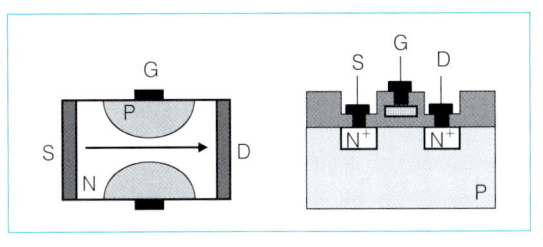

図16 FET の構造
(左：接合型，右：MOS 型)

(emitter)，コレクタ C(collector)とよび，制御電流の入力をベース B(base)という．一般的にトランジスタという場合，BJT のことをいう．図15に BJT の構造を示す．

d. FET の基本的性質

外部からの入力電圧(電界)により電流，すなわち単一のキャリア(電子もしくは正孔)を制御するものを電界効果トランジスタ(field effect transistor；FET)という．

電界効果トランジスタは，電流の通過する領域が N 型半導体もしくは P 型半導体のいずれかのみである．N 型半導体を電流が通過するものをN チャネル型といい，P 型半導体を電流が通過するものを P チャネル型という．ここで，チャネルとは電流の通り道の意味である．電界効果トランジスタでは，バイポーラ(bipolar)接合トラン

ジスタのコレクタ，エミッタ，ベースに相当する電極をそれぞれ，ソース S(source)，ドレイン D(drain)，ゲート G(gate)という．ソースからドレインに移動する電子もしくは正孔を，ゲートに印加した電圧によって制御するので電圧制御型トランジスタとして分類する．N チャネル型 FETの場合，ゲートに正電圧を加えるが，P チャネル型 FET の場合，ゲートに負電圧を加えて制御する．

FET はバイポーラ接合トランジスタと比較して入力の電流を要さず，電圧変化による動作なので，入力抵抗が非常に高く，生体計測装置のような高入力インピーダンスを必要とする計測回路の増幅回路に適している．

e. FET の種類

FET には構造の違いによりいくつかの種類が存在するが，比較的よく用いられるものとして接合型 FET(junction FET)と MOSFET(metal ox-

---

サイドメモ：FET の使用方法

FET は入力インピーダンスが高いので医療機器に用いられるとされているが，FET 単独で使用されることはほとんどない．

患者からの生体信号を増幅するための回路は差動増幅を容易に実現するオペアンプを組み合わせて設計されているからである．

一方，オペアンプ自体は IC 化されているので内部構造を意識することは少ないが，数十から数百のトランジスタが相補的に組み合わされた回路構成となっており，医療機器には用いられるオペアンプの内部，特に入力段は FET で構成されて，高入力インピーダンスを実現している．

表7 半導体素子の電気用図記号

名称	図記号
ダイオード	A ─▶├─ K
NPN型トランジスタ	(C, B, E)
PNP型トランジスタ	(C, B, E)
接合型FET	(D, G, S)
MOSFET	(D, G, S)

ide semiconductor FET)がある.

接合型FETは**図16**のようにP型半導体とN型半導体が接合した構造をもつ．ゲートに電圧が印加していないとき，電流はチャネルを通じて流れるが，電圧を印加するとその効果によりチャネルに空乏層を生じて，電流が制限される．

MOSFETはゲートとチャネルの間に存在する薄い金属酸化物(ポリシリコン)によってソースとドレインが絶縁されて電流が流れないが，ゲートに電圧を印加すると，電圧を加えると，ゲートの接続部を中心とする電界を生じて，キャリアの通過する領域を生じたり，あるいは逆に制限されたりする．その効果によって結果として電流が制御される．

いずれの方式でも，ゲートに電圧を印加した効果により電界を生じて電流を制御するので，ゲートから電流はほとんど流れない．このため，上述したように，入力インピーダンスが高いという特徴をもつが，その方式の違いより，MOSFETの入力インピーダンスは$10^9 \sim 10^{12}$[Ω]以上であり，接合型FETの入力インピーダンスの$10^8 \sim 10^{11}$[Ω]と比較して，大きくなっている．

f. 半導体素子の電気用図記号

半導体素子は電流を特定の方向にのみ通過させる性質があるので，これらを表現する図記号中に電流の流れる向きを矢印で示している．

主な半導体素子の電気用図記号を**表7**に示す．

参考文献

1) 嶋津秀昭，若松秀俊，北村清吉，他：臨床検査学講座 医用工学概論．医歯薬出版，2005
 ※臨床検査技師の医用工学全般について広く学ぶことができる
2) 若松秀俊，本間達：医用工学—医療技術者のための電気・電子工学—．共立出版，2003
 ※電気回路・電子回路・増幅回路・ディジタル回路の基礎理論について，多くの図を用いてわかりやすく解説している
3) 田頭功，清水芳雄：臨床検査技術学16 医用工学概論 第3版．医学書院，2002
 ※医用工学について大きな図を用いてわかりやすく解説している
4) 久保田博南：電気システムとしての人体 からだから電気がでる不思議．講談社，2001
 ※生体のもつ電気的特性について，その発見や利用法などについてわかりやすく説明されている
5) 若山芳三郎：電気の理論．啓学出版，1976
 ※高校数学で電気の理論をわかりやすく解説している

第2章 医用機器・設備

学習のポイント

❶ 測定した信号を増幅するために，半導体を組み合わせた増幅回路が構成し，このとき混雑する電磁雑音を除去するためにフィルタ回路が用いられている．
❷ アナログ信号を2進数で数値化するために，論理回路を組み合わせたディジタル回路が用いられている．
❸ 測定した生体信号を記録し，通信するために変調回路が用いられている．
❹ 医用機器を安全に使用するために，生体の電気刺激に対する特性を考慮した許容範囲が定められており，これに基づいて医用機器に関するさまざまな安全対策が定められている．

本章を理解するためのキーワード

❶ 増幅回路
外部からエネルギー供給を受けて，元の信号と同じ波形に変換する回路を増幅回路という．

❷ 安全対策
人体や機器に不正な電流が流れると，生命活動に支障を生じ，あるいは機器の故障を誘発するので，これを回避するためのさまざまな対策を安全対策という．

❸ アナログ回路
入力信号に伴って連続的に出力電圧が変化する電気回路をアナログ回路という．

❹ ディジタル回路
入力信号の電圧が，しきい値を超えたときに出力電圧が断続時に変化する電気回路をディジタル回路という．

❺ サンプリング
アナログ信号を一定の時間間隔で測定してディジタル信号に変換することをサンプリングという．

A 医用電子回路

1. アナログ回路

a. フィルタ回路とその時定数および遮断周波数

1）ハイパスフィルタ (high pass filter)

コンデンサは上述したように電荷を蓄える性質があるので，接続している電源の正負が変わる頻度が高い，すなわち周波数が高いほど電流が流れやすい性質をもつ．しかし，抵抗は周波数依存性がないので，すべての信号を通過する．一方，コンデンサと抵抗を接続した図1のCR回路の場合，高い周波数領域の成分はコンデンサを通過しやすいが，低い周波数領域の成分は通過しにくい

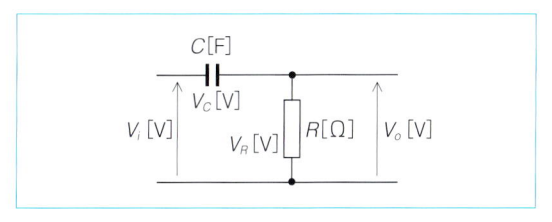

図1　コンデンサと抵抗を用いたハイパスフィルタ

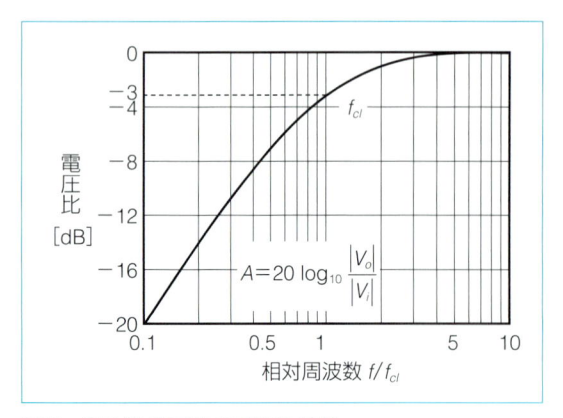

図2　CR微分回路の周波数特性

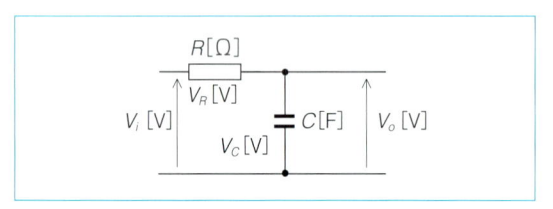

図3　コンデンサと抵抗を用いたローパスフィルタ

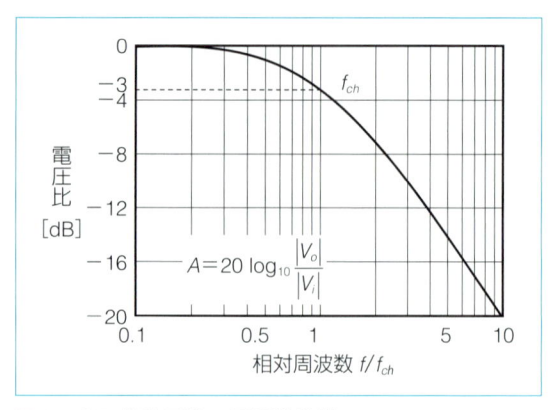

図4　CR積分回路の周波数特性

ので，低い周波数領域を遮断し，高い周波数領域を通過するフィルタ回路として動作する．コンデンサを通過した高い周波数領域の成分は抵抗に流れ，同時に出力側で測定することができる．このため，この回路はハイパスフィルタもしくは高域濾波回路とよばれる．また，遮断する周波数成分に注目して，ローカットフィルタ（low cut filter）もしくは低域遮断回路ともいう．

このフィルタを通過した信号成分の出力は，**図2**に示すような周波数特性となり，入力信号の$1/\sqrt{2}$倍（$-3[dB]$）となる周波数を，低域遮断周波数という．この回路の時定数は$\tau = CR[秒]$，低域遮断周波数$f_{cl} = 1/(2\pi CR)$で与えられる．

矩形波を入力した場合，近似的な微分波形が出力されることから微分回路ともよばれる．

2）ローパスフィルタ（low pass filter）

抵抗とコンデンサを**図3**のように接続したRC回路の場合，入力信号の高い周波数領域の成分はコンデンサを通過して入力側に戻りやすいが，低い周波数領域の成分は通過しにくいので，回路から出力されやすい．このため，結果的に低い周波数領域を通過し，高い周波数領域を遮断するフィルタ回路として動作する．このため，この回路はローパスフィルタもしくは低域濾波回路とよばれる．また，遮断する周波数成分に注目して，ハイカットフィルタ（high cut filter）もしくは高域低域遮断回路ともいう．

このフィルタを通過した信号成分の出力は，**図4**に示すような周波数特性となり，入力信号の$1/\sqrt{2}$倍（$-3[dB]$）となる周波数を高域遮断周波数という．この回路の時定数もハイパスフィルタと同様に，$\tau = CR[秒]$，高域遮断周波数$f_{ch} = 1/(2\pi CR)$で与えられる．

矩形波を入力した場合，近似的な積分波形が出力されることから積分回路ともよばれる．

サイドメモ：さまざまなフィルタ

フィルタ回路には上記の2つのほかに，必要な範囲の周波数のみを通過し，他の周波数を減衰させるバンドパスフィルタ（帯域通過フィルタ），ほとんどの周波数はそのまま通すが，特定の帯域だけを減衰するバンドエリミネーションフィルタ（帯域除去フィルタ）などがある．

フィルタ回路の原理を説明するために，コンデンサと抵抗を組み合わせたCR回路がしばしば用いられるが，電気抵抗を用いると信号の減衰が無視できなくなることや，CR回路を2段重ねた回路より優れた特性をもつ場合が多いので，コイルとコンデンサを組み合わせたLCフィルタが一般的に用いられる．

b. 電源回路（整流，平滑）

　医療機器を含む多くの電子機器を制御する電子回路は直流で動作するように設計されている．乾電池を利用する場合もあるが，電力が大きい場合や連続的に使用する場合，商用交流を利用するのが一般的である．商用交流から利用する周波数，電力などを変換して供給する電子回路を電源回路という．

　電源回路で直流を供給する場合，トランスなどで交流の電圧を変換した後，整流回路で交流から直流に変換し，平滑回路で変動の少ない一定の電圧となるように調節する．

1）半波整流

　順方向電圧が加わったときのみ電流を流すダイオードの整流作用を利用して，交流を直流に変える整流回路が構成できる．

　図5のように交流電源にダイオードを接続して，左上図のような正弦波形の電圧を印加すると，入力電圧が＋であるときに出力が現れ，入力電圧が－のとき出力が0になる．このように入力波形の半分が出力波形として現れることから，この回路を半波整流回路という．

2）全波整流

　4個のダイオードを用いて図6(a)のようなブリッジを構成すると，入力電圧が－のときに半波整流では利用できなかった電流が反転して＋となり，利用できるようになる．半波整流と異なり，すべての波形を利用可能なので，これを全波整流という．

　全波整流では半波整流のほぼ2倍の電力が利用可能である．

3）平滑化

　全波整流では，電流の向きだけ一方に揃え，電圧の変動については調節していない．電圧の変化

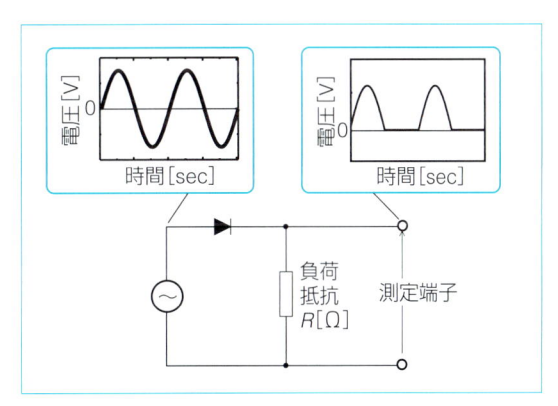

図5　半波整流回路

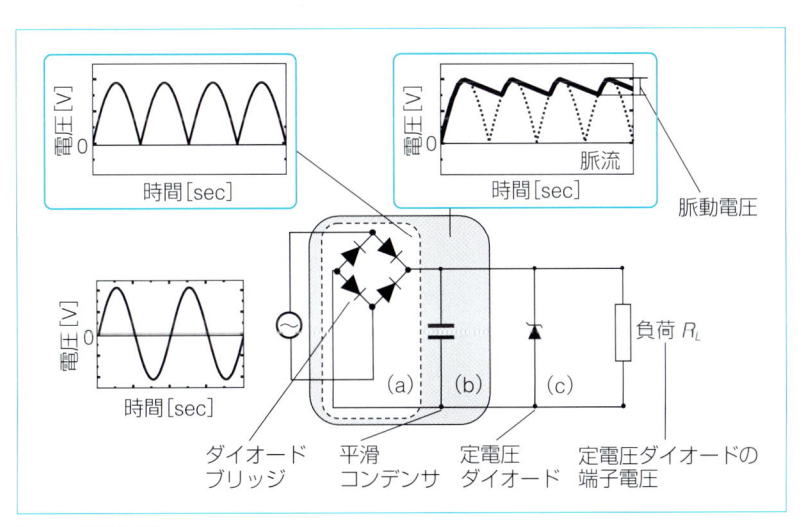

図6　整流回路
(a)全波整流回路，(b)平滑回路，(c)定電圧回路

量が大きいと電子回路の動作が安定しないので，これを一定範囲に抑える必要がある．これが平滑化で，具体的には図6(b)のように負荷と並列にコンデンサを接続する．コンデンサの端子電圧が，ダイオードブリッジの出力より大きい場合には，コンデンサから電荷が放出され，電圧の低下を抑える．逆にコンデンサの端子電圧が，ダイオードブリッジの出力より小さい場合には，コンデンサに電荷が蓄えられる．

4）定電圧回路

平滑化しても出力電圧はわずかに変動する．これを脈動といい，脈動する電圧の幅を脈動電圧という．これを一定にするために，図6(c)のように定電圧ダイオードを利用する．定電圧ダイオードは，ダイオードの降伏電圧が一定であることを利用して，その端子電圧を一定にする性質をもつ．これを負荷抵抗と並列に接続して，脈動電圧を低減することができる．

c．増幅回路（帰還増幅器，差動増幅器，発振回路（正弦波，方形波））

脳波や心電などの生体信号は電磁雑音，すなわちノイズと比較して微小であるため，単純に増幅してもその信号を抽出することは困難である．このため，計測した入力信号から雑音成分を取り除いて増幅する差動増幅を行う必要がある．

図7は差動増幅の概念を示したもので，2つの入力の差を増幅することは，等しい増幅率をもつ2つの増幅器の出力の差を考えるのと等しいことを示している．

オペアンプはこの原理に基づき，2つの入力端子の電圧差を増幅する差動増幅器であり，複数のトランジスタを組み合わせて安定した増幅を実現する．このため，生体信号を増幅して測定する医療機器の増幅回路を構成するためにしばしば利用される．

理想的なオペアンプの特性は，

差動利得 $A_d = \infty$
同相利得 $A_c = 0$
入力インピーダンス $Z_i = \infty$

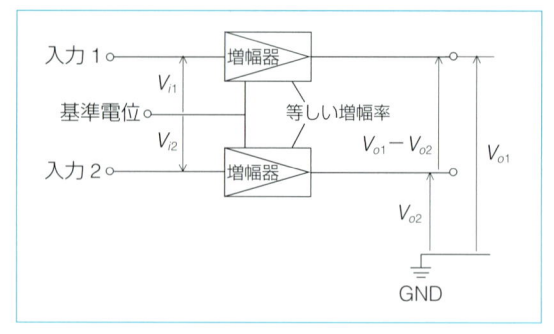

図7 差動増幅の概念図

出力インピーダンス $Z_o = 0$
増幅周波数帯域 $0 \sim \infty$ [Hz]

であり，その動作について論理的に考えるとき，理想状態の条件下で行う．

1）反転増幅回路

オペアンプに対して図8のように抵抗を接続した回路では，入力が＋のとき出力が－になり，入力が－のとき出力が＋になるというように，位

サイドメモ：利得の計算

増幅器の利得は，入力した電力に対する出力された電力の相対的な比率で表す．この比率を扱うのにその常用対数を用い，単位はB（ベル）を使用する．通常ベルという単位では数字が小さ過ぎるので，10を表す接頭語d（デシ）を追加したdB（デシベル）を使用して，数字を10倍する．

増幅器の場合，その利得 A は入力電力 P_i [W] と出力電力 P_o [W] を用いて以下の式で表す．

$A = 10 \log_{10}(P_o/P_i)$

入出力抵抗が等しく R [Ω] であるとした場合に，入出力電圧 E_i，E_o から以下の式を得る．

$A = 10 \log_{10}(P_o/P_i)$
$= 10 \log_{10}\{(E_o^2/R)/(E_i^2/R)\}$
$= 10 \log_{10}(E_o/E_i)^2$
$= 20 \log_{10}(E_o/E_i)$

増幅器の利得をデシベルで表すと，数段重ねた増幅器の利得の合計を対数の性質から単純な加算で計算できる．また，伝送などで生じる減衰量などもデシベルで表す．

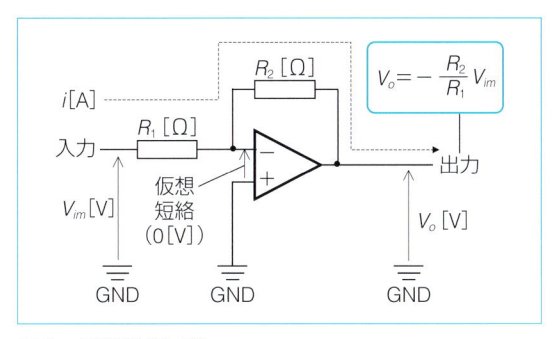

図8　反転増幅回路

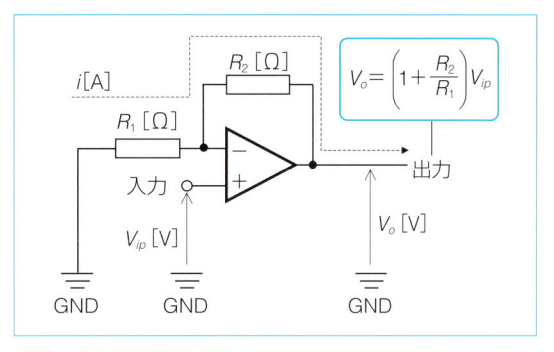

図9　非反転増幅回路

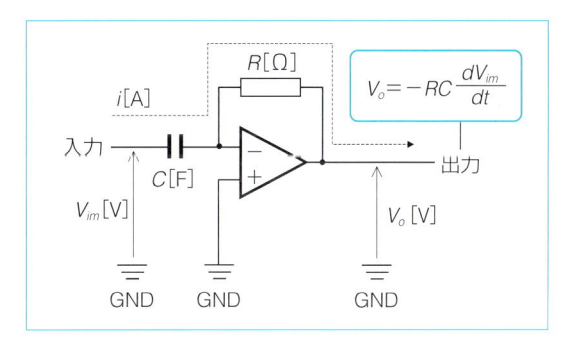

図10　微分回路

相が180°変化するので反転増幅回路という．この出力の反転回路がオペアンプの基本回路である．

この回路の電圧増幅率をA_Vとすると，接地している＋端子の電圧$V_{ip}=0[V]$を考慮して式(1)が成立する．

$$V_O = A_V(V_{ip} - V_{im}) = -A_V \cdot V_{im} \quad \cdots\cdots (1)$$

ここで，－端子に流れ込む入力電流$i[A]$を考える．オペアンプの2端子間のインピーダンスは無限大で電流が生じないとしており，－端子の電位は＋端子の電位とほぼ等しいとして，この回路では，接地した状態，すなわち$0[V]$であるとすることができる．これを仮想短絡という．したがって，R_1－R_2を流れる電流を$i[A]$とすると，$V_{im}=iR_1$，$V_o=-iR_2$が成立するので，式(2)が成立する．

$$-iR_2 = -A_V \cdot iR_1 \quad \cdots\cdots\cdots\cdots (2)$$

したがって，電圧増幅率A_Vは$R_1[\Omega]$，$R_2[\Omega]$の比として式(3)で定義される．

$$A_V = R_2/R_1 \quad \cdots\cdots\cdots\cdots\cdots\cdots (3)$$

オペアンプの反転増幅回路では，オペアンプの種類によらず接続した抵抗の比によって増幅率が決定される．このとき，R_1を入力抵抗，R_2を帰還抵抗という．

2) 非反転増幅回路

図9のように抵抗$R_1[\Omega]$を接地し，＋端子に電圧を入力する増幅回路を非反転増幅回路という．この回路の電圧増幅率A_Vは，R_1－R_2を流れる電流を$i[A]$とすると，$V_o = i(R_1+R_2)$，

$V_{im} = iR_1$なので，反転増幅回路と同様の手法により以下のように求められる．

$$A_V = V_o/V_{ip} = i(R_1+R_2)/iR_1 = 1+R_2/R_1$$
$$\cdots\cdots\cdots\cdots\cdots\cdots\cdots\cdots\cdots\cdots\cdots (4)$$

この回路の入力抵抗はオペアンプ内部の抵抗値となり，一般的には$100[M\Omega]$程度の非常に大きい値になる．すなわち，入力インピーダンスが大きいので，信号源抵抗$R_s[\Omega]$がかなり大きい値でも，影響はほとんど生じない．したがって，内部抵抗$R_s[\Omega]$が大きい信号の増幅には非反転増幅回路を使用するのが望ましい．

3) 微分回路

図10のようにオペアンプの－端子にコンデンサ$C[F]$を接続し，帰還抵抗$R[\Omega]$を接続したものを微分回路という．

C－Rを流れる電流を$i[A]$とすると，出力電圧$V_o[V]$は，帰還抵抗$R[\Omega]$の端子電圧であるから，仮想短絡と電流の方向を考えて，式(5)で

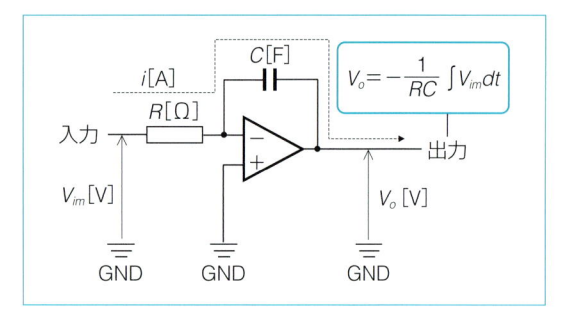

図11　積分回路

表せる．

$$V_o = -iR \quad \cdots\cdots (5)$$

また，コンデンサに蓄えられる電荷 $Q[\mathrm{C}]$ は，電流 $i[\mathrm{A}]$ の時刻 $t[\sec]$ までの積分であるので端子間電圧，すなわちオペアンプの入力電圧 $V_{im}[\mathrm{V}]$ は式 (6) で表せる．

$$V_{im} = \frac{1}{C}\int i\, dt \quad \cdots\cdots (6)$$

この式から，電流 i を表す式 (7) を得る．

$$i = C\frac{d}{dt}V_{im} \quad \cdots\cdots (7)$$

式 (21) を式 (19) に代入して整理すると，式 (8) を得る．

$$V_o = -RC\frac{d}{dt}V_{im} \quad \cdots\cdots (8)$$

4）積分回路

図11 のようにオペアンプの−端子に入力抵抗 $R[\Omega]$ を接続し，帰還コンデンサ $C[\mathrm{F}]$ を接続したものを積分回路という．

微分回路と同様に，$R-C$ を流れる電流を $i[\mathrm{A}]$ とすると，オペアンプの入力電圧 $V_{im}[\mathrm{V}]$ は入力抵抗 $R[\Omega]$ の端子電圧であるから，電流の方向を考えて式 (9) で表せる．

$$V_{im} = iR \quad \cdots\cdots (9)$$

また，出力電圧 $V_o[\mathrm{V}]$ は帰還コンデンサ $C[\mathrm{F}]$ の端子電圧であるから，電流の方向を考えて式 (10) で表せる．

$$V_o = -\frac{1}{C}\int i\, dt \quad \cdots\cdots (10)$$

式 (9)，(10) より式 (11) が導かれる．

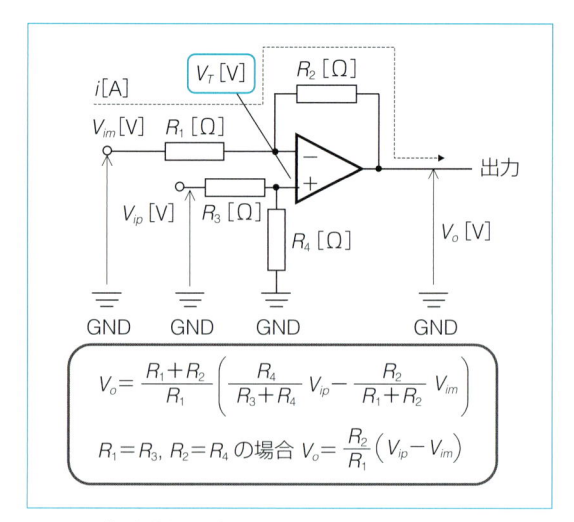

図12　差動増幅回路

$$V_o = -\frac{1}{RC}\int V_{im}\, dt \quad \cdots\cdots (11)$$

5）差動増幅回路

差動増幅回路は**図12**のようにオペアンプの−端子と＋端子に異なる電圧を入力し，その差を増幅する回路よりなる．

オペアンプの＋端子の電位 $V_T[\mathrm{V}]$ は，抵抗 $R_4[\Omega]$ の端子電圧なので式 (12) で表せる．

$$V_T = \{R_4/(R_3+R_4)\}V_{ip} \quad \cdots\cdots (12)$$

ここで，仮想短絡によりオペアンプの−端子と＋端子は等電圧なので，−端子の電圧は $V_T[\mathrm{V}]$ に等しい．したがって，抵抗 $R_1[\Omega]$，$R_2[\Omega]$ に流れる電流を $i[\mathrm{A}]$ とすると，式 (13)(14) が成立する．

$$i = (V_{im}-V_T)/R_1 \quad \cdots\cdots (13)$$
$$V_o = V_T - iR_2 \quad \cdots\cdots (14)$$

これらから，−端子の入力電圧 $V_{im}[\mathrm{V}]$ と＋端子の入力電圧 $V_{ip}[\mathrm{V}]$，および出力電圧 $V_o[\mathrm{V}]$ の間には次の関係が成立する．

$$V_o = \frac{R_1+R_2}{R_1}\left(\frac{R_4}{R_3+R_4}V_{ip} - \frac{R_2}{R_1+R_2}V_{im}\right) \quad \cdots\cdots (15)$$

ここで $R_1=R_3$，$R_2=R_4$ とすると式 (15) は式 (16) のように記述できる．

$$V_o = (R_1/R_2)(V_{ip}-V_{im}) \quad \cdots\cdots (16)$$

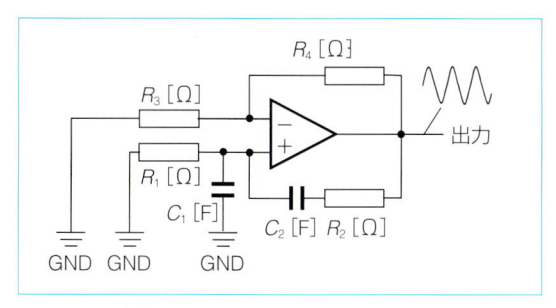

図13 正弦波発振回路

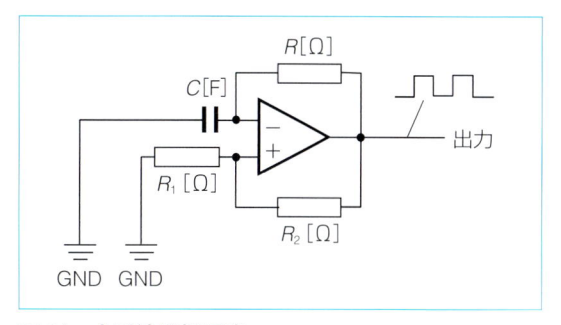

図14 方形波発振回路

これより2つの入力の差を増幅する増幅率 A_V は入力抵抗 R_1 と帰還抵抗 R_2 の比によって決まり，式(17)で表せることが示されている．

$$A_V = \frac{V_o}{V_{ip} - V_{im}} = \frac{R_2}{R_1} \quad \cdots\cdots\cdots\cdots\cdots (17)$$

差動増幅は，さまざまな雑音を排除し，目的の信号のみ増幅する生体信号増幅の基本である．

6）正弦波発振回路

オペアンプを用いて低周波の正弦波を発振する回路が構成できる．**図13**に示すのは，現在使われている低周波発振回路の基本回路である．帰還回路にウィーン・ブリッジとよく似た回路が使われているのでウィーン・ブリッジ発振回路とよばれる．この回路はローパスフィルタとハイパスフィルタを組み合わせたバンドパスフィルタの出力がオペアンプの＋端子側に入力し，オペアンプの－端子側に非反転増幅回路で構成されている．

この回路が安定して発振を継続するとき $R_4/R_3 = 2$ である必要があり，このときの発振周波数 f_0 は式(18)で近似される．

$$f_0 \approx \frac{1}{2\pi\sqrt{C_1 C_2 R_1 R_2}} \quad \cdots\cdots\cdots\cdots (18)$$

7）方形波発振回路

図14に，オペアンプを用いて方形波発振回路を構成した例を示す．この回路は，単なるCR積分回路の出力をオペアンプの－端子に入力し，オペアンプの出力を＋端子にフィードバックする正帰還回路である．オペアンプの出力が＋のとき，CR積分回路の抵抗器を通じてコンデンサに充電され，その端子電圧が大きくなる．コンデンサの端子電圧が R_1 の端子電圧より大きくなると，オペアンプの入力電圧，すなわち R_1 とコンデンサの端子電圧の差分が負になるので，出力が－になり，抵抗を通じてコンデンサの端子電圧が減衰する．コンデンサの端子電圧が R_1 の端子電圧より小さくなると，オペアンプの入力電圧，すなわち R_1 とコンデンサの端子電圧の差分が正になるので，出力が＋になる．オペアンプの増幅率が十分に大きければ，出力はオペアンプの電源電圧に依存する出力上限になるので，この繰り返しにより，オペアンプが方形波を発振する．

この回路の発振周波数 f_0 は，式(19)により求められる．

$$f_0 = 1/2\pi CR \quad \cdots\cdots\cdots\cdots\cdots\cdots (19)$$

2. デジタル回路

a. 論理回路の基礎（AND・OR・NOT・XOR・NAND・NOR）

論理的な命題の真偽関係を演算形式で扱う計算を論理演算という．命題を抽象的な要素と考えて記号化し，その結合を代数演算として表す．命題Aが真であることをA＝1，真でない（偽である）ことをA＝0で表す．このとき1，0を真理値という．

論理回路は電子機器を使って論理演算が実現できるようにしたもので，電子計算機などで計算や記憶などを行うための基礎的な技術である．

基本的な論理演算には論理積を表すAND，論理和を表すOR，排他的論理和を表すXORがあ

表1　論理演算

入力 A, B		出力 Y				
A	B	AND	OR	XOR	NAND	NOR
0	0	0	0	0	1	1
0	1	0	1	1	1	0
1	0	0	1	1	1	0
1	1	1	1	0	0	0

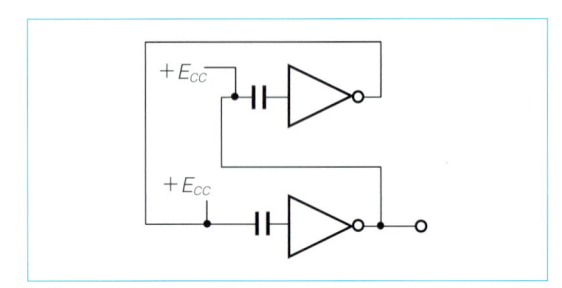

図15　無安定マルチバイブレータの例

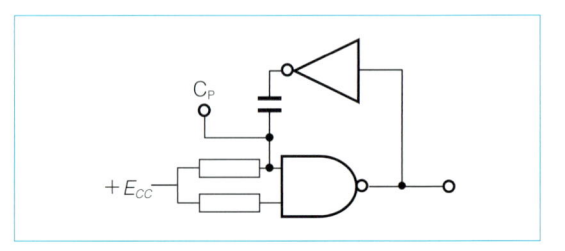

図16　単安定マルチバイブレータの例

る．また否定を表す NOT があり，これらを組み合わせた NAND, NOR, XNOR がある．

　論理回路を構成する具体的な回路は複雑になるので，一般的には論理演算の入力と出力の抽象的な概念だけを表す MIL 記号を用いて表すことが多い．MIL 記号は基本となる形状と，否定を表す○との組み合わせで記述する．

　表1に基本的な論理演算である AND, OR, XOR, NAND, NOR の入出力関係と MIL 記号を表す．このような論理演算の入出力の真理値を表にまとめたものを真理値表という．

　NOT は1と0を反転するだけであり，また，XNOR はあまり使用されることがないので，ここでは省略する．

b. パルス回路（マルチバイブレータ・加算器）

1) 無安定マルチバイブレータ

　回路の電源を ON にすると外部からのパルスが加えられなくても2つの増幅器（NOT 回路）が交互に飽和，遮断状態を繰り返す回路を無安定マルチバイブレータという．図15に NOT 回路とコンデンサで構築した場合の例を示す．コンデンサと NOT 回路の入力抵抗で決定される時定数によって発振周波数が変化する．得られる波形は矩形波または方形波とよばれる．単にマルチバイブレータという場合，無安定マルチバイブレータを指すことが多い．

2) 単安定マルチバイブレータ

　図16に NOT 回路と NAND 回路で構成した単安定マルチバイブレータの例を示す．単安定マルチバイブレータはワンショットマルチバイブレータともよばれる．他からのパルス入力1回によって，入力と異なる時間幅のパルス1回を出力する．この入力パルスのことを，出力パルスを生成する「引き金」役を果たすことから，トリガパルスとよぶ．出力パルスを生成させるのに必要な最小限のトリガパルス電圧をトリガレベルとよんでいる．出力パルスの時間幅はコンデンサと NAND 回路の入力抵抗で決定する時定数に依存する．

3) 双安定マルチバイブレータ

　出力が ON の状態と OFF の状態をトリガパルスの入力によって切り替え，その状態を安定に保持する回路である．置数器，記憶回路などに用い

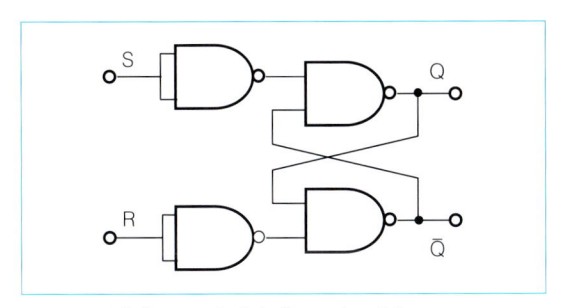

図17 双安定マルチバイブレータの例
(RSフリップフロップ)

表2 R-Sフリップフロップの真理値表

入力		出力		備考
S	R	Q	$\bar{Q}$	
0	0	Q	$\bar{Q}$	前の状態を保持
0	1	0	1	前の状態によらず $\bar{Q}=1$
1	0	1	0	前の状態によらず $Q=1$
1	1	—	—	禁止(不定)

表3 半加算器の真理値表

入力		出力	
P	Q	C	S
0	0	0	0
0	1	0	1
1	0	0	1
1	1	1	0

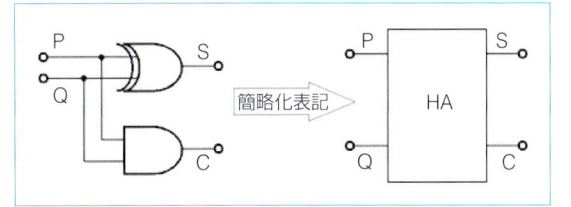

図18 半加算器の構成例と簡略化表記

られる.フリップフロップともよばれる.

フリップフロップの出力のうち,一方の安定状態に設定することをセット,もう一方の安定状態に戻すことをリセットという.図に示したのは基本的なフリップフロップの1つであるRSフリップフロップ(Reset-Set Flip Flop)である.**図17**に示したのはその一例であり,**表2**に示すのは,図17で構成したRSフリップフロップの真理値表である.

4) 半加算器

2進数の演算では,各桁の取りうる数は1か0である.したがって,P,Qの値がそれぞれ**表3**の真理値表のように与えられた場合,PとQの加算による解はCとSのようになる.ただし,Sはsolution(解)であり,CはCarry(繰り上がり)を表す.

下位からの繰り上がりを考慮せず,2つの入力PとQについてのみ演算を行う加算器なので半加算器(half adder)という.**図18**に論理回路を用いた回路の構成例とその簡略化表記を示す.表3の真理値表は2進数の演算として考える.例えば,入力P,Qのいずれも1であるとき,P+Q=1+1=2であるが,このときの出力CとSがそれぞれ1,0であり,2進数の$10_{(2)}$を表現している.

5) 全加算器

半加算器は2つの入力P,Qの加算のみ行い,これ以上の入力を考慮した加算を行わない.そこで,半加算器を基本として,3つの入力についての加算を行うようにした加算器を全加算器(full

サイドメモ:記憶装置の原理

フリップフロップ回路は状態を記憶できるのでコンピュータの記憶回路に利用されている.原理的に高速なアクセスが可能で,電気を供給しているかぎり内容を保持しているスタティックRAMに用いられる.記憶容量に対して使用するトランジスタの個数が多いので,キャッシュメモリや,携帯型機器での使用など,高速性や低消費電力性を活かした,比較的データ量の少ない用途によく用いられる.一方,コンデンサの充電状態を使用した記憶方式であるDRAMはコンデンサの自然放電によるデータ消失を防ぐために,定期的なリフレッシュ動作が必要であるが,記憶容量に対する回路規模が小さく大容量化が可能なので,コンピュータの主記憶装置に利用される.

adder)という．出力は半加算器と同様に2進数2桁(2 bit)である．下位からの繰り上がり分 C_n，および入力P，Qのすべてが1であった場合の演算結果は11(2)であり，2進数2桁で十分表現できる．**図19**に示すのは2つの半加算器を組み合わせ，繰り上がりをOR回路で処理する全加算器の構成例である．また，**表4**に示すのは，図19に示した全加算器の真理値表である．理解を容易にするために，半加算器の出力も同時に示している．

c. D/A変換・A/D変換・サンプリング定理

1）D/A変換

基本的にアナログ電子回路は連続的に流れる電流の大小で動作を制御している．近年ではコンピュータによる演算結果に基づいて機器を制御する場合も多い．コンピュータで制御された機器同士の通信では，通信規格に則ったインターフェースを用いるが，測定回路や制御回路などの，より基本的な電子装置を制御する場合，しばしばコンピュータから電子回路に直接作用する電圧を加える必要がある．このように，デジタル信号をアナログ信号に変換するために用いられるのがD/A変換器である．

D/A変換器はコンピュータから送信された数値に対応する電圧を出力する．コンピュータの演算は2進数で内部処理が行われるので，0以上の整数を送信するが，D/A変換器内部の変換処理により，小数や負の電圧を出力することもできる．

一般的に2進数12桁（＝12 bit）もしくは16桁（＝16 bit）の分解能をもったものが利用されることが多いが，組込用コンピュータでは10桁（＝10 bit）のものも用いられる．

図20に示すのは，D/A変換の原理回路の1つで，オペアンプを用いた加算回路の応用である．

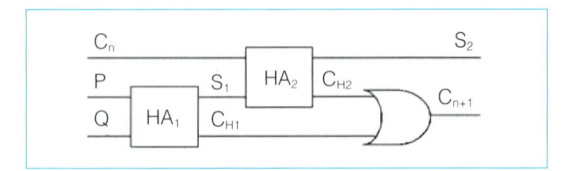

図19 全加算器の構成例

表4 全加算器の真理値表

入力			出力				
全加算器						全加算器	
			HA_1	HA_1	HA_2		HA_2
C_n	P	Q	C_{H1}	S_1	C_{H2}	C_{n+1}	S_2
0	0	0	0	0	0	0	0
0	0	1	0	1	0	0	1
0	1	0	0	1	0	0	1
0	1	1	1	0	0	1	0
1	0	0	0	0	0	0	1
1	0	1	0	1	1	1	0
1	1	0	0	1	1	1	0
1	1	1	1	0	0	1	1

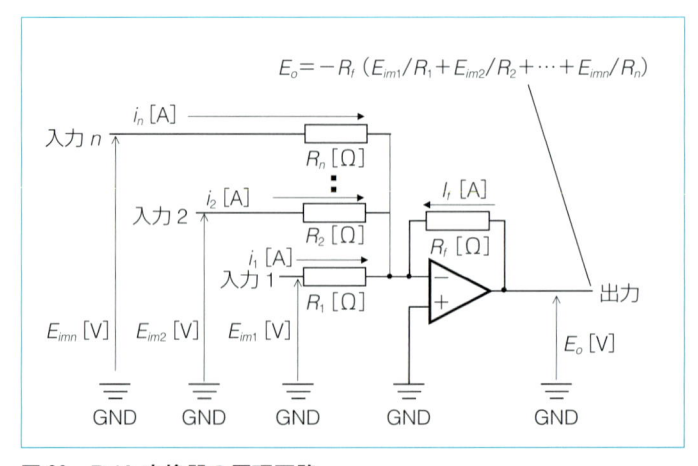

図20 D/A変換器の原理回路

$$E_o = -R_f(E_{im1}/R_1 + E_{im2}/R_2 + \cdots + E_{imn}/R_n)$$

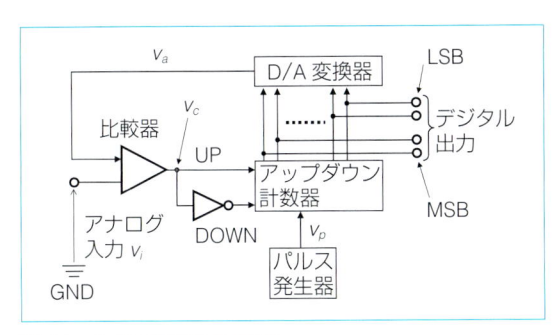

図21 A/D変換器の原理

コンピュータで扱う2進数の各桁(=bit)は，上述した論理回路の出力に対応するので，送信される各桁ごとに一定の電圧出力のON，OFFが切り替わる．それぞれの桁に対応したオペアンプの入力抵抗には，2の倍数の重み付けがされているので，これに応じた電流が加算され，オペアンプにより増幅された電圧が出力される．

2) A/D変換

コンピュータで測定結果を処理し記録するためにはアナログで出力されたデータをデジタル化しなければならない．センサもしくは増幅回路から出力されるアナログ電圧信号をデジタル化するために，A/D変換器を用いる．A/D変換器とは連続的に変化する電気信号(アナログ)を一定範囲ごとに区切られた数値(デジタル)に変換するための電子回路である．

一般的には電圧を2進数に変換してコンピュータで計測する．2進数の桁数が多いほど分解能は向上する．計数器の出力に対応するD/A変換器の出力電圧と，A/D変換器に入力するアナログ電圧を比較し，ほぼ等しい結果となった時に計数器の示すデジタル出力を2進数として取り扱う．この原理を図21に示す．デジタル化によって分解能以下の情報を切り捨ててしまうので，この桁数ができるだけ多いことが望ましい．現実的にはコンピュータのデータバスおよび演算処理能力との関係から12桁(=12bit)もしくは16桁(=16bit)のものが多く用いられている．

図22に時間と電圧を区切り，デジタル化する様子を示す．

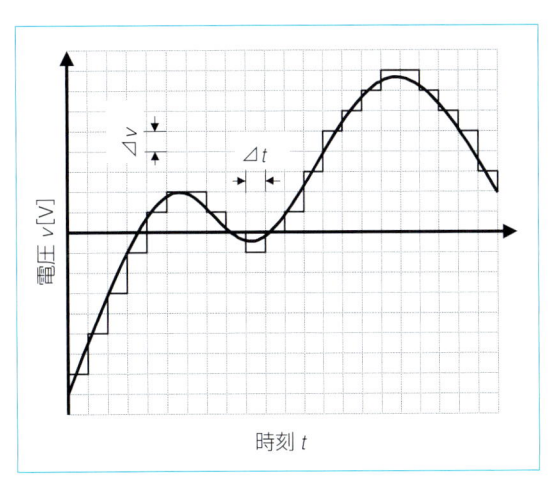

図22 信号の量子化と符号化

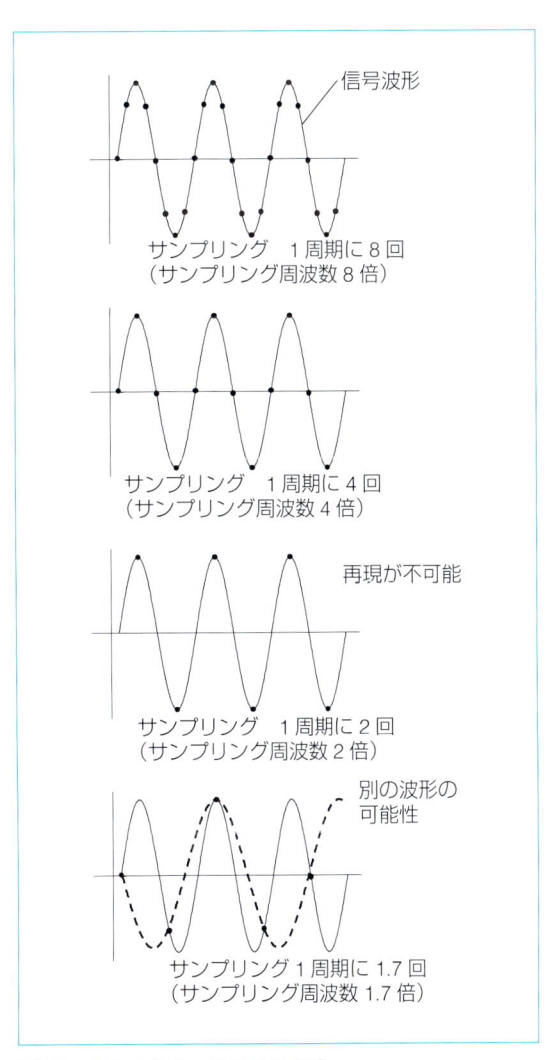

図23 サンプリング定理の概念

3) サンプリング定理

連続的なアナログ信号を一定の時間間隔で測定して離散的なデジタル信号に変換することをサンプリングという．このときの時間間隔をサンプリング周期という．サンプリングでは，測定されていない時間の信号は記録されないので，元の信号と比較して情報量が減少する．基本的には，離散化した信号から，元の信号が再現できるように測定する必要がある．このために，測定の時間間隔をどの程度まで長くすることが可能か示すのがサンプリング定理である．

具体的には，元の信号に含まれる周波数成分のうち，最大の周波数の2倍よりも大きい周波数で測定する必要がある．図23のように，正弦波を測定する場合を例として考えると，サンプリング周波数が2倍のとき，すなわち周期は1/2のとき，元の信号は再現不可能になり，サンプリング周波数が2倍より小さいときには，別の周波数の信号が再現される可能性がある．

なお，理論上は2倍より大きければ再現可能とされているが，実際には4倍から10倍程度のサンプリング周波数とするのが望ましいとされている．

サイドメモ：サンプリング周波数の決め方

音楽CDは，音すなわち空気の振動をマイクロホンを経由して電圧の変動に変換し，A/D変換器でデジタル化したデータが記録されている．このときのサンプリング周波数は，テレビの映像信号の水平同期周波数15.75[kHz]を基本として定められている．VTRで映像を記録するとき，その回転ヘッドを切り替えるタイミングで総走査線数の1/15を記録しておらず，また，1水平走査内にステレオ各チャンネル3標本をビデオ信号に変調して記録することから，15.75[kHz]×(14/15)×3=44.1[kHz]が定められた．

この周波数でサンプリングを行った場合，サンプリング定理より，22.05[kHz]（=22,050[Hz]）以下の音データの再現が可能であり，人間の耳の可聴域（20～約20,000[Hz]）をカバーすることから，仕様として定められている．

---

3. 変調と復調

a. 変調・復調の概念

測定の結果を測定装置から離れたところで確認するために，さまざまな通信規格を用いてデータを送信する．ほとんどの場合，データをそのまま送信することはできない．例えば無線通信でデータを送信する場合，測定データに含まれる周波数成分をそのまま送信するためには，それに対応した波長と同じ長さのアンテナが必要になる．人体の測定では，高い場合でも数十[kHz]程度の周波数成分なので，これに対応したアンテナ設備を準備するのは困難である．

そこで，高い周波数の搬送波に測定データを乗せて，送信しやすい信号に変換する．これを変調という．また，変調された信号から搬送波を取り除き，元の信号を取り出すことを復調という．

近年では，従来の無線通信の他，インターネットなどのコンピュータ通信も利用されており，それぞれアナログ変調とデジタル変調として，さまざまな方式が提案されている．

b. アナログ変調（AM，FM）

アナログ信号を電子回路で変調する方式をアナログ変調という．主な変調方式に，AMとFMがある．AMは振幅変調（amplitude modulation）であり，搬送波の振幅の変化で変調する．一方，FMは周波数変調（frequency modulation）であり，搬送波の周波数の変化で変調する．それぞれの変調の様子を図24に示す．

AMは単純な電子回路で変調することが可能であるが，他の通信と混信すると双方の通信内容が混合して元の通信内容が再現できない．一方，FMは電圧制御発振器というやや複雑な電子回路を用いて変調し，共振回路のスロープ特性を利用した周波数弁別器を用いて復調しなければならない．他の通信と混信すると，弱い信号が強い信号に打ち消されるので，雑音に強い特性がある．

c. デジタル変調

アナログの搬送波をデジタルの入力波形に応じ

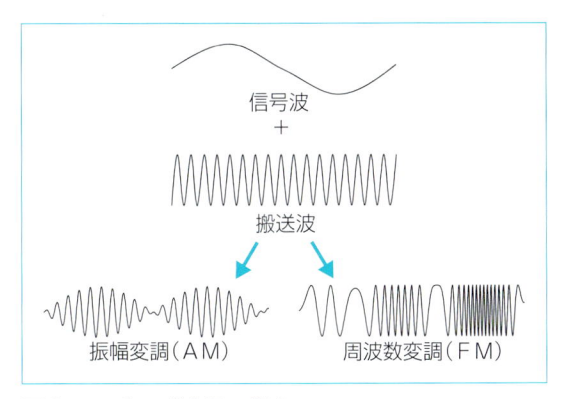

図24 アナログ変調の概念

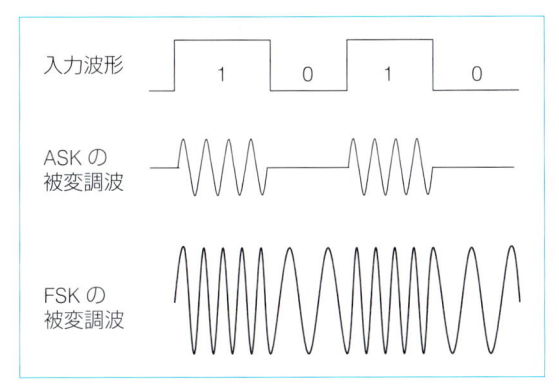

図25 デジタル変調の概念

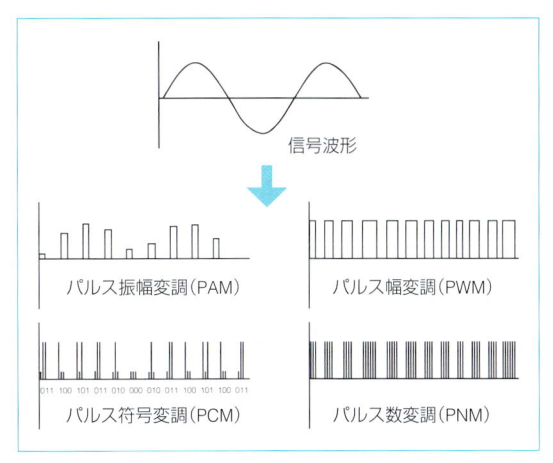

図26 パルス変調の種類と概念

て，搬送波を断続的な変化を与えて変調する方式をデジタル変調という．

アナログ変調のAMに相当するASK(amplitude shift keying)や，FMに相当するFSK(frequency shift keying)などさまざまな手法が提案されている．

ASKはデジタル信号を正弦波の振幅の違いで表し変調する．すなわち，図25のように信号が1のとき振幅が大きくなり，0のとき振幅が小さくなるなどの手法により表現する．

FSKは，デジタル信号を正弦波の周波数の違いで表し変調する．すなわち信号が1のとき高周波に推移し，0のとき低周波に推移するなどの手法により表現する．

d. パルス変調

信号波形を基礎として，図26に示すように基本となるパルスの振幅，幅，位相などを変化させて信号を変調する変調方式をパルス変調という．

パルス振幅変調(pulse amplitude modulation ; PAM)は，信号波形の振幅をパルス信号の系列で符号化する方式である．

パルス幅変調(pulse width modulation ; PWM)はパルス波のデューティー比，すなわちパルス周期に対するパルス幅を変化させて変調する方式である．

パルス符号変調(pulse code modulation ; PCM)は，アナログ信号を標本化(サンプリング)して得られた信号の大きさを，二進の数値データとして量子化し，表現する．他のパルス変調法に比べて計算機による処理を行いやすい．上述したA/D変換はこの方式である．

パルス数変調(pulse number modulation ; PNM)は一定幅のパルスの密度および正負により，波形を表し・生成する方式で，パルス密度変調(pulse density modulation ; PDM)ともいう．

B 電気的安全対策

1. 電撃に対する人体反応

a. マクロショック(macroshock)

電気配線の被覆の老朽化によって，本来絶縁さ

れているはずの部分から電気が漏れることを漏電という．漏電した部分に人間が触ると条件により感電する．この体外からの感電をマクロショックという．この障害は電圧の大きさではなく，人体に流れる電流の大きさによって決まる．交流の場合，周波数によっても電流のエネルギーが異なるので，周波数も重要な要素である．

b. ミクロショック（microshock）

体外からではなくカテーテル経由などで，体内から心臓に直接電流が流れて心臓が感電することをミクロショックという．ミクロショックが起こす心細動誘起の電流値は数十〜数百[μA]程度であり，10[μA]以下の電流ならば安全に支障はないといわれている．

2. 電撃の周波数特性

a. 最小感知電流と離脱電流

マクロショックで人体に流れる電流が徐々に大きくなっていくとき，その影響により何らかの，かすかな感触を感じ始める大きさの電流を最小感知電流という．性差や個人差があるが，表に示すように1[mA]程度の電流がこれに相当するとされている．

電流が大きくなると，筋肉が収縮痙攣を起こし，自力で動くことが不可能になる．電撃の衝撃を感じながらも自力で筋肉を動かし，離脱できる限界の大きさの電流を離脱電流という．これについても性差や個人差が大きく，10〜20[mA]程度の電流とされている．

なお，感電しても問題を生じることなく，手足に流しうる最大の電流を最大許容電流という．これは離脱電流の最小値として10[mA]を考え，自力で離脱可能である範囲として安全係数を2倍に考慮して定められた数値である．これらをまとめたのが**表5**である．

b. 周波数特性

感電に対する閾値は周波数により異なる．特に40〜150[Hz]が最も有害であり，商用交流の周波

表5　マクロショックの電流値と人体反応

電流値(50 or 60 Hz，1秒通電)	反応と影響
1 mA	感じる程度の電流（最小感知電流）
5 mA	手足に流し得る最大の電流（最大許容電流）
10〜20 mA	自力で離脱できる限界（離脱電流）
50 mA	痛み，気絶，激しい疲労，心臓，呼吸系の興奮
100 mA〜3 A	心細動の発生
6 A 以上	心筋の持続収縮，一時的な呼吸麻痺，火傷

表6　医療機器のクラス別と保護手段

級別	保護手段	追加保護手段	備考
Ⅰ級（クラスⅠ）	基礎絶縁	保護接地	保護接地設備が必要 接地形2極プラグ（3Pコンセント）
Ⅱ級（クラスⅡ）		強化絶縁	使用上の設備による制限なし
内部電源機器		内部電源	使用上の設備による制限なし 外部電源に接続できないこと

数である50もしくは60[Hz]はこの範囲に含まれるので，直流もしくは高周波より危険である．1[kHz]を超えると周波数に比例して感電閾値が上がっていくので，感電の危険は少なくなる．

3. 医用電気機器の安全基準

a. クラス別分類と保護手段

電撃に対する保護形式により，IEC（International Electrotechnical Commission；国際電気標準会議）あるいはJIS（Japanese Industrial Standards；日本工業規格）で**表6**に示すように医療機器を分類している．

1）クラスⅠ機器

保護接地によって漏れ電流の大部分を大地に流し，安全確保を図る方法に基づいた医療機器をいう．すなわち，**図27**のように，1つの端子が接

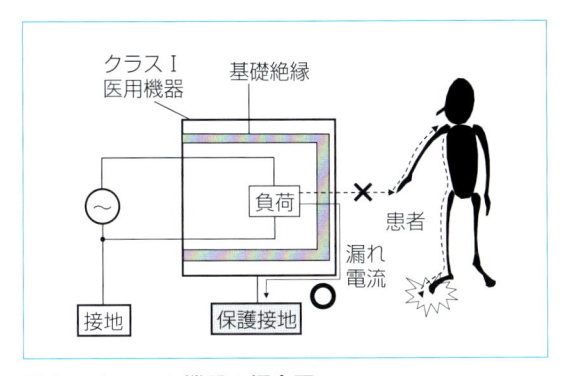

図 27 クラス I 機器の概念図

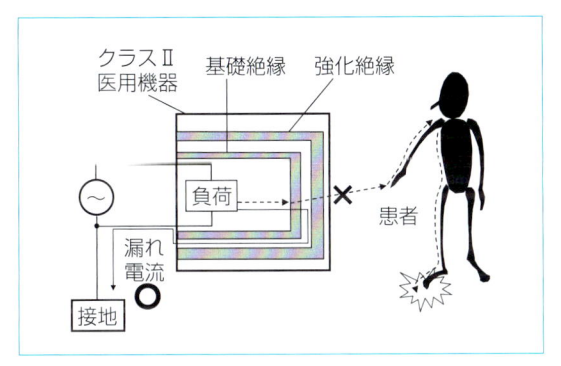

図 28 クラス II 機器の概念図

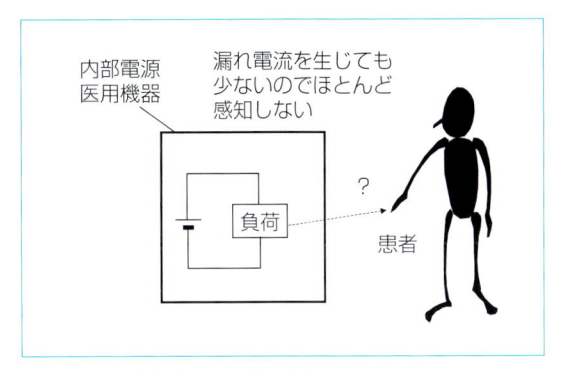

図 29 内部電源機器の概念図

地用に確保されている 3P コンセントを使用して，ヒトが接触する可能性のある金属外枠部分のすべてを接地し，電源からの漏れ電流の大部分を大地に逃がすことにより，患者に電撃を与えないようにする．

2) クラス II 機器

二重絶縁によって漏れ電流の増加を防止する方法に基づいた医療機器をいう．図 28 のように，ヒトが接触する可能性のある金属外枠部分と電源部の間が基礎絶縁および強化絶縁によって二重に絶縁されている．この場合，電源からの漏れ電流を常に安全な範囲に抑えることができるので保護接地は規定されていない．

3) 内部電源機器

外部から隔離した独立した電源により駆動される医療機器をいう．多くの場合，図 29 のように電源は電池によるものであり，機器使用上の制限

も設備による制限も一切ない．なお，内蔵した電池が充電可能である場合，外部電源に接続できるようになっているが，患者に使用する際には外部電源との接続をはずさなければならない．

b. 装着部の型別分類と漏れ電流許容値

医用機器は，患者への装着部位と漏れ電流の許容値により，B 型，BF 型，CF 型に分類されている．これらの特徴を表 7 にまとめる．

1) B 型 (Body Type)

許容漏れ電流と保護接地接続の信頼性を増強した機器である．患者装着部は非浮遊 (non-floating) である．直接心臓への適用を意図せず，患者の体表または体外で適用するための医療機器がこのタイプに属する．

2) BF 型 (Body Floating Type)

浮遊型 (F 型) 絶縁装着部をもち，直接心臓への適用を意図せず，患者の体表または体外で適用するための医療機器がこのタイプに属する．

3) CF 型 (Cor Floating Type)

漏れ電流の許容値を特に厳しく定めた浮遊型 (F 型) 絶縁装着部をもつ医療機器で，直接心臓への適用が許可された医療機器がこのタイプに属する．

c. 漏れ電流測定法

医療機器の漏れ電流を測定するには，交流電流

表7 医療機器の型別と適用範囲および漏れ電流の許容値（単位：mA）

型別分類		B 型		BF 型		CF 型	
外部からの入力電流		非フローティング		フローティング		フローティング	
適用範囲		体表のみ適用可		体表のみ適用可		直接心臓に適用可	
表示記号		👤		👤		♥	
電流の経路		正常	単一故障	正常	単一故障	正常	単一故障
接地漏れ電流（一般機器）		0.5	1*	0.5	1*	0.5	1*
外装漏れ電流		0.1	0.5	0.1	0.5	0.1	0.5
患者漏れ電流（装着部から大地へ）		0.1	0.5	0.1	0.5	0.01	0.05
患者漏れ電流（装着部にのった電圧による）		—	—	—	0.5	—	0.05
患者測定電流	直流	0.01	0.05	0.01	0.05	0.01	0.05
	交流	0.1	0.5	0.1	0.5	0.01	0.05

＊電源導線の1本の断線だけである．

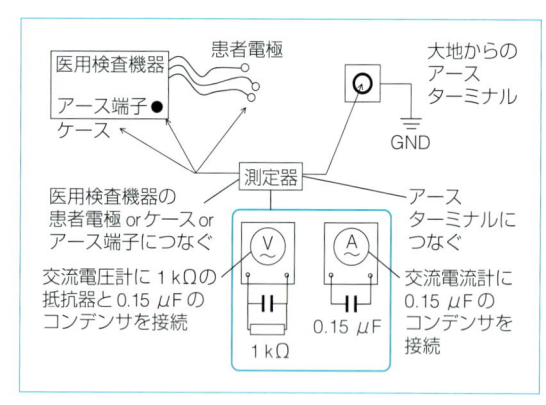

図30 漏れ電流の測定法

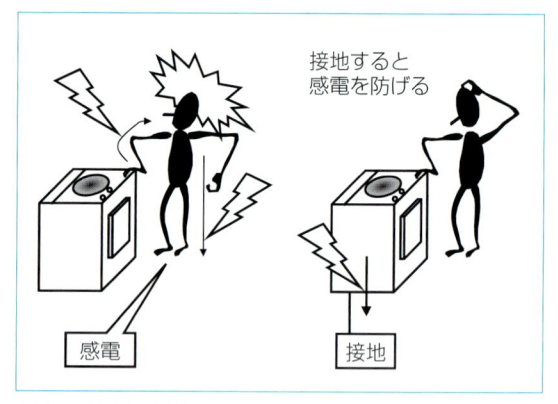

図31 接地の効果

計を用いる方法と交流電圧計を用いる方法がある．漏れ電流の許容値は表7に示したように定められている．

交流電流計を用いる場合には機器のアース点，もしくは患者に取り付ける電極と，大地からのアース母線のターミナル間の電流を直接測定する．このとき交流電流計の内部抵抗は，図30に示すように，生体等価抵抗である1kΩとし，交流電流計の測定端子間に0.15μFのコンデンサを接続して使用する．

なお，一般的なテスタには交流電流計の測定レンジがないので，交流電圧計の測定端子間に1kΩの抵抗と0.15μFのコンデンサを接続して，交流電流計と同様に測定する．この測定結果は電圧であるが，オームの法則により，漏れ電流を計算することができる．

4. 病院電気設備の安全基準

a. 医用接地方式

1) 接地

漏電により，電気が人体を通って大地に流れると感電を生ずる．しかし，あらかじめ電気器具と大地を銅線などで接続しておけば漏れた電流が大地に流れるので，図31に示すように人体に流れる割合を大幅に低減して，感電を防止することができる．これを一般に，接地もしくはアースとよんでいる．銅板・銅棒を接地極として埋設，打込みし，故障の際に電流を十分に通せる太さと耐久性をもった，より線からなる銅線の使用が原則と

する．接地抵抗は扱う電圧によって異なるが100Ωを念頭に置けばよい．接地には目的によって，第1～3種接地が電気法規により定められている．医用電気機器ではJIS規格により接地線の色が緑/黄と定められている．

また，病院では各室に医用接地センタを設け，そこにすべての電気機器の金属筐体を接続し，電気機器の不良による事故を防止する．これを保護接地という．

2) 等電位接地（EPRシステム）

人体組織の電気抵抗を $1,000\,\Omega$ とし，ミクロショックの許容電流を $10\,\mu A$ とすると人体の両端に加えられる電圧は $10\,mV$ 以下にしなければならない．そこで，医療機器相互および患者との間の電位差を $10\,mV$ 以下に保つために考えられたのが等電位化システム（EPR system；equipotential patient reference system）である．

EPRシステムの試験方法の概要を図32に示す．

具体的には，患者から2.5m以内の直接もしくは間接的に接触するおそれのあるすべての電気機器と金属を，金属間の電気抵抗が $0.1\,\Omega$ 以下になるようEPRポイントに集中接地する．

3) 3Pコンセント

差込プラグとプラグ受けで構成される電気配線用差込接続器を一般的にはコンセントというが，厳密には電源などを供給するために，電気器具のプラグを接続する差し込み口のうち，固定できるものがコンセントである．

医療器具用のコンセントとして，2つの差し込み口の下に，接地極用の丸い差し込み口を設けている2極接地極付コンセントを使用することが勧告されている．このタイプのコンセントは2本の接続用の端子とアース端子を合わせて3本の端子をもつプラグと接続するので，3Pコンセントという．なお，3Pコンセントと接続するプラグは，3Pプラグという．図33に3Pコンセントと3Pプラグの外観を示す．

上述したようにクラスI機器は，医用電気機器の安全通則による規則により，必ずアースを接続して使用しなければならない．このため，3Pプラグの使用が義務づけられている．

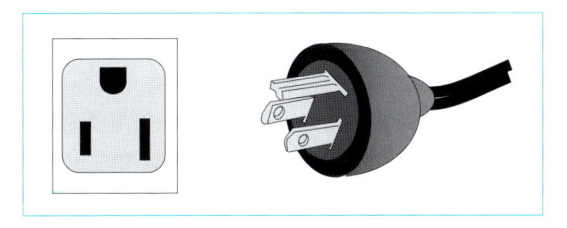

図33 3Pコンセントと3Pプラグ

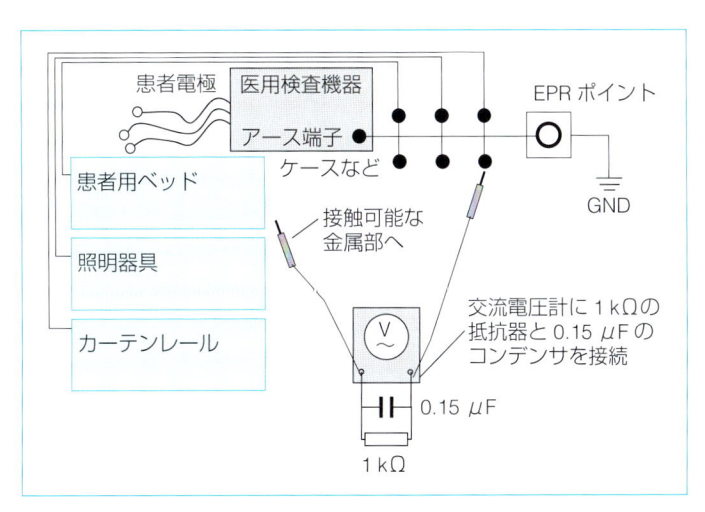

図32 EPRシステムのテスト

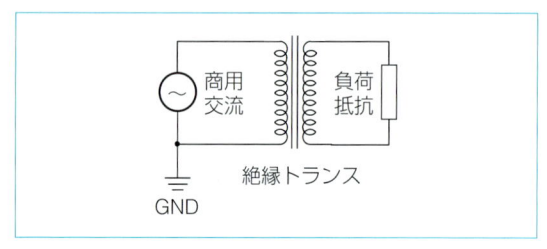

図34 非接地配線方式の概念

表8 非常電源設備の種類と能力

	立ち上がり時間	連続運転時間	給電方式
一般非常電源	40秒以内	10時間	発電
特別非常電源	10秒以内	10時間	発電
瞬時特別非常電源	0.5秒以内	10分間	蓄電池・UPS

b. 非接地配線方式（フローティング電源）

医療機関に絶縁変圧器（絶縁トランス）を設け、その2次側、すなわち医療設備を接続する電気回路で、どの医用機器も接地しない方式の配線方式を非接地配線方式（フローティング電源）という。この概念を図34に示す。

非接地配線方式の導入により、利用している医用機器のどれか1つが故障して、ブレーカーが動作し、すべての設備が遮断されるのを防ぐことができる。これは、生命維持装置などの停止を防ぐのに有効である。

c. 非常電源設備

医療機関において、商用電源で動作する多種多様の機器が使用されている。一部の医療機器は、その停止がただちに生命の危機に直結するものもあるので、停電などの非常時に、一定時間電源の供給を確保するための非常電源設備を備えることが義務づけられている。なお、この設備は地震や水害などに耐えられるような措置が必要である。

商用電源が停止してからの時間と、運転可能時間により、3つの系統に分類できる（表8）。

1）一般非常電源

商用電源が停止してから40秒以内に電圧が確立し、自動的に利用可能になり、商用電源が復旧したとき、自動的に切り替えられて復帰できる発電設備で、10時間連続運転が可能である必要がある。重要なME機器や照明などに利用する。一般非常電源から供給されるコンセントは、外郭表面の色を赤とすることが定められている。

2）特別非常電源

商用電源が停止してから10秒以内に自動で切り替わり、商用電源が復旧したときは、自動的に切り替えられて復帰できる発電設備で、10時間連続運転が可能である必要がある。生命維持装置に利用する。特別非常電源から供給されるコンセントは、外郭表面の色を赤とし、見やすい箇所に特別非常電源であることを表示しなければならない。

3）瞬時特別非常電源

蓄電池設備または交流無停電電源装置（uninterruptible power supply；UPS）により、0.5秒以内に電圧を確立し、10分間継続して電力を供給できるものと定められている。すなわち、上述の自家発電設備が電圧を確立するまで、電力供給を確保するものである。瞬時特別非常電源から供給されるコンセントは、外郭表面の色を赤とし、見やすい箇所に瞬時特別非常電源であることを表示しなければならない。ただし、UPSから供給されるコンセントは、外郭表面の色を緑としてもよい。

d. 安全対策を表す電気的表示記号

医療機器の電気的な安全措置を示すための表示記号がJISによって定められている。主なものを表9に記す。

e. 遮断器

過電流によって電磁石の発する電磁力がある一定の限界を上回り、スイッチを固定する留め金を外して、バネによって回路を切る装置を遮断器

表9 医療機器に関するJIS記号

記号	説明	記号	説明
○	OFF（商用電源）	等電位化記号	等電位化
│	ON（商用電源）	N	中性線接続点
⏻	スタンバイ（商用電源）	フレーム記号	フレーム接続 シャーシ接続
∿	交流	□	クラスⅡ機器
3∿	3相交流	⚠	注意 附属文書参照
3N∿	3相交流中性導体	⚡	高電圧
-----	直流	非電離放射線記号	非電離放射線
⏦	交流および直流	☢	電離放射線
⏚	接地（大地：機能）	BF記号	除細動保護のあるBF型機器
⏚	保護接地（大地）	CF記号	除細動保護のあるCF型機器

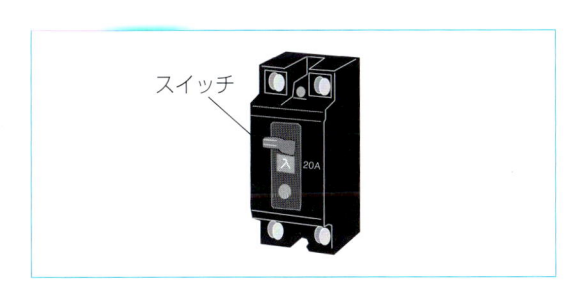

図35 ブレーカーの外観

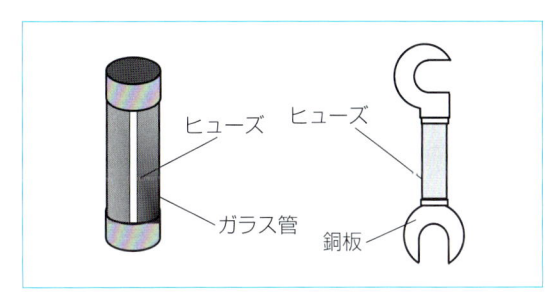

図36 ヒューズの外観

（ブレーカー）という．図35にその外観を示す．近年では各家庭にはこれが必ず設置されている．

特に漏電を検出したとき動作するものを漏電遮断器といい，洗濯機など漏電が起こりやすい場所に設置したコンセントなどに連動している．

f. ヒューズ（fuse）

過電流が生じたとき自分自身が発生するジュール熱によって，溶解して電流を遮断する器具をヒューズという．スズと鉛の合金であり，図36に示すような形状のものがある．このほか自動車などの電気系保護に用いられるものなどもある．

以前は各家庭の電気配線に必ず存在していたが，最近では遮断器が用いられている．また，暖房器や電源装置などの電気回路には遮断器と組み合わせて用いられている．

5. 電磁波障害とその対策

a. 電磁波の種類

電磁波とは，空間の電場と磁場の変化によって

生じる波である．具体的には，電界と磁界が相互の電磁誘導によって交互に発生したときに生じる．電磁場の周期的な変動が周囲の空間に伝播する横波である．

電磁波の性質は，波長や振幅，位相などで決まる．電磁波の波長変化に注目した性質がスペクトルである．電磁波は波長の長いほうから，電波・赤外線・可視光線・紫外線・X線・γ線と区別される．波長の短い電磁波を電離放射線という．

b. 人体に対する影響

紫外線・X線・γ線などの電離放射線は，遺伝子に損傷を与えて癌などの疾患を誘発する可能性がある．このため，これらの電磁波については年間許容被曝量が法律で定められている．

また，高強度のマイクロ波は，電子レンジと同様に水分子を振動して熱を生じ，生体に影響を与える可能性が指摘されている．このため，携帯電話などの無線機器について，人体の電力比吸収率を用いた規定値がヨーロッパやアメリカで定められており，日本では電波防護指針が作成されている．

c. 機器に対する影響

電子機器が電磁波に被曝するとさまざまな障害を生じる．これは大きく分けて電波障害と誘導障害に分類される．誘導障害は主に，静電容量による場合と電磁誘導による場合がある．

電波障害は，電波により電子機器が誤動作したり，電波の受信に障害が発生する．

静電容量による誘導障害は，以下の機序で発生する．比較的近くにある導体同士は一種のコンデンサを構成し，その間には静電容量を生じる．一方の導体に電荷が蓄積されると，もう一方の導体に電荷が誘導され，結果として電位を生じる場合がある．

電磁誘導による誘導障害は，以下の機序で発生する．導体に電流が流れると，その周囲に磁界を生じ，この磁界の範囲内に導体が存在していると，電磁誘導により誘起電圧が発生する．

このようにして発生した電圧により，本来なら

表10 雑音の種類と原因

フリッカ雑音 （1/f雑音）	増幅素子自体から発生し，低い周波数ほど雑音量が大きくなる．
マイクロフォニック雑音	電極の機械的振動によって電子流が変化し，発生する．
熱雑音	抵抗器に電流が流れたときに発生する熱が原因で発生する
ドリフト	回路を構成する素子ごとの温度特性により，相互作用して，時間的にゆるやかに変動する

ば流れないはずの場所に電流が流れて，機器が誤動作したり，通信回線に電磁雑音を生じるなどの障害を発生する．

d. 電磁雑音の種類

電磁雑音は上述したような外部からの影響による外部雑音のほかに，電子回路自体に原因があって発生する内部雑音がある．

医用機器の内部雑音で問題となるものは**表10**に示すようなものがある．

また，以前は真空管のヒータの交流加熱時に発生するハム雑音も問題とされていた．

e. 電磁波障害の対策

内部雑音に対しては，計測する生体信号の周波数特性などを考慮して雑音となる成分を取り除くことが可能である．具体的には，フィルタ回路で雑音の周波数成分を低減し，あるいは差動増幅回路で同相入力となる雑音成分を取り除くなどの方法がある．

外部雑音に対しては，雑音成分の混入を防ぐことが重要である．このために，被検者や検査機器などを電源から遠ざけたり，検査機器の接地を完全に実施するなどのほか，生体から検査機器への導線は必要以上に長くしないようにしたり，検査用のベッドと床を絶縁し，ベッドに電流が流れないようにする．

また，脳波など特に微弱な信号を測定する際には，検査室自体を完全に接地した電磁シールドや静電シールドで遮蔽する．

電磁シールドは特定の空間を，透磁率の高い物

質でできた板やメッシュなどで覆い，その内部空間に電磁誘導を生じる磁界の影響を低減する．

静電シールドは電磁シールドと同様に，特定の空間を，導体でできた板やメッシュなどで覆い，その内部空間に存在する物体には，静電誘導を生じない効果がある．

参考文献
1) 嶋津秀昭，若松秀俊，北村清吉，他：臨床検査学講座 医用工学概論．医歯薬出版，2005
   ※臨床検査技師の医用工学全般について広く学ぶことができる
2) 若松秀俊，本間達：医用工学―医療技術者のための電気・電子工学―．共立出版，2003
   ※電気回路・電子回路・増幅回路・ディジタル回路の基礎理論について，多くの図を用いてわかりやすく解説している
3) 田頭功，清水芳雄：臨床検査技術学16 医用工学概論 第3版．医学書院，2002
   ※医用工学について大きな図を用いてわかりやすく解説している
4) 若山芳三郎：電気の理論．啓学出版，1976
   ※高校数学で電気の理論をわかりやすく解説している

第3章 生体情報収集技術

学習のポイント

❶ 検査機器を用いた生体の計測では，その特性を考慮したさまざまな現象を測定するために，種々のセンサを用いて電気信号に変換している．
❷ 生体とセンサ，センサと増幅回路の間で効率的に電流を伝達するために，信号源インピーダンス，電極インピーダンス，入力インピーダンスが整合するように設定されている．
❸ 計測結果を記録する記録器は，サーマル・アレイ，インクジェット，レーザーなどの方式で，インクやトナーを用紙に定着している．
❹ 測定結果をモニタリングする表示器には，CRT，液晶，プラズマなどを用いる方式がある．

本章を理解するためのキーワード

❶ **センサ**
機械・電磁気・熱・化学などの性質に基づく現象を，電気信号に置き換える素子をセンサという．
❷ **インピーダンス整合**
信号源からの出力信号を効率的に測定するために，電極インピーダンスと入力インピーダンスを適切に設定することをインピーダンス整合という．
❸ **記録器**
測定結果を紙に印字するための装置を記録器という．
❹ **表示器**
測定器からの信号によって画像を生成し，連続的に画面に出力して視覚的に情報を提示する装置を表示器という．

A 生体情報の収集

1. センサ・トランスデューサーの原理と構造

a. 不分極電極

電極には針電極，皿電極などが存在するが，臨床検査技師は患者を侵襲する針電極は使用できないので，以下では主に皿電極について述べる．

生理検査で皿電極を皮膚につけるとき，Clイオンや Na イオンなどを含む電極用ペーストを用いて空気の層を含まないようにする．このとき，電極と電解質溶液の界面に金属ごとに異なるイオン化傾向による起電力が発生する．温度が一定ならばこの電位は一定であり，これを電極電位という．電極を増幅器に接続したときに，電極の材質差，回路からのわずかな漏れ電流などを原因とする局所電流が発生する．これによって発生する電圧が分極電圧である．この分極電圧は電極や皮膚のインピーダンスが大きいほど高くなるので，電極のインピーダンスは低いほうがよい．また，皮膚表面についている汗などの体液を少なくすると分極電圧が小さくなるので，電極装着前に皮膚を

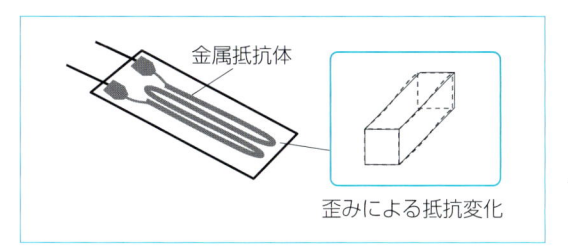

図1 ストレインゲージの概念図

アルコールで清拭しなければならない．

電解質溶液が含むClイオンを電極が共通してもつと，境界面での電子の授受が円滑に行われるので界面に電荷が蓄積せず，分極電圧は小さくなる．このため生理検査の電極としてAg-AgCl電極がしばしば利用される．これは銀電極の表面にCl⁻による塩化膜を形成したもので，新しい電極を一昼夜生理食塩水に浸すエージングにより，安定した塩化膜電極が得られる．

b. 物理量を測定するセンサ・トランスデューサー

1）変位・振動・圧力

①ストレインゲージ：導体の電気抵抗は断面積に反比例し，長さに比例する．これを利用して外部からの力やこれに伴う形状などの変位を検出するのがストレインゲージである．多くの場合，図1のように薄く伸ばした金属抵抗体がフィルムにはさまれた形状である．電気抵抗の変化量は微小であるので，これを正確に検出するためにブリッジ回路が利用される．血圧や呼吸のほか体重計など力学的な測定に用いられている．

②圧電素子：圧電素子とは，加えられた力を電圧（起電力）に変換し，あるいは電圧を加えると形状が変化して力を発する素子の総称である．具体的にはチタン酸ジルコン酸鉛（PZT, $Pb(Zr_xTi_{1-x})O_3$）やチタン酸バリウム，水晶などがある．PZTは $x=0.525$ 付近の組成で最も大きな圧電効果があるとされている．

図2に示すように，1つの素子で，振動を検出したり，電気信号によって振動を出力できるので，超音波診断装置の探触子（プローブ）などに用

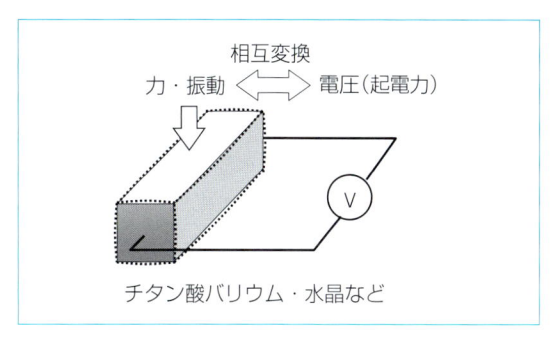

図2 圧電素子の概念図

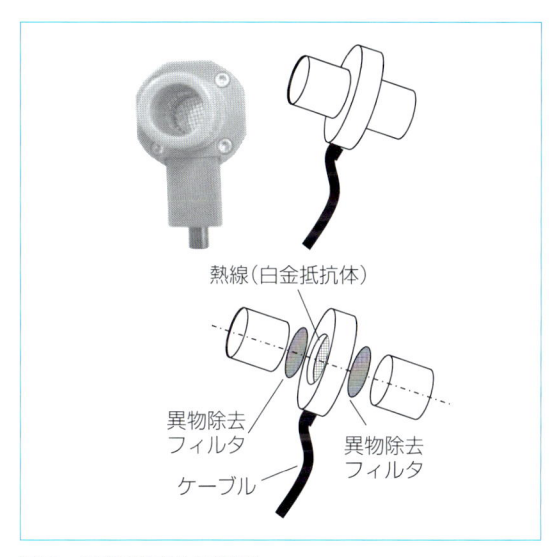

図3 熱線流量計の概要

いられている．

③熱線流量計：図3に示す熱線流量計は電流を流して加熱し一定の温度に保たれている熱線を流体中に置いたときに，気流によって冷却されて単位時間に変化する電流値が気流速と一定の関係にあることを示したキングの式に基づいて流速を測定する．この方式では，気流の方向を検出することができない．この流量計を患者の肺活量（VC），1秒量（FEV1.0），1秒率（FEV1.0%），最大換気量（MVV）などを測定する呼吸計（スパイロメータ）で使用する場合には，測定用以外の熱線を追加するか，呼吸計の表示部でタイミングを指定して，患者の呼気相と吸気相を決定する．

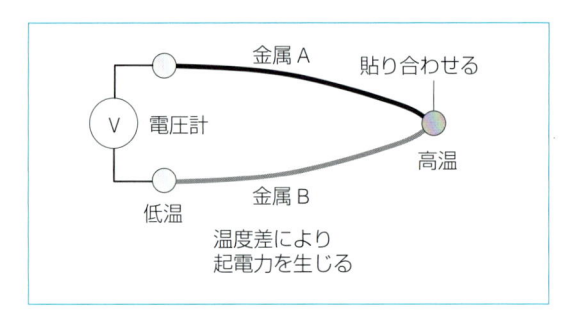

図4　熱電対の概念図

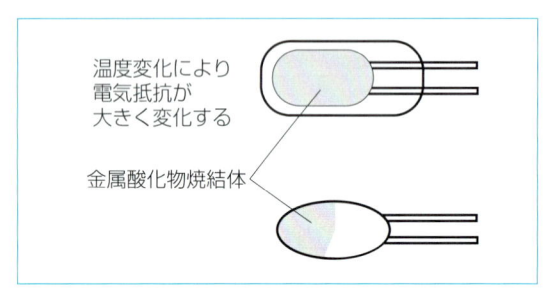

図5　サーミスタの概念図

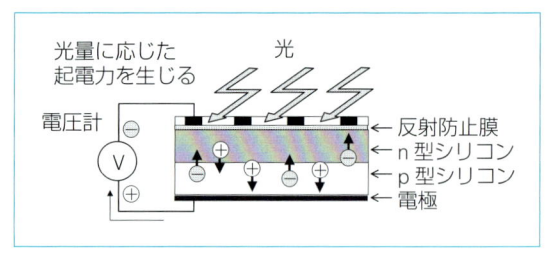

図6　光電池の概念図

この流量計は，気流が流れるときの粘性抵抗による圧力較差を利用して測定するニューモタコ型と比較して，呼吸抵抗が小さく患者の負担が少ない．

2) 熱

①熱電対：図4に示すように，異なる2種類の金属が接合した部位の温度が，接合していないそれぞれの端の温度と異なると，温度差に応じた電圧が発生する．この現象を，ゼーベック効果という．熱電対は，これを利用して温度を測定する．体温計などに応用されている．

②サーミスタ：サーミスタは温度の変化量に対して電気抵抗の変化量が大きく，その間に比例関係がある抵抗体を用いた温度測定素子である．温度の上昇に対して抵抗が増加するものと減少するものがある．図5に示したのは金属酸化物の焼結体すなわちセラミックスを利用した例である．体温計などに応用されている．

3) 光

①光電池：半導体のPN接合では電子と正孔が打ち消し合って，キャリアの少ない空乏層が形成されている．このとき，空乏層を電子と正孔をそれぞれN型，P型の領域へ引き戻そうとする内蔵電場を生じている．このような半導体の界面に光が入射すると，図6に示すように，電子が光を吸収して光電子となって自由に移動し，その跡は正孔が残る．これらの電子と正孔が内部電場によって，光電子はN型半導体に，正孔はP型半導体に移動して光起電力を発生する．

一般的には太陽光で発電する太陽電池として使用されている．光量に応じた電圧を発生するので，医療分野では光度計の光センサとして使われ

サイドメモ：太陽光発電

太陽電池を用いて太陽光のエネルギーを直接，電力に変換する発電方法を太陽光発電という．発電部に可動部分がないので故障が少なく，また振動やこれに伴う騒音も発生しない．燃料も使用しないので炭酸ガスや廃棄物も排出しない．設備製造などでの排出も比較的少なく，クリーンな発電が可能である．

その一方で，エネルギーの変換効率は低く，利用波長の異なる太陽電池を複数積み重ねた最新の多接合型太陽電池でも40%程度の変換効率である．さらに，天候が悪化すると発電効率が低下し，また，温度が高くなるほど発電効率が低下する．さらに夜間の発電はできない．太陽電池の期待寿命は20〜30年程度とされており，発電設備が高価なため，短期的には電力量あたりの発電コストが他の数倍であり，今後の改良が期待されている．

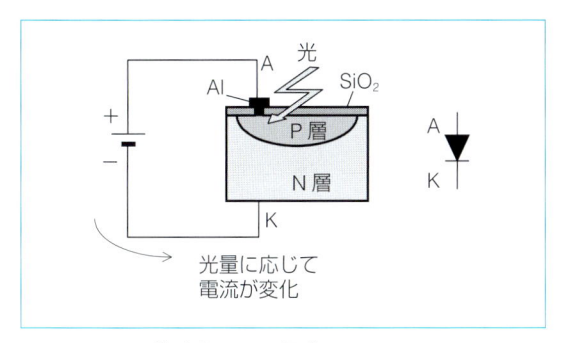

図7　フォトダイオードの概念

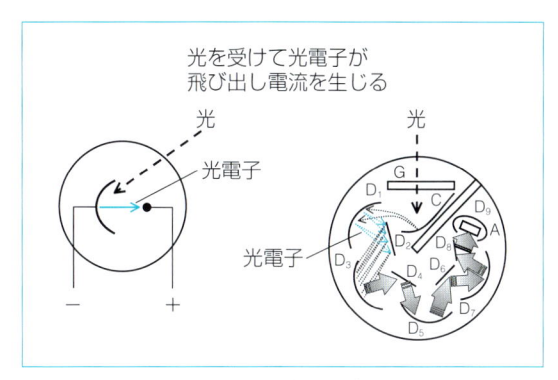

図8　光電管・光電子増倍管の概念図

る場合がある．

②フォトダイオード：フォトダイオードのPN接合に光が入射すると，光電池と同様に電子が光を吸収して光電子となり，その跡に生じる正孔とペアを作る．フォトダイオードは外部から電圧を与えられているので，これらのキャリアによる電流を生じる．このため，光電池より敏感に光を検出する．図7にその概念を示す．医療では光電池と同様に光度計の光センサとして使われる．

③光電管・光電子増倍管：光を吸収した物質内部の電子が励起され，電子が飛び出したり，光起電力が現れることを光電効果という．高真空（または不活性ガス入り）のガラス容器中の陰極に光が入射して光電効果により飛び出した光電子を，陽極で検出するものが光電管である．光電子増倍管では，陰極から飛び出した光電子が加速電圧によりエネルギーを与えられて，電子増倍部のダイノードD_1に衝突する．その結果，1個の光電子は数個の二次電子を放出し，これがダイノードD_2に衝突してさらに多くの二次電子を放出する．隣り合うダイノード間を通過しながら，この繰り返しによって次々と増倍され，最終的には数十万倍から一千万倍以上の信号電流として，陽極で検出される．この様子を図8に示す．医療では光電池と同様に光度計の光センサなどに利用されている．

④フォトレジスタ：入射する光の強度が増加すると電気抵抗が低下する素子をフォトレジスタという．

高抵抗の半導体であるフォトレジスタ素子に，十分に周波数の高い光が入射すると，半導体に吸収された光子のエネルギーにより自由電子と正孔が生じて電流が流れやすくなり，電気抵抗が低くなる．

図9に示す硫化カドミウム（CdS）セルは，入射する光の量に従って抵抗値が変化するCdSの性質を利用している．可視光線のほか，赤外線や紫外線など，広範囲の周波数に反応する．

医療分野では容積脈波計やパルスオキシメータなどに応用されている．

サイドメモ：カミオカンデ

大統一理論の予言する陽子崩壊を実証するために，岐阜県の神岡鉱山の地下1,000mに作られたカミオカンデでは，特別に開発された直径20インチの光電子増倍管が使用されている．

カミオカンデは，陽子崩壊時に放出されるニュートリノが超純水中の電子に衝突したときに放出される青白いチェレンコフ光を検出するために，壁面に複数の光電子増倍管を備え付け，ニュートリノの方向を検出できるように設計されている．この仕組みにより，偶発的に超新星からのニュートリノを観測することに成功したことで，ニュートリノの性質を分析したり，これに基づいた宇宙物理学の研究などを行うスーパーカミオカンデが建造され，現在さまざまな研究に利用されている．

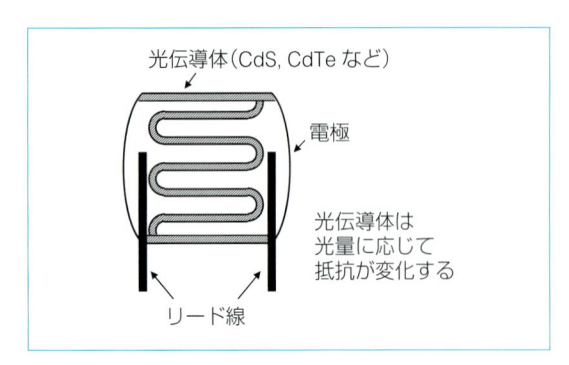

図9　CdSの外観

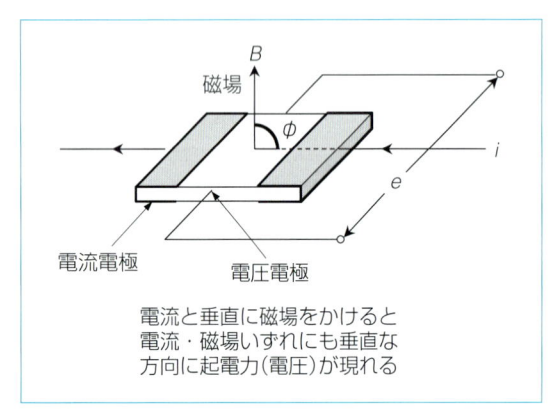

図10　ホール素子の概念

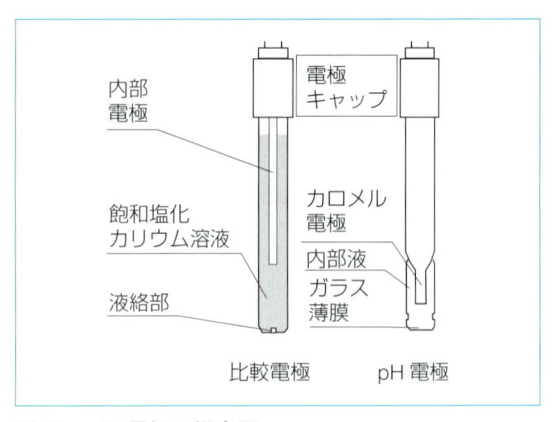

図11　pH電極の概念図

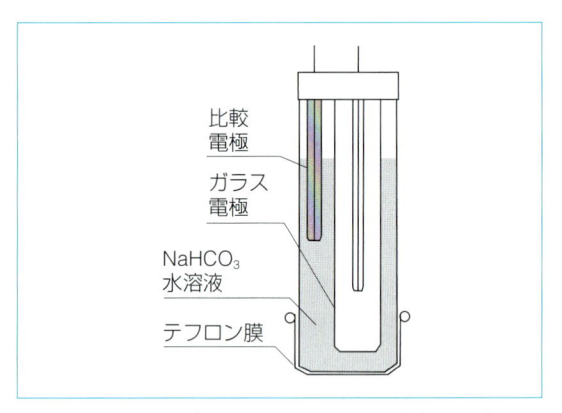

図12　P_{CO_2}電極（Severinghaus電極）の概念図

4）磁気

①ホール素子：図10に示すように，電流の流れているものに対し，電流に垂直に磁場をかけると，電流と磁場の両方に直交する方向に起電力が現れる現象をホール効果という．これを利用して磁界を検出する素子をホール素子という．一般的なホール素子の材料としてⅢ-Ⅴ族化合物半導体が用いられている．心磁図，脳磁図などに応用されている．

c. 化学量を測定するセンサ・トランスデューサー

1）pH

きわめて薄いガラス膜を隔ててpHの異なる2つの溶液が存在するとき，薄膜の両面にpHの差に比例した起電力が生じる．25℃の理想的な溶液では，pH 1あたり約60 mVの起電力になるとされる．

これを利用して，図11のように，pHが既知の比較電極との電位差を測定すれば，測定する溶液のpHが測定可能である．比較電極は飽和KClカロメル電極が用いられており，pH測定用ガラス電極の内部にはAg-AgCl電極もしくは上述のカロメル電極が用いられる．

医療では，血液ガスのpHを測定したり，実験で使用する緩衝液のpH調整に利用される．

2）二酸化炭素

図12に示すように，二酸化炭素を通過するテフロン膜で内部と外部を区切った先端に張ったP_{CO_2}電極内部にはpH電極と比較電極があり，これらは重曹水すなわちNaHCO₃水溶液中に浸されている．テフロン膜を通過した二酸化炭素により水溶液のpHが変化するので，これをpH電

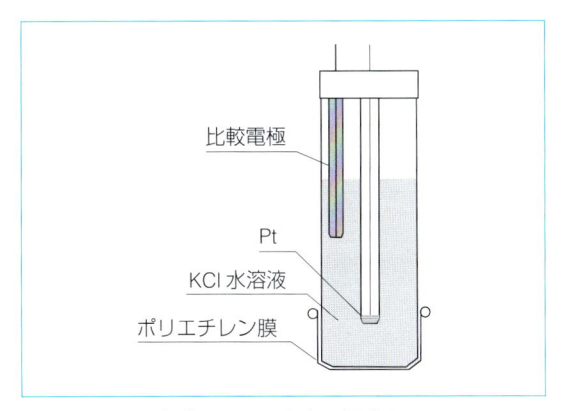

図13 P_{O_2}電極(Clark電極)の概念図

極で測定する．実際の電圧出力は $\log P_{CO_2}$ にほぼ比例するとされる．

血液ガス分析に用いるほか，このセンサを応用して，尿素の濃度を測定することができる．以下の反応式で生じた CO_2 を測定すると，尿素の定量ができる．また，同様の手法によりアミノ酸濃度の測定などにも応用される．

$$\text{尿素} \xrightarrow{\text{ウレアーゼ}} 2NH_2 + 2CO_2$$

3) 酸素

① P_{O_2}電極(Clark電極)

血液や電解液中に溶存している酸素分圧(P_{O_2})の測定には P_{O_2} 電極を使用する．この電極は開発者の名前にちなんで Clark 電極ともいう．

図13に示したように，P_{O_2} 電極内には KCl 電解液が満たされており，陽極に Ag-AgCl，陰極に Pt が用いられている．測定する血液や電解液中の溶存酸素が P_{O_2} 電極先端のポリエチレン膜を通過して，内部の KCl 溶液と平衡状態になっている．

この電極に 0.6 V 前後の電圧を加えると，Pt 陰極側で電解液中の溶存酸素に対して以下の化学反応を生じる．

$$O_2 + 2H_2O + 4e^- \Leftrightarrow 4OH^-$$

この結果，Pt 陰極で消費された酸素に比例した電流が流れるのでこれを測定する．

このセンサを応用してグルコース濃度を測定することができる．以下のようにグルコースオキシダーゼの作用により，グルコースと O_2 が反応して，グルコノラクトンと H_2O_2 が生成されるので，消費する O_2 を測定するとグルコースの定量ができる．

$$\text{グルコース} + O_2 \xrightarrow{\text{グルコースオキシダーゼ}} \text{グルコノラクトン} + H_2O_2$$

2. 増幅器とのマッチング

a. 信号源インピーダンスと入力インピーダンス

1) 信号源インピーダンス

上述したように，生体の生命活動により，細胞内外で電解質が移動するとこれに伴って電位差を生じる．神経や筋肉など同一組織を形成する細胞の活動はほぼ同期しており，これらの活動による電位は同期する細胞の数に応じて大きくなる．すなわち，心電，筋電，神経電位，脳波など，組織ごとの活動電位を外部から測定することができる．測定する電気信号の発生源を信号源という．生体の測定の場合，上記の理由から測定対象の体組織と考えてよい．

細胞の活動により生じた電位により電流を生じる．電流は主として細胞外液のような電解質溶液を伝わり，また，細胞膜という絶縁体で包まれた細胞はコンデンサと同等の働きをするので，電気的には CR 回路と等価になっている．また，細胞の発する電位は正負いずれの電位も取りうるので，交流として考えてよい．したがって，信号源からの電流の流れを妨げる要素はインピーダンスである．この概念を図14に示す．

信号源で発生した電位 e_s は信号源のインピーダンス Z_s と周辺組織のインピーダンス Z_o により分圧されて小さくなる．測定のために生体につけた電極間の電位 e_o は以下の式で与えられる．

$$e_o = e_s \cdot Z_o / (Z_s + Z_o) \quad \cdots\cdots\cdots(1)$$

2) 入力インピーダンス

信号源で発生する生体信号は微小であるうえに，周辺組織のインピーダンスにより分圧されるので，電磁的雑音の影響により歪みを生じるなどして，元の信号波形を観測できない場合がある．

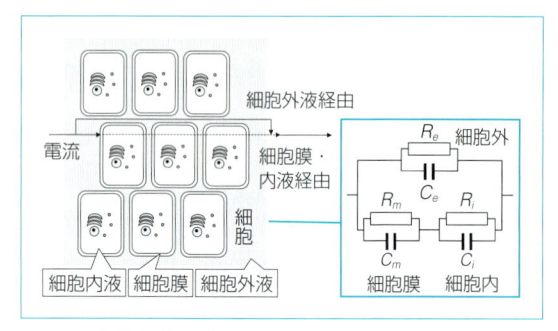

図14 生体組織の等価電気回路

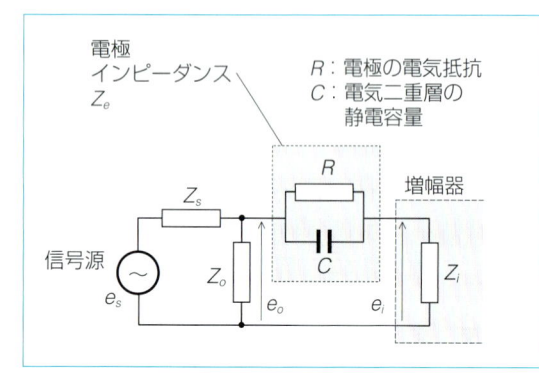

図15 生体電気信号の計測

このため生体信号の観測では差動増幅を行い，雑音の低減と増幅を同時に行うことはすでに述べた．

すなわち，非侵襲で生体の計測を行うために，信号源近くの体表に取り付けた電極でピックアップした信号を増幅器に入力する．このときの等価回路は図15のようになるので，実際に入力される信号の電圧 e_i は，電極インピーダンス Z_e と増幅器の入力インピーダンス Z_i により以下のように分圧される．

$$e_i = e_o \cdot Z_i / (Z_i + Z_e) = e_o \cdot 1 / (1 + Z_e / Z_i)$$

....(2)

この式から，電極インピーダンス Z_e と増幅器の入力インピーダンス Z_i の比 Z_e/Z_i が0に近いほど，増幅器に入力される信号の電圧は，生体に取り付けた電極間の電位 e_o に近づくことがわかる．すなわち，

1. 電極インピーダンスが低いこと
2. 入力インピーダンスが高いこと

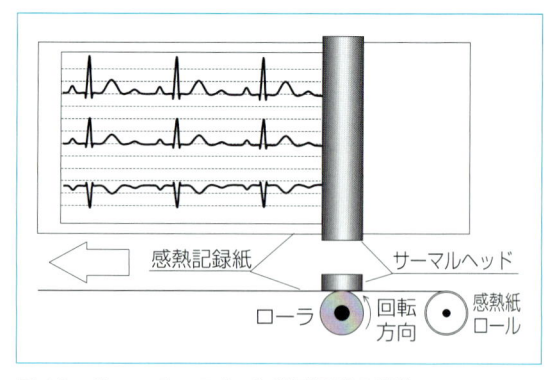

図16 サーマル・アレイ式記録器の概念

が正確な測定のために，増幅回路に必要な条件である．

3. 記録器・表示器の原理と特性

a. 記録器

1) サーマル・アレイ式記録器

サーマル・アレイ式記録器は，発熱体を連続的に配置したサーマルヘッドにより，感熱紙を加熱して印刷する．文字あるいは簡単なグラフを印刷するのに適している．

具体的には図16に示すように，ローラで感熱紙を送る方向に時間軸を設定し，サーマルヘッドと平行に測定値の軸を設定する．サーマルヘッドに並べて発熱体の数で解像度が決定され，ヘッドの長さで印刷幅が決まるので汎用性は高いが，記録紙の感応能力などから，細かい描画には適していない．

なお，感熱紙は色素前駆体であるロイコ色素とこれに反応する顕色剤が塗布してあり，熱によって化学反応を起こすと変色して印字される．アルコールやセロテープの糊等の薬品との接触や時間の経過によって，ロイコ染料と顕色剤同士が離れやすくなり，印字濃度が徐々に薄くなるので，長期保存には適していない．

主として心電計，脳波計などの記録に用いられている．

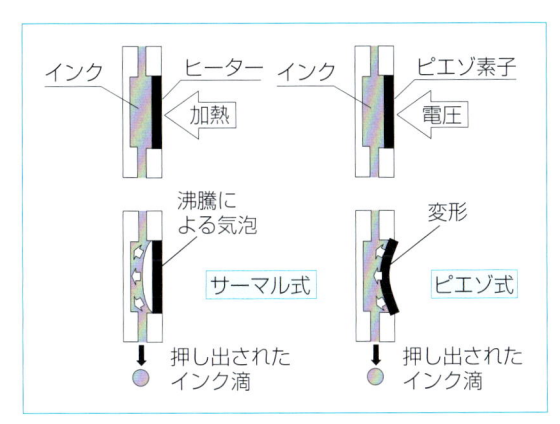

図17　インクジェット式記録器の印刷原理

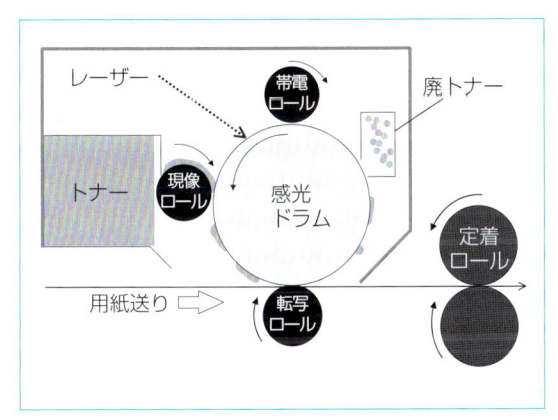

図18　レーザー式記録器の印刷原理

ナーを定着する記録器である．一度に一枚を印刷するのでページプリンターとよばれることもある．印刷速度が紙のサイズによらずほぼ一定で高速であり，耐水性に優れている．解像度はトナー粒子の大きさとレーザーの波長によるが，多くは高解像度である．一方，発熱などにより消費電力が大きく，また，インクジェット式記録器に比べて重量が大きい．

b. 表示器

1) CRTディスプレイ

CRTディスプレイは陰極線管（cathode ray tube；CRT），すなわちいわゆるブラウン管を用いたコンピュータ用の表示器である．

図19に示すように，陰極側に配置された電子銃により発射された電子が，集束された後，蛍光物質を塗布した蛍光面に衝突して発光する．電子は電界または磁界により偏向され画像を構成する．オシロスコープでは電界，モニターディスプレイでは磁界で偏向している．

高画質で応答速度も高速であるが，設置面積が

2) インクジェット式記録器

インクジェット式記録器は，プリントヘッドの微細孔から液状あるいは固体のインクを微粒子化し射出するインクジェット方式の記録器である．射出は加圧や加熱などの方法により行われ，射出する孔の極微細化により高精彩な印刷結果を得ることができる．この様子を図17に示す．インクジェット式の多くは水性インクを使用するので耐水性に乏しい．

3) レーザー式記録器

レーザー式記録器は，印刷イメージデータにしたがって，図18のように帯電した感光ドラムにレーザーを照射し，その部分に静電気の力でトナーを付着した後，転写ロールにより用紙に転写し，熱と圧力を加える定着ローラーで用紙上にト

サイドメモ：記録方法の進歩

生理検査など一部の臨床検査では，生体の計測結果を数値化すると同時に，画像表示することで直感的な判断が可能になる．

以前はアナログ回路で測定した値をただちに記録器で印刷していたので，情報を失うことなく記録するためには，記録器の応答特性が測定する検査項目の特性より高いことが必要であった．

現在では，ほぼすべての検査機器にコンピュータが組み込まれているので，測定結果はA/D変換器によりデジタル化されて，ハードディスクなどの記録媒体に記録される．

記録器による印刷は，いったん媒体に記録されたデジタルデータを基にコンピュータが再現して行うので，計測結果の情報量は記録器の応答特性より，主としてA/D変換器のサンプリング周波数に依存することになった．

実際には，A/D変換器のサンプリング周波数は従来の記録器の周波数特性より高いので，事実上，記録時の情報量の低減は考えなくてよい．

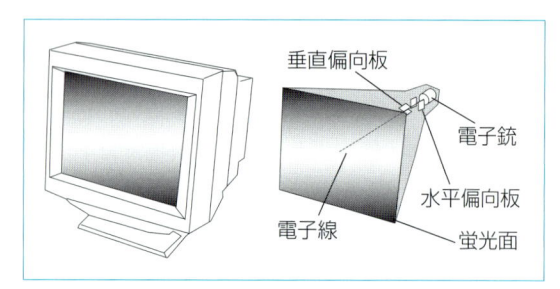

図19　CRTディスプレイの外観と構造

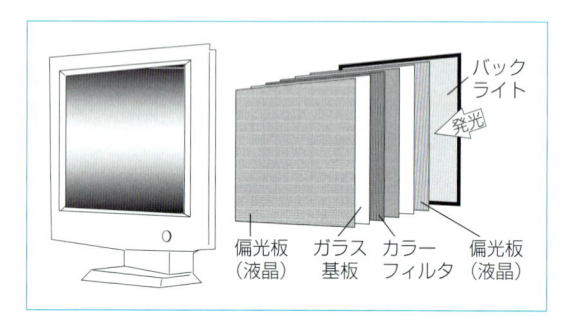

図20　液晶ディスプレイの外観と構造

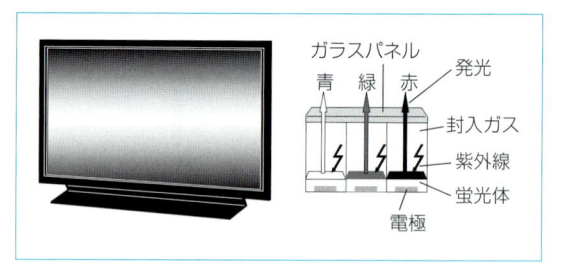

図21　プラズマディスプレイの外観と発光の原理

やや大きく破損もしやすいので，近年では液晶ディスプレイへの置き換えが進んでいる．

2）液晶ディスプレイ

液晶ディスプレイは，電気信号により光の通過・遮光を切り替えられる液晶パネルを用いて，光源からの光を調節して画像を表示する．

図20に示すように，2枚のガラス板の間に液晶を封入し，電圧を加えて液晶分子の向きを変更すると，光の透過率が増減する．液晶自体は発光せず，その背後に設置した光源の光を使って表示を行う．

赤色（R）・緑色（G）・青色（B）の光を透過させる着色層などを基板上に配置して，保護膜で覆ったカラーフィルタを用い，3つの基本色を加法混合して中間色を含むカラー表示を実現する．

3）プラズマディスプレイ

プラズマディスプレイは，透明な電極をもった2枚の板ガラスの隙間にネオンガスやキセノンガスを封入し，電極間に電圧をかけて放電すると，ガスがプラズマ状態になり紫外線を発生する．この紫外線が，背面側のガラス板の内面に塗られた発光体と衝突して発光する．この原理を図21に示す．この原理は蛍光灯とほぼ同一の原理である．

液晶ディスプレイと異なり，素子自体が発光するので，応答速度が速く，また，視野角が広く色純度がよいとされる．一方，消費電力がやや大きく発熱量も多い．また，大型化が容易とされる一方で，小型化が困難とされている．

参考文献

1) 嶋津秀昭，若松秀俊，北村清吉，他：臨床検査学講座　医用工学概論．医歯薬出版，2005
   ※臨床検査技師の医用工学全般について広く学ぶことができる
2) 三村邦裕，北村清吉，鈴木優治，他：臨床検査学講座　検査機器総論．医歯薬出版，2005
   ※臨床検査で用いる機器について広く学ぶことができる
3) 電気学会大学講座：基礎センサ工学．オーム社，1990
   ※センサの電気的性質について，理論的に詳しく解説している
4) 若松秀俊：救急医療のための機器システム．共立出版株式会社，2006
   ※医療機器で用いられるセンサの原理ならびにそれらを用いた医療機器の動作原理についてわかりやすく解説している

IV 情報科学・医療情報学

第1章 情報科学の基礎とコンピュータ

学習のポイント

❶ 情報をコンピュータで処理するとき，情報理論がその基礎にあり，数字・文字・波形・画像などさまざまな種類の情報は，すべて2値情報に変換され処理される．

❷ コンピュータのハードウエアは，中央処理装置・記憶装置・入力装置・出力装置から構成され，処理装置と周辺装置またはコンピュータとコンピュータ間におけるデジタル信号の伝送をデータ通信という．

❸ ソフトウエアは，オペレーティングシステム(OS)とアプリケーションソフトウエアに大別され，OS はハードウエアの違いを意識せず基本的な処理を共通的に扱うことができるようにし，アプリケーションソフトウエアの開発を容易にする機能を備える．

本章を理解するためのキーワード

❶ **ビットとバイト**
コンピュータで扱う2値情報を表す最小単位をビット(bit)という．ビットを8個まとめた単位がバイト(byte)で1バイト＝2^8＝256通りの状態を表現できる．

❷ **中央処理装置(CPU)**
演算装置と制御装置からなり，演算装置は四則演算や論理演算を行い結果を主記憶装置に送る．制御装置は演算装置・記憶装置・入力/出力装置にデータの読み書き情報を送り，また，各装置の状態に関する情報を受け取り制御する．

❸ **データ通信の方式**
コンピュータで扱うデータを伝送路に送る方式は2種類あり，パラレル方式はまとまったビットの一塊を同時に伝送する方式で，シリアル方式はデータを1ビットずつ連続的に伝送する方式である．

❹ **オペレーティングシステム(OS)**
OS の主な目的は，ハードウエアの抽象化，リソースの管理，またコンピュータ利用効率の向上の3つであり，ハードウエアを効率的に管理・運用し，利用者に使いやすい環境を提供するプログラム群で，基本ソフトともいう．

❺ **プログラミング言語**
コンピュータに処理を実行させる内容は，基本的な命令語(機械語)に分解した言語群として与えるが，利用者が解釈しやすい言語として使用するものをプログラミング言語という．

❻ **データベース管理システム(DBMS)**
データベースを構成するサーバや利用者端末の制御，データの収集，抽出，保存などの運用管理を行うソフトウエア．

A 情報科学の基礎

アルビン・トフラー(Alvin Toffler, 1928年〜：アメリカの評論家で未来学者)は，著書「第三の波」のなかで三種類の社会変革を描き，それぞれ

の波は古い社会と文化を脇へ押しやるとした．第一の波は農業革命で，それ以前の狩猟採集社会を置換した．第二の波は産業社会で，大量生産・大量流通・大量教育・マスメディア・大衆娯楽などに基づくとした．第三の波は脱産業社会で，多くの国が第三の波に乗り換えつつあり，それを説明する多くの造語が作られ，情報化時代・情報化社会の造語にも言及した．

現代はまさに情報化社会であり，氾濫する情報をいかに適正に扱うかが問われている．

医療の分野では，症状，部位，病名，病歴，生活習慣，薬剤，処置，血液検査，心電図，X線診断画像など，種々の膨大な情報が時間軸を伴って扱われる．これら医療情報を適正に処理し，活用する際に基本となる情報科学の体系を理解しておくことは必須である．

情報科学は，基礎理論，ハードウエア技術，ソフトウエア技術，ネットワーク技術，システム化技術などに関する科学的・実践的な両面を対象とする研究領域である．

1. 情報理論の基礎

一般に，情報とは知識を増やすものであり，問題解決(意思決定，判断，現象解析など)に役立つものである．目的とする現象を反映するデータを取得し情報処理することで，問題解決に役立つ判断や知識を得る．

情報は，問題解決に重要な因子であるが，情報をコンピュータで保存し処理するとき，情報の量的な程度を表す情報量とエントロピー(平均情報量)の概念が基礎となる．

a. 情報量

情報量は，情報理論の概念で，ある事象(目的とするできごと)が起きたとき，それがどれほど起こりにくいかを表す尺度である．頻繁に起こる事象が起きてもそれはたいした情報にはならないが，まれにしか起こらないことが起これば，それは情報として，より価値が高いことになる．

情報量は，事象が起こる確率をPとすると次式で定義される．

$$情報量 = \log_2(1/P) = -\log_2 P \ (\text{bit})$$

情報量の単位として，ここでは従来から一般的なビット(bit，binary digit の略)を用いるが，正式にはシャノン(shannon)である．

情報量は確率の逆数の対数の期待値であり，対数の底として，2，e(自然対数の底)，10を選んだときの情報量の単位は，それぞれビット(bit)，ナット(nat)，ディット(dit)となるが，国際標準化に従い日本工業規格 JIS X 0016:1997(これは国際規格 ISO/IEC 2382-16:1996 に対応)によれば，正式な単位は，それぞれシャノン(shannon)，ナット(nat)，ハートレー(hartly)となる．なお，2，e，10を底とする対数は，それぞれ lg，ln，log を用い表すことがある．

例として，表と裏の出る確率がともに 1/2 であるコインを投げたとき，投げた結果を知って得られる情報量は次のようになる．

$$情報量 = \log_2(1/P) = \log_2(1/(1/2))$$
$$= \log_2(2) = 1 \ (\text{bit})$$

次に，2枚のコインを投げ両方が表となることを知った情報量は，2枚とも表が出る確率が 1/4 であることから，次式のようになる．

$$情報量 = \log_2(1/P) = \log_2(1/(1/4))$$
$$= \log_2(2^2) = 2 \ (\text{bit})$$

ここで，log の意味は，$\log_A B = C$ のとき $A^C = B$ であり，常用対数を用いた計算では $\log_A B = \log_{10} B / \log_{10} A$ と変換して求められる．

ただし，ここでいう情報量とは事象の起こりにくさ(確率)だけによって決まる数学的な量であり，必ずしも個人や社会にとっての価値や意義を表すものではない．

b. エントロピー

注目する事象の具体的な情報量は確率から計算される．例として，日本人のABO式血液型の出現頻度(確率)を，A型が40%，O型が30%，B型が20%，AB型が10%と仮定したとき，ある患者の血液型を知ることで得られる平均情報量は，それぞれの事象の確率と情報量を掛け，合計して得られる．

平均情報量 ＝ A 型の確率 × A 型の情報量
　　　　　　＋ … ＋ AB 型の確率 × AB 型
　　　　　　の情報量
　　　　　＝ $0.4 \times \log_2(10/4) + 0.3$
　　　　　　$\times \log_2(10/3) + 0.2 \times \log_2(10/2)$
　　　　　　$+ 0.1 \times \log_2(10/1)$
　　　　　＝ $\log_2 10 - 0.4 \times \log_2 4 - 0.3$
　　　　　　$\times \log_2 3 - 0.2 \times \log_2 2 - 0.1$
　　　　　　$\times \log_2 1 = 1.846$（bit）

このように，確率が $p_1, p_2, \cdots, p_n$ である n 種類の事象のいずれか 1 つが必ず起こるとき，情報量の期待値である平均情報量をエントロピー（entropy）という．

エントロピー ＝ $\Sigma p_i \log_2(1/p_i)$

エントロピーは，その事象に関する情報が得られる前の知識の不確かさを表す．1 つの事象が必ず起こることがわかっていれば $p_i = 1$ で，情報が得られなくとも結果がわかり，エントロピーは最小値の 0 となる．エントロピーが最大となるのは，n 種類のすべての事象が同じ確率で起こる場合で，$\log_2 n$ となる．ABO 式血液型の例でエントロピーの最大値は，どの血液型も同じ確率の 1/4 で出現するとしたときで，$\log_2 4 = 2$（bit）となる．

エントロピーによる考え方は，データ通信における情報の圧縮，誤りの検出や訂正などに関する技術的基礎となる．そもそもエントロピーの概念は，ルドルフ・クラウジス（1986 年）が熱力学における気体のある状態量として導入した．これは統計力学における微視的な状態数の対数に比例する量として表される．現在の情報理論におけるエントロピーの概念は，クロード・シャノン（1948 年）が著書「通信の数学的理論」のなかで導入した．

2. コンピュータにおける情報の扱い

a. デジタル情報とアナログ情報

コンピュータ内部で扱う情報は，0 または 1 のように，2 つだけの状態をとる 2 値情報であり，離散的な値をとるデジタル情報である．身長や体重の値は，本来は連続量でアナログ情報であるが，適当な桁数で数値をまるめ通常デジタル情報として扱う．性別や病名などの名義尺度の情報は，一定の規格に従うコード化などで変換しコンピュータで扱う．

一方，コンピュータで処理する情報には，心電図や脳波のような時系列のアナログ情報もある．アナログ情報は，連続する信号の値を細かな等間隔断片で取り出し数値化（量子化）を行う A/D 変換（analog to digital conversion）処理によりデジタル情報として扱うことが一般的である．変換の精度は断片信号の値を何ビットの情報で表すかという量子化ビット数に依存し，このような波形情報の表現法を PCM（pulse code modulation）という．また，超音波診断画像や X 線診断画像などは，画像を微細な領域（画素）に分割し，個々の画素の色を数値として表現するビットマップ画像として処理する．

コンピュータで扱うデジタル情報は，すべての情報が 0 と 1 で表現されるため，数値・文字・音・画像などさまざまな情報を同じ方式で記憶し通信でき，また，データ通信においてノイズの影響を受け難いなどの利点がある．

b. 2 値情報の扱い

コンピュータで扱う 2 値情報を表す最小単位を一般にビット（bit）という．

ビットを 8 個まとめた単位をバイト（byte）といい，1 バイト ＝ 8 ビット ＝ $2^8 = 256$ 通りの状態を表現できる．

00000000，00000001，00000010，
00000011，……，11111111

バイトは，プログラムやデータの大きさや記憶容量を表す単位として用いられる．

また，データや命令を扱う情報量の単位として語（word，ワード）が用いられ，一般に 1 ワード ＝ 2 バイトとなる．1 ワード ＝ 16 ビット ＝ $2^{16} = 65,536$ 通りの情報を表現できる．

ただし，CPU で 1 回に処理されるデータ量の基本単位は，コンピュータやプロセッサによって異なる．CPU により，8 ビット（マイクロコンピュータなど），16 ビット（パーソナルコンピュータな

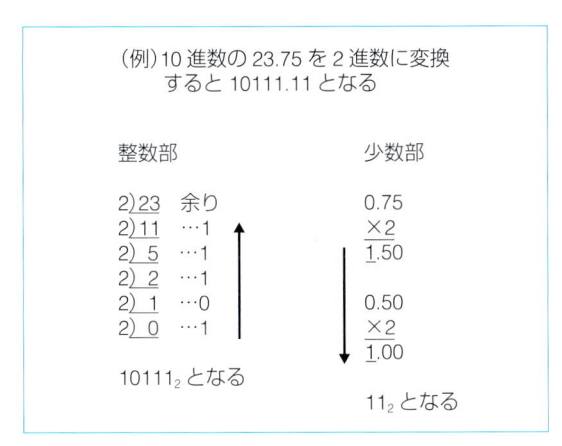

図1 10進数から2進数への変換

(例) 10進数の23.75を2進数に変換すると10111.11となる

整数部
2)23 余り
2)11 …1
2) 5 …1
2) 2 …1
2) 1 …0
2) 0 …1
10111_2 となる

少数部
0.75
×2
1.50

0.50
×2
1.00
11_2 となる

表1 10進数, 2進数, 16進数の換算

10進数	2進数	16進数
0	0	0
1	1	1
2	10	2
3	11	3
4	100	4
5	101	5
6	110	6
7	111	7
8	1000	8
9	1001	9
10	1010	A
11	1011	B
12	1100	C
13	1101	D
14	1110	E
15	1111	F
16	10000	10
17	10001	11
18	10010	12
19	10011	13
20	10100	14

(いずれもゼロサプレスで表現してある)

ど), 32ビット(パーソナルコンピュータやワークステーションなど), 64ビット(汎用コンピュータなど)などに分かれる.

c. 記数法

通常用いる10進数は, n桁の数値の場合, 計算は次のようになる.

$$10^{n-1} \times x_{n-1} + 10^{n-2} \times x_{n-2} + \cdots + 10^1 \times x_1 + 10^0 \times x_0$$

例えば4桁の数値 $abcd$ は, $1,000 \times a + 100 \times b + \cdots + 10 \times c + d$ となる. また, 小数点以下 m 桁の数値は, $10^{-1} \times x_{-1} + 10^{-2} \times x_{-2} + \cdots + 10^{-m} \times x_{-m}$ となる.

2進数の場合も同様, 整数部 n 桁で小数点以下 m 桁の10進数は次のように計算できる.

$$2^{n-1} \times x_{n-1} + 2^{n-2} \times x_{n-2} + \cdots$$
$$2^0 \times x_0 + 2^{-1} \times x_{-1} + 2^{-2} \times x_{-2} + \cdots 2^{-m} \times x_{-m}$$

一方, 10進数を2進数に変換するには, 整数部は2の除算を繰り返し, 小数部は2の乗算を繰り返すことで求められる(図1).

また, 2進数の表現は多くの桁が必要となるため, プログラムやコード表では16進数の表現も用いられる. 10進数の10〜15は16進数ではA〜Fに対応し, 2進数から16進数への変換は, 2進数を4桁ごとに区切り, 各4桁を1からFまでに対応し表現する(表1).

d. 固定小数点と浮動小数点

固定小数点方式は, 適当な位置に小数点を固定し, それより左側のビットを整数部, 右側を小数部として用いる(図2a). 数値の正負は, 一番左側(最上位)のビット(most significant bit ; MSB)が0の場合を正, 1を負として扱う.

固定小数点方式は, 数値の大小により桁数が異なり, 極端に大きな数字や小さな数字の扱いに不便がある. その点, 数値を指数で表す浮動小数点方式が便利である. 例として 1.234×10^{-8} のように, 数値を仮数(1234), 指数(-8), 底(10)に分けて表す(図2b). 単精度(4バイトの浮動小数点)では, 絶対値が 10^{-38} から 10^{38} までの数値を約7桁(10進数)の有効数字で表せる. 倍精度(8バイトの浮動小数点)では, 絶対値が 10^{-308} から 10^{308} までの数値を約16桁(10進数)の有効数字で表せる.

e. 情報のコード化

文字は文字コードとしてコード化して表現する. 数字(0〜9)やアルファベット(A〜Zの大文字, 小文字)は文字数も少なく, 文字コードも1

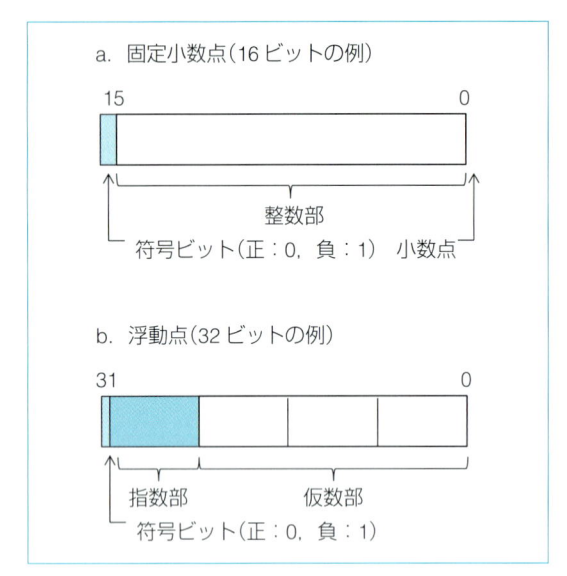

図2　固定小数点と浮動小数点

バイト（8ビット）で表現できる．代表的な文字コードとして米国で作られたASCII（アスキー）コードがあり，7ビットコードで表現される．

JISコード（ISO-2022-JP）は1バイトのASCIIの半角英数字と，ひらがな，カタカナ，漢字など日本語の2バイトの全角文字を混在して扱う．ほかにShift-JISコードなど，さまざまな特徴をもった日本語文字を扱える文字コードがある．

また，Unicodeは2バイトを使い，さまざまな言語で使われる文字を1つのコード体系で表現するもので，WindowsやMac OSなどのOSで内部処理のための標準文字コードセットとして用いられる．

文字コードセットはさまざまであるため，データを書き込むときと読み込むときで別の文字コードを用いると，意味不明な文字化けが起こることがある．

f. 画像データの扱い

1）画素

画像は小さい点の集まりとして扱い，小さい点の1つ1つを画素（ピクセル：pixel，またはドット：dot）という．それらの集合体が写真などの画像となる．

1つの画素の色は表現できる色の種類によって次のように異なる．

(1) 白黒：単純に白か黒かの2色で合わす方法．必要とするデータ量は1ビット．

(2) グレースケール：灰色を含め白から黒までを256色で表す方法．データ量は8ビット（1バイト）．

(3) インデックスカラー：256の色を割り付ける方法．データ量は8ビット（1バイト）．

(4) フルカラー：赤緑青の光の三原色のそれぞれを256段階で表し16,777,216色で写真と同程度の高質（true color）で表す方法．データ量は24ビット（3バイト）必要．

例として，400万画素のデジタルカメラの画像の容量は，400万×3バイト＝1200万バイト＝約12Mバイトと大きくなる．

2）画像解像度と画像の大きさ

実際の画像に表現したときのきめ細かさは画像解像度（解像度）とよばれ，1インチあたりの画素数dpi（dot per inch）で表す．パソコンのディスプレイ画面で標準的に使われるモードの1つであるXGAは，横1,024画素×縦768画素の画素数で，おおよそ72 dpiの画像解像度である．

ここで，ブラウザで画像解像度が72 dpiに近い画像をモニタに出力するとほぼイメージ通りに表示されるが，300 dpiの画像をモニタに出力すると，期待したより約4倍（300/72≒4）大きな画像が表示されることに留意する必要がある．ただし，ワープロソフトやプレゼンテーションソフトは解像度を調節する機能があり，このような心配はない．

一般的に使用されるプリンタの解像度は，300 dpi〜数千 dpi程度である．例として，縦横15 cm（約6インチ）四方の2,000 dpiのフルカラーの場合，$(2,000 \times 6)^2 \times 3 = 432$ Mバイトとなり，大きな記憶容量を必要とし，また，出力に長時間を要し実用的ではない．印刷の場合，風景画像の解像度は150 dpi程度でもよいが，線画の描画は300〜600 dpi程度必要となり，また白黒かカラーかによっても適正な画像解像度は異なる（**表2**）．

3) 画像の圧縮と画像ファイル

画像は大きなデータ量をもち、記憶容量の節約のためにも画像は圧縮して保存することが多い。写真などの画像の圧縮に用いられる方法としてJPEG方式があり、ファイル名に「.jpg」がつく。記憶容量として1/10から1/100程度に圧縮できるが、画質が下がることがある(非可逆圧縮)。そのため、JPEG方式では圧縮の程度を選択できる。デジタルカメラで保存レベルを高品位から標準に切り替えると多くの画像が保存できるが、これに類似する機能を利用している。

JPEG方式のほかに、線画などの圧縮に適したGIFやまったく圧縮をかけないBMPなどの形式がある。ファイルの保存などに使われるZIPやLHAなどの圧縮方式は、圧縮率は小さいが、元の情報を完全に復元できる(可逆圧縮)。

3. 論理演算

目的とする対象が正しいか(真)誤っているか(偽)のいずれかを問題とする命題に関し、いくつかの命題を組み合わせた新たな命題の真偽を求めることを論理演算という。論理演算は、要素となる個々の命題の真偽を1と0の1ビットで表し、それらを合成した命題の真偽を決定することである。

論理演算の考え方は、コンピュータにおける情報の記憶や計算の基本技術に通じるものであり、また文献検索におけるキーワードの設定などにも利用される。

表2 出力装置と画像解像度

モニタへの表示	白黒　フルカラーとも 72 dpi
プリンタへの表示	白黒の場合は 300〜600 dpi 程度 グレー、フルカラーは 150〜300 dpi 程度
モニタと印刷の両用	白黒の場合は 300 dpi 程度 グレー、フルカラーは 150 dpi 程度

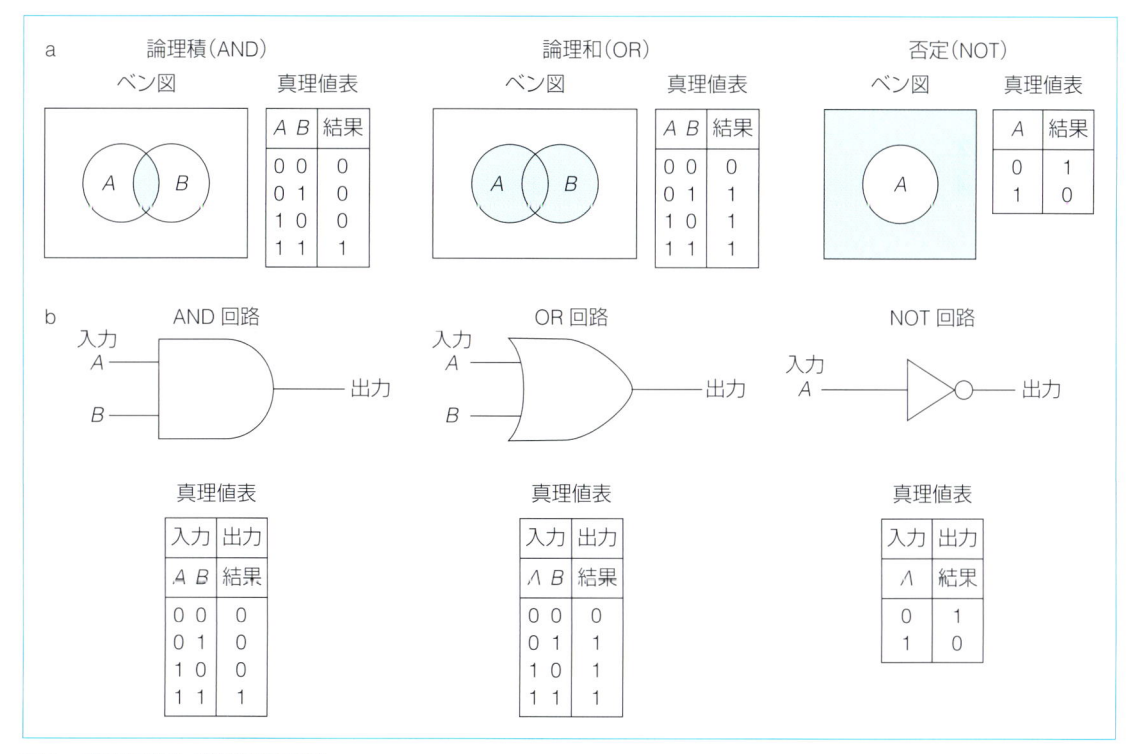

図3 論理演算と論理演算回路
a. 論理演算の論理積、論理和、否定
b. 論理演算回路の AND 回路、OR 回路、NOT 回路

a. 基本的な論理演算

要素となる命題の真偽と合成された命題の真偽の対応を真理値表で表す（図3a）．論理積（AND）は A と B がともに真（1）のときのみ結果が真となり，それ以外では偽（0）となる．論理和（OR）は A または B の両者または一方が真のとき結果が真となり，ともに偽のとき偽となる．否定（NOT）は結果がもとの逆となる．

排他的論理和（Exclusive OR，2つの命題の真偽が異なるときだけ真となる），否定論理積（NAND，AND を反転した結果），否定論理和（NOR，OR を反転した結果）や複雑な論理演算も論理積（AND），論理和（OR），否定（NOT）の組み合わせで表現できる．

b. 論理演算回路

論理積（AND），論理和（OR），否定（NOT）の基本的な論理演算に対応する論理演算回路を組み合わせ，複雑な論理演算を実行できる．AND 回路，OR 回路，NOT 回路の入力および出力信号の関係は論理演算と同じになる（図3b）．

IC や LSI のシリコンチップに論理演算回路の素子を組み込み，フリップフロップなどの記憶回路や加算回路など計算のための回路が作られる．

4. セキュリティ管理とデータ通信の信頼性

コンピュータシステムで扱うデータやソフトウエアは貴重な財産であり，特に医療情報はセキュリティ管理が重要となる．

情報管理の信頼性を保つには，ハード面とソフト面の両者の対策が必要である．

ハードウエアの故障や災害に対しては，同じシステムを2台備えるデュプレックス・システム，ハードディスクなど装置の一部を二重にして同じ内容を同時に書き込むミラーリングなどの対応がある．また，停電に備えるため無停電電源装置の設置は業務用コンピュータシステムでは必須である．

コンピュータネットワークが普及している今日，ハッカーなどの侵入による人為的データ消去・書き換え・盗難など不正利用への対策が不可欠であり，外部からの侵入を防ぐソフト的障壁であるファイアウォール（fire wall），コンピュータウイルス対策ソフト，暗号化技術などが有効である．

暗号通信の方式は，暗号化と復号化に同じ共通鍵（秘密鍵）を使う対称暗号システム（慣用暗号システム）と，暗号化と復号化に別の鍵を使う非対称暗号システムがある．

後者で特に，暗号化鍵を公開鍵として公開できるが，秘密鍵となる復号化鍵は容易に求められず特定の相手だけがもつような方式を公開鍵暗号システムという．また，この暗号方式は，電子的に送信元の身元を確認することができる電子署名にも利用される．

また，システム全体のセキュリティを保つには，利用者の確認と限定管理が重要である．システムの利用権限を管理するため，利用者 ID（識別）番号とパスワード（password）が用いられ，最近では指紋，血管パターンなどのバイオメトリクス認証も利用される．

ID 番号は，本来の ID 番号の数字に，それら数字の合計の1桁目を最後の数字（check sum；チェックサム）として追加し，実際に用いる ID 番号とする方法がとられる．ID 番号をキーボード入力する際の入力ミスの検出などに役立つ．

一方，コンピュータ内部やデータ通信において，データの送受信に伴うノイズの混入などによるデータの誤りを検出し，また，誤りを訂正するための工夫もとられている．最も簡単な手法としてパリティチェック（parity check；偶奇性検査）がある．8 bit のデータに対して，そのなかで1であるものの数を数え，それが偶数か奇数かによって，最後に0か1の符号を付加する方法で，8組の8 bit のデータについて，水平方向のパリティと垂直方向のパリティの両者を検査することで，1 bit の誤りの検出や訂正が可能となる．外部記憶装置やデータ通信では，さらに複雑な誤りの検出法が用いられる．

5. コンピュータによる情報処理形態

コンピュータによる情報処理形態として、通信回線で端末装置とコンピュータを接続し、データを伝送しながら直接処理する形態をオンライン処理、データをコンピュータまで運んで処理する形態をオフライン処理という。また、貯められたデータをコンピュータで一括処理する形態をバッチ処理、データが発生した都度直ちに処理する形態をリアルタイム処理という。列車などの交通機関における全国からの乗車券予約などはオンラインリアルタイム処理形態の代表例である。

例として、医療情報システムで処方箋データを1か所に集め入力処理する形態を集中処理、すべての診察室に端末装置を配置し、それぞれの診察の場でコンピュータを介し処方情報を入力し処理する発生源入力方式は分散処理形態といわれる。

一方、大型コンピュータに複数の端末装置を通信回線で接続し、コンピュータの利用時間を端末ごとに短く分け与え各端末がコンピュータを専用しているように利用する形態を時分割方式（time sharing system；TSS）という。

また、コンピュータを単体として利用する形態をスタンドアロンというが、最近ではコンピュータネットワークを利用したシステム形態が広く普及している。

6. 医療情報システムにおける情報の変換・伝達・蓄積・利用

医療情報は、診療録（カルテ）・処方箋・検査伝票・医事会計表など、従来は帳票を媒体として扱うことが多かった。今日では、電子カルテシステム、オーダエントリーシステム、薬剤情報システム、臨床検査情報システム、医事会計システムなどを統合した医療情報システム（病院情報システム）によってコンピュータ端末を介し、さまざまな医療情報が収集され蓄積され利用される。

それら医療情報は、コード化などの手段によりコンピュータが扱える2値情報に変換され、データ通信技術で伝達され、記憶装置に蓄積される。心電図波形や放射線診断画像などもデジタル情報として処理される。これらの医療情報処理は、情報理論を基礎とする高度に発達した情報通信技術（information and communication technology；ICT）によって可能となった。

コンピュータが扱う医療情報は、疾病の診断・治療・経過観察・医事会計など診療業務のさまざまな場面で効率的・効果的に利用される。さらに、保健医療分野における情報化は、患者中心の医療（patient oriented, patient centered）、医療安全、医療の質の向上を支援する。情報技術により標準化された医療情報は、患者情報の守秘義務など倫理的配慮のもと、地域の病院や診療所間で共有することで広域的な有効利用が期待できる。また、コンピュータネットワークを活用したEBM（evidence-based medicine；根拠に基づく医療）の普及は、医療の質の向上につながる。

B ハードウエア

コンピュータの機械的な部分をハードウエア（hardware）といい、その利用手順を与えるプロ

サイドメモ：ビッグデータ

インターネットをはじめとする情報通信の発達に伴い、さまざまな局面で発生した構造化されていない巨大なデータの集まりを分析することで、ビジネス傾向の特性、病気の予防、犯罪対策などに有効な知識を与えることができる手段である。インターネットで扱われるデータの他に、モバイル機器搭載のセンサ、リモートセンシング技術、カメラ、無線センサネットワークなどで収集されるあらゆるデータを対象とし、数百GBから数百TBになることもありうる膨大なデータを処理するため、超並列データベース、データマイニング、クラウドコンピューティングプラットフォーム、大規模記憶装置などの技術を必要とする。ビッグデータの実現には技術的課題も多いが、気象学、ゲノミクス、環境生物学、経済学などの分野では日常直面する課題であり期待も大きい。

グラムなどをソフトウエア（software）という．ハードウエアとソフトウエアの両者が揃い初めてコンピュータは，本来の機能を発揮する．

コンピュータは，その用途や能力の違いから，①家電製品や医療機器などに組み込まれるマイクロコンピュータ，②職場や自宅で個人用に用いられるパーソナルコンピュータ（パソコン），③機械設計やネットワーク管理などに用いられるワークステーション，④銀行システムや病院情報システムのメインフレーム（ホストコンピュータ）などに用いられる大型（汎用）コンピュータ，および⑤天気予報や高度で膨大な科学技術計算などで使用されるスーパーコンピュータなどに分類できる．ただし，いずれもコンピュータとしての基本的な動作や構成は共通である．

1. コンピュータの発達

コンピュータの歴史は中央処理装置の素子の発展で4世代に分けられる．

1946年に真空管を使った世界最初の電子計算機ENIACがペンシルバニア大学で完成した．米国陸軍の依頼で開発し，18,000本の真空管を使用し，プログラムの変更は配線のつなぎ変えによった．ノイマンが1945年にプログラム内蔵方式を提案し，その後この方式に基づき作られたコンピュータをノイマン式コンピュータといい，急速な発展を遂げた．

世界で最初の商用コンピュータUNIVAC-Ⅰが1951年に完成した．論理回路素子として真空管を用いている第1世代のコンピュータは，大量の電力を要し，重量，スペース，放熱などの問題があり，真空管の寿命が短く信頼性の低いものであった．

1947年にベル研究所で発明されたトランジスタを使用した第2世代のコンピュータ（IBM7090）が1958年に発表され，小型化，高速化，信頼性の向上に貢献した．

その後，トランジスタと抵抗などの素子を1つのモジュールに組み込んだIC（integrated circuit；集積回路）を使用した第3世代のコンピュータ（IBM360シリーズ）の時代となり，さらにICの集積度を高めたLSI（large scale integrated circuit；大規模集積回路）やVLSI（very large scale integrated circuit；超LSI）を使用した第4世代コンピュータに発展している．

2. コンピュータの基本構成と中央処理装置

コンピュータのハードウエアは，中央処理装置，記憶装置，入力装置，出力装置などから構成される（図4）．

中央処理装置（central processing unit；CPU）は，演算装置と制御装置からなり，マイクロプロセッサまたはMPU（micro-processing unit）とよばれる．

演算装置は，プログラムで定義された四則演算や論理演算を行い，結果を主記憶装置に送る．制御装置は，主記憶装置のプログラムを順次取り出し実行する装置であり，演算装置，記憶装置，入力装置，出力装置に対しデータの読み書き情報を送り，また各装置の状態に関する情報を受け取るなど制御する．これらの動作は機械語の命令により実行される．

CPUの動作は水晶発振器の信号に同期して行われ，この動作周波数（クロック）はGHzのオーダで，これが実行速度を決める．また，CPUの動作速度は，主記憶装置の応答速度より速いため，両者の間に主記憶装置より高速なキャッシュ

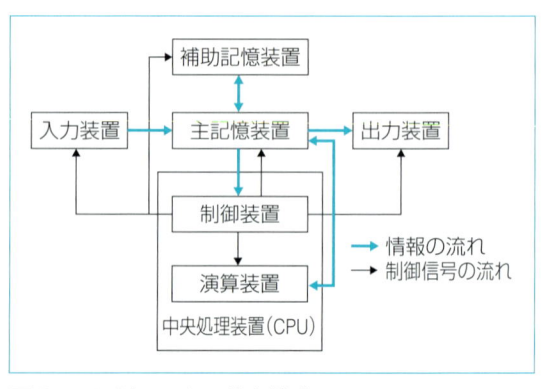

図4　コンピュータの基本構成

メモリ(cash memory)を置き，全体としての処理速度を速めている．

CPUと主記憶装置をまとめて処理装置（プロセッサ）ともよぶ．また，処理装置とデータのやり取りをする補助記憶装置や入力/出力装置を周辺装置という．

3. 記憶装置

情報を一時的または長期的に保存する装置が記憶装置であり，プログラムや入力/出力データ（形式化された情報）が保存される．記憶装置は，CPUに情報を高速に読み書きすることを目的とする主記憶装置（またはメインメモリ）と，大容量で長期間の記憶を目的とする補助記憶装置に分けられる．主記憶装置には半導体メモリが用いられ，補助記憶装置（外部記憶装置ともいわれる）には磁気ディスクや光ディスクなどが用いられる．

記憶媒体は次に示すように，さまざまな種類がある（表3）．

a. 半導体メモリ

半導体メモリは，情報の書き込みと読み出しができるが，揮発性といい電源を切ると内容が消えてしまうRAM(random access memory)と，読み出しのみでき電源を切っても記憶内容が保持される不揮発性のROM(read only memory)に分けられる．RAMは，高速性に優れたSRAM(static RAM)と高集積可能なDRAM(dynamic RAM)がある．ROMは，主記憶層装置でオペレーティングシステム，基本プログラム，また，漢字などの文字データを保存する記憶媒体として利用される．

表3 記憶媒体の記憶容量とアクセスタイム

記憶媒体	記憶容量	アクセスタイム
半導体メモリ	$10^1 \sim 10^4$ MB	$10^{-3} \sim 10^{-1}$ ms
磁気ディスク	$10^2 \sim 10^7$ MB	$10^1 \sim 10^2$ ms
光ディスク	$10^2 \sim 10^4$ MB	$10^2 \sim 10^3$ ms
光磁気ディスク	$10^2 \sim 10^3$ MB	$10^1 \sim 10^2$ ms
磁気テープ	$10^1 \sim 10^4$ MB	$10^4 \sim 10^5$ ms

また，携帯情報端末で用いられるメモリスティック(memory stick)やSDメモリカード(secure digital memory card)などに，電源が切れても情報が保存されるフラッシュメモリ(flash memory)とよばれる半導体記憶媒体が使用される．半導体メモリをカード型にしたメモリカードや，マイクロプロセッサなどと組み合わせたICカードも，可搬型記憶媒体として利用される．

b. 磁気ディスク

大部分のコンピュータに搭載されている補助記憶装置であり，データを読み書きでき電源を切っても内容が保持される．磁気ディスクはハードディスクともよばれ，アルミニウムなどの基盤に磁性体が塗られた記憶媒体で，大容量への対応として複数枚で構成される．磁気ディスク部を取り外しできる可換型（ディスクパック型）と固定型がある．ディスクの同心円状トラックに直接アクセス（ランダムアクセス）する方式で，3.5, 10, 14インチなどで数十〜数百Gバイトの記憶容量をもつ．

記憶容量を表示する際の接頭語は次のようになる．

1 kB（キロバイト） = 1,024 バイト
1 MB（メガバイト） = 1,024 kB
1 GB（ギガバイト） = 1,024 MB
1 TB（テラバイト） = 1,024 GB

CPUが命令を出してから情報が読み出されるまでの時間であるアクセスタイムは，ハードディスクが10 m秒(ms)程度で補助記憶装置の中では高速であるが，半導体メモリ（数十n秒程度）に比べると著しく遅い．

ハードディスクを長期使用する間に，磁気ヘッドがディスクに触れ表面を傷つけるなどで読み書きができなくなるディスククラッシュが起こる可能性がある．重要なデータは定期的に他の媒体に保存しバックアップをとる必要がある．

c. その他の補助記憶装置

光ディスクは，ディスク内部の記憶層のデータをレーザ光で読み出す．オーディオ用のCD

（compact disk）と同様に，再生専用の CD-ROM, 1回だけ情報を書き込みできる追記型 CD-R, また記録したデータの消去が可能な CD-RW がある．

さらに，記憶密度を高め両面記録が可能な DVD（digital versatile disk）も利用され，CD と同様に DVD-ROM, DVD-R, DVD-RW, DVD-RAM がある．

その他，補助記憶装置として，レーザ光の熱と磁気を利用し記憶層の磁性体の方向を変え書き込み消去を行う光磁気ディスク（magneto-optical disk；MO），ポリエステルの円盤状フィルムに磁性体を塗布しランダムアクセス可能で携帯に優れたフロッピーディスク，帯状のベース材に酸化鉄粉をフィルム状に塗布したシーケンシャルアクセスの代表的記憶媒体である磁気テープなどがある．

情報技術の進歩により，記憶媒体についてもアクセス速度の向上，大容量化，小型化，低価格化は著しい．

4. 入力装置/出力装置

a. 入力装置

入力装置は情報をコンピュータに取り込むもので，キーボード，マウスなどが代表的であり，画像情報を入力するイメージスキャナや，人間の音声を入力する音声識別装置などが使われる．

文字や数字を入力するキーボードは，基本的なキー配列が JIS X 6002 で定められ，これに独自の操作機能をもつキーを付加したものが用いられる．

GUI（graphical user interface）で代表的なポインティングデバイスがマウスであり，画面上の位置情報を選択するためボール式と光センサ式がある．また，パネル上の入力装置として，タブレットやタッチパネルなどがある．画像情報の入力には，デジタルカメラやビデオカメラなども使われる．

医療情報処理システムでは，マークシートを読み取る OMR（optical mark reader），文字を光学的に読み取る OCR（optical character reader），バーコードリーダー（bar-code reader）なども利用される．

b. 出力装置

出力装置は，コンピュータの処理結果を外部に取り出す装置で，プリンタやディスプレイがある．プリンタはモノクロ印刷とカラー印刷機能に分かれ，レーザ・プリンタやインクジェット・プリンタが一般的である．ディスプレイには，CRT（cathode ray tube）ディスプレイや液晶ディスプレイがある

ディスプレイに表示する画素情報をコンピュータ内で保存するメモリを VRAM（video RAM）といい，それら専用の回路を搭載したビデオカード（ビデオボード，グラフィックアクセラレータともいう）は，高速描画や3次元画像処理能力を備えている．

プリンタでは，文字の大きさを表す単位としてポイントを用い，1ポイントは1/72インチ＝約0.35 mm である．ワープロでは，10ポイント前後の大きさがよく使われる．また，プリンタの印字速度として，1秒間に印字する文字数を示す CPS（characters per second）や，1分間に印字する枚数を表す PPM（pages per minute）などが使われる．

5. データ通信

処理装置と周辺装置，あるいはコンピュータとコンピュータ間におけるデジタル信号の通信をデータ通信という．

a. データ通信システム

データ通信システムは，一般にコンピュータ，端末装置，回線終端装置，データ伝送路から構成される．データ伝送路は他の回線とは独立した専用回線と，電話回線のように複数の相手から1つを選択してつなぐ交換回線がある．

コンピュータネットワークは，各コンピュータを同一のレベルとして接続するピアツーピア

(peer to peer) 方式と，データ管理などの権限を1台のコンピュータ (サーバ) に与え，他のコンピュータ (クライアント) をそれに接続するクライアントサーバ (client server system) 方式がある．データベースシステム，インターネットシステム，医療情報システムなどの多くはクライアントサーバ方式をとる．

また，同一建物内や比較的狭い範囲を対象とするコンピュータネットワークを LAN (local area network)，通信業者提供のインフラを利用した広範囲のものを WAN (wide area network) という．

b．データ通信の方式

コンピュータ内部で扱う8ビットや16ビットのデータを伝送路に送る方式は2種類ある．パラレル伝送方式はまとまったビットの一塊を同時に伝送する方式で，シリアル伝送方式はデータを1ビットずつ連続的に伝送する方式である．パラレル方式は高速に伝送でき短距離のデータ通信に用いられ，シリアル方式は比較的安価に伝送でき長距離通信に多く用いられる．処理装置と周辺装置の間でデータ通信を仲介する装置をインターフェース (interface) とよぶ．

データ伝送速度は，1秒間に伝送されるビット数で表し，ビット/秒 (bps: bit per second) やバイト/秒を単位とする．

c．データ通信の規格

コンピュータネットワークには標準化されたデータ通信規格の共用が不可欠である．

データ通信の規格に関し，国際的な組織としてITU (International Telecommunication Union)，ISO (International Organization for Standardization)，IEEE (Institute of Electrical and Electronics Engineers) などがあり，国内でも日本工業規格 (JIS) として定められており，インターフェースには次のようなものがある．

RS-232C：電話回線のモデムをはじめ，コンピュータと周辺装置との間の通信規格である．25ピンからなるコネクタで接続されるシリアル伝送方式の規格で，最大距離15 m，データ伝送速度20 kビット/秒までの通信に用いられる．臨床検査用自動分析装置とコンピュータの接続などに用いられる．

セントロニクスインターフェース：プリンタなどに利用され，8ビットパラレル伝送方式で，25ピンからなるコネクタで接続される．USBの普及で最近はあまり使われない．

IEEE-488：GP-IB または HP-IB ともよばれ，計測用に用い，複数のデータ線で周辺回路や装置に順次接続するバス方式をとる．8ビットパラレル伝送用のインターフェースで，24ピンからなるコネクタで，最大15台の装置を接続できる．

USB (universal serial bus)：マウス，プリンタ，ハードディスクなどパソコン用周辺装置の伝送に広く用いられる．シリアル方式で USB2.0 は480 Mbps のデータ送信で，最大127台の装置を接続できる．USB3.0 は 4.8 Gbps で10倍の転送速度である．

SCSI (small computer system interface)：ハードディスクや CD-R 装置の接続に用いられ，SCSI-3 は32ビットパラレル方式で5 Mbps (SCSI-1) から 320 Mbps (SCSI-3 Ultra320) の速度で15台の装置を総延長距離数メートル以内で接続できる．

FireWire：アップル社の商標で，IEEE1394 という SCSI の拡張規格で，最大 400 Mbps のシリアル伝送が可能である．

ブルートゥース (Bluetooth)：パソコンや携帯情報端末などに無線でデータ伝送する規格である．伝送距離は約 100 m 以内，速度は最大 24 Mbps で，世界的に免許不要な周波数帯である ISM (industry science and medical band) の 2.4 GHz の電波を使用している．

イーサネット：LAN の構築で広く普及しており，インターネットで用いられる TCP/IP プロトコルでも標準的に利用される．仕様は IEEE802.3 で規格化されており，伝送速度は 10 Mbps から 1,000 Mbps で，高速のものはギガイーサネットとよばれる．伝送媒体には同軸ケーブル，ツイストペアケーブル，光ファイバ，無線などがある．

接続装置であるハブ(HUB)を用い，1本のケーブルの先に複数のコンピュータまたは新たなHUBを接続できる．

d. データ通信のインフラ

コンピュータネットワークの普及に伴いデータ通信の需要はますます高まり，社会的基盤(インフラ)としての整備が進められている．

ISDN(integrated services digital network)は電話やファクシミリなどの総合的デジタル通信網として整備され，ADSL(asymmetric digital subscriber line)は公衆回線で使用された銅銭を利用し高速化したデータ伝送を可能とし，またケーブルテレビ(CATV)網を利用した通信網，さらに光ファイバによる接続利用も実現した．高速データ通信はブロードバンド(broadband)通信とよばれる．

また，有線方式のデータ通信網に加え，無線(ワイヤレス)通信網の整備も進んでおり，移動体通信の規格(IMT-2000，IMT-Advanced)に準拠した通信システムなどがある．

C ソフトウエア

コンピュータはハードウエアとソフトウエアが一体となり機能するが，ソフトウエアはオペレーティングシステム(OS；operating system，基本ソフトウエア)とアプリケーションソフトウエアに大別できる．

1. オペレーティングシステム(OS)

OSの主な目的は，ハードウエアの抽象化，リソースの管理，またコンピュータ利用効率の向上の3つである．

ハードウエアの抽象化は，OSがハードウエアと利用者を仲介し，コンピュータごとのハードウエアの違いに対し，基本的な処理を共通にして標準的に扱うことができるようにし，アプリケーションソフトウエアの開発を容易にする(図5)．

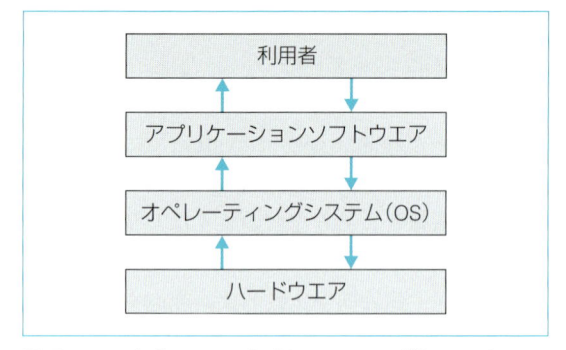

図5 ハードウエア，オペレーティングシステム，アプリケーションソフトウエア，利用者の関係

リソースの管理は，複数のアプリケーションソフトウエアを同時に利用する際に，互いに独立して動作できるようにCPU，メモリ，入出力装置などのリソース(資源)を管理し，競合が起きた場合は一方を待たせるなど適切に対処する．

利用効率の向上は，複数のタスク(実行すべき仕事の単位)を同時実行する際，資源割り当ての順番や処理の割り当て時間を工夫するなどで全体のスループットを向上させる．

OSの構成は，ハードウエアを直接管理操作するなど中心的な部分であるカーネル(kernel)，さまざまなサービスを担当するサブシステム，ハードウエアを制御するためのドライバ(device driver)などのプログラム群からなる．

ハードウエアはドライバを介しOSとの間で情報の授受を行い制御される．アプリケーションソフトやOSに付属する各種ツールは，インターフェースであるAPI(application programming interface)やABI(application binary interface)などのプログラム群を介してOSに処理を依頼する．全体の処理の流れを管理するのがカーネルである．

また，OSの役割として，プロセス管理，メモリ管理，ファイルシステム，ネットワーク，セキュリティ，グラフィカルユーザインターフェースなどがある．

代表的なOSとしては，パーソナルコンピュータではマイクロソフト社のWindowsやアップルコンピュータ社のMac OSなどがあり，そのほか

にネットワーク機能に優れワークステーションやスーパーコンピュータで用いられる UNIX や,サーバ用に使われる Linux などがある.

2. プログラミング言語

プログラミング言語は,利用者がコンピュータ処理を実行させる内容を,コンピュータに対する基本的な命令語(機械語)に分解し言語群として与えるために,ヒトに解釈しやすい言語として使用するものである.コンピュータの内部では2進論理で動作しており,基本命令を0と1の文字列で表す機械語(マシン語)で制御する.機械語に対応し,基本命令を3文字程度のアルファベットで表現するアセンブリ言語は低水準言語といわれる.また,ヒトにわかりやすい英文表現に近い形式のプログラミング言語を高水準言語という.高水準言語の1つの命令は多数の機械語のプログラムに対応する.

プログラムは,CPUや入力/出力装置などからなるコンピュータシステムに,目的とする動作を実行させ制御するための命令(コマンド)を与える役割をもつ.基本的動作は数値演算,論理演算,入力/出力装置などの周辺装置の制御であり,プログラム言語はこれら基本的動作に対応する命令語で構成される.

プログラミングによる文書化は,まず目的とする課題を明確化し,解決の方法や手順のアルゴリズムを組み立て,具体的な処理過程をフローチャート(流れ図)として整理し,それに従いプログラム設計書を作成する.アルゴリズムの一般的手順は,条件設定,データ入力,データ処理,処理結果の保存・出力などの過程をとる.プログラミング言語によりプログラムを作成することをコーディングともいう.作成されたプログラムは,内在する不具合個所であるバグ(bug)を取り除くため,テスト実行などでデバッグ(debug)を繰り返し,修正・確認を経て完成する.

3. 代表的な高水準言語

高水準言語は,言語翻訳の形式からコンパイラ言語とインタプリタ言語に分けられる.

コンパイラ言語は,数式と簡単な英語表現に近い理解しやすい言語で,CPUが異なっても共通に表現できる.これによりソースプログラムを作成し,その全体をコンパイラ(compiler)によってCPUが扱えるオブジェクトプログラムに変換し,一括して実行処理する方式をとる.科学技術計算用のFORTRAN,主に事務処理用のCOBOL,機械語レベルの操作も可能なC言語,医療情報処理システム用のMUMPUSなどがある.

インタプリタ(interpreter)言語は,ソースプログラムを1行ずつオブジェクトプログラムに変換しながら実行する方式をとる.インタプリタ言語にはBASICなどがあり,パーソナルコンピュータや大型コンピュータの時分割方式のシステムで用いられる.

また,表計算などのアプリケーションソフトで,繰り返し使うような一連の操作を簡単なプログラムで記述し保存するなど,アプリケーションソフトの機能を拡張できる言語をスクリプト言語(script language)といい,Microsoft OfficeのVBScriptなどがある.

4. アプリケーションソフトウエア

特定の目的のために使われるソフトウエアをアプリケーションソフトウエアという.情報検索,科学技術計算,財務管理など特定の処理を目的に一般ユーザを対象とするものや,病院情報システムや銀行のオンラインシステムなど限られた専門領域の処理を目的とするものがある.

パソコンで広く利用される汎用のアプリケーションソフトとして,ワードプロセッサソフト,表計算ソフト,プレゼンテーションソフト,データベースソフト,メーラー,ブラウザなどがある.

5. データベース

データベース(database；DB)とは，目的に沿って集められたデータの集合であり，そのデータを利用するためのコンピュータシステムを含めていう．通常は DB を多くの利用者が多目的に利用することを想定する．データベースシステムの機能は，①大量のデータを収集，整理，削除，保存し，②蓄積したデータから要求に応じたデータを速やかに抽出し，③データを効率的に管理し運用することである．

a. データベース管理システム

DB を構成するサーバや利用者端末の制御，また，データの収集，抽出，保存などの運用管理にはデータベース管理システム(database management system；DBMS)が用いられる．DBMS の機能は，①データの登録・削除・検索などの管理，②操作履歴の管理(トランザクション管理)，③複数ユーザによる同時実行管理，④機密保護管理，⑤障害回復管理などである．

b. データモデル

DB におけるデータの分類や整理などの表現方法をデータモデルといい，次の種類がある．DBMS は特定のデータモデルに従うデータを扱うように構成されている．

1) 階層型モデル(または木構造モデル)

データの関係が木の枝が分かれるような階層構造をもつ，体系的に整理されたモデル．

2) ネットワークモデル(または網モデル)

データの関係が相互に網状に関連するような構造をもつモデル．

3) 関係(リレーショナル)モデル(または表構造モデル)

データが表の行と列から構成され，行はレコード，列はフィールドとよばれ，関係(relation)を示す表で構成されるためリレーショナルデータベース(relational database；RDB)という．パソコン用のデータベースに広く用いられる．

c. データベース言語

DBMS の機能を容易な記述で利用できるようデータベース言語(database programming language)が用意されている．リレーショナルデータベース用に開発されたアプリケーションプログラムとして SQL(structured query language)があり，表形式のデータの集まりに対し集合演算や関係演算の操作で必要なデータを集める機能などを備えている．

参考文献
1) 松戸隆之：臨床検査学講座第 2 版 情報科学．医歯薬出版，2006
   ※情報科学の基礎，コンピュータ，コンピュータネットワーク，情報システムについて広く学ぶことができる
2) 菊池眞，小林昭：新版メディカルスタッフのためのコンピュータ入門．秀潤社，2004
   ※コンピュータの基本，応用，パソコン利用の実際について詳細に記載されている
3) 椎橋実智男，有田彰：改訂版看護・医療系のための情報科学入門．医学芸術社，2012
   ※医療系のためのコンピュータ関連技術，統計処理法について記載されている
4) 若山芳三郎：学生のための情報リテラシー．東京電機大学出版局，2012
   ※パソコンの構成，ソフトウエア，基本操作について実践的に記載されている
5) 日本医療情報学会医療情報技師育成部会：新版医療情報．篠原出版新社，2009
   ※情報処理技術編，医療情報システム編，医学・医療編に分かれており，医療情報全体を学ぶことができる
6) 日本医療情報学会医療情報技師育成部会：第 2 版医療情報サブノート．篠原出版新社，2011
   ※医療情報の全体像を把握しやすいようにまとめられている

第2章
コンピュータネットワークと情報処理システム

学習のポイント

❶ ネットワークを構成する機器とそれらを構成する多様な仕組みを理解することで，安全性の高いシステム構築や運用を行うことができる．
❷ 通信プロトコルは，コンピュータ間の情報交換において，双方の通信手順を決めた取決めである．OSIの7階層モデルの考え方を基本に作成されている
❸ 情報セキュリティは，情報資産を守るための考え方で，国際基準で定められた基本の6要素の視点捉える必要がある．
❹ システム構築は，要求分析，システム設計，プログラム設計，プログラミング，テストの順で進める方法が一般的である．

本章を理解するためのキーワード

❶ **LAN（local area network）**
構内情報通信網を意味し，同一建物内で構築したネットワーク．

❷ **WAN（wide area network）**
通信事業者が仲介して通信基盤を提供した広域ネットワーク．

❸ **OSI参照モデル**
通信プロトコルをアプリケーション層，プレゼンテーション層，セッション層，トランスポート層，ネットワーク層，データリンク層，物理層の7つの階層に分割したモデル．

❹ **TCP/IP**
インターネットで標準的に使われるプロトコル．

❺ **セキュリティ6要素**
機密性，安全性，可用性，責任追及性，真正性，信頼性の要素から構成される．

❻ **ウォータフォールモデル**
システム開発で最も用いられている手法．

❼ **アルゴリズム**
問題を解くための効率的手順を定式化した形で表現したもので，フローチャートが代表的な方法である．

A コンピュータネットワーク

　コンピュータネットワークとは，離れた情報機器間で情報交換を行う手段を提供するシステムであり，複数のコンピュータとその周辺機器が相互に接続された状態のことをいう．身近な例では，携帯電話間でのメールのやり取りや赤外線を使ったアドレス帳データの交換などもコンピュータネットワークで実現した典型的なネットワーク技術の活用事例である．
　コンピュータネットワークを用いたシステムの利点としては，データ通信が可能であり，情報の共有や作業の分散化ができることがあげられる．データ通信は，デジタル通信が行われるため，正

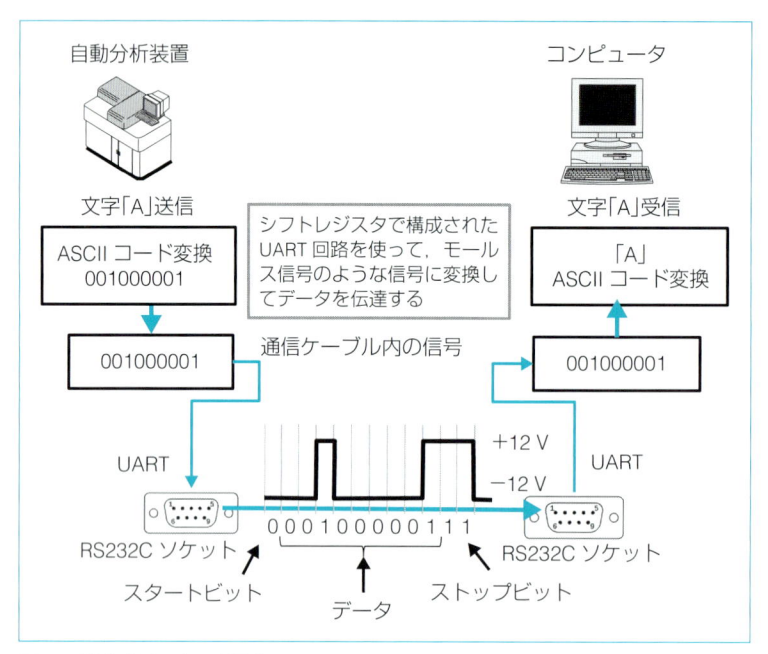

図1 基本的なデータ通信

1. 通信と伝達

社会のさまざまな活動で，情報伝達の重要性が認識されている．情報通信分野においても，正確にかつ大量のデータを交換する技術が開発されてきた．19世紀に，モールス信号が発明された時代では，データを電気信号の有無に置き換えて伝えることで，伝達の正確性を飛躍的に高め，遠距離への伝達ができるようになった．さらに，現在では長距離でも減衰の少ない光ファイバやスイッチング特性の高いレーザ発光ダイオードの開発が進み，長距離で高速な通信が世界規模で利用できる時代となっている．

確なデータの伝達ができる．

臨床検査分野における，コンピュータネットワークの利用例としては，臨床検査情報システムと自動分析装置，病院情報システムと臨床検査情報システム，あるいは，臨床検査情報システムと外注検査会社の間の通信システムがある．これらの処理は，共通のプロトコルで通信が行われており，異機種間との接続性の向上や，通信の信頼性の確保のための基盤が整えられている．

a. 基本的なデータ通信の仕組み

検査室には，数多くの自動分析装置が導入されており，それらの機器は通信回線でコンピュータに接続されている．この両者では，検査の依頼項目データの登録や検査結果の収集などの目的でデータ交換が行われている．図1に，文字「A」のデータを，自動分析装置からコンピュータに送信する場合の事例を示した．1 byteの文字「A」をASCIIコードの2進数に変換すると，8 bitの「00100001」と表現できる．この2進数を1 bitずつシフトさせモールス信号の要領で通信ケーブル内に送る．この処理は，UART (universal asynchronous receiver transmitter) とよばれる回路を通じてデータをシリアル信号に変換し，一組の通信ケーブルを用いることによって伝送できる．通信ケーブルの規格としてRS232C規格を利用した場合は，±12 Vの電圧の変化で「1」と「0」を表現して伝送する．受信側は，UART回路を使って，シリアル信号をパラレル信号に変換して，データを受信することができる．

このように，装置が一対で，一方通行の通信であれば，通信方向の交通整理は必要でないが，双方向通信を行う場合は，双方の会話の制御が必要

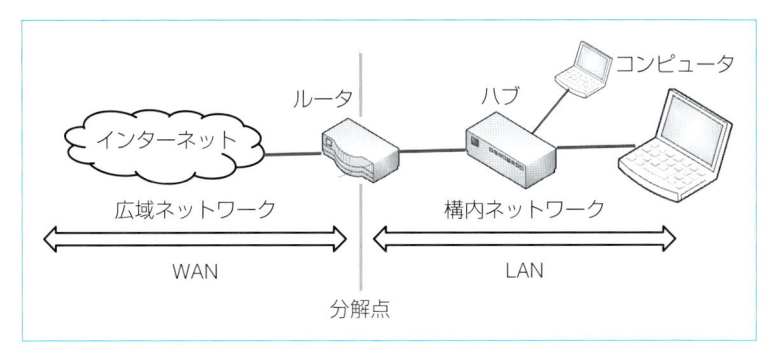

図2 LANとWAN

となる.また,外部からノイズが加わり,信号の障害が発生した場合の検知機構やエラー訂正機能が必要である.このため,実際の通信では,同期,アクセス制御,誤り制御,フロー制御などについて双方のコンピュータの通信プロトコルを定めておく必要がある.このような複雑な処理を異なる装置間の接続ごとに開発することは非効率であり,バグ発生の原因となる可能性がある.そこで,これらの処理を機能毎に単純化して7層の処理層で標準化する考え方が,後述するOSIモデルである.

b. 複数のコンピュータ間におけるデータ通信

1) LANとWAN

LAN(local area network)は,構内情報通信網を意味し,同一建物内で構築したネットワークと定義されている.2台以上のパソコンをネットワークで接続した小規模なシステムでもLANで接続されたネットワークといえる.一方,WAN(wide area network)は,広域ネットワークともよばれ,通信事業者が仲介して通信基盤を提供したネットワークを利用する場合が多い.かつては電話回線またはISDNなどの専用回線で接続する形態が主流であったが,現在では,LANと同じ通信プロトコル(TCP/IP)が利用できるインターネットが主流となっている.

図2にLANとWANの違いを示す.LANとWANは,ルータを境にして分割され利用する.このルータの境界を分解点とよぶ.

c. 通信プロトコル

1) OSI参照モデル

コンピュータが通信を行う場合,双方が同じ通信プロトコルを使用しなければ会話が成り立たない.そこで,世界共通となる標準の通信プロトコルの考え方が定められた.この考え方が,OSI(open system interconnection)参照モデルとして,国際標準化機構(ISO)などが中心となり作成した通信プロトコルの標準モデルである.OSIモデルの内容を表1に示す.OSIは物理層,データリンク層,ネットワーク層,トランスポート層,セッション層,プレゼンテーション層,アプリケーション層の7層で構成され,各層が役割分担をし,標準化されている.例えば,アプリケーション層のインターフェース(出入口)に接続するプログラムを開発した場合は,エラー訂正やデータ交換のための複雑な手順を考えなくても,それらの仕事は,データリンク層などの下位層で自動処理されるため,プログラミングが簡単になる利点がある(表1).

①物理層:ネットワークの物理的な接続・伝送方式を定めたもので,ネットワーク媒体上を流れる電気的な信号を変換する機能を提供している.ケーブルの特性やコネクタの形状,データを電気信号に変換する符号化の方式など,ネットワークに接続するためのハードウェアについての物理的な仕様を規定している.規格にはRS232Cや100Base-Tなどがある.

②データリンク層:ネットワーク上で直結されている機器同士での通信方式を定めたもので,電

表1　OSIモデル

階層・名称	特徴
第7層 アプリケーション層	アプリケーションソフト間での通信を規定
第6層 プレゼンテーション層	データ形式に関する規定(文字コードや画像形式など)
第5層 セッション層	通信の開始/終了に関する規定(コンピュータ間のコネクションや切断など)
第4層 トランスポート層	通信の品質を確保するための通信手順を規定(エラー時の再送や到着確認など)
第3層 ネットワーク層	異なるネットワーク間の通信を規定(データの通信経路を選択するルーティングなど)
第2層 データリンク層	同じネットワーク内の通信を規定(パケットによる送受信の規定など)
第1層 物理層	接続のための物理的な規定(ケーブルやインターフェース,伝送速度など)

気信号の誤り訂正や再送要求などがこの層で行われる.

③ネットワーク層:ネットワーク上の全コンピュータに一意なアドレスを割り当て,データの伝送経路選択,パケットサイズの変換などが行われる.IPプロトコルなどがネットワーク層に属し,多数の装置間での通信の制御が行われる.ルータなどの製品がネットワーク間を相互接続する機器である.

④トランスポート層:データの整序や誤り訂正,および再送要求などの通信制御を行うTCP,UDPプロトコルなどがある.プロトコルとは,ネットワークを介してコンピュータ同士が通信を行ううえで,相互に決められた約束事のことで通信手順とよばれる.

⑤セッション層:通信のセッションの開始や終了を制御する.交換されるメッセージの流れに同期点を提供する.

⑥プレゼンテーション層:文字コードや圧縮形式,暗号化の方法など,外部入力装置から読み込んだ機器固有のデータ形式をネットワーク共通の形式に変換するための方式が規定される.

⑦アプリケーション層:ユーザにサービスを提供する処理層で,Webブラウザや電子メールなどのアプリケーションがある.

d. インターネット

インターネットは米国防総省が始めた分散型コンピュータネットワークの研究プロジェクトから生まれた.当初は学術機関を結ぶネットワークとして利用されてきたが,次第に商用利用されるようになり,現在の世界を結ぶ巨大なインターネットになった.インターネットは全体を統括するコンピュータが存在しない分散型のネットワークであり,非常に耐障害性が高い.また,データをパケットの形で細切れにして伝送する方式のため一対の通信が回線を独占することがなく,多数の利用者がほぼ同時に利用できる.

一方,世界中の不特定多数の利用者がアクセスできるため,セキュリティの面で配慮する必要がある.

1) インターネットで利用される代表的なプロトコル

インターネットで利用されるプロトコルは,TCP/IPとよばれる通信手順が利用されている.Webブラウザで文書を閲覧可能にするHTTP(hypertext transfer protocol)や,ファイルや画像の転送を行うためのFTP(file transfer protocol),電子メールで利用されるSMTP/POP(simple mail transfer protocol/post office protocol)などの通信手順(プロトコル)は,OSIの7層の処理層ではアプリケーション層・プレゼンテーション層・セッション層に対応する.

TCP(transmission control protocol)やUDP(user datagram protocol)はトランスポート層を担い,コンピュータ上で動作する各アプリケーション同士を接続する窓口を提供する.

ネットワーク層では,IP(internet protocol)が用いられる.IPは,データ交換を行うコンピュータを識別し通信を行う基盤を提供する.1対1や1対Nの通信が可能な仕組みをもっている.

データリンク層の物理アドレスあるいはMAC

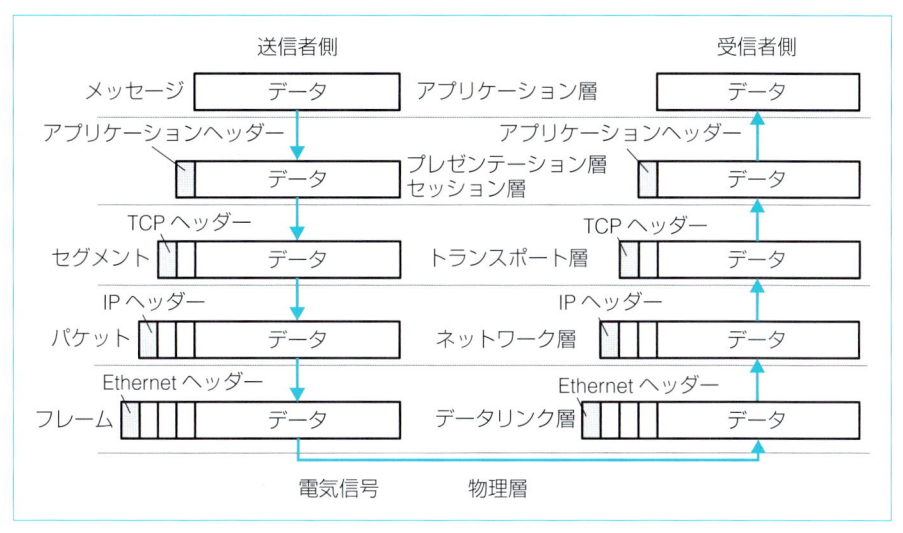

図 3　OSI モデルに対応させた TCP/IP のデータの流れ

(media access control) アドレスとよばれるアドレスを割り当てる機構を提供する．MAC アドレスは，各ネットワークカードに割り当てられた固有の番号であり，世界中のすべての装置に対して重複のない番号となっている．

2) TCP/IP

TCP/IP (transmission control protocol/internet protocol) とは，TCP と IP の 2 つのプロトコルで構成された通信規格で，インターネットの通信を支えている．前述のように，インターネットは，TCP/IP を用いて全世界のネットワークを相互に接続した巨大なコンピュータネットワークとなっており，全体を統括するコンピュータの存在しない分散型のネットワークであり，全世界に無数に散らばったサーバコンピュータが相互に接続され，サービスを提供することで成り立っている．

転送はデータをパケット (packet) とよばれる小さなブロックに分割してそれらを別々に送信するパケット転送方式を採用している．このため，限られた回線を効率よく利用することが可能で，ある特定の通信者間が回線を占有することがなく，複数の通信者が同時に利用できる．また，基幹インターネットのように通信経路が複数の回線で構成され，網目状に敷設されたネットワークであれば，一部のネットワークに障害が発生しても，障害のない経路を通じて安全に通信を行うことができる．

データの送受信について，OSI モデルに対応させた TCP/IP 動作原理を図 3 に示す．アプリケーション間で交換されるメッセージは，アプリケーションのプロトコルに従ったフォーマットで作成され，先頭にアプリケーションの種類を記述したヘッダーを追加して次の層に送出される．データの中の構造は，プレゼンテーション層で表現される．トランスポート層では，TCP ヘッダーが追加され，1 つの端末で複数のアプリケーションを同時に利用できるための制御を行う．次のネットワーク層では，IP ヘッダーが追加され，どの端末からどの端末に向けて送出されたデータであるのかを制御する．最後に，Ethernet ヘッダーが追加される．最終的に，ネットワーク基板に一意に決められた MAC アドレスを識別して通信が行われる仕組みとなっている．

3) グローバルアドレスとプライベートアドレス

TCP/IP で利用する IP アドレスは，ネットワーク上の機器を識別するために指定するネットワーク層における識別用の番号である．データリ

ンク層の MAC アドレスを物理アドレスというのに対応して，論理アドレスともよばれる．インターネットで利用されているプロトコルは，IPv4 と IPv6 とがある．IPv4 では 32 bit, IPv6 では 128 bit のアドレス空間があり IPv6 は世界中の機器をユニークに番号付したとしても十分な範囲がある．これに対して，IPv4 は，2^{32} すなわち 4,294,967,295（約 4 G 個）個のアドレスを表現することができるが，世界規模の端末数にこの数を置き換えるには許容できない限界がある．そこで，グローバルアドレスとプライベートアドレスの考え方が生まれた．グローバルアドレスは WAN の世界で利用し，プライベートアドレスは LAN の世界で利用するという解決方法がある．

グローバルアドレスとは，インターネットに接続された機器に一意（同じアドレスがない）に割り当てられた IP アドレスのことで，インターネットの世界における住所に相当する．このため，グローバルアドレスは，勝手に割り当てることができず，インターネットのプロバイダから割り当てられたアドレスしか使うことができない．

一方，プライベートアドレスは，組織内のネットワークに接続された機器に一意に割り当てられた IP アドレスで，LAN 側の規模に応じて，**表 2** に示すアドレス範囲が利用できる．

e. アプリケーションプロトコル

① WWW（World Wide Web）：サーバに格納された文書について Web ブラウザを使って閲覧できるシステムである．最大の特徴は，ハイパーテキストとよばれるシステムで決められたタグによって，文書間をリンクすることができることである．WWW とは，世界に広がる蜘蛛の巣という意味があり，文書間のリンクが張り巡らされている．ハイパーテキストは，HTML（hypertext markup language）で記述され，書式情報や文書構造を表す「タグ」の内容に合わせて文字の大きさやフォントの種類，画像や映像などの情報を表示することができる．

② FTP（File Transfer Protocol）：ネットワークでファイルの転送を行うための通信プロトコルである．WWW サーバに文書を掲載する場合や，比較的大きなファイルの転送を行うときに用いられる．FTP サーバと FTP クライアントアプリケーションによってファイル交換をすることができる．

③ 電子メール：インターネットを利用するユーザのなかで最も利用率が高いのが電子メールであ

表2 プライベートアドレスの範囲

クラス	IP アドレス範囲
クラス A	10.0.0.0～10.255.255.255
クラス B	172.16.0.0～172.31.255.255
クラス C	192.168.0.0～192.168.255.255

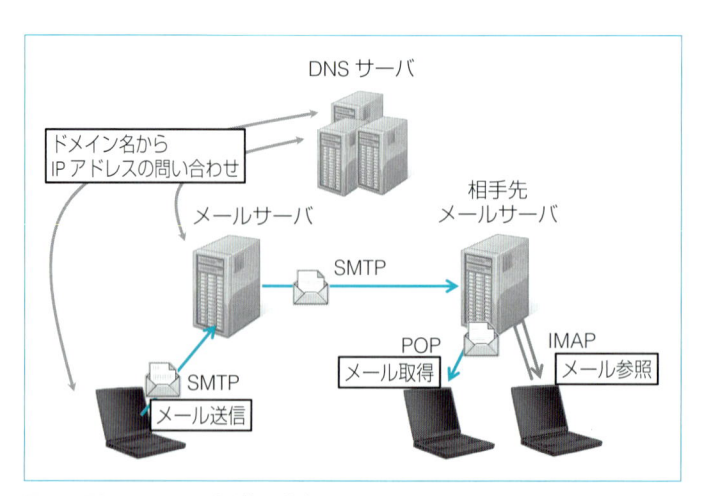

図4 電子メールの伝送の仕組み

る．電子メールは，SMTP/POP（simple mail transfer protocol/post office protocol）とよばれる通信手順で通信が行われる．メールアドレスは「ユーザ名@ドメイン名」で構成され，ユーザ名は相手先のメールサーバの私書箱の名前で，ドメイン名は相手先のメールサーバの宛先となる．図4に，電子メールの伝送の仕組みを示す．メールの送信者側は，相手先のドメイン名をDNS（domain name system）サーバに問い合わせ，相手先のメールサーバを特定し，送信者側のメールサーバを経由してSMTPを使って送信され，相手先のメールサーバに届けられる．受信者は，POPを使って，受信者側（自分）のメールサーバにアクセスしてメールを取得する．POP以外にIMAP（internet message access protocol）によるメールの参照方式もある．この方式では，端末にメールの実態を置かず，メールサーバ側にメールを蓄積して参照する．

f. 医療分野におけるアプリケーションプロトコル

1) ASTM（American Society for Testing and Materials）1381，1394

自動分析装置とコンピュータ間のオンライン接続を可能とする通信規格である．臨床検査で用いられる多くの自動分析装置が，この規格を採用している．物理層とデータリンク層を管理するASTM1381規格と，アプリケーション層，プレゼンテーション層，セション層を管理するASTM1394規格から構成されている．世界最大規模の標準化団体であるASTM International（米国試験材料協会：american society for testing and materials）が策定・発行する規格で，検査依頼情報の送信と検査結果の受信の手順が標準化された規格である．

2) HL7（Health Level Seven）

保健医療情報交換のための標準規格の名称で，患者管理，オーダ，照会，財務，検査報告，マスタファイル，情報管理，予約，患者紹介，患者ケア，ラボラトリオートメーション，アプリケーション管理，人事管理などの情報交換の規格である．HL7は，会員（米国および国際支部国）の承認後発行され，医療情報システム間における情報交換のための国際的標準規約の作成，普及推進に寄与することを目的とし1987年に米国で設立された．日本HL7協会は，第7番目の国際支部として1998年7月設立された．

3) DICOM（Digital Imaging and COmmunication in Medicine）

CTやMRI，CRなどで撮影した医用画像のフォーマットと，それらの画像を扱う医用画像機器間の通信プロトコルを定義した標準規格である．米国放射線学会（ACR）と北米電子機器工業会（NEMA）が開発した標準規格である．

4) MFER（Medical waveform Format Encoding Rule）

医用波形標準化記述規約MFERは，心電図，脳波，呼吸波形など医用波形を全般的に記述できる標準化規約である．医用波形の普及を図る医用波形情報互換性促進プロジェクトを推進するために産官学で構成された非営利団体であるMFER委員会で管理されている．

5) ISO/IEEE 11073

家庭向け医療機器のオンライン接続を行うための通信規格で，赤外線やブルートゥースを利用した接続方式で，パルスオキシメータ，血圧計，体温計，血糖計，心血管モニタなどの接続を行うことができる規格である．

2. ネットワークの概念

a. ネットワーク・トポロジー

コンピュータネットワークの接続形態のことであり，各端末や制御機器がどのような形態で接続されるかを表す用語である．論理的な形態と物理的な形態で分類されている点に注意が必要である．代表的なトポロジーを図5に示す．

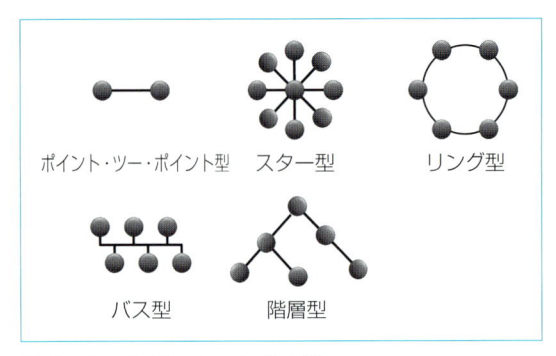

図5 ネットワーク・トポロジー

1) ポイント・ツー・ポイント

2点間を1対1で接続してデータ通信を行うための通信プロトコルである．PPP(point-to-point protocol)とよばれる．関連した通信プロトコルとして，PPPoEがある．PPPoE(point-to-point protocol over Ethernet)は，イーサネットの通信フレーム上にPPPをカプセル化する通信プロトコルである．インターネットのプロバイダと接続するときに用いられるプロトコルで，ユーザ認証できる点が特徴であり，LANとWANを接続する場面でこのプロトコルが幅広く利用されている．

2) バス型

1本の幹線に複数の機器を接続して通信を行う方式で，最も身近に利用されているネットワーク構成である．複数の機器が同時に通信することができないため，データを送信したいノード(機器)はケーブルの通信状況を監視し(carrier sense)，ケーブルが空くと送信を開始するCSMA/CD (carrier sense multiple access with collision detection)で通信が行われる．Ethernetがこの方式を採用している．

3) スター型

スター型の中心に位置するデータ交換設備(ハブ)から放射状に接続されたネットワーク構成である．主にLANの端末機器の接続点で用いられる．バス形に比べ，ハブに接続されているそれぞれの線は独立しているため障害耐性が高いが，ハブが故障した場合，すべての通信が途絶するため，二重化などの対策を行うことで信頼性がさらに向上する．

4) 階層型

木の根の構造をしたネットワーク形態で，頂点の木の幹の部分にサーバを配置し，サーバに近い上の層に関して高速なネットワーク機器を配置することにより，経済的かつ効率的なネットワークを構築できる．現在多くの大規模な施設で導入されているネットワークは，配線構成として階層型を使う方法が最も多く，論理的にバス型のネットワークとして利用する方法が主流である．

5) リング型

円形の閉じたネットワーク形態である．トークンリング(token ring)とよばれている．通信の衝突が発生しないため，伝送効率は高いが，障害耐性は低い．このため，配線形態をスター型として構成し，ケーブルの内部を論理的なリング型として利用する方法が採用されている．

3. ネットワークの構成

a. ネットワーク接続機器

1) 伝送媒体

①同軸ケーブル：かつて屋内配線で利用される通信ケーブルは，10BASE2や10BASE5とよばれる同軸ケーブルが利用されていたが，現在では撚り線方式か光ファイバによる伝送媒体に淘汰されている．同軸ケーブルは，芯線を中心に周囲をシールド線で覆った構造で，外来ノイズに対して強い性質があったが，配線の折り曲げの自由度やコネクタの使い勝手が悪かった．

②撚り線方式：2本の信号線を撚り線にすることで，誘導電流を打ち消す効果があり，導線から漏れたノイズが他の導線に影響しにくい．さらに，これらの撚り線の周りに，同軸ケーブルのようにシールドを施したSTP(shielded twist pair)ケーブルがある．一方，シールド処理が施されていないツイストペアケーブルはUTP(unshielded twisted pair)ケーブルとよばれる．家庭内などの

表3 無線LANの規格と周波数帯

規格	最大伝送速度	周波数帯域
IEEE802.11	2 Mbps	2.4 GHz
IEEE802.11b	11 Mbps	2.4 GHz
IEEE802.11a	54 Mbps	5.2 GHz
IEEE802.11g	54 Mbps	2.4 GHz
IEEE802.11n	100〜300 Mbps	2.4/5.2 GHz

環境では，UTPでも特に問題なく利用できるが，医療分野ではSTPケーブルが推奨される．STPケーブルを利用することでME機器などから発生する外来ノイズの影響や，通信内容の遠隔傍受を阻止することができる．

③光ファイバ：光ファイバは全反射の原理を利用した光による伝送網で，屈折率の異なるコアとクラッドとよばれる2層構造のケーブルで構成されており，高速で遠方まで伝送できる特徴がある．光ファイバには，マルチモードとシングルモードの2種類のファイバがある．マルチモードは，線どうしを接続する融着が容易であるが，伝送損失が大きく，伝送距離が50 m〜2 km程度と限られる．一方，シングルモードファイバは，光の分散が少なく，数 kmから数十 kmの遠距離の配線に利用される．

④赤外線通信：赤外線通信の利点は，電磁波による干渉が少なく，機器が安価なことである．リモコン端末やデジタル体温計などの携帯型の医療機器で利用されている．

⑤無線LAN：無線通信を利用してデータの送受信を行うLANシステムのことである．表3に無線LANの規格と周波数帯を示す．2.4 GHz帯では，14チャンネルの周波数が割り当てられているが，近接した周波数のチャンネルを利用すると混信が発生する問題があるため，電波が届く範囲内では，実質3チャンネル程度しか利用できない．また電子レンジの周波数と同じ周波数帯であることから，電子レンジによる通信障害が発生する場合がある．

2) リピータ

遠方に伝送するための中継装置をリピータとい

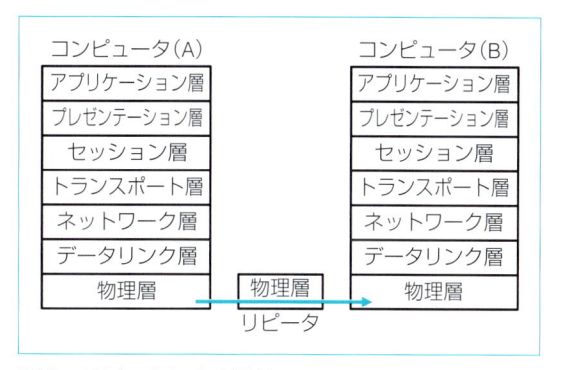

図6 リピータによる接続

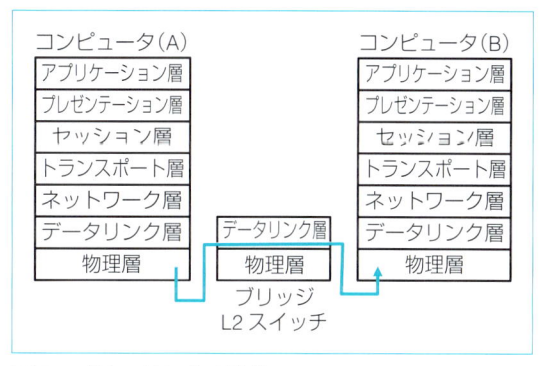

図7 ブリッジによる接続

う．図6に示すように，物理層レベルで中継を行う装置である．ケーブル上に伝送される信号を再生して，再送出を行うが，複数の装置を連結することが困難である．

3) ブリッジ

ブリッジは，データリンク層のプロトコルに基づいて中継を行う装置である（図7）．データリンク層で管理されているMACアドレスと接続されているポートとの対応表を自動的に作成して制御する．このため，MACアドレスの異なるアドレスに対する無駄な通信を抑制することが可能となり，ネットワークの利用効率が向上する．

4) スイッチング・ハブ

スイッチング・ハブは，ブリッジと同じくデータリンク層で動作するネットワーク機器であり，「L2スイッチ」や「レイヤー2スイッチング・ハブ」「LANスイッチ」ともよばれる場合が多く，従

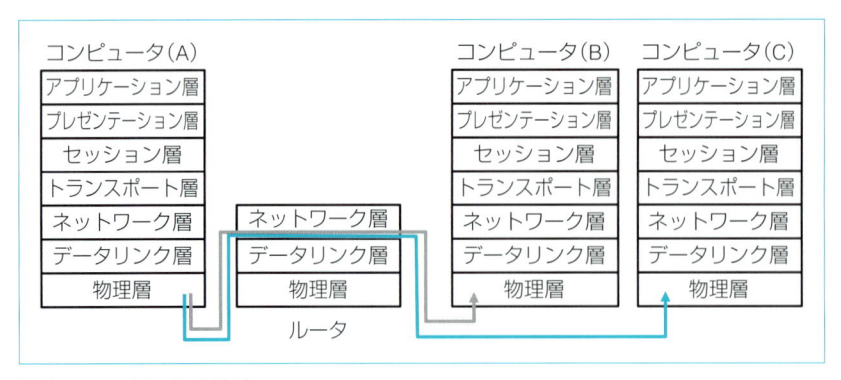

図8 ルータによる接続

来の名称である「スイッチング・ハブ」とだけよばれる場合は少なくなってきている．L2スイッチとよばれるのは，OSIの2階層，すなわちデータリンク層で動作するハブであることを意味する．ブリッジと同じ原理をもち，ポートごとに制御され，効率のよい通信が行える．

5）ルータ

ルータは，OSIモデルの3層のネットワーク層のプロトコルに基づいて制御されるネットワーク機器である（図8）．ルータは，IPアドレスによって転送経路を判断して通信経路を決定する能力がある．

b. ネットワークの仮想化

① VLAN（virtual LAN）：VLANとは，論理的

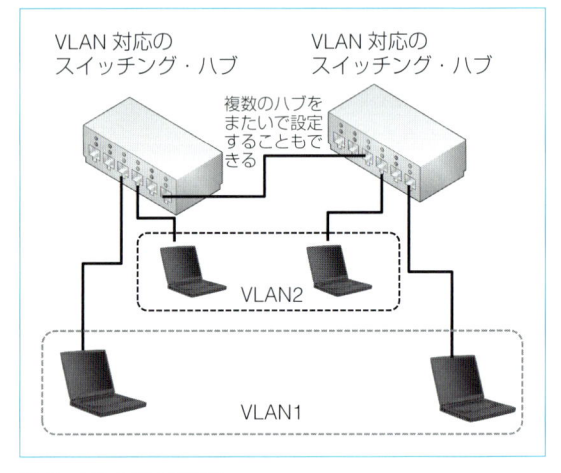

図9 VLANの構成

に1台のスイッチング・ハブに独立した複数のLANを共存させることができる機能である．図9に示すように，VLAN1とVLAN2は物理的には同一のLANに配線されているが，論理的には独立したネットワークとして構築できる．

② VPN（virtual private network）：インターネットのような公衆回線を使って，仮想的な専用回線があるかのように安全な通信を行うための技術である．データ通信の伝送単位をパケットとよぶが，このパケットをカプセル化（本来とは別のプロトコルのデータとして通信する技術）して，さらに暗号化させることにより実現している．医療分野では，システムのリモートメンテナンスや地域医療ネットワークで利用されている．

サイドメモ：スパニングツリー

通常HUBから端末に配線を行うが，ケーブルをHUBから元のHUBに接続すると，全体のネットワークに重大な障害を与える事態が発生する．バス型LANにおいて，ループ状に形成されたネットワークでは，データが永遠に循環する現象が発生する．これを防止する機能として「スパニングツリー」という制御機能がある．この機能を実装したスイッチングHUBを導入すると物理的にループを形成したネットワークでもループを防ぐことができる．また，障害時に迂回経路を確保することができるため，特に大規模なネットワークの場合はスパニングツリーを導入すべきである．

B セキュリティ

 情報セキュリティとは，情報資産を脅かす脅威から情報資産を守ることを意味する．医療分野で取り扱う情報は，個人情報を含むデータが含まれており，きわめて高い機密情報である．これらの情報を紛失や漏洩から守ることは，重要な課題である．独立行政法人情報処理推進機構(IPA)の調査によれば，1位が，「人」が起こしてしまう情報漏えいであり，続いて，外部からの攻撃，そしてセキュリティ対策の不備がその原因があげられている．人為的な情報漏洩として，故意的な物では，データの持ち出しや曝露，特に最近ではコミュニティ型のWebサイトである，mixi(ミクシィ)やGREE(グリー)などのSNS(social networking service)による曝露が注目される．過失では，メールやFAXなどの誤送信やUSBメモリなどの紛失がある．

 情報セキュリティ分野の考え方として，機密性，安全性，可用性の3要素の項目を維持管理していくことが重要である．最近では，責任追及性，真正性，信頼性の項目が追加され，**表4**に示す6要素の考え方が国際標準として認められ，この6つの視点で管理していくことが求められている．

表4 情報セキュリティの6要素

要素	具体例
機密性	アクセス制御，パスワード認証，暗号化，入退室管理
安全性	デジタル署名，メッセージダイジェストによる改ざん防止
可用性	二重化，RAID，UPS設置
責任追及性	アクセスログ
真正性	デジタル署名，メッセージダイジェストによる改ざん防止
信頼性	二重化による故障対策，サーバ室の温度管理

1. 認証

 認証とは，一定の行為または文書が正当な手続・方式でなされたことを証明することである．認証には，単にユーザIDとパスワードで行う方法と第3者の公的機関が証明する方法の2種類がある．

a. 2者間認証(authentication)

 パスワード認証方式は，認証方式の中で最も利用されている方法である．認証する側とされる側が事前に共有しているユーザIDとパスワードを確認する．スパイウエアによるパスワードの漏洩や類推可能なパスワードを使ったなりすましによる脆弱性があるため，類推できないパスワードの設定や定期的なパスワードの変更などの運用上の工夫が必要である．このような懸念から，ワンタイムパスワードや生体認証なども最近導入され始めている．

b. 3者間認証(certification)

 認証局とよばれる信頼できる機関が発行した証明書を基に，持ち主の正当性を確認する方法である．クレジットカードのように，カード会社が発行したカードを店舗に提示したとき，そのカードの所有者の正当性を確認する目的などで利用される．

2. 暗号化

 記録や通信内容を当事者以外に解読できなくするための技術である．情報セキュリティの6要素の「機密性」の要素である．

a. 共通鍵暗号方式

 データの送信者と受信者ともに同じ鍵を利用して暗号化と復号化を行う方式である．「共通鍵暗号」または「秘密鍵暗号」ともよばれている．この暗号方式の欠点は，送信者があらかじめ共通鍵を受信者に送信する必要があることで，さらに，この鍵が漏洩した場合は，すべて解読されてしまうというリスクがある．また，複数のユーザがお互いに暗号化通信を行いたい場合は，それぞれの組

み合わせの鍵を準備しなければならない問題が発生する．

b. 公開鍵暗号方式

共通鍵暗号方式の問題を解決した方法が，公開鍵暗号方式である．暗号化する鍵と復号化する鍵を異なる鍵で行う方法である．公開鍵と秘密鍵のペアを作成し，秘密鍵は相手側にもたせて運用する．公開鍵は，だれでも取得できるサーバに公開しておき，暗号化する送信者は，公開鍵を使って暗号化を行うことができる．復号化は公開鍵ではできず，秘密鍵のみで行う．ちょうど南京錠のような仕組みとなっており，鍵を閉めることは誰でもできるが，鍵を開けるときは相手先がもつ秘密鍵が必要となる．

c. 機密保護通信技術

公開鍵の証明基盤をPKI(public key infrastructure)とよぶ．公開鍵暗号方式では，なりすましや改ざんによる問題が懸念されるが，公開鍵を第3者の認証局が認証することでセキュリティが保たれる．

C 情報処理システム

情報処理システムとは，データを入力し，整理，加工，蓄積し，情報の出力を行い仕事の補助を行う機械の集合体である．医療情報分野では，電子カルテ，オーダーエントリーシステム，検査情報システム，自動分析装置など，さまざまな分野の基盤として利用されている．最近では，主要な業務に関してはパッケージ化されたシステムが開発され，ユーザ自身が新たなシステムを設計する頻度は少なくなったが，日進月歩に進む情報技術を活用した業務改善は限りなく続くため，システム構築の基本はユーザであっても理解しておく必要がある．

1. システム構築の概念

a. システム開発

システム開発は，計画，設計，プログラム設計，プログラミング，テストの一連の過程を経て作成される．

1) プロセスモデル

①ウォータフォールモデル：最も一般的な開発モデルで，上流の工程から下流の工程へと段階的に開発を進めていく方法である．工程はシステムの要求分析，システム設計，プログラム設計，プログラミング，テストの順となる．

②プロトタイピングモデル：システム開発の初期段階において，機能を制限した試作品を作成し，ユーザの評価に基づき改良を行う開発手法のことである．また，本格的な開発に取りかかる前に，設計方式の妥当性，あるいは，性能の検証を行うことで後工程での手戻りを最小限にとどめることを目的とする場合もある．

③インクリメンタルモデル：システムを独立性の高いいくつかのサブシステムに分割して，サブシステムごとに順次開発，リリースしていくプロセスモデルである．ユーザは，部分的にシステムの利用が可能となるため，システムに慣れることができる反面，システム全体の不整合や修正要求があった場合，プロジェクト管理が難しくなる欠点がある．

2) 開発工程

システムは，要求分析，システム設計，プログラム設計，プログラミング，テストの5段階を経て開発される．システムの導入段階では，さらにユーザトレーニングと保守に関する文書化の作業も忘れてはならない．

3) プロジェクトマネージメント

プロジェクトチームに与えられた目標を達成するために，人材・資金・設備・物資・スケジュールなどをバランスよく調整し，全体の進捗状況を管理する手法である．この分野の事実上の標準と

表5 代表的なフローチャートの記号と役割（JIS X0121）

記号	名称	役割
□	処理	任意の種類の処理機能を表す
	手操作入力	手で操作して情報を入力するあらゆる媒体上のデータを表す（キーボードなど）
	表示	ディスプレイなどに出力を表示する
	準備	変数の初期設定などの準備を表す
◇	判断	条件にしたがっていくつかの処理に分岐する
	端子	流れ図の始めと終わりを表す
—	線	データあるいは制御の流れを表す
	定義済み処理	手続きや関数など，既に定義した一連の処理を表す
	データ	ファイルからの入出力に用いる
	内部記憶	内部記憶を媒体とするデータを表す
	直接アクセス記憶	直接アクセス可能なデータを表す（媒体は磁気ディスクなど）
○	結合子	同じ流れ図の他の部分への出口，あるいは，他の部分からの入り口を表す

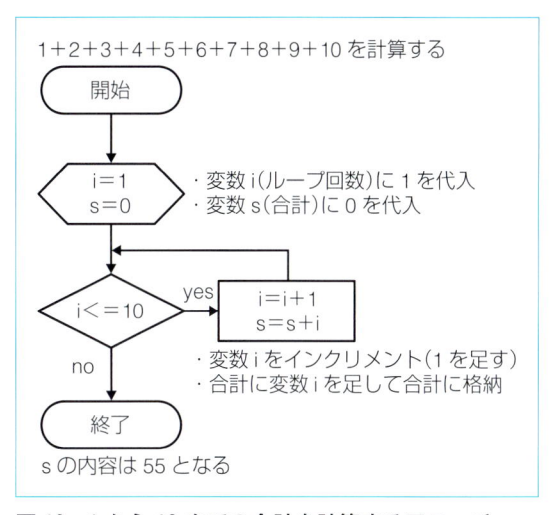

```
1+2+3+4+5+6+7+8+9+10 を計算する
   開始
     ↓
   i=1           ・変数 i（ループ回数）に 1 を代入
   s=0           ・変数 s（合計）に 0 を代入
     ↓  ←─────────┐
   i<=10  yes→  i=i+1
     ↓ no         s=s+i
   終了          ・変数 i をインクリメント（1 を足す）
                 ・合計に変数 i を足して合計に格納
s の内容は 55 となる
```

図10　1から10までの合計を計算するフローチャート例

なっているPMBOK（project management body of knowledge）では，プロジェクトの目的と範囲，時間，コスト，品質，人的資源，コミュニケーション，リスク，調達，統合管理の9つの観点でマネジメントを行う必要があるとしている．PMBOKは，国際的に標準とされているプロジェクトマネジメントの知識体系（ガイド，手法，メソドロジー，ベストプラクティス）であり，プロジェクトマネジメント協会（PM協会，project management institute；PMI）が，PMBOKガイド（a guide to the project management body of knowledge；PMBOK Guide）として提供している．

b. フローチャート

システム開発における計画，設計，プログラム設計の段階を経て，プログラミングが行われるが，プログラミングを開始する前に，十分な手順の吟味を行う必要がある．これらの手順を可視化する手法の1つにフローチャートがある．

コンピュータに仕事をさせる場合，処理の手順をプログラム言語に置き換え実行させる．この処理の手順のことをアルゴリズムとよぶ．このアルゴリズムを視覚的に表現する方法がフローチャートである．フローチャートの記号は，JIS X0121規格に定められており，代表的なフローチャートの記号を**表5**に示す．

図10に，1から10までの合計を計算するフローチャートの例を示す．ループ回数を管理する変数iと，合計を管理する変数sの初期値を準備し，変数iが10以下の間，変数iをインクリメント（1を足す）しながら変数sに変数iを加算して計算する流れを示している．

2. システム形態

a. ホスト集中型

大型の汎用コンピュータが利用されていた1970年代のコンピュータは，バッチ処理型（一定期間（もしくは一定量）データを集め，まとめて一括処理を行う処理方式）のコンピュータが主流で

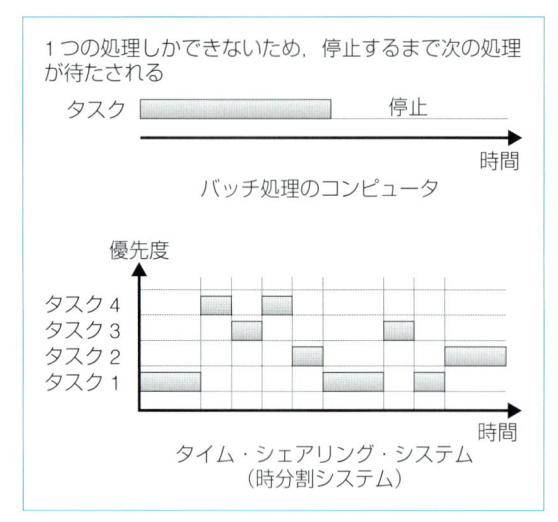

図11 バッチ処理とタイムシェアリングシステム

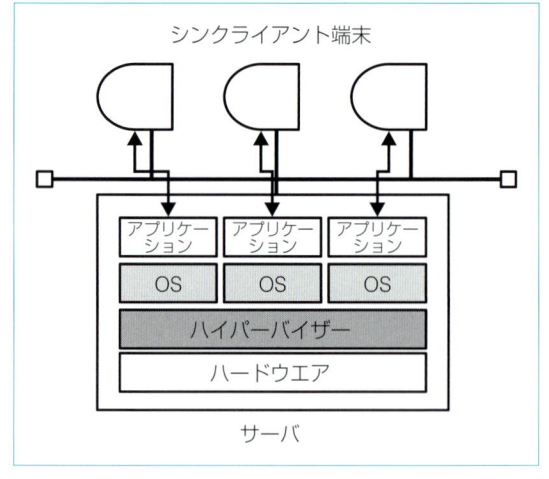

図12 シンクライアントによる仮想化

あったため，処理を行っていない時間帯はコンピュータが停止した状態となっていた．その後，タイムシェアリングシステムを採用したオペレーションシステムが開発され，複数の仕事を同時並行で処理できる時代となった．これがオンラインシステムの始まりである（図11）．

b. クライアントサーバシステム

クライアントサーバシステムとは，コンピュータをサーバとクライアントに分け役割分担をして運用する仕組みである．プリンタなどのハードウェア資源や，アプリケーションソフト，データベースなどの資源を集中管理するサーバとよばれるコンピュータと，ネットワークを介して接続されたクライアントコンピュータでサーバを利用する形態で構成される．

インターネットで利用される，メールサーバやWebサーバは，典型的なクライアントサーバシステムの事例である．この他，ディスクをネットワークユーザで共有するファイルサーバやプリンタを共有するプリントサーバなどがある．

c. シンクライアントによる仮想化

シンクライアント（thin client）とは，ユーザが使うクライアント端末には必要最小限の処理をさせ，ほとんどの処理をサーバ側に集中させたシス

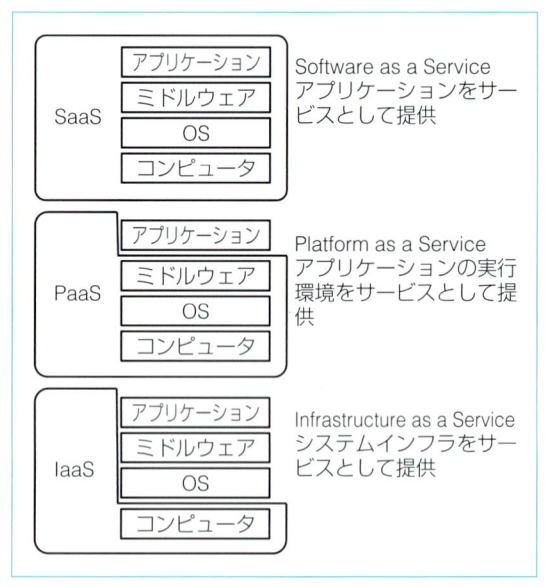

図13 クラウドコンピューティング

テムアーキテクチャ全般のことをいう．1台のサーバで複数台のクライアント端末を仮想的に動作させる技術を用いる．近年，プロセッサの性能が劇的に向上したことから，このような仮想化技術の利用が可能となった．仮に端末が盗まれても，シンクライアント方式であれば，被害が少ないうえにデータの流出を最小限にとどめることが可能であり，最近注目を集めている．

図12にシンクライアントシステムのサーバの仮想化の例を示す．1台のサーバの中に複数の

OSを起動し，そのOS上でアプリケーションを利用する方法である．

d. クラウドコンピューティング

クラウドとは，コンピュータネットワークのイメージ図を雲として表すことが由来とされた言葉で，インターネットをベースとしたコンピュータの利用形態である．ユーザはコンピュータ処理をネットワーク経由で行い，端末では，画面とキーボードの入出力処理のみが行われる処理形態をいう．クラウドコンピューティングは，ユーザ側の導入経費の軽減や保守管理が軽減される利点があるが，ネットワークの障害などで，サービスが完全停止してしまう欠点があり，利用には障害対策について十分に考えておく必要がある．

図13にクラウドコンピューティングのサービス形態であるSaaS，PaaS，IaaSを示す．SaaS（software as a service）はアプリケーションを，PaaS（platform as a service）はアプリケーションを稼働させるための基盤（プラットフォーム）を，IaaS（infrastructure as a service）は仮想コンピュータのインフラをサービスとして提供する．

参考文献

1) 日本医療情報学会医療情報技師育成部会（編）：医療情報 情報処理技術編．篠原出版新社，2010
   ※情報処理技術の基礎について詳細に記載されている
2) 清野克行：仮想化の基本と技術．翔泳社，2011
   ※シンクライアントなどの仮想化技術を基礎から学ぶことができる

第3章 医療情報システム

学習のポイント

❶ 医療情報システムは，病院機能を構成する部署や部門の業務を直接的に支援するサブシステムと，診療を支援するために診療現場と各部門を連携するシステムで構成される．加えて，医療関連施設同士を連携するシステムも存在する．これらのなかで代表的なシステムについて，その機能や特徴を理解する．

❷ 医療情報システムには，診療にかかわる多種多様な情報が蓄積される．特に患者の個人的な情報の取り扱いについては，正しい認識と特段の注意を払う必要がある．これら患者情報を含む医療情報の適正管理について理解する．

❸ 情報システムを安定的に稼働させ，データを確実に登録・保存する仕組みと，各システム間でデータの整合性を保つためのポイントなど運用面について理解する．

本章を理解するためのキーワード

❶ **電子カルテシステム**
診療録に記載された診療情報を電子化して管理・編集し，データベースに記録し参照する仕組み．

❷ **電子カルテに情報を保存する場合に確保すべき3条件**
真正性，見読性，保存性．

❸ **DICOM**
Digital Imaging and COmmunication in Medicine のことで，医用画像の保存や通信に用いられている世界標準規格．

❹ **PACS**
Picture Archiving and Communication System のことで，医用画像をデータベース化し医療端末から参照を可能とするシステム．

❺ **個人情報保護法**
個人情報の有用性に配慮しながら，個人の権利利益を保護することを目的として，民間事業者のが，個人情報を取り扱ううえでのルールを定めている．

❻ **情報セキュリティ**
情報の機密性，完全性，可用性を維持すること．

A 医療情報システム

1. オーダエントリシステム

オーダエントリシステム（order entry system）は，一言で表現すると「検査・処方などに係る情報の入力・伝達システム」のことであり，オーダリングシステム（ordering system）ともよばれる．従来，医師が紙に書いていた検査，処置，処方，給食などの指示情報を，外来や病棟の診療現場に設置されている医療端末から入力し，これらの依頼情報を該当の部門システムや医事会計システムに伝達する仕組みのことである（図1）．

a. 効果

・紙伝票による運用で発生していた，情報の再入力や転記作業が不要となり，効率化と迅速化が推進され，入力間違いの抑制にも効果が期待される．

・オーダ入力時，オーダ履歴の参照が可能となり，オーダ登録時にシステムによる内容チェッ

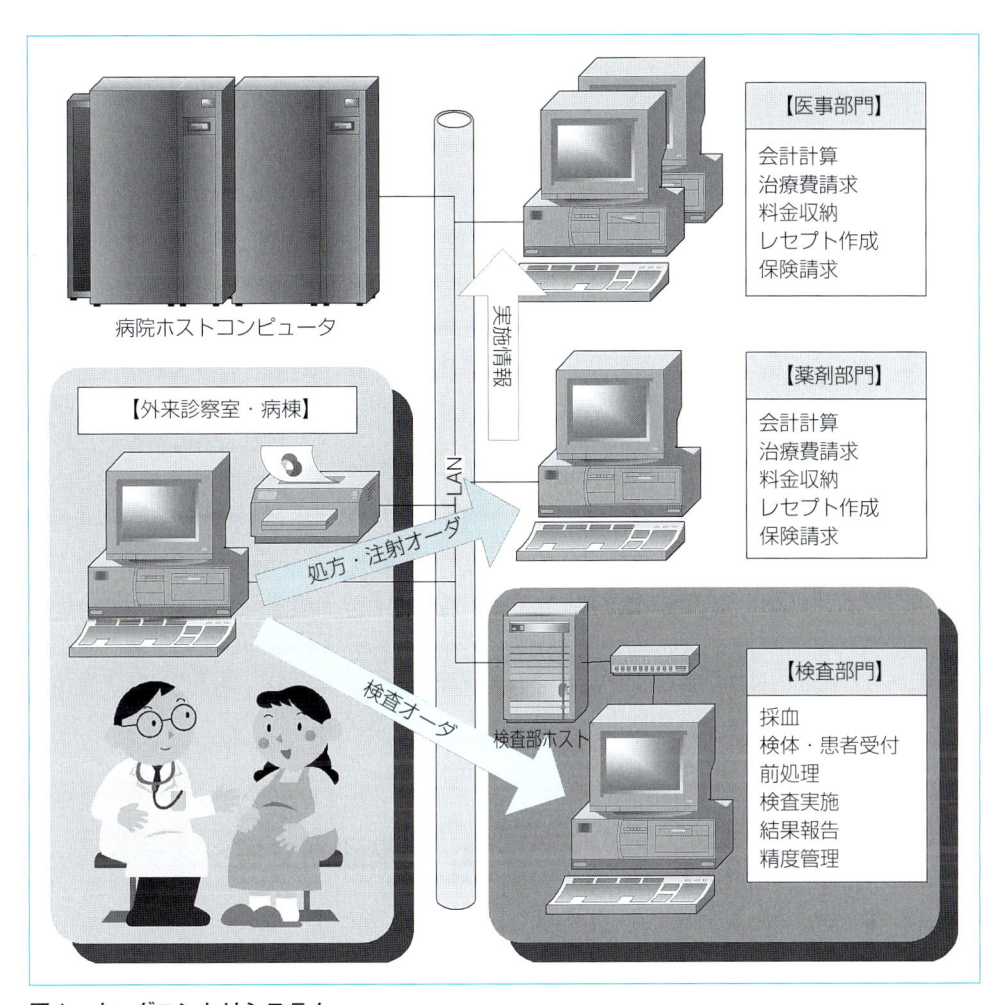

図1 オーダエントリシステム

ク機能が動作することにより，正確で適応のある指示が可能となり医療の質の向上が期待される．

2. 電子カルテシステム

電子カルテとは，診療録に記載された情報を電子化して記録したもの（電子化診療録）であり，保険診療用1号用紙，各種報告書，説明書・同意書・指導内容書，処方などのすべてまたは一部を電子化したものが電子カルテである．電子カルテ機能を提供するシステムを電子カルテシステムという．

b. 法的整備

平成11年4月22日付けで厚生省は，通達「診療録等の電子媒体による保存について」を発表し，診療録の電子媒体による保存を認める条件として表1の3つを満たすよう求めた．

c. 効果
1) 医療機関
・電子化やペーパーレス化の進展により人員や保管スペースの節約
・診療情報への検索および参照の迅速化
・同時に複数のスタッフ（場所）からアクセスが可能となり処理能力の増大
・スタッフ間で情報の共有が容易となり医療事故

表1 電子カルテに情報を保存する場合に確保すべき条件

1.	真正性の確保	故意または過失による虚偽入力,書換え,消去および混同を防止すること 作成の責任の所在を明確にすること
2.	見読性の確保	必要に応じて肉眼で見読可能な状態に容易にできること 必要に応じて直ちに書面に表示できること
3.	保存性の確保	法令保存期間内,復元可能な状態で保存すること

(平成11年4月22日付け厚生省通達「診療録等の電子媒体による保存について」より)

発生の防止や抑制

2) 患者
- 高品質な医療の享受
- 情報開示が容易となり内容が理解しやすい
- 診察待ち時間の短縮などサービスの向上

3) 医療連携
- 医療機関相互の情報交換が迅速化
- 病院機能に応じた患者診療の推進

4) 医療の標準化
- 集計や統計処理および臨床研究が効率的に進められる
- 医療情勢や実態の把握が効率的かつ迅速に可能となる

d. 課題

1) 診療時間の延長
　診療において主訴,既往歴や現病歴などの診療記録の手入力や,所見で図示する際に手書きよりも時間を要する場合がある.また,検査結果や画像を検索し表示させるまでに時間を要するため,診療時間が延長してしまうことが懸念され,必ずしも効率的な診療を実現できているとは限らない.

2) システム導入および維持の経費
　診療において発生する診療上の全情報を漏らさず電子情報として記録する"完全ペーパーレス電子カルテ"においては,情報の集約化によりすべての診療情報が閲覧可能となる一方,情報の電子化のために多くの時間と労力を必要とし費用対効果に優れているか疑問とする考えもある.

e. 今後の展望:標準化

　電子カルテシステムの実現には,各領域を得意とするベンダーのシステムを組み合わせてシステムを構成する必要がある.各システム間でデータ授受の際,データ形式がまちまちでは効率が悪く汎用的ではない.この問題解消には,標準化を推進することが必要で,国際的なデータ交換規約のHL7(Health Level Seven)や前述のDICOMなどの標準規約を採用することで不必要な経費が削減できる.加えて標準的な形式であれば,データを管理・参照するために専用のソフトウェアやハードウェアを必要とせずデータの見読性確保にも有益となる.

3. 遠隔診断支援システム

　遠隔医療とは,"患者と直接対面せずに通信技術を利用して,診断・診療などの医療行為や在宅健康管理などの医療に関連した行為を行うこと"である.
　遠隔医療システムの具体例として**表2**のような取り組みがある.

a. 代表事例

　ここでは,遠隔診断支援システムの代表的事例として,次の2つを概説する.

1) テレパソロジー

　病理診断の分野においても,迅速診断が必要とされる場面で遠隔医療が活用されている.例えば,胃がんの手術において,がんの部位が切除されているかの判断を行う際や,女性の乳腺にしこりがある場合にその一部を切除して診断によって手術法を決める際などに,手術中に病理医の判断が必要となる(術中迅速病理診断).これに対し

表2 遠隔医療システム

僻地・離島に対する医療支援	僻地・離島や山間部など，地理的遠隔地の医療機関と大病院とで医療連携を形成し，IT技術を活用し総合的な医療支援を行う
テレパソロジー（遠隔病理画像診断）	病理組織画像を伝送し病理診断，病理医間でのコンサルテーションや手術中の迅速診断を行う．病理医の絶対数不足と都市部偏在を補完する手立て
テレラジオロジー（遠隔放射線画像診断）	テレコンサルテーションの一形式．難読X線画像の読影やCT・MRIなどの画像診断を遠隔支援する
テレホームケア（在宅医療支援）	パソコンやテレビ電話などを活用し遠隔診療を実施して患者の通院や医師の往診の負担を軽減する．患者の安定的な体調管理にも効果を上げている
テレダーマトロジー	皮膚疾患を対象とし，皮膚映像を伝送して遠隔から診療（診断）を行う
テレロボテック外科	ロボット手術法を遠隔環境で実現．2001年9月にパリ（患者）-ニューヨーク（執刀医）間で胆囊摘出術が成功している
テレカンファレンス	症例検討やセカンドオピニオン，講義，講演やクリニカルカンファレンスの実施

て，病理医が所属していない病院の場合，切除した組織の画像を転送して遠隔地の病理医によって判断を行う，といったことが実現している．

2）テレラジオロジー

放射線画像診断を遠隔医療で行う取り組みは，医師にとって非常に有益な仕組みであるといえる．例えばCT，MRI，PET*などを撮影した際に，その画像を共有して，担当医師だけでなく放射線科医に読影してもらうことにより，より専門的な知見を得ることや二重チェックを行うことが可能となり，安全で質の高い医療の提供が実現される．

b．課題

1）支援側医師の労務問題

遠隔医療において診療や診断を支援する医師は，自身が勤務する病院とは別に外部の症例にも対応するため，従前より受け持つ症例数が増えることになる．支援側医師の労務環境が過酷となり支援業務に疲弊しモチベーションが低下することのないよう，サポート体制を構築することが重要である．加えて，診療や診断を支援した部分に対して，正当な報酬をどのように提供するかについても解決する必要がある．

2）医療当事者と患者の意識

遠隔医療は医療側にとって優れた仕組みである前に，そのサービスを受ける患者や家族がメリットを理解したうえで治療に適応することが重要である．医療側の都合だけでなく，患者への配慮を常に意識して推進することが大切である．

4．医用画像情報システム

今日の医療では，画像情報を元に診断や治療が行われる度合いが高まり，多様の医療画像を必要に応じて瞬時に参照するには画像を適切に管理する仕組みが必要となる．PACS（Picture Archiving and Communication System）は，医用画像をデータベース化し医療端末から参照を可能とするシステムである．PACSの導入により，X線フィルムの現像と搬送を必要としないフィルムレス運用の実現が期待される．

a．標準規格：DICOM

画像をデータベース化するうえで，異なるメーカーの画像診断装置から出力される画像データを統合的に扱うことが重要となる．DICOM（Digital Imaging and COmmunication in Medicine）とは，医用画像の保存や通信に用いられている世界標準規格であり，装置メーカーごとに独自の画像フォーマットであるために生じていたメーカー依存性を回避することが叶えられる．効率的な画像データベースの構築が可能となり，装置メーカー

---

*PETとはポジトロン断層法といい，陽電子検出を利用したコンピュータ断層撮影技術である．近年，腫瘍組織における糖代謝レベルの上昇を検出することにより癌の診断に利用されるようになった．

表3 個人認承システム

	ID・パスワード		ICカードなど物理キー		生体認証	
認証対象	記憶としての情報		所有物としての情報		生体としての情報	
簡便性	△	キーボードによる入力	○	リーダで読み取る(接触と非接触方式あり)	○	センサーで読み取る(接触と非接触方式あり)
導入コスト	◎	きわめて低い	○	カードやリーダのコスト要. 価格は生体認証に比べ安い	△	方式により違うが, 導入コストが高いものがある
運用コスト	◎	管理コストのみ	△	カードの再発行など運用上手間がかかる	○	経年変化があるものの, 頻繁に再発行の必要なし
安全性	×	盗用・忘失の危険あり	×	盗用・紛失・破損・偽造の危険あり	◎	偽造困難, 方式により認証精度が高い
抵抗感	○	ほとんどの人が利用している	○	カードの利用はほとんどの人が行っている	△	方式により抵抗感をもつ人がいる

が異なるすべての画像を1つの画像ビューアーで参照することが可能になる.

b. 課題

PACSをフルに活用したシステム運用と質の高い診療を実現するためには, 画像の細部や濃淡を確実に判別できる"高精細モニター"が必須であり, 診察室のみではなく, 病棟ステーション, カンファレンス室, 手術室など画像参照を必要とする場所に配備する必要がある. 高精細モニターは通常のモニターに比べると高額なため, 理想的な運用を実現するには多額な導入コストを必要とする.

もう1つ, 膨大な画像データをいかに扱うかも解決する必要がある. 画像診断装置の高性能化に伴い, 一回の検査で大量の画像データが出力される. ディスクドライブの大容量化と低価格化が進展していることはプラス要因ではあるが, 増え続けるデータを参照可能な状態で保つためには容量強化にもコスト増が伴う. 加えて, データ量が増大することにより画像参照のレスポンスが低下する傾向も高まる.

長期的な運用計画に基づき, システムの性能, システム化の範囲や更新サイクルなどを判断し, 投資に見合う運用が可能となるよう十分に配慮することが肝要である.

5. 個人・資格認証システム (表3)

電子カルテの項で説明したように, 電子カルテ運用のためには真正性, 見読性, 保存性のそれぞれを確保する必要がある. 特に真正性の確保のためには, 5W1Hつまり, Who(誰が), What(何を), When(いつ), Where(どこで), Why(なぜ), How(どのように)を明らかにして, データに対する責任の所在を明確にし(accountabilityの保証), 責任の所在を遡及することを可能にする(traceabilityの保証)ことが重要である. そのためには利用者管理が必須であり, 情報システムの利用に際して, 操作しようとしている者が正当な利用者か否か, また, 入力された利用者番号は利用者本人であるか否かを判別する必要がある.

個人認証の手立てとして頻用されているのは, "利用者番号"と"パスワード"による管理手法である. 特別な装置や多大なコストを必要とせず, システム管理者側で管理すべき情報も少ないところが利点である. 俗にいうID・パスワード方式の管理の要は, 利用者側のモラルに委ねられる. 利用者IDは, 利用者登録の際に発番・付与すれば, 基本的に変更を要することはない. 一方パスワードは, 登録時に付与された仮パスワードを他人に類推されることのない情報に利用者自身が変更する必要がある. さらに, この情報を定期的に変更し続けることも求められる(詳細は「B-3 情報セキュリティシステム」(→p.318)を参照). 実際の運用においてパスワードの管理を前述のように

確実に実施している利用者は必ずしも多くはない．また，他人がログインした端末を使ってデータを入力することが容易にできる点も問題が大きい．利用者の自主性に委ねられた情報では，accountability の保証には値しないため，真正性の確保をより確実なものとするために生体認証を利用する運用事例が増えている．

利用者管理には，もう1つ利用者ごとに権限を管理する機能も必要となる．まず，情報システムの利用者管理には，一般ユーザとは異なる特別な権限を付与された"システム管理者"という概念があり，システムの適正管理と運用を担当する．加えて医療情報システムにおいては，一般ユーザにも区分を設けてシステムの利用範囲を設定する必要がある．医療に関係する者であっても，すべてのスタッフが有資格者とはかぎらず，スタッフ全員がすべての内容を参照したり登録・変更できることは望ましい運用とはいえない．一般的には職能ごとに利用範囲を規定したアクセステーブルを設定することで，利用範囲を明確に切り分けることができる．

日常の管理として，誰が何時，何処で，何にアクセスし，何をしたのかをログ情報として管理・保存して，トラブル発生や疑義照会の際に解析することができる仕組みと体制を確保しておく必要がある．

B 医療情報の保護とプライバシー

1. 情報の保護に関する知識

a. プライバシー権

人が社会のなかで活動するうえで"自身の個人情報が自分の意図しない形で他人に流されている"ことがあっては，人間の尊厳が脅かされることになる．プライバシー権とは，憲法第13条で保障される人権であると認めており，その意義はおおむね「私生活をみだりに公開されない権利」とされている．さらに，自身の個人情報をその個人が情報としてコントロールできるものとして扱うべき権利，つまり「自己の情報をコントロールする権利【自己情報コントロール権】」を含むものとされている．

b. 個人情報保護法

個人情報の保護に関する法律では「個人情報」とは"生存する個人に関する情報であって，当該情報に含まれる氏名，生年月日その他の記述等により特定の個人を識別することができるもの（他の情報と容易に照合することができ，それにより特定の個人を識別することができることとなるものを含む．）をいう"と定義されている．個人情報保護法とはデータ保護法であり，管理あるいは集積され保持されている個人に関する一切のデータ（情報）を保護するものである．一定数の個人情報を保有している業者・行政機関に対して，その情報の取り扱い義務や第三者提供の制限や訂正請求，開示請求などさまざまな請求ができるように規定されている．

c. プライバシー保護法と個人情報保護法との違い

- プライバシー保護法：プライバシー本体を守る法的制度であり，個人のプライバシーがどのように守られるかを一般的に定める性格のもの
- 個人情報保護法：管理者を管理する法律で，取り締まり対象を情報管理者とする管理者取締法である．違法な情報収集方法を禁止し，適正な情報収集と利用を保障する法律

2. プライバシーに関する理解

医学・医療の進歩や生活習慣病等の慢性疾患の増加により，医療分野における個人情報の範囲は広範囲なものになっている．また，医療現場におけるチーム医療の進展，医療機関業務の外部委託化の進展，他の医療関連機関との医療連携の進展，医療分野における情報化の進展などにより，個人の医療情報が流通する範囲は医療機関内外において拡大しつつある．これらの環境で扱われる情報の多くはきわめて個人的な情報であり，その

漏洩が直接的に患者の社会活動や社会的な評価に影響を与えるため，個人医療情報の保護をいっそう図る必要がある．

a. 守秘義務と個人情報保護

臨床検査技師も医師や看護師と同様に国家資格を有する医療専門職であり，それぞれの法律によって「業務上・職務上知りえた秘密を他に漏らしてはならない」という"守秘義務"が課せられている．個人情報については，主に刑法および医療関係法規において，資格または業務に着目した守秘義務規定を広く設けてその保護を図っている．一方で医療機関には，受付事務員や防災センターの守衛のように国家資格を有していない職員も働いている．守秘義務が法律で定められているか否かに関係なく，権利であるプライバシーの保護を図り患者の医療関係者に対する信頼を確保することが大切である．

b. リスボン宣言

世界医師会（The World Medical Association；WMA）が第34回総会（1981年9月/10月ポルトガル・リスボン）で採択した「患者の権利に関するWMAリスボン宣言」の"8. 守秘義務に対する権利"として，以下のように定めている．

①患者の健康状態，症状，診断，予後および治療について個人を特定しうるあらゆる情報，ならびにその他個人のすべての情報は，患者の死後も秘密が守られなければならない．ただし，患者の子孫には，自らの健康上のリスクにかかわる情報を得る権利もありうる．

②秘密情報は，患者が明確な同意を与えるか，あるいは法律に明確に規定されている場合にかぎり開示することができる．情報は，患者が明らかに同意を与えていない場合は，厳密に「知る必要性」に基づいてのみ，他の医療提供者に開示することができる．

③個人を特定しうるあらゆる患者のデータは保護されねばならない．データの保護のために，その保管形態は適切になされなければならない．個人を特定しうるデータが導き出せるようなその人の人体を形成する物質も同様に保護されねばならない．

最後にもう1つ重要な理解として，医学・医療の進歩や公衆衛生の向上・増進のためには，診断や治療を通じて得られた医療情報を活用して研究などを行い，新たな治療法・医療技術の開発・普及を進めていくことも不可欠であり，個人情報を含む医療情報について適正な利用を図っていく必要もある．

3. 情報セキュリティシステム

情報セキュリティとは，「情報セキュリティマネジメントの実践のための規範」によって"情報の機密性，完全性および可用性を維持すること"と定義されている．これら3つの観点は次のように定義されている．

- 機密性（confidentiality）：情報に関して，アクセスを認められた者だけがこれにアクセスできる状態を確保することをいう
- 完全性（integrity）：情報が破壊，改ざん又は消去されていない状態を確保することをいう
- 可用性（availability）：情報へのアクセスを認められた者が，必要時に中断することなく，情報および関連資産にアクセスできる状態を確保することをいう

情報セキュリティ対策としては，ウイルス対策，ボット対策，不正アクセス対策，脆弱性対策，情報漏洩対策などがあげられる．医療情報システムは，基本的には施設の外部と常に接続されている状況にないが，イントラネット環境においても対策が求められる部分を概説する．

a. コンピュータウイルス対策

インターネットに直接つながることのない医療端末でも，ネットワークを介さず可搬型メモリなどからコンピュータウイルスに感染する危険性は低いとはいえない．ウイルス対策では，感染の防止が最も大事であり，以下の遵守が求められる．

①ウイルス対策ソフトを活用し，ウイルス定義ファイルは常に最新に保つ

② メールに添付されたファイルやダウンロードしたファイルを利用する際は，事前にウイルスチェックを行う
③ アプリケーションのセキュリティ機能を活用する
④ ウイルス感染の徴候を見逃さない

b. 不正アクセス対策

不正アクセスとは「コンピュータ不正アクセス対策基準」によって"システムを利用する者が，その者に与えられた権限によって許された行為以外の行為をネットワークを介して意図的に行うこと"と定義されている．

システム利用者は，以下の事項に留意することにより不正アクセスからの被害防止に努める必要がある．
① 利用者IDを複数のシステム利用者で共用しない
② 利用者IDにはパスワードを必ず設定する
③ 複数の利用者IDを所有する場合，それぞれ異なるパスワードを設定する
④ 生年月日など類推されやすい不適当パスワードは設定しない
⑤ パスワードは随時変更する
⑥ パスワードは紙媒体などに記述しておかない
⑦ パスワードを入力する際，文字入力を他人に読み取られないよう配慮する

c. 情報漏洩対策

情報漏洩の主因としては，コンピュータやメモリなどの盗難・紛失・置き忘れと，誤操作や管理ミスによるものが大きな割合を占めており，以下の対応が求められる．
① コンピュータの紛失・盗難の対策としてログインパスワードを設定しファイルやドライブの暗号化を併用する
② 可搬型メモリの紛失・盗難の対策としてデータを暗号化して保存するか暗号化機能のある媒体を使用する
③ たとえわずかな時間でもコンピュータから離席する際はログオフする
④ 情報をメール送信する場合，送信先間違いによる誤送信に注意し大事な情報は暗号化する
⑤ コンピュータや記録媒体を廃棄する場合，情報の完全な消去もしくは物理的に破壊する

上述以外にも，最近はファイル交換ソフトを使用しているコンピュータがウイルス感染して，重大な情報漏洩を引き起こす事例も増加しており注意を要する．

C 医療情報システムの運用

1. データの入出力

医事会計システムや臨床検査システムは，医療情報システムの黎明期からいち早く導入され発展してきた．この頃は，各システムは独立したシステムであり，患者の属性情報など同じデータを個別に入力していた．今日では，単独で稼働・運用するシステムは少なく，ほとんどの部門システムが病院情報システムのなかで有機的に連携し情報を共有している．オーダリングシステムに代表されるように，情報の発生源で入力された各種のデータは，当該システムで利用されるのはもちろん，関連システムにデータが伝達され利用される．

a. システム間のデータ整合性

患者の属性情報，病名や検査結果などに代表されるようなデータは，多くのシステムで利用・参照される．これら他システムに伝送する必要があるデータは，新規に入力された場合にはほとんど問題なく正常に反映されている．一般的に入力されたデータには，変更や修正が生ずることが常である．連携データに修正が生じた場合に注意すべき点を以下の事例で説明する．

例1：患者の生年月日を訂正
・初診患者の診察時，次回の再診時に診察前検査を受けるよう指示し次回用の検査オーダを入力して診察を終了
・初診会計時，生年月日の登録に誤りがあることが発覚し生年月日を訂正

表4 マスターファイル

項目	内容
マスターの対象	病名，手術・処置，医薬品，診療科，医療材料など
コード体系	標準コードと独自コード ・本来，データ共有化や情報提供の観点から標準コード体系を用いることが望ましい． ・過去データ継続性のために独自コードを利用し続けているケースも多い． ・標準コード体系への変換は不可能ではないが，生ずる作業量や変換のリスクなどの問題があり困難．
運用のポイント	マスター情報は，システムの正常稼働やデータの正確さに直接影響する． データの取り扱いや更新には細心の注意を払う必要がある． ・情報の変更：マスターへの新規登録は，比較的容易な作業であるが，データを修正・変更する際には綿密な計画立案と内容検証が要求される． ・履歴の管理：保険点数マスターや検査項目マスターは，点数の改定や基準範囲の変更の前後で，データ参照や集計を実施した際に正しく当該マスターが反映される必要がある．そのためには，データのバージョン管理機能が必須となる．

・医事会計システム，電子カルテシステム内の患者属性データは訂正情報が正しく反映（検査システムに患者属性の修正情報が送信される仕組みはほとんどない）
∴訂正前に入力された検査オーダの生年月日は誤ったまま（検査オーダの修正が必要）

例2：検体の受付処理と検査オーダの修正
・病棟から患者Aの検体を検査室に提出
・患者Aの検体が検査室で受付処理をされる直前，当該検査オーダに検査項目の追加修正を実施
・オーダシステムから検査システムにオーダの修正電文が届くのと交錯して検体受付電文が上位システムに伝送
∴検査システムは項目が追加された修正オーダを取り込まないため，両システム間で検査項目が不一致となる

通常パターンのデータ新規入力や修正は，システム間でおおむね正しく処理できるであろうが，上述のようなまれなケースや微妙なタイミングの処理では，処理が確実に実施され整合性が確保されているか否かチェックし，必要に応じてアラートを発する仕組み立てが必要となる．

2. データの保護と圧縮

医療情報システムで維持管理をするデータには，診療科コードや病名コードのように一度登録すると，以降に変更の度合いが低いデータと，患者の診療記録や検査結果のように都度頻繁に追加や修正がされるデータとがある．前者はマスターファイルとよばれ主に読み込み専用で利用され，後者はトランザクションファイルともよばれさまざまな医療情報が格納・更新される．

a. マスターファイル

マスターファイルの保全について**表4**にまとめる．

b. データファイルの保全

システムに障害が発生した場合に備えて，プログラムやデータを定期的に別媒体にコピーを作成し保存しておく作業がバックアップである．一般に情報システムに蓄積されたデータは，定期的にバックアップを行い，不具合や突然のトラブルなどにより万が一にもデータを喪失することがないよう備えておく必要がある．バックアップの実施に際しては，バックアップ処理が正常に終了していることに加えて，バックアップデータの容量をチェックし確実にデータが複写されているかも確認しておくことが大切である．

データのバックアップに関連してデータの削除を行うことがある．主に日付などをキーにして削除データの対象を定めて消去をするが，この際に削除対象のデータが確実にバックアップされてい

C. 医療情報システムの運用

表5　主要な RAID 構成

構成	概要
RAID0	2台以上の HDD を組み合わせて一つのストレージとして扱う仕組み．データはブロック単位で分割されて複数の HDD に対して同時並行的に処理されるため，通常よりも処理速度が向上する．ただし冗長性の機能はなく，構成する HDD のいずれか1台に障害が発生するとシステム全体が動作不能となり，全データへのアクセスが不可能となる．
RAID1	2台以上の HDD を組み合わせて同一データを複数の HDD に書き込み，データの複製を用意するシンプルな方法で耐障害性を高めたもの．1台の HDD に障害が発生しても，他の HDD でデータを処理できるため動作不能に陥ることがない．
RAID5	3台以上の HDD を組み合わせてストレージの大容量化と速度向上に加え，耐障害性も実現できる．データは RAID0 同様に分割して書き込まれ，同時にパリティとよばれる冗長コードを生成して書き込む．構成 HDD のうち1台に障害が発生してもシステムの稼働が可能で，残りの HDD 内のデータとパリティを基に欠損したデータを算出し，完全な状態にデータを再生成することができる．（図2）
RAID6	基本的には RAID5 と同様の技術．4台以上の HDD を組み合わせてパリティを2重に生成して異なるディスクに記録することで耐障害性を向上させた仕組み．RAID5 では2台の HDD に障害が発生した場合は回復不能となるが，RAID6 では同時に2台の HDD に障害が発生してもシステムの稼働が可能でデータの再生成もできる．

補足：表に記載の他に RAID2，RAID3，RAID4 があるが，それぞれデメリットがあり現在はほとんど利用されていない．

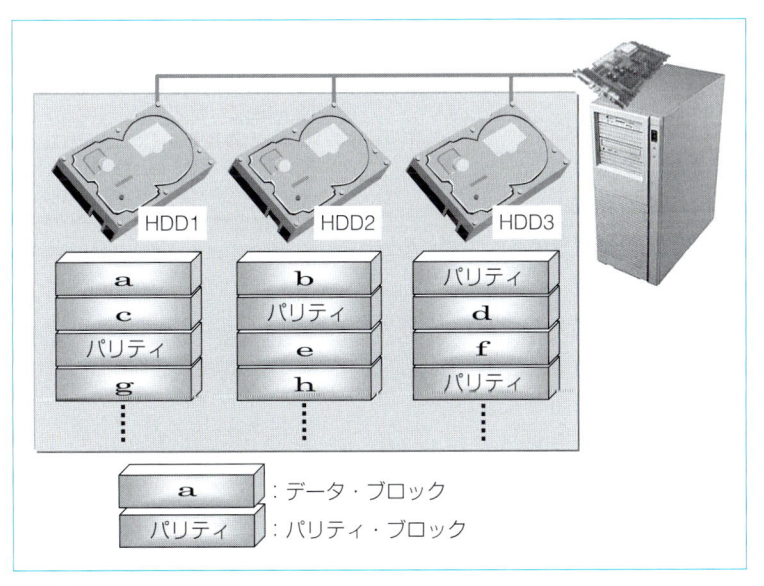

図2　RAID5 の仕組み

ることや，指定した削除範囲に誤りがないことを十分に確認したうえで削除を実施することが大切である．

c. データ保持の冗長性

冗長性とは，日本工業規格の「信頼性用語」で"アイテム中に，要求機能を遂行するための2つ以上の手段が存在する状態で，手段の一部が故障してもアイテムは故障とならない性質"と定めている．保存されているデータの冗長性を確保する手法として，RAID（Redundant Arrays of Inexpensive Disks）という仕組みが普及している．安価な複数のハードディスク（HDD）を使って"冗長性"を確保することを主目的としたもので，RAID 導入のメリットには以下の3つがあげられる．主要な RAID 構成を**表5**に示す．

① 冗長性の確保：HDD を余分に追加してディスク障害に対して，データの保全とシステム

の稼働信頼性を向上させる
②容量の拡大：入手可能な最大容量のHDDよりも大きなHDD容量を1ドライブとして利用可能
③処理速度の向上：データの読み書きを複数のHDDに対して分散して行うことで高速化を図る

d. データの圧縮

医療情報システムに日々蓄積されるデータは，システムの稼働年数とともに増大化していく．加えて，CTやMRIなどの画像診断が必要とされる度合いの増加で，医療画像によるデータ量は飛躍的に増加している．コンピュータ技術の進歩により，ハードディスクの容量も年々大きくなりディスク上でより多くのデータを管理することも不可能ではないが，効率的な運用のために，目的に応じてデータ圧縮技術を利用する必要がある．データを圧縮する際，圧縮の主目的や圧縮データの用途によって適切な方式を採択する．

・可逆圧縮：元の画像に復元可能
・非可逆圧縮：高い圧縮率が得られるが元の画像より画質が低下する

データの圧縮は，保存の長期化や大量化だけでなく，画像を伝送する際のサーバやネットワークへの負担を軽減し，画像の参照時間を短縮させ効率的な診療や業務にも効果をもたらす．

e. システム更新とデータ移行

診療データや検査結果を保持・継承することは，システムの継続的運用と同様に重要である．特に医療情報システムを更新する際に，システム設計の大きな見直しや現行と異なるメーカーのシステムを導入する場合は，データの移行に関して十分に調査・検証し，データの欠落や取り違いなどの発生を未然に防ぐとともに，"見読性の確保"に支障が生ずることがないよう注意を払う必要がある．

参考文献

1) 個人情報の保護に関する法律．平成15年5月30日法律第57号(制定)，平成21年6月5日法律第49号(最終改正)
2) THE WORLD MEDICAL ASSOCIATION, INC. WORLD MEDICAL ASSOCIATION DECLARATION OF LISBON ON THE RIGHTS OF THE PATIENT. Adopted by the 34th World Medical Assembly Lisbon, Portugal, September/October 1981, and amended by the 47th WMA General Assembly Bali, Indonesia, September 1995, and editorially revised at the 171st Council Session, Santiago, Chile, October 2005
3) 日本工業規格　JIS Q 27002：2006(ISO/IEC 17799：2005)情報技術—セキュリティ技術—情報セキュリティマネジメントの実践のための規範
4) 内閣官房情報セキュリティセンター(NISC) NISD-K303-081 政府機関の情報セキュリティ対策のための統一基準(第4版)．情報セキュリティ政策会議2009年2月3日
5) 経済産業省　コンピュータ不正アクセス対策基準　平成8年8月8日　通商産業省告示第362号(制定)，平成9年9月24日　通商産業省告示第534号(改定)，平成12年12月28日　通商産業省告示第950号(最終改定)
6) 日本工業規格　JIS Z 8115：2000　デイペンダビリティ(信頼性)用語

第4章 臨床検査情報システム

学習のポイント

❶ 臨床検査部門の役割は，疾病の診断，治療，予防に役立つ客観的な検査データを迅速適時に提供することにある．そのため，臨床検査の精度保証，迅速性，安全性，経済性など，互いに相反する特性を同時に満足させる必要がある．これらは臨床検査情報システムの目的と一致する．

❷ 電子カルテシステムと臨床検査情報システムとの間の情報の流れは，基本的に診療側から患者属性情報，検査依頼情報，手術情報などを受け取り，臨床検査側はそれに基づき検体を採取し，分析・測定で得られた検査結果やコメントを診療側に提供する．

❸ すべての検査結果は，電子カルテシステムに保存されるが，臨床検査情報システム内にも検歴データベースとして保存し，診療側からの問い合わせ，臨床研究，精度管理などに再利用する．

本章を理解するためのキーワード

❶ 臨床検査情報システム
臨床検査情報システム(LIS)は，医療情報システム(または病院情報システム，HIS)のサブシステムとして位置し，情報技術を駆使し各種疾病の診断，治療，予防に役立つ客観的な臨床検査データを迅速適時に提供することを目的とする．

❷ 検査結果の信頼性保証
検査結果の信頼性は，測定法の誤差管理に加え，分析・測定の前後過程を含む総合的な精度保証が必要である．また，検査過誤の防止，安全性，迅速性，適時性，経済性など多面的な医療の質を保証する．

❸ 医療情報システムの標準化
地域的・広域的ネットワークのなかで医療情報システムが有効活用されるには，医療情報と情報システムの標準化が重要である．例えば，国際疾病分類コードICD-10や臨床検査項目コードJLAC10などを広く共用することが基本となる．

A 臨床検査部門の役割

1. 臨床検査部門の役割と構成

　臨床検査の目的は疾病の診断，治療，予防に役立つ客観的な検査データを迅速適時に提供することにある．この目的達成のため，臨床検査部門に要求される事項は，検査遂行に伴う，精度保証，迅速性，安全性，また経済性など，互いに相反する特性を同時に満足させる必要がある．これらは臨床検査部門への情報処理システム導入の目的とも一致する．

　一方，情報処理システムの最適性を追求するうえで，臨床検査部門ごとの特性を考慮しなければならない．すなわち，臨床検査部門を構成する，臨床化学検査・免疫血清検査・血液検査・一般検査などの検体検査，また，細菌検査，輸血検査，病理検査，生理機能検査のそれぞれは，扱う臨床検査の内容や手順が異なり，また，検査データの医療情報としての特性もさまざまで，情報処理システム形態も個別の方式がとられる(図1)．ここでは検査項目の種類や検査件数が膨大な検体検査

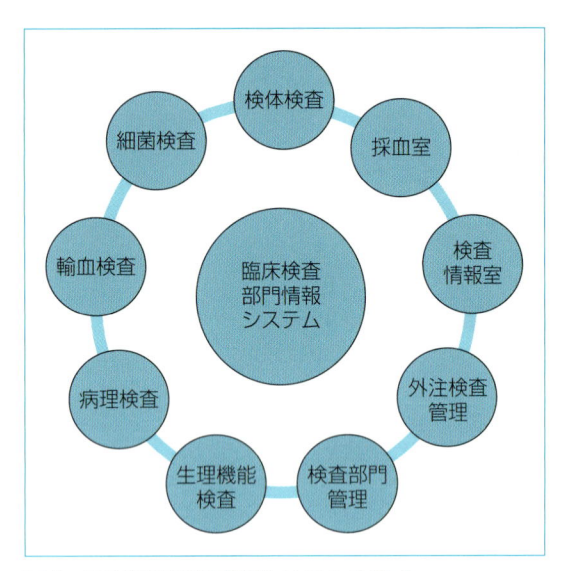

図1 臨床検査部門情報システムの構成

表1　臨床検査におけるクリニカルインディケータ

1. 年間臨床検査件数：分野別各件数
2. 臨床検査種類・項目
3. 全技師数・専門医数
4. 検査部機能
   ・緊急検査実施項目
   ・TAT・待ち時間調査
   ・パニック値検出後連絡体制整備の有無
   ・高度先進医療
5. 精度管理
   ・外部精度管理実施状況
6. 医療安全に関する取組み状況
   ・院内感染発生件数
   ・感染サーベイランスの実施状況
7. 医療の質に関する取組み状況
   ・ISO15189取得の有無
   ・ヒヤリハットなどインシデント報告件数
8. 地域医療との連携状況
9. 教育システム
   ・勉強会の開催数
   ・学会発表数
   ・論文数
10. 臨床支援として
    ・検査相談室の有無
    ・コンサルテーション数
11. チーム医療への参画
    ・クリニカルパスへの参加
    ・適正な検査実施への働きかけ
12. 財政管理
    ・検査原価の把握
    ・収入増・経費削減への取組み

(クリニカルインディケータ検討WG報告, Lab Clin Pract 25：107-110, 2007)

を主な対象として取り上げ，その他の検査部門については留意事項を中心に述べる．

2. 臨床検査におけるクリニカルインディケータ

患者中心の医療の重要性が強調され，医療の質が追求される今日，この観点からの第三者評価や情報公開が求められている．医療の質とは，安全性，有効性，患者中心志向，適時性，効率性，公正性が保証され，常に向上していることであり，それらをわかりやすく説明するクリニカルインディケータ(clinical indicator；臨床指標)の提示と公表がポイントとなる．

臨床検査部門において，その存在意義に直結する目的の達成度を示すインディケータは，検査項目，検査件数，スタッフの構成と数，緊急検査項目，迅速項目とTAT(turn around time，受付から報告までの検査実施時間)，精度管理，施設認証，安全管理，地域連携，教育実績，臨床支援，チーム医療，財政管理などである(**表1**，クリニカルインディケータ検討WG報告，Lab. Clin. Pract. 25(2)：107-110, 2007)．これらに加え，病院運営や患者サービスへの寄与，専門領域発展への学術研究活動，社会貢献など多面的である．

情報処理の点からも，臨床検査のクリニカルインディケータは，医療のプロセスや結果(outcome)を量的に明確化する意味において重要であり，情報処理システムの構築，運用，また，評価において考慮すべき具体的指標となる．

B 臨床検査情報システム

1. 医療情報システムと臨床検査情報システム

臨床検査情報システム(laboratory information system；LIS)は，医療情報システム(または病院情報システム；hospital information system；HIS)

のサブシステムとして位置付けられることが普通である．

通常，HISは病院内でイーサネットなどの高速なLANを介し，電子カルテシステムを中心に医事・検査・薬剤・看護・病歴・物流など各種部門システムの集合体として構成される．一般に，システム形態はクライアントサーバ方式をとる．

部門システムのサーバは，部門ごとに設置し管理する場合と，医療情報室などで集中的に管理する場合の両形態がある．いずれも，各部門と医療情報室との間で円滑な連携が大切である．部門ごとでシステム管理要員が確保できないなどの場合は集中管理形態となるが，検査部門のように，扱う項目数が多く関連情報の変更が頻繁に起こるシステムでは，検査マスタテーブルの保守管理などは部門担当者が受けもつことで，スムーズに運用できる．

電子カルテシステムと臨床検査部門情報システムとの間で取り扱う情報の流れは，基本的に図2のようになる．すなわち，診療側からは患者属性情報と検査依頼情報を受け取り，それに基づき採血など検体採取を実施し，分析・測定で得られた検査結果を診療側に提供する．検査依頼時に，検査結果に影響を与える可能性がある投薬情報や手術情報を取得できれば，検査実施のうえで有効に活用できる．また逆に，結果報告時に特記すべき異常所見などの検査コメントを併記することは診療支援の強化につながる．

一方，検体不足による検査中止や，結核菌培養結果による薬剤感受性検査実施の有無など，検査実施状況に基づく医事会計情報が，検査部門システムから医事システムに送られることもある．このように，HISを構成する各サブシステム間で有機的かつ円滑な連携が重要である．

2. 検体検査システム

検体検査システムの処理過程は，診療側における検査依頼から始まる．依頼内容に対応し採血など検体が採取され，検体は速やかに検査室まで搬送され，検査受付登録の後，遠心分離や血清分注など前処理が行われる．実際の検査段階は，臨床化学・免疫血清・血液・一般検査など検査単位ごとに分析・測定が実施される．得られた検査結果は，精度管理，再測定，パニック値チェックなどを経て，直ちに診療側に報告される．必要に応じて検査コメントが併記される．診療側では，基準範囲や病態識別値，また同一患者の前回値などを参考に結果解釈がなされ診療に利用される．また，検査成績は検歴データベース内に長期間保存され，診療側からの問い合わせ，臨床研究，精度管理などのため検索され再利用される（図3）．

a. 臨床検査オーダ

臨床検査の依頼は，検査依頼書を用いる場合と，オーダリングシステムによる場合に大別でき

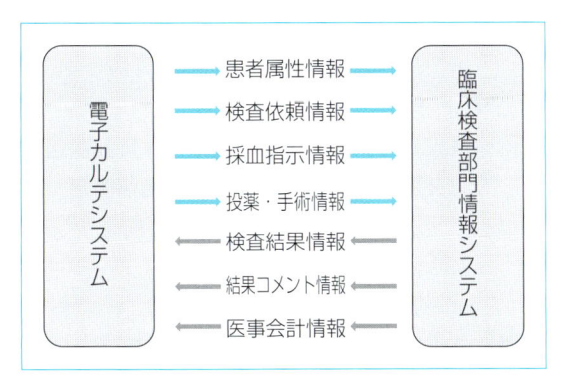

図2 電子カルテシステムと臨床検査部門情報システム間の情報の授受

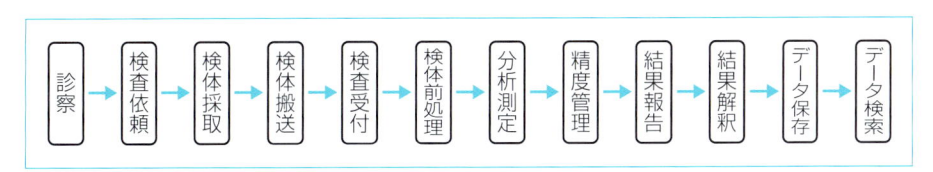

図3 臨床検査の依頼から結果報告の流れ

る．検査種別ごとに設計された検査依頼書を用いる方式は，該当依頼書に患者属性や検査依頼項目を明記し，その内容に基づき検体採取を行い，依頼書と検体が検査受付に届けられ，また，複写情報が医事会計処理へと進む流れが一般的である．この方式は，採血，検体搬送，検体受付の各段階が，一定の時間間隔でバッチ的に処理される．

依頼情報を集中的に入力する際の効率化のため，光学マーク読み取り装置（optical mark reader；OMR）や光学式文字読み取り装置（optical character reader；OCR）で自動読み取り可能な専用用紙を利用し検査依頼書とすることもある．

オーダリングシステムによる検査依頼は，発生源入力方式ともいわれ，コンピュータネットワークで診察室に設置された情報端末を用い，依頼書に対応する検査種別ごとにディスプレイ表示された検査項目一覧から，主治医が被検者の依頼項目を直接入力する方式である．入力された依頼情報は，オンラインリアルタイムに採血室，検査室，医事会計などで利用される．この方式は，迅速処理，入力ミスの防止，入力情報の自動チェック管理が可能などの利点がある．

b．採血，検体採取

検査依頼情報に基づき，採血など検体採取が行われる．検体には，患者基本情報・診療科区分・検体種別などが明記された検体（識別）ラベルを添付する．

一般に，入院患者は病棟ごとに早朝空腹時に採血が行われる．外来患者は，以前は診療科ごとに採血が行われていたが，最近は中央採血室で集中的に実施する形態が多い．

中央採血室システムが整備されている場合は，採血管自動準備システムが併設されることが多く，患者ごとに検査依頼情報が明記された検体ラベル付き採血管が自動的に用意され，採血間違いの防止や効率化に役立つ．その際，迅速適正な検体識別を可能にするバーコード検体ラベル付き採血管などが用いられる．

c．検査受付

採取された検体は，臨床検査部門に搬送され，検査受付で到着確認処理が行われる．この時点で，検体種別ごとの受付番号が発番され，以後は受付番号で検体処理されることが多い．また，オーダリングシステムで，患者ごとの依頼情報が検査受付で事前に確認できる場合は，未提出検体の管理なども実施される．

d．検体前処理と検体保存

到着確認した検体は，血液凝固のチェック，遠心分離，血清分取，血清分注，血清保存などの前処理を行う．従来，この過程は段階的にバッチ処理していたが，検体自動前処理搬送システムと自動分析装置の導入により，一連の流れの迅速随時処理が可能となった．大規模なシステムでは，臨床化学・免疫血清・血液・一般検査を対象とする臨床検査オートメーションシステム（laboratory automation system；LAS）もみられる．

一方，貴重な患者検体を長期的に保存管理し有効活用することは重要である．保存スペースの確保や長期管理の手間などの課題はあるが，後日の追加検査や，感染症検体の新たな解析技術による病因追跡などに役立つ．

e．分析・測定

検査情報システムの中核となる検体自動搬送システムと自動分析装置の活用による迅速測定，自動再検，迅速報告の発達は，診察前検査を実現し，外来診療形態を変えた．

TATの短縮につながる迅速検査は，その対象範囲を拡大し，24時間いつでも実施可能な随時検査体制を普及させることで臨床的要求に一層こたえるものとなる．

また，LASは感染源に対する直接的接触の機会を減少させ安全管理にも寄与する．

ただし，すべての検査が全自動分析装置で対応できる訳ではなく，半自動または用手検査は少なからず存在し，それぞれはワークシートに基づきバッチ処理され，結果入力も汎用情報端末から用手的に行われる．

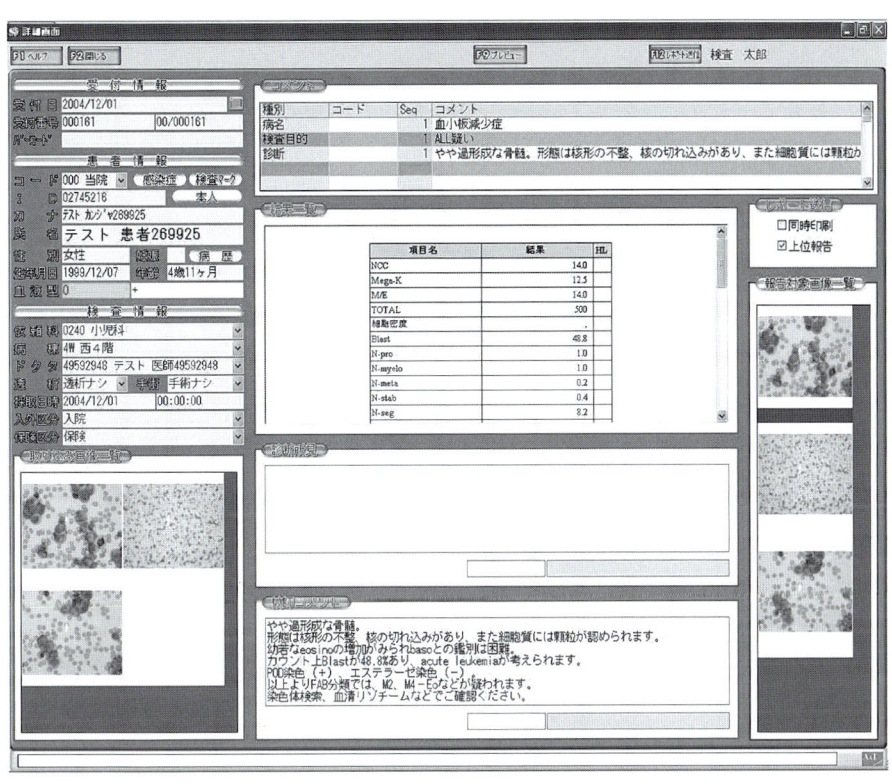

図4 血液像結果入力画面例

一方,尿沈渣や血液像など,検査結果に数字,記号,形態画像が混在する検査も,関連情報がすべてディスプレイに同時表示でき,効率化な結果入力・確認が可能となってきた(図4).

f. 精度管理

今日の精度管理は,検査結果の信頼性を保証するための体系全体を範疇とするクオリティマネジメント(quality management;QM)へと発展している.

従来の,検査単位ごとの測定誤差を管理する $\bar{x}-R$ 管理など各種管理図法は,自動分析装置や検査情報システムで処理でき,省力化・効率化が図られている.

迅速検査が普及すると,精度管理にもリアルタイム処理が求められ,自動分析装置の反応過程チェック,検体情報管理,検量線管理機能などに加え,極端値チェック,前回値チェック,項目間相関チェック,$x-Rs$ 管理図法などが有効な手法となる.

さらに,時間的要因を考慮した,リアルタイム精度管理,数か月間の経日的管理,経年的な長期的管理のそれぞれが重要である.

また,測定法の誤差管理に加え,分析・測定の前後過程を含んだ検査結果の総合的な精度保証が必要である.

検査過誤への対応は,まずその発生を予防する検査システムの効率化や適正化が重要であり,また,不可避的に生ずる検査ミスを未然に発見し防止する対策も有効である.個別データの管理法として,同一患者の前回値と比較を行う前回値チェック法(デルタチェック法)や,それを多項目検査に拡張した手法は,検査情報システムに蓄積された患者データを精度管理に有効活用する手法でもある.

g. 検査結果報告

電子カルテシステムにおいて,診療側における

検査結果の参照は，通常ディスプレイを介して行われる．報告画面は，依頼検査の結果表示一覧のほかに，時系列検査データ表示，グラフ表示などがある．その際，基準範囲以上「H」あるいは以下「L」の表示，範囲外結果の赤色表示，検査結果コメントなどが付記され結果解釈を支援する．

また，患者説明用など必要に応じ検査結果一覧を印字する機能をもつ．なお，電子カルテシステムに直接入力されない検査結果，例えば波形情報や画像情報の一部などは，以前のように用紙として報告・保存される．

h. 緊急異常値の報告

重篤な病態に直結する緊急異常値は，パニック値・極端値・クリティカル値などとよばれ，診療側への迅速な連絡，適切な対応が必要である．

極端値が得られた場合，技術的な測定異常，再検査，前回検査値との比較などを確認したうえで，診療側との必要に応じた円滑な連携が大切である．

また，それらすべての過程を記録に残し，臨床検査部門内での情報の共有とともに，今後の対応策の充実に生かしていかなければならない．

i. 臨床検査データの保存

すべての検査結果は，基本的に電子カルテシステムに保存されるが，検査情報システム内に検歴データベースとして保存することも有効である．蓄積された検査データは，診療側からの問い合わせ，臨床研究，前回値チェック，長期的精度管理などに再利用される．

長期間データ保存の間に，測定法の変更が生じた場合，従来法と新法の相関関係や基準範囲の違いなどの履歴を保管管理し，検査結果の経時観察ができるようにする．

j. 外注検査の管理

臨床検査の一部を外部委託(外注検査)する場合，委託元の検査部門において施設内実施検査と同様，検査結果の精度管理や保存管理を行う．管理試料を用いた検査室内精度管理や検査室間外部精度管理を一定間隔で実施し，精密さと正確さを確認チェックするとともに，委託先変更時の手続きなどを含め総合的なデータ管理を行う．

外部委託先との間の検査データの授受は，医療情報の機密保持に配慮し，補助記憶媒体を介し行われることが多い．

3. 他の検査部門システム

検体検査の運用手順に対し他の検査部門は，部門ごとに個別の運用形態をとり，情報処理システムも検体検査と並列する別のサブシステムとして構築することが多い(図5)．

a. 細菌検査システム

細菌検査の検査オーダや結果報告は，基本的に検体検査と同様の手順で行うが，検査依頼時に検索目的菌種や抗菌薬など付帯情報の入力書式が必要となる．また，鏡検，培養結果によって，同定，薬剤感受性検査が必要となるか否かが異なる．基本的に用手検査が主であるが，自動細菌検査装置のオンライン処理も行われる．

結核菌，抗酸菌検査は，検査受付・塗抹鏡検結果入力から，同定結果および薬剤感受性結果入力まで数週間を要するため，医事会計処理の遅延に考慮する必要がある．

一方，院内感染に関連する分離菌種や薬剤耐性菌の検出状況，また，院内環境の細菌検出調査結果などは，院内感染対策の重要な情報源となる．これら情報の提供は細菌検査システムの重要な機能である．

b. 輸血検査システム

輸血に伴う血液型検査，交叉適合試験，また，日赤血液センターの輸血用製剤の入出庫管理・払い出し・返品管理が，輸血検査システムの主要な処理内容となる．輸血検査にミスは許されず，基本的に多くの過程がダブルチェック形態をとり，自動検査装置とのオンライン処理も必要である．夜間，休日の当直検査を考慮すると，簡便かつ確実な検査実施体制を支える情報システムが要求さ

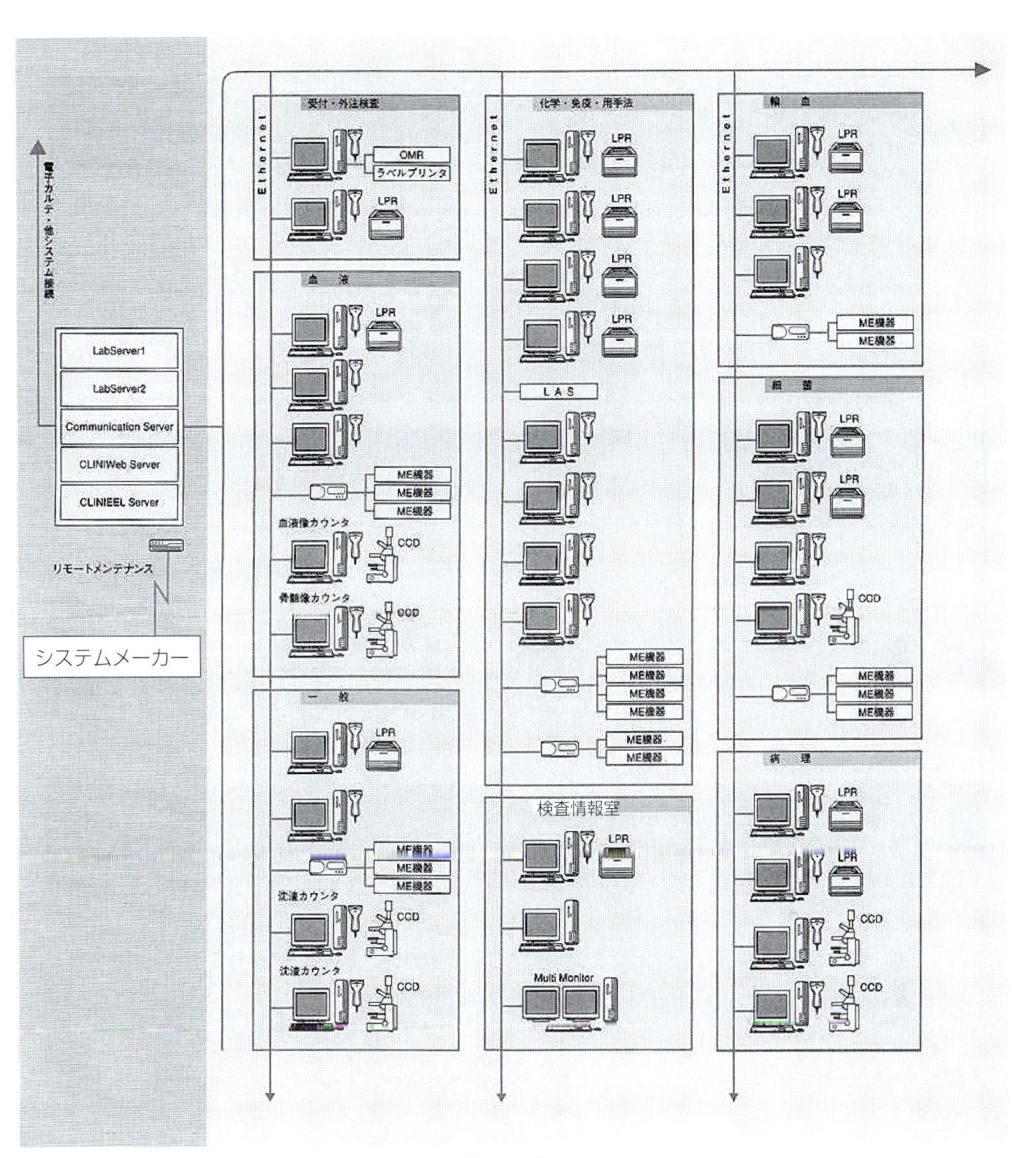

図5 臨床検査情報処理システムのブロックダイアグラム例

c. 病理検査システム

病理検査は，組織診断，細胞診断，術中迅速組織診断，剖検に大別される．検査依頼は，診断名・術式・組織部位・所見などとともに病理組織標本が対象となり，手書きの依頼書に対応できる受付システムが前提となる．

標本ラベルや報告書の作成に，コンピュータ処理による効率化が期待できるが，病理検査システムの価値が発揮されるのは，蓄積された病理検査情報の検索活用である．臨床診断・病理診断・組織分類・所見などをキーワードに，自由な組み合わせで情報検索を可能にする病理検査システムは有効である．その際，疾病分類コードはICD-10を用いるなど，医療情報の標準化がシステムの有効性を高めるうえで重要な要因となる．

また，扱う検査情報は病理検査画像と病理診断所見が主であり，すべてをコンピュータ処理する場合はデータ量は膨大となる．

導入が進んでいる装置として，バーチャル顕微鏡（virtual microscope；バーチャルスライド）は，光学顕微鏡像をデジタル化し，ディスプレイ上で顕微鏡観察できるものである．光学系技術，画像処理技術，メカトロ技術，通信技術などの集合体であり，がん対策における先端技術としての遠隔病理診断（telepathology）にも使われる．

d. 生理機能検査システム

患者を直接検査対象とし，心機能，肺機能，筋・神経系機能，超音波診断画像などの検査を行う．検査データは，数値，文字，記号の他，波形情報，画像情報など多彩である．ME機器メーカーが情報処理システムを範疇に含め扱うケースも多い．

検査予約，患者受付，検査結果入力，報告，保存，検索を専用情報システムで処理する．

エックス線診断画像の分野を中心に，医用画像をデジタル情報として各種装置に保存し，ネットワークを介して画像を転送しディスプレイ表示するPACS（picture archiving and communication system）を使用することで，保存スペース・資源の省力化や施設間でのデータの共有化が実現できるようになった．その際，医療画像のデジタル化と通信に関する国際規格であるDICOM（Digital Imaging and Communication in Medicine）に準拠したシステムの利用が一般的である．

4. 診療支援機能

臨床検査室にいて検査依頼を受ける運用形態から，チーム医療のなかで患者側に出向く姿勢が問われている．感染制御チーム（infection control team；ICT），栄養サポートチーム（nutrition support team；NST），日本糖尿病療養指導士（certified diabetes educator of Japan；CDEJ）などへの積極的参画は貴重な実践の場となる．

また，臨床検査部門内に検査情報室を設置し，診療側や患者側に積極的に検査情報を提供する活動も大切である．診療側からは，基準範囲，必要最少検体量，採血管の種類，測定法などの問い合わせが多く，患者からの血液検査の意味や判読基準などの質問に対し，わかりやすく丁寧かつ慎重な対応が求められる．

歴史的に，中央臨床検査部制度の導入による検査の集中化は，効率化や省力化に貢献してきた．今後は，診療のさまざまな場面で柔軟性や簡便性を満足させるため，集中化と並行して分散化を進めることも重要である．臨床検査の自動化やシステム化の目的は，情報生産過程の効率化が主であったが，今後は診療支援システムのなかに位置する臨床検査サブシステムとしての機能追求が問われる．

参考文献
1) 松戸隆之：臨床検査学講座第2版　情報科学．医歯薬出版，2006
　※情報科学の基礎，コンピュータ，コンピュータネットワーク，情報システムについて広く学ぶことができる
2) 大澤進，深津俊明，永峰康孝，他：臨床検査学講座第4版，検査管理総論．医歯薬出版，2011
　※臨床検査部門の概要，臨床検査情報システム，臨床検査データの管理・活用について記載されている
3) 日本医療情報学会医療情報技師育成部会：新版医療情報．篠原出版新社，2009
　※情報処理技術編，医療情報システム編，医学・医療編に分かれており，医療情報全体を学ぶことができる
4) 日本医療情報学会医療情報技師育成部会：第2版医療情報サブノート．篠原出版新社，2011
　※医療情報の全体像を把握しやすいようにまとめられている

サイドメモ：臨床検査項目分類コード

日本臨床検査医学会が中心となり，測定成分の分類，検査材料，測定法などを考慮し定めた臨床検査項目分類コード体系JLAC10（Japan laboratory test code system）である．地域的・広域的ネットワークのなかで医療情報システムが有効活用されるためには，医療情報と情報システムの標準化が重要である．代表的な例として，国際疾病分類コードICD-10が設定されているが，臨床検査項目に関する標準化を指向したコード体系が必要であり，継続的な検討・改訂が続けられている．

V 公衆衛生学

第1章 総論

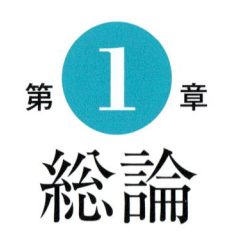

> **学習のポイント**
>
> ❶ WHOの健康の定義を理解する.
> ❷ 社会医学としての公衆衛生：公衆衛生は人間集団の健康を現実の生活環境のなかで扱う社会医学である. 健康, 疾病, 障害と生活の基礎概念を理解する.
> ❸ ノーマライゼーション：「常態化する」という意味で, 障害者が健常者と同等に生活して活動する社会を目指す理念. 1950年代にデンマークの社会福祉法に登場し, その後スウェーデンやアメリカで発展した.「バリアフリー」化の促進がこれにあたり, 実際には公共の場におけるスロープやエレベーターの設置が近年増えてきている.

> **本章を理解するためのキーワード**
>
> ❶ ウィンスロー
> Winslow, Charles-Edward Amory (1887〜1957) 米エール大学教授, 公衆衛生学の草分け.
> ❷ 予防医学
> 疾病の発生を防ぐのみでなく, 治療からリハビリテーションに至るまでの健康増進に努力し, 地域社会に復帰することを含む.

A 公衆衛生学の定義

公衆衛生学の定義は, 数多くの学者たちによって提案されているが, Winslow CEAは, 1920年に優れた定義を提案しているので引用する.

Public health is the Science and Arts of ①preventing disease, ②prolonging life, and ③promoting health and efficiency through organized community efforts for

a) the sanitation of the environment,
b) the control of communicable infections,
c) the education of the individual in personal hygiene,
d) the organization of medical and nursing services for the early diagnosis and preventive treatment of disease, and
e) the development of the social machinery to ensure everyone a standard of living adequate for the maintenance of health.

すなわち, 公衆衛生学とは, コミュニティの組織的な努力を通じて, ①疾病を予防し, ②寿命を延長し, ③健康と能率の増進を図る科学と技術である. その目標は,

a) 環境衛生
b) 感染症の予防
c) 健康教育
d) 疾病の初期診断と予防的治療のための医学, 看護サービスの組織化
e) 誰もが健康を維持するに足る生活を保障する社会組織の発展

である.

Winslowがこの定義を提案した1920年代は, 疾病といえば感染症が中心であったが, 現在では, 悪性新生物, 心疾患, 脳血管疾患, 糖尿病, 痛風などの生活習慣病や新興・再興感染症が疾病の対象となる. しかし, 疾病対象が変化したあるいは拡大したとはいえ, この定義は, 現在の公衆

衛生の定義として，誰もが受け入れることのできるものである．

最も重要な点は，疾病予防により健康を維持・増進するため努力する主体が，個人ではなく，地域社会あるいは共同体(organized community)であるという点である．

すなわち，臨床医が患者に特定の疾病の治療を行う「個の医学」に対して，公衆衛生は人間の「集団」を対象とした学問・技術である．

B 公衆衛生の目標

公衆衛生の目標は，疾病の予防と健康の維持・増進である．その目標達成のための手段・方法は，ウィンスローの定義にそのすべてが含まれているといえる．

すなわち，①生活環境衛生(上・下水道の設備を含めた)の整備，②地域の感染症の予防，③個人衛生概念の啓発教育，④疾病の早期診断と治療のための医療，看護サービスの組織化，⑤地域のすべての人々に健康保持に適した生活水準を保障する社会的機構の開発，である．

C 健康の概念と予防医学の概念

「健康とは，疾病，虚弱ではないというだけでなく，肉体的にも，精神的にも，社会的にも完全に良好な状態，安寧であることをいう．」(WHO憲章；1946年)

肉体的健康とは，現に疾病や災害に陥っていなく，かつその発症の素地ももっていない状態を意味し，精神的健康とは，精神的な病気ではないというばかりでなく，ストレスに満ちた現代生活のなかで自らうまく社会に適応し，無意味な不安，不満をもたない状態をいう．さらに社会的健康とは，ますます複雑化する社会のなかで，社会適応性があって，孤立することなく，しかし自立性を発揮して，地域社会的活動にも積極的に参加できるたくましさをもった状態をいう．

また，WHO憲章は，健康について「可能な限り最高水準の健康を享受することは，人種，宗教，政治的信条，経済的状態のいかんを問わず，すべての人間の基本的権利である」としている．

わが国の憲法第25条には「すべての国民は，健康で文化的な最低限度の生活を営む権利を有する．国はすべての生活部面について，社会福祉，社会保障及び公衆衛生の向上及び増進に努めなければならない」と，健康は，すべての国民が享受すべき基本的な権利であることをうたっている．

D 予防医学の概念

健康のありがたさは，それを失ったものが一番よく知っている，とよくいわれる．私たちが普通に生活していれば，健康は空気のように当たり前で，その価値は気づきにくいものである．

予防医学とは，狭義には，病気にならないように未然に防ぐ医学といえる．食生活，運動，生活習慣などを正し，病気にならない身体を作ることが，これにあたる．病気になったら治すという「治療医学・臨床医学」に対して，病気にならないように予防するのが「予防医学」である．一方，予防医学は病気を予防するだけでなく，より広い意味で，疾病予防，傷害防止，寿命の延長，身体的・精神的健康の増進を目的にしている．

Leavell & Clark は，「疾病の自然史と展開すべき予防医学の適用段階の概念」を提唱している(図1)．

1. 第一次予防

第一次予防では，集団をリスクから遠ざけるか，あるいは近づけないために「健康増進活動(health promotion)」を行い，リスク情報を伝達するために「健康教育(health education)」を実施し，リスクを回避，排除するために「特異的疾病予防活動(specific protection)」を行う．

すなわち，健康増進，健康被害発生防止，健康教育が第一次予防の目標である．この目標達成の

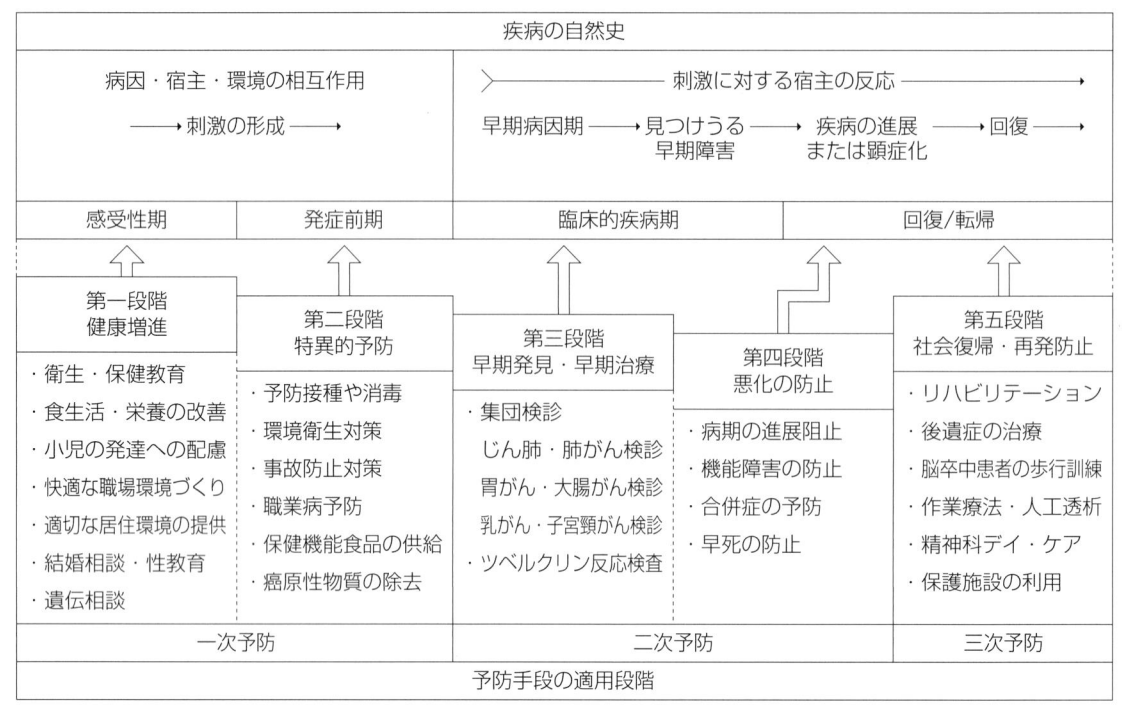

	疾病の自然史				
病因・宿主・環境の相互作用 → 刺激の形成 →		→ 刺激に対する宿主の反応 →			
		早期病因期 →	見つけうる早期障害 →	疾病の進展または顕症化 →	回復 →
感受性期	発症前期	臨床的疾病期			回復/転帰
第一段階 健康増進	第二段階 特異的予防	第三段階 早期発見・早期治療	第四段階 悪化の防止		第五段階 社会復帰・再発防止
・衛生・保健教育 ・食生活・栄養の改善 ・小児の発達への配慮 ・快適な職場環境づくり ・適切な居住環境の提供 ・結婚相談・性教育 ・遺伝相談	・予防接種や消毒 ・環境衛生対策 ・事故防止対策 ・職業病予防 ・保健機能食品の供給 ・癌原性物質の除去	・集団検診 　じん肺・肺がん検診 　胃がん・大腸がん検診 　乳がん・子宮頸がん検診 　ツベルクリン反応検査	・病期の進展阻止 ・機能障害の防止 ・合併症の予防 ・早死の防止		・リハビリテーション ・後遺症の治療 ・脳卒中患者の歩行訓練 ・作業療法・人工透析 ・精神科デイ・ケア ・保護施設の利用
一次予防		二次予防			三次予防
予防手段の適用段階					

図1 疾病の自然史と予防手段の適用段階
(Leavell HR, Clark EG : Preventive Medicine for the Doctor in His Community, McGraw-Hill, 3rd Ed., 1965 より．著書では第四段階は第二次予防に位置づけられている)

ために健康増進法(2002年)，予防接種法(1948年)などがある．さらには「健康日本21」(21世紀における国民健康づくり運動)において，生活習慣病の第一次予防対策として，栄養・食生活，身体活動・運動，休養・メンタルヘルス，喫煙，飲酒，歯の健康の6領域を設定して，生活習慣の改善目標を設定している．

2. 第二次予防

　第二次予防は，疾病の早期発見と早期治療 early detection and treatment を目指し，ひいては死亡率の減少を目指すものである．この目標達成のために，職場，学校，地域における結核，循環器疾患，がん，高血圧などの集団検診や疾病スクリーニング検査などを行う．早期発見，早期治療の結果，その疾病の死亡率が低下することで第二次予防の有効性が評価される．

　「健康日本21」では，生活習慣病の第二次予防対策として，肥満，高血圧，高脂血症などの危険因子の軽減目標を設定し，さらに糖尿病，循環器疾患，がんの3領域の検診の充実を提唱している．

3. 第三次予防

　第三次予防は，すでに発症した疾病のこれ以上の悪化を防ぎ，機能障害を残さないように臨床的な治療を行う．治療後も追跡・観察することにより病気の再発を防ぎ，あるいは障害による活動制限を最小にするための対策(prevention of activity limitation)である．患者を社会生活に再び復帰させるためにできるだけ早期にリハビリテーション(rehabilitation)を開始することが重要である．その主たる目的は，障害者の残された能力を最大限に活用させ，ノーマライゼーションを図ることである．

　リハビリテーションは，医学的側面，心理的・

社会的側面および職業的側面をもっているので，それぞれの専門職種の人々のチームワークが必要とされる．また，機能訓練のためのさまざまな器具や施設およびサービスを長期にわたり提供したり，職場や家庭などの生活環境を改善するために財政的措置が必要とされる．

E 健康保持・増進の概念

健康の保持という考え方には，病気や障害を避ける「疾病予防」のニュアンスが強く，消極的な概念といえる．一方，健康増進（health promotion）は前向きに健康状態を向上する行動を含んだ積極的な概念である．

健康を向上させるためには，健康を規定する要因（宿主要因，病因・生物学的要因，環境的要因）を改善する必要があるが，個人のライフスタイルを改善するだけでなく，さまざまな生活環境や地域社会の経済状況の変化を目指した幅広い活動が含まれる．

1. プライマリヘルスケア (primary health care ; PHC)

プライマリヘルスケア（PHC）は，WHO が1978年にアルマ・アタ（旧ソ連邦カザフ共和国 Alma-Ata において UNICEF と合同開催した会議で提唱したアルマ・アタ宣言に基づいている．すなわち地域社会または国が，それぞれの発展段階に応じて，「自助」と「自決」の精神を原則として，予防，健康増進，治療，社会復帰，社会経済開発を行う総合的な保健医療活動をプライマリヘルスケアという．この概念は，医師不足，高度医療のための医療資源の不足を前提としたうえで，開発途上国を主な対象にして，保健師・助産師スタッフのより効率的な活動を支援して，保健予防活動に必要な医療資源の十分な供給を目指している．その活動内容には，生活環境や労働環境の改善，栄養の改善，家族計画，健康教育などの広範な地域保健活動が含まれている．

これは1985年の Health for All（HFA）という活動へと発展し，2000年を目標にして，全人類への健康権の確立のために，それぞれの国情に応じた国際協力を行うことになった．たとえ障害や疾病が存在し，完全な健康を達成することが不可能であっても，個人には健康的な生活を追求する権利が認められたのである．

2. ヘルスプロモーション (health promotion)

1986年，WHO はカナダのオタワで開催された健康増進に関する国際会議で採択されたオタワ憲章を発表し，そこで積極的な健康の達成に向けたヘルスプロモーション活動を提唱した．ヘルスプロモーションとは，「人々が健康をコントロールし，改善できるようにするプロセス」と定義された．

プライマリヘルスケアは，主に開発途上国での保健医療活動の理念として提唱されたが，工業先進諸国では，感染症よりも生活習慣病を主体とした慢性疾患が大きな問題となっていることから，WHO では，ヘルスプロモーションという概念を提唱し，この問題に対応している．

この特徴は，健康教育などを通じて，健康的なライフスタイルを確立し，自らの健康をコントロールする能力を高める活動を，住民参加で，街づくりとして行うことに重点が置かれている．

3. 健康増進の歴史的変遷

近代公衆衛生活動が感染症対策と疾病予防という消極的な健康への対応であったのに比べて，より積極的な健康（健康増進）の概念が求められ，発展するようになったのは，WHO の「健康の定義」の公表からである．

しかし，その内容は時代に伴い変遷しているが，英国「The Health of the Nation」（1992年），カナダでもケベック州「The Health and Well-Being」（1992年），オンタリオ州「Nurturing Health」（1993年），米国「Healthy People 2010」

(2000年)および日本「健康日本21」(2000年)というように，それぞれの国で国家的に取り組まれている国民の健康増進活動が国際的な潮流として連動しているのは興味深い．

参考文献

1) Leavell HR, Clark EG：Preventive Medicine for the Doctor in his Community—An Epidemiologic Approach, 3rd ed, McGraw-Hill Book Company, 1965
   ※1950年代にLeavellとClark(1965)によって「疾病の自然史と予防手段の5つの適用段階」が提唱された
2) 岸玲子，古野純典，大前和幸，他(編)：NEW 予防医学・公衆衛生学．南江堂，2003
   ※保健医療を総合的に統括する立場にある社会医学の全体像を見渡せるように編集されており，予防医学・公衆衛生学の基本と理念を学ぶことができる
3) 長谷川友紀，熊倉伸宏，長谷川敏彦(編)：医療職のための公衆衛生・社会医学．医学評論社，2008
   ※医療，地域，学校，企業における健康サービスに必要な基礎知識を理解することができる
4) 鈴木庄亮，久道茂(監)：シンプル衛生公衆衛生 2011．南江堂，2011
   ※看護・保健衛生・臨床検査・栄養学専攻の学生を対象として，衛生公衆衛生学の精選された内容について，わかりやすく平易に記述されている
5) 多田羅浩三(編)：健康日本21 推進ガイドライン．ぎょうせい，2001

第 2 章
人口統計と健康水準

学習のポイント：

❶ 国勢調査は全国民を対象に人口を数え上げる大規模調査で，人口センサスともよばれている．第1回は1920(大正9)年に行われたが，その後は，ほぼ5年ごとの10月1日に実施されている．調査項目は個人と世帯に関するものがある．個人については，氏名，性，生年月日，配偶者の有無，国籍，居住期間，および就学・職業・就労状況など，世帯については世帯員数，住居の種類，住宅の床面積，住宅の建て方などである．

❷ 人口ピラミッドとは性別年齢別人口構成を棒グラフ(縦軸に年齢，横軸に人口：左に男子人口，右に女子人口))で描いたもので，わが国の人口ピラミッドはピラミッド型・富士山型(人口増加型)，つり鐘型(人口静止型)，つぼ型(人口減少型)に推移し，現在はひょうたん型(農村型)またはつぼ型を呈している．

❸ 年齢の3区分別人口構成
年少人口(0～14歳)，生産年齢人口(15～64歳)，老齢人口(65歳以上人口)，また年少人口と老齢人口を一括して「従属人口」とよぶ．

❹ 人口置換水準とは合計特殊出生率が2.24を上回らないと，その国の人口が維持できないことを意味する．

本章を理解するためのキーワード

❶ **平均余命・平均寿命**
平均余命とは，x歳の者がその後何年生きることができるかを示す，生存期待年数であり，今生まれたばかりの0歳児の平均余命を特に平均寿命という．

❷ **健康寿命**
ある集団の健康状態を表す指標の1つで，自立して健康に生きられる年数を示す．WHOではDALE(disability-adjusted life expectancy；障害調整平均余命)をもって健康寿命としている．

❸ **国民生活基礎調査**
保健・医療・福祉・年金・所得に関する実態を世帯面から把握する調査で，有訴者率，通院者率が得られ，国民の疾病構造を知るための代表的な統計資料．

❹ **患者調査**
患者数の実態を医療機関側から把握する調査で，受療率，平均在院日数，推計患者数が得られる．

❺ **QOL；quality of life**
身辺自立だけでなく，精神面を含めた生活全体の豊かさと自己実現を含めた概念．

　公衆衛生は，地域集団や国民の健康状態を把握し，さらによい方向へ導こうとするものであり，そのためには，地域の人間集団や国民の健康と不健康の実態を判断する資料が必要となる．その目的を達成するために，人口規模や年齢分布，年間の出生，死亡と死亡原因や疾病の患者数など，健康に関するさまざまな情報を収集して活用する方法を学ぶことが大切である．

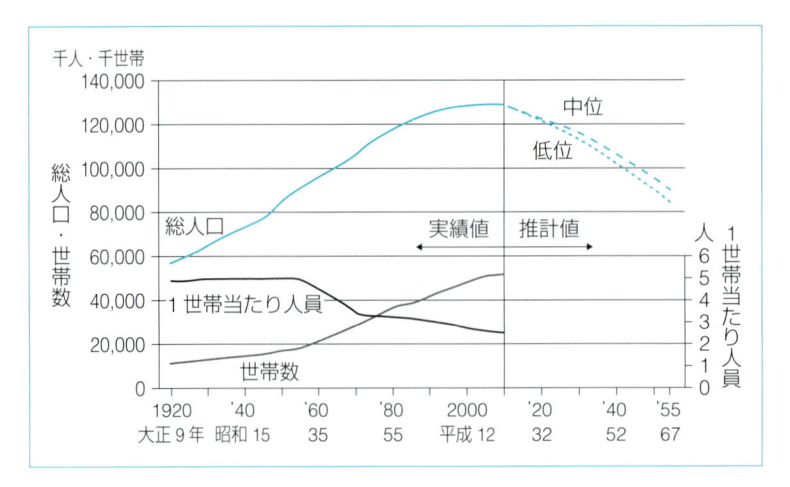

図1 人口の推移
資料：総務省統計局「国勢調査報告」，「平成22年国勢調査抽出速報集計結果」
国立社会保障・人口問題研究所「日本の将来推計人口（平成18年12月推計）」
注　：推計値は出生中位・低位（死亡中位）の仮定による．

A 人口静態統計

　人口統計には，ある一時点における人口の規模や構成を表す人口静態統計と，一定期間内に発生した人口の変動を表す人口動態統計がある．

　わが国の人口静態統計は，5年に一度，総務省が行う国勢調査によって把握される．調査年の10月1日現在の事実を全世帯について実施している．なお，国勢調査は悉皆（全数）調査なので，調査年度の調査日に日本国内に滞在するすべての旅行者，国内滞在の人々も調査の対象になる．全国を1地区約50世帯からなる国勢調査区に分け，調査員が調査票を世帯ごとに配布，回収する．

　平成22年国勢調査の速報によると，10月1日現在の総人口は1億2806万人（男6250万人，女6556万人）である．図1からも明らかなように，近年，世帯数が著しく増加し，1世帯あたり人員が減少している．

　将来の人口推計では，わが国の総人口は今後，長期にわたって減少し，平成58年には1億人を下回り，67年には約9千万人になると推計される．

　日本の人口ピラミッドは，昭和25年当時は高

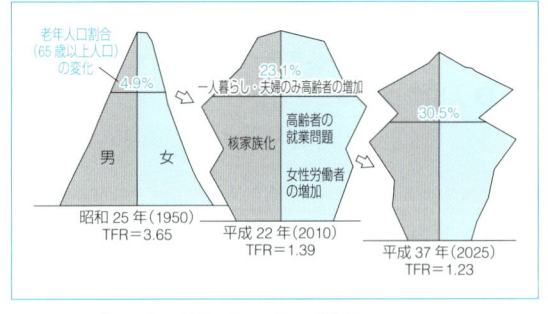

図2 日本の人口ピラミッドの推移
資料：厚生労働白書，国立社会保障・人口問題研究所「日本の将来推計人口（平成18年12月推計）」
注　：％の値は，65歳以上人口の割合である．また，TFRは合計特殊出生率である．

齢者の数（老年人口割合4.9％）が少なく，若年者になるほど数が増加する典型的な富士山型を示していた（図2）．この形状は高出生，高死亡の特徴を示している．その後，第1次ベビーブーム（昭和22～24年生まれ），第2次ベビーブーム（昭和46～49年生まれ）の影響を受けて，平成22年の人口ピラミッドは，61～63歳と36～39歳を中心とした2つの膨らみをもつ型となっている．

表1　人口構成の諸指標の年次推移と将来予測

	総人口 (千人)	65歳以上人口実数 (千人)	老年人口割合	老年人口指数	老年化指数	従属人口指数	年少人口指数
1935(昭和10)年	69,254	3,225	4.7	8.0	12.6	71.1	63.1
1950(昭和25)	83,200	4,109	4.9	8.3	14.0	67.5	59.3
1960(昭和35)	93,419	5,350	5.7	8.9	19.1	55.7	46.8
1970(昭和45)	103,720	7,331	7.1	10.2	29.5	44.9	34.7
1980(昭和55)	117,060	10,647	9.1	13.5	38.7	48.4	34.9
1990(平成 2)	123,611	14,895	12.0	17.3	66.2	43.5	26.2
1995(平成 7)	125,570	18,261	14.5	20.9	91.2	43.9	23.0
2000(平成12)	126,926	22,005	17.3	25.5	119.1	46.9	21.4
2005(平成17)	127,768	25,672	20.1	30.5	146.5	51.4	20.8
2010(平成22)	127,176	29,412	23.1	36.2	178.5	56.5	20.3
2015(平成27)	125,430	33,781	26.9	44.0	227.6	63.3	19.3
2025(平成37)	119,270	36,354	30.5	51.2	304.1	68.1	16.8
2035(平成47)	110,679	37,249	33.7	59.2	354.4	75.9	16.7
2045(平成57)	100,443	38,407	38.2	72.5	425.1	89.5	17.0
2055(平成67)	89,930	36,463	40.5	79.4	485.2	95.7	16.4

資料：国立社会保障・人口問題研究所：「日本の将来推計人口」〔2006(平成18)年12月推計〕
　　　総務省統計局：「各年国勢調査報告」〔2009(平成21)年10月1日現在推計人口〕
　　　〔厚生統計協会(編)：「国民衛生の動向．10/11」．2010〕

人口の年齢構造を示す各種人口指標(表1)

$$\text{老年人口割合} = \frac{\text{老年人口}}{\text{全人口割合}} \times 100$$

$$\text{老年人口指数} = \frac{\text{老年人口}}{\text{生産年齢人口}} \times 100$$

$$\text{老年化指数} = \frac{\text{老年人口}}{\text{年少人口}} \times 100$$

$$\text{従属人口指数} = \frac{(\text{年少人口}) + (\text{老年人口})}{\text{生産年齢人口}} \times 100$$

$$\text{年少人口指数} = \frac{\text{年少人口}}{\text{生産年齢人口}} \times 100$$

年少人口：0〜14歳人口
生産年齢人口：15〜64歳人口
老年人口：65歳以上人口
従属人口：年少人口＋老年人口

表2　人口高齢化速度の国際比較

	65歳以上人口の 比率の到達年次		所要年数
	7%	14%	
日本	1970年	1996年	26年
フランス	1865年	1980年	115年
ドイツ連邦共和国	1930年	1975年	45年
スウェーデン	1890年	1975年	85年
イギリス	1930年	1975年	45年
アメリカ合衆国	1945年	2020年	75年

資料　1) UN: The Aging of Population and its Economic and Social Implications(1956)
　　　2) UN: Demographic Indicator by Countries(1968)
　　　3) Keyfitz N, Flieger W: World Population Growth and Aging(1968)
　　　4) 1981年以降の日本の人口は，人口問題研究所：日本の将来推計人口

　わが国の人口構造は急激に高齢化している(表1)．老年人口割合は，1960(昭和35)年の5.7%から1970(昭和45)年で7.1%，1995(平成7)年は14.5%，そして2010(平成22)年は23.1%(総人口1億2718万人のうち2941万人)と急激に増加している．この老年人口割合は今後も増加し続け，2015年に26.9%，2035年に33.7%，そして2055年には40.5%に達するものと予測されている．

　老年人口割合は，人口の高齢化をみる指標として重要であり，この値が7%を超えた社会を高齢化社会とよぶことがある．これは1956年の国連の報告書において，7%以上を「高齢化した(aged)」人口，4〜7%を「成熟した(mature)」人口，4%未満を「若い(young)」人口とよんだことが始まりといわれる．

　このように老年人口が7%から14%に達する所要年数をスウェーデンやイギリスと比較して，わが国の人口高齢化速度が急激であったことが理解できよう(表2)．

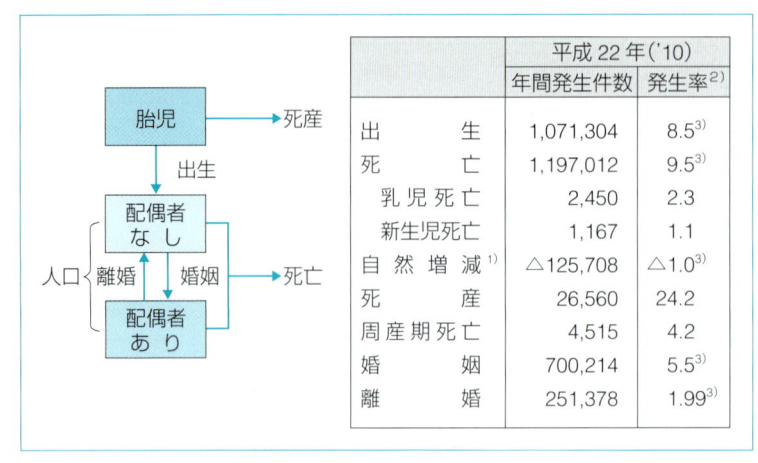

	平成22年('10)	
	年間発生件数	発生率[2]
出　　生	1,071,304	8.5[3]
死　　亡	1,197,012	9.5[3]
乳児死亡	2,450	2.3
新生児死亡	1,167	1.1
自然増減[1]	△125,708	△1.0[3]
死　　産	26,560	24.2
周産期死亡	4,515	4.2
婚　　姻	700,214	5.5[3]
離　　婚	251,378	1.99[3]

図3　わが国の人口動態の概要
資料：厚生労働省「平成22年人口動態統計（確定数）の概況」
注　：1) 年間出生数－年間死亡数
　　　2) 出生，死亡，自然増減，婚姻，離婚は日本人人口1,000に対する発生率．乳児死亡，新生児死亡は年間出生数1,000に対する発生率．死産は年間出産件数（出生＋死産）1,000に対する発生率．

$$\text{周産期死亡率} = \frac{\text{妊娠満22週以後の死産数} + \text{早期新生児死亡数}}{\text{出生数} + \text{妊娠満22週以後の死産数}} \times 1,000$$

　　　3) 出生・死亡・自然増減・婚姻離婚率は，概数の率である．

表3　人口動態統計の諸指標

$$\text{出生率} = \frac{\text{出生数}}{\text{人口}} \times 1,000$$

$$\text{婚姻率} = \frac{\text{婚姻件数}}{\text{人口}} \times 1,000$$

$$\text{離婚率} = \frac{\text{離婚件数}}{\text{人口}} \times 1,000$$

$$\text{合計特殊出生率} = \sum_{x=15}^{49} \frac{x \text{歳の母の出生数}}{x \text{歳の女子人口}}$$

$$\text{総再生産率} = \sum_{x=15}^{49} \frac{x \text{歳の母の女児出生数}}{x \text{歳の女子人口}}$$

$$\text{純再生産率} = \sum_{x=15}^{49} \left(\frac{\text{生命表による} x \text{歳女子の定常人口}}{\text{生命表による0歳女児の生存数}} \times \frac{x \text{歳の母の女児出生数}}{x \text{歳の女子人口}} \right)$$

$$\text{死産率（自然死産率・人工死産率）} = \frac{\text{死産（自然・人工）数}}{\text{出産（出生＋死産）数}} \times 1,000$$

B 人口動態統計

　ある国や地域の人口は，出生と転入によって増え，死亡と転出によって減少する．婚姻と離婚は出生に関係する．1年間に発生した出生，死亡，死産，婚姻，離婚（これら5つを人口動態の事件という）に関する統計を人口動態統計という．事件の発生がそれぞれの届出用紙に記入され市区町村に届けられ，保健所，都道府県（政令市）を経由して，厚生労働省（内閣官房統計情報部）で集計される．

　平成22年度出生数は107万人，死亡数は120万人，自然増減数はマイナス12万6千人で，4年連続でマイナスとなった．死産数（妊娠満12週以後の死児の出産数）は2万7千胎で，出産（出生＋死産）千件あたり24.2である（図3）．

表4 出生数・出生率・合計特殊出生率・再生産率の年次推移

	出生数	出生率[1] (人口千対)	合計特殊 出生率[2]	総再生産率	純再生産率
1950(昭和25)年	2,337,507	28.1	3.65	1.77	1.50
1960(昭和35)	1,606,041	17.2	2.00	0.97	0.92
1970(昭和45)	1,934,239	18.8	2.13	1.03	1.00
1980(昭和55)	1,576,889	13.6	1.75	0.85	0.83
1990(平成 2)	1,221,585	10.0	1.54	0.75	0.74
1995(平成 7)	1,187,064	9.6	1.42	0.69	0.69
2000(平成12)	1,190,547	9.5	1.36	0.66	0.65
2005(平成17)	1,062,530	8.4	1.26	0.61	0.61
2010(平成22)	1,071,306	8.5	1.39	0.67	0.67

資料：厚生労働省「人口動態統計」，国立社会保障・人口問題研究所「人口統計資料集」
注 ：1) 昭和25～41年は総人口を，昭和42年以降は日本人人口を分母に用いている．
　　　2) 15～49歳の各歳別日本人女性人口を分母に用いている．
　　　3) 厚生統計協会(編)：「国民衛生の動向 2012/2013」，2012

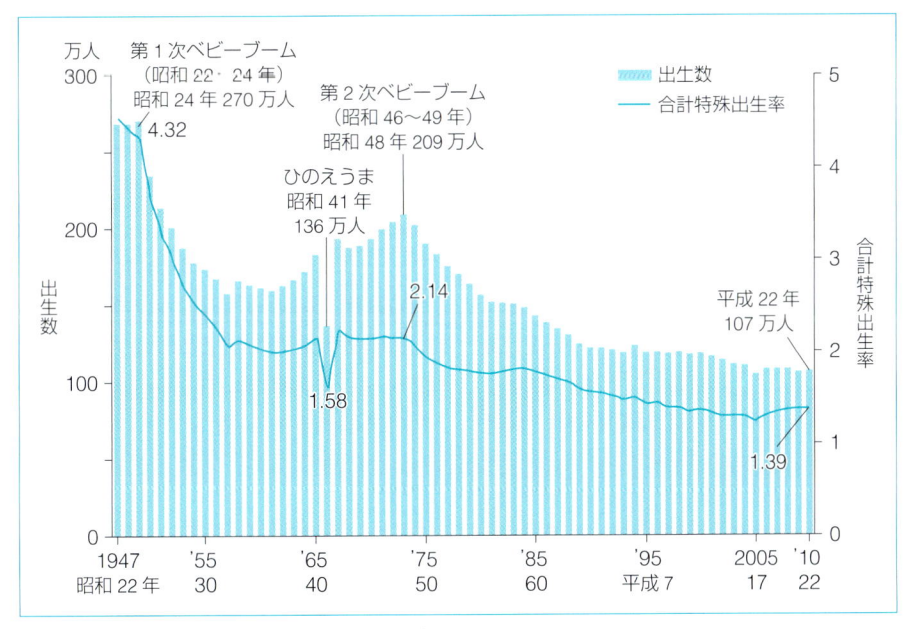

図4 出生数・合計特殊出生率の年次推移
資料：厚生労働省「人口動態統計」

1. 出生に関連する指標

表3に人口動態統計で用いられる諸指標を一覧で示した．

表4に出生数・出生率・合計特殊出生率・総再生産率・純再生産率の年次推移を示す．

わが国の出生数の推移をみると，第1次ベビーブーム期(昭和22～24年)で年間260万人以上，第2次(昭和46～49年)で200万人以上の2つの山を経て，減少傾向である(図4)．合計特殊出生率は出生力の主な指標で，その年次の15～49歳までの女子の年齢別出生率を合計したもので，1人の女子が仮にその年次の年齢別出生率で一生の間に子どもを生むと仮定したときの子どもの数に相当する．これが2.1～2.2のとき，将来人口は一定になる(⇒人口置換水準)．一方，合計特殊出生率が人口置換水準を下回った状態が継続すると，長期的には人口が減少する．昭和22～49年(昭和41年の「ひのえうま」を除く)は2以上であったが，昭和50年以降は低下傾向にあり，平成22年

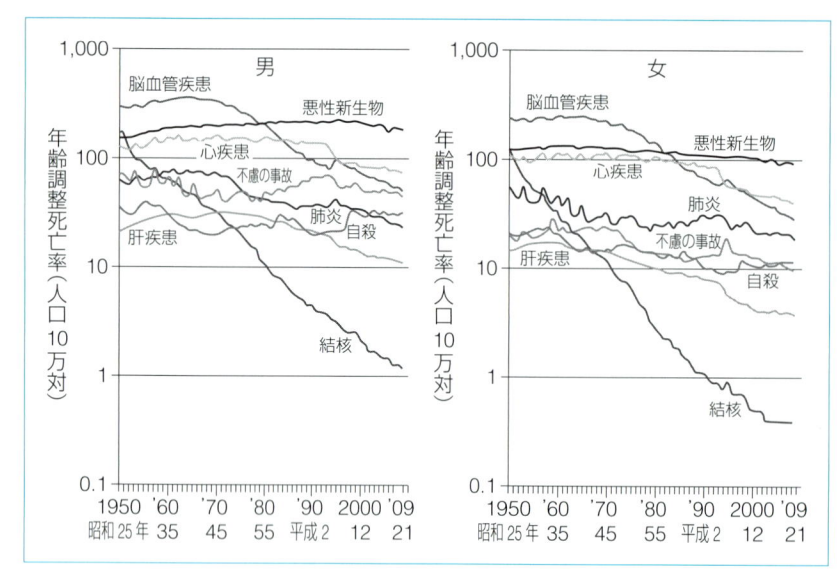

図5 主要死因別年齢調整死亡率（人口10万対）の年次推移

資料：厚生労働省「人口動態統計」

注：年齢調整死亡率の基準人口は「昭和60年モデル人口」である。縦軸は対数目盛り。
肝疾患の昭和25～55年は、各年データが不備のため、5年間隔の折れ線表示としてある。

には1.39で低い水準が続いている（図4，表4）。

2. 死亡に関連する指標

a. 粗死亡率 crude death rate

ある集団の1年間の死亡数をその年の人口で割り、人口千対で表す。人口数はその1年の初めと終わりで異なるので、年の中間も時期の人口（年央人口）を分母とする。

$$粗死亡率 = \frac{ある集団のその年の死亡数}{ある集団のその年の人口（年央人口）} \times 1,000$$

b. 年齢調整死亡率

2つの集団の死亡率を比較する場合，
- 集団1：老人や乳幼児が多い
- 集団2：年少者が多い

死亡率は集団1のほうが大きくなる。このような集団間の死亡率を比較するには，集団の年齢構成を等しくして（基準人口にあてはめて）死亡率を計算する。わが国では平成2(1990)年から昭和60(1985)年の日本人口の年齢構成を基にした「昭和60年モデル人口」（昭和60年の国勢調査人口を基に補正した基準人口）を用いて、年齢調整死亡率を計算している。

死亡水準を年次間、地域間で比較する場合は、死亡率は人口の年齢構成の影響を強く受けるので、それを調整した年齢調整死亡率を用いる。人口の高齢化によって死亡数の単純人口比である粗死亡率は上昇しているが、いずれの年齢階級別死亡率も、ほぼ単調に低下しているため、年齢調整死亡率は低下する（図5）。

c. 死産

人口動態統計でいう死産は「死産の届出に関する規定」により市町村に届け出られるものである。これによると、死産とは妊娠満12週（第4月）以後における死児の出産をいう。また、死産は自然死産と人工死産に分けられるが、母体保護法による妊娠満12週から満22週未満までの人工妊娠中絶例も人工死産に含まれる。

ちなみに、平成22年度の死産数は、26,560件、死産率は24.2（出産千対）、自然死産率は11.2（出産千対）、人工死産率は13.0（出産千対）であった。

3. 婚姻と離婚

婚姻と離婚の動向は、国民生活のさまざまな要因や変化に応じて推移する。第二次大戦直後は復

員，海外からの引き上げなどによる人口の移動や，衣食住の不足，生活の不安など，大戦に伴う当時の世相の混乱を反映して，婚姻，離婚ともに急激な増加がみられた．

a. 婚姻

婚姻件数の年次推移をみると，戦後第1の結婚ブームを迎えた1940年代後半（昭和20年代前半）は年間90万件前後であったが，以後は急速に減少し，1951（昭和26）年には67万件と戦後最低を記録した．戦後のベビーブーム期に出生した人々が結婚期に入り，1970（昭和45）年，1971年は戦後最高の110万件に達し，戦後第2の結婚ブームを迎えた．その後，婚姻件数は1987（昭和62）年まで減少傾向であったが，近年は横ばいからやや減少傾向で推移しており，平成22年は70万213組，婚姻率は人口千対5.5で前年の5.6を下回った．

b. 離婚

離婚件数の年次推移をみると，戦後から1960年半ば（昭和30年代）まではほぼ横ばいであったが，しかし，昭和40年代からは顕著な増加傾向に転じ，1983（昭和58）年には，17万9,150組とピークを記録した．2010（平成22）年は離婚件数が25万1,383組で前年より1,970組減少した．離婚率は人口千対1.99で前年の2.01を下回った．

4. 生命表と平均余命・平均寿命および健康寿命

生命表とは死亡率，生存数，平均余命などの生命関数により構成されるものであり，これにより，各年齢における生存者数とその後の平均生存年数が表現される．

生命表には，完全生命表，簡易生命表などがあり，作成基礎期間における死亡状況が一定不変であるという仮定の下，同時に出生した10万人の人口（出生コホート）がどのように死亡し，減少していくかが示される．

完全生命表は，5年ごとに実施される国勢調査

表5 平均寿命の国際比較 （単位 年）

	男	女	作成期間
日本	79.64	86.39	2010
アイスランド	79.5	83.5	2010
スウェーデン	79.53	83.51	2010
スイス	79.8	84.4	2009
イギリス	77.7	81.9	2007-2009
フランス	78.1	84.8	2010
ドイツ	77.33	82.53	2007-2009
アメリカ合衆国	75.4	80.4	2007

資料：UN；Demographic Yearbook 2008，など

の人口動態統計（確定数）と，国勢調査人口に基づき，5年に一度作成される．現在「第21回生命表」（平成22年）まで作成されている．一方，簡易生命表は，人口動態統計（概数）と推計人口を用いて毎年作成され，完全生命表とのずれは，ほとんどない．

a. 平均余命（life expectancy）と平均寿命（life expectancy at birth）

平均余命とは，各人の当該年齢（X歳）のとき，あと何年生きることができるかを示すものであり（X歳の平均余命），0歳児の平均余命を特に平均寿命とよぶ．平均余命は人口構成の影響を受けないため，地域比較（特に国際比較）を行う場合の優れた健康指標となる．

日本人の平均寿命は明治，大正期を通じての伸びは少なかった．第1回生命表（明治24〜31年）では，男42.8歳，女44.3歳で男女とも50歳に達していなかった．その後，昭和20年代における平均寿命の延びが著しく，女は昭和35年，男は昭和46年に70歳を超えた．平成22年簡易生命表によると，男の平均寿命は79.64歳（世界3位），女の平均寿命は86.39歳（世界1位）に伸びた．平均寿命の改善は，乳児死亡率の低下，昭和20年代における青年期の結核の克服と，高齢者の脳血管疾患の死亡率の低下が大きく影響していると考えられる．

平均寿命の諸外国との比較は，国により作成基礎期間などが異なるので厳密には比較できない．しかし，現在入手しうる資料を用いて比較すると，わが国は男女とも世界有数の長寿国の1つに

なっている（表5）．

b. 健康寿命（disability adjusted life year ; DALY）

単に命の長さを示す平均寿命に対して，生活の質（quality of life；QOL）を考慮した新しい健康指標で，WHO によって 2000 年に新たに提唱された．「健康日本 21」では，「認知症もしくは寝たきりにならない状態で生活できる期間」と定義している．

WHO では DALE（disability-adjusted life expectancy；障害調整平均余命）をもって健康寿命としている．

現在では，単に寿命の延伸だけでなく，この健康寿命をいかに延ばすかが大きな課題であり，生活習慣病の予防が大きな鍵となっている．

C 疾病・傷害統計

集団の健康度を評価するためには，平均寿命・平均余命だけではなく，生存しているときの状態を把握することが必要である．わが国では，国民の生活や健康状態を把握するための主な統計調査として「国民生活基礎調査」があり，傷病別に入院・外来受療状況を把握するために「患者調査」がある．

1. 国民生活基礎調査

世帯面から調査した国民の健康度を表す指標として，昭和 30 年以降国民健康調査による有病率が使用されてきたが，近年における疾病構造の変化の中で傷病量を把握するだけでは，健康の客観的な判断指標としては十分ではないという理由から，これまで，実施されていた厚生行政基礎調査，国民健康調査，国民生活実態調査，保健衛生基礎調査を 1 つに統合して，国民の保健，医療，福祉，所得等国民生活の基礎的な事項を世帯面から総合的に把握する「国民生活基礎調査」が設けられた．1986（昭和 61）年を初年度とし，以後 3 年目ごとの各年度に大規模な調査をし，その中間の年においては簡易な調査を実施することとしている．

2010（平成 22）年の国民生活基礎調査の概要は以下のとおりである．

(1) 有訴者率（病気やけがなどで自覚症状のある者の人口千人に対する割合）：全国では 322.2 であり，男 286.8 女 355.1 で女が高くなっている．男女とも 80 歳以上の高齢者では，国民の約 2 人に 1 人が有訴者である．自覚症状としては「腰痛」「肩こり」「手足の関節が痛む」などが多い．

(2) 通院者率（傷病で通院している者の人口千に対する割合）：全国では 370.0 であり，男 348.1 女 390.4 で女が高くなっている．年齢階級が高くなるにしたがって上昇し，「80 歳以上」で 710.0 となっている．傷病として多いのは「高血圧症」「糖尿病」「高脂血症（高コレステロール血症等）」「むし歯」などである．

2. 患者調査

患者調査は，全国の医療施設（病院，一般診療所，歯科診療所）を利用する患者の傷病などの状況を把握するために，昭和 28 年から標本調査の方法により実施している調査である．

この調査は毎年 1 回実施していたが，昭和 59 年からは都道府県別の受療状況を把握するため，調査対象を拡大するとともに 3 年に一度の実施となった（平成 5 年からは，病院の入院患者については二次医療圏別に把握）．

病院の入院は二次医療圏単位で，病院の外来と診療所は都道府県単位で層化無作為抽出された医療施設を受診した患者すべてである．調査日は 10 月中旬の 3 日間のうち医療施設ごとに定めた 1 日，退院患者は 9 月中の 1 か月であり，医療施設の管理者が記入する方式で行っている．

この調査からは推計患者数，受療率，平均在院日数などが得られる．

a. 傷病別推計患者数（図6）

平成 20 年患者調査によれば，推計入院患者数

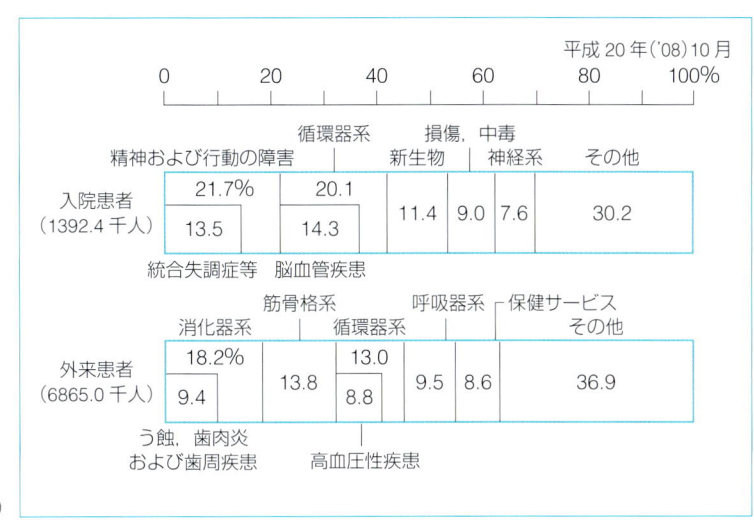

図6 傷病別患者推計数
（厚生労働省「患者調査」）

平成20年（'08）10月

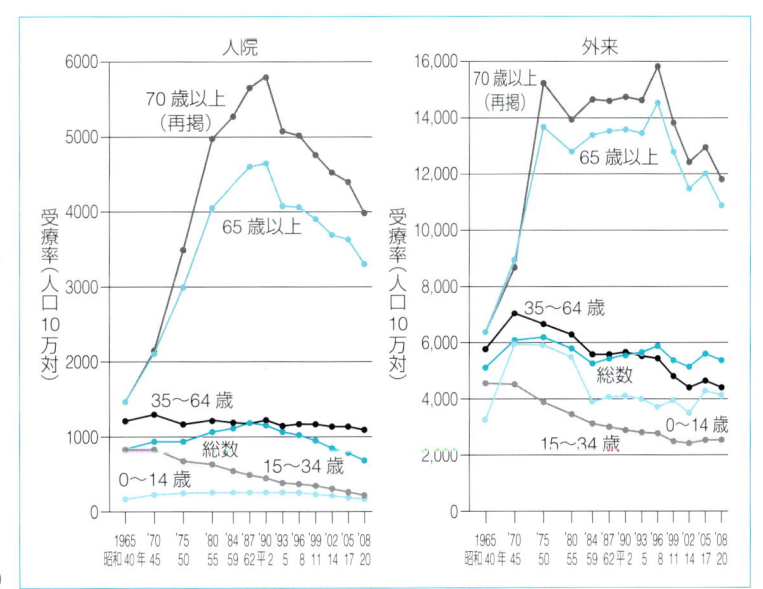

入院患者（1392.4千人）：精神および行動の障害 21.7%（統合失調症等 13.5）｜循環器系 20.1（脳血管疾患 14.3）｜新生物 11.4｜損傷,中毒 9.0｜神経系 7.6｜その他 30.2

外来患者（6865.0千人）：消化器系 18.2%（う蝕,歯肉炎および歯周疾患 9.4）｜筋骨格系 13.8｜循環器系 13.0（高血圧性疾患 8.8）｜呼吸器系 9.5｜保健サービス 8.6｜その他 36.9

図7 入院・外来別受療率
（厚生労働省「患者調査」）

（1,392.4千人）は「精神および行動の障害」(21.7%)が第1位,「循環器系の疾患」(20.1%)が第2位,「悪性新生物」(11.4%)が第3位となっている.「精神および行動の障害」では統合失調症等が,「循環器系の疾患」では脳血管疾患が多い.

推計外来患者数(6,865.0千人)は「消化器系の疾患」(18.2%)が第1位,「筋骨格系及び結合組織の疾患」(13.8%)が第2位,「循環器系の疾患」(13.0%)が第3位となっている.「消化器系の疾患」では「う蝕」と「歯肉炎及び歯周疾患」が,「循環器系の疾患」では「高血圧性疾患」が多い.

調査日に来院しなかった通院継続中の患者(受診者の平均診療間隔から算出)も含めて推計したものを,総患者数という.総患者数では「高血圧性疾患」が最も多く797万人,「歯及び歯の支持組織の疾患」が600万人,「糖尿病」が237万人,「悪性新生物」が152万人,「脳血管疾患」が134万人などである.

b. 受療率（図7）

受療率は人口10万人あたりの推計患者数で示される.昭和40年以降の推移を見ると,入院受

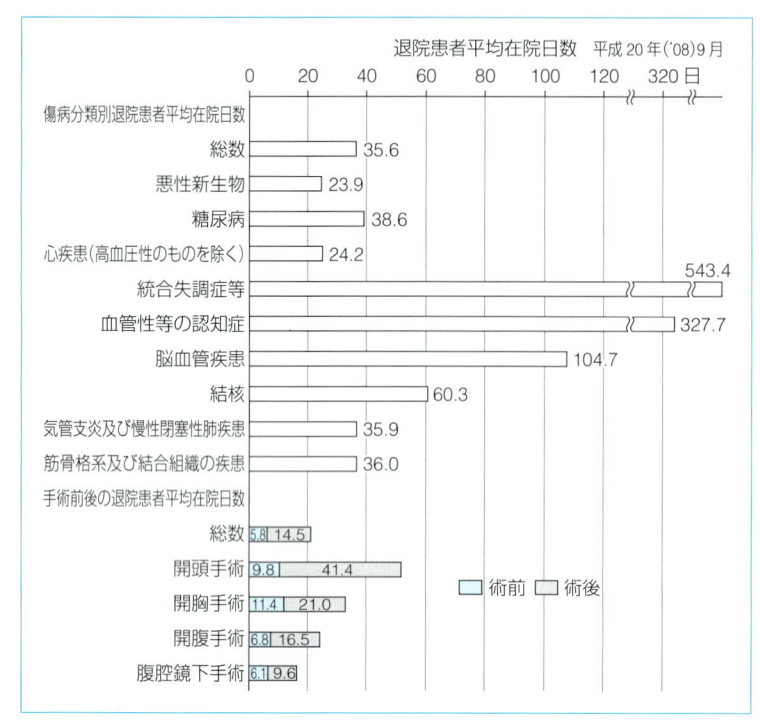

図8　退院患者の平均在院日数
（厚生労働省「患者調査」）

療率の総数は平成2年の1,214（対10万人）まで上昇し，その後低下傾向にある．年齢階級別では，65歳以上が平成2年まで急上昇し，その後低下傾向を示し，平成20年で3,301（対10万人）である．

外来受療率の総数は，昭和50年頃まで急上昇し，近年は低下傾向もみられる．平成20年で5,376（対10万人）である．近年，高齢者（70歳以上）の入院受療率が減少しており，介護老人福祉施設（特別養護老人ホーム）や介護老人保健施設が整備されつつあることが大きな要因とみられる．

c. 退院患者の平均在院日数

患者調査では9月中の1か月間の退院患者に関する調査も行う．退院患者の平均在院日数は，その在院期間の平均であり，在院日数ごとの推計退院患者数に基づいて，傷病，性，年齢などの属性別に算出される（図8）．平成20年は，全患者数で36.5日である．

疾患別でみると，統合失調症等が543.4日ともっとも長く，血管性等の認知症が327.7日，脳血管疾患が104.7日，結核が60.3日となっている．

参考文献

1) 図説　国民衛生の動向　2011/2012　CD-ROM版：一般財団法人統計協会
   ※「国民衛生の動向」の図説ダイジェスト版であり，基本的な統計，指標，対策が収録されている．国民の傷病統計，医療費と介護の統計の図表等がPDFファイル化されており，教育資料・教材作りに利便性がよい
2) 厚生の指標　増刊　国民衛生の動向　2011/2012：一般財団法人厚生労働統計協会，2011
   ※国民衛生の現状と動向について，精度の高い最新の統計データと多様な関係資料に基づき編成され，衛生に関する有用かつ簡便な実務参考書として活用できる
3) 竹田美文，安達修一（編著）：わかりやすい公衆衛生学4版．三共出版，2012
   ※栄養士，管理栄養士養成施設および大学の家政学専攻の学生を対象に編纂されたテキストだけあって，保健・医療・福祉の分野で公衆衛生学を学ぶ学生に理解しやすい内容になっている
4) 川上憲人，甲田茂樹（編）：臨床検査技術学3　公衆衛生学　3版．医学書院，2009
   ※国民の保健要求に的確に対応できる専門職である臨床検査技師になるための研修に活用できる教科書である

第3章 疫学

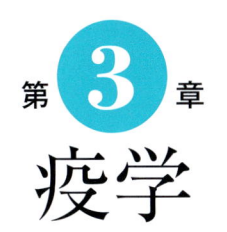

学習のポイント

❶ 疫学の定義と目的：疫学は地域，学校，職場などの人間集団を対象に健康情報を収集し，リスク要因と疾患の関連を解析し，健康サービスに必要な基礎情報を得ようとする研究方法である．現在は慢性・非感染性疾患や生活習慣などの健康関連行動をも研究対象にしている．
❷ スクリーニング検査：スクリーニング検査は，迅速に実施可能な試験，検査その他の手技（質問表調査など）を用いて，無自覚の疾病または欠陥を暫定的に識別することである．検査の有効性は敏感度，特異度および陽性反応的中度（予測値）を算出して評価する．
❸ 曝露効果の評価：疾病発生のリスク要因の効果は，四分割表から相対危険度，寄与危険度，寄与危険割合，またはオッズ比を算出して評価する．

本章を理解するためのキーワード

❶ **無作為割付け random allocation**
介入群と対照群の比較性を確保するため，また研究担当者あるいは研究参加者の意思が影響することを防ぐためには無作為割付が必要である．実際には乱数などを用いた確率的プロセスで行う．

❷ **交絡因子 confounding factor**
症例対照研究やコホート研究を行うとき，調べようとする要因以外の表面に現れない背景因子が隠れて働き，要因と疾病の関係をゆがめる第3の因子をいう．

❸ **二重盲検法 double blind test**
臨床試験などでより厳密な検討を行うために，患者，治療する医師もどの治療薬が用いられているか知らされない試験法．

A 疫学の考え方

疫学（epidemiology）とは語源的に，epi＝upon, among, demos＝peoples, logy＝science の3つの言葉が組み合わされたもので，「人々の周辺に起こる事象について研究する学問」という意味になる．

1. 疫学の定義と対象

"The study of the distribution and determinants of health-related states or events in specified populations, and the application of this study to control of health problems"（Last J M et al., Editors；A Dictionary of Epidemiology 3rd Ed., Oxford University Press, 1995）

疫学とは，特定の集団における健康に関連する状況あるいは事象の，分布あるいは決定因子に関する研究であり，また，健康問題を制御するために疫学を応用することである．

旧来の疫学は，われわれが疫学の「疫」という漢字から受ける印象は疫病という言葉に連想されるように，伝染病の流行機序を明らかにする研究が主流であった．しかし，公衆衛生，医学の進歩で急性伝染病への対策が進むにつれて，非感染性，慢性の疾患，癌などの多発要因の解明に関心が移ってきている．特にわが国や先進諸国において顕著となった疾病構造の変化に伴って，生活習慣病・難病などの非感染性慢性疾患を主な研究対象

とするようになった．また，事故，自殺など研究対象が疾病以外の多発要因や集団の健康増進や疾病に応用することも疫学の対象範囲となってきた．

2. 疫学的因果関係

a. 疾病の発生要因

結核症は結核菌の感染によって発病するため，結核菌は結核の原因と考えられる．しかし，結核菌の感染を受けたすべての人が結核症を発病するとは限らない．例えば，抵抗力の強い人は発病しないし，そういう人であっても極端な体力の消耗（入試・入社の受験準備など），疫学研究の対象が急性感染症であった時代には，①感染源，②宿主の感受性，③感染経路の三者が感染症発生の三大要因と考えられてきた．これを一般的な疾病にも当てはまるように拡大していったのが，病因，宿主，環境要因の三要因とする考え方である．すなわち，疾病の原因は単なる病因の有無だけでは説明できない．これに，宿主要因，環境要因の加わった三要因の相互関係によって決定され，この三者間のバランスが崩れることで病気に罹患することになる（図1）．

再び結核を例に考えてみよう．
① 結核菌が存在しなければ，結核は発症しない．
② 結核菌が体内に侵入しても，宿主の抵抗力を強くしてやれば，結核の発病を阻止できる．BCGによる予防接種は，この考えに立って，体の抵抗力を高めるために考え出されたものである．
③ 欧米ではBCGの出現する前から，結核の罹患者は減少の一途たどっていた．これは一般の人々の生活水準が向上し，栄養不足，過労（体力の消耗），狭い住宅環境などの悪条件が改善されてきたことによって，体の側の抵抗力も増し，家族内感染の機会などが大幅に減ったことによると考えられるに至った．

b. 因果関係の判定基準（クライテリア）

1. 関連の普遍性（consistency of association）
研究方法，対象集団（民族，性，年齢など），対

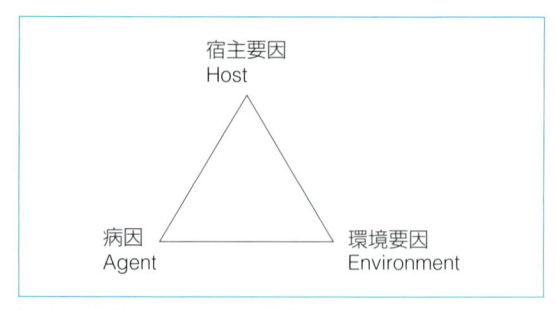

図1 疫学のトライアングル

象地域が異なっても，同様な結果が得られること
2. 関連の強固性（strength of association）
要因と結果との間に強い関連性があること（後述の相対危険度やオッズ比によってその強さが確かめられる）
3. 関連の特異性（specificity of association）
要因と結果の関係が必要十分条件であること（疾病があるところに要因があり，要因があると疾病がある）
4. 関連の整合性（coherence of association）
疫学によって得られた事実が，これまでに確立されている医学的な知識や理論と矛盾しないこと
5. 関連の時間性（temporary correct association）
要因が結果（発病など）より以前に存在すること
以上の5項目は，米国保健省が1964年に「喫煙と健康に関する米国公衆衛生局長官報告」のなかで用いたものである．

図2は，4つのコホート研究の結果，1日の喫煙量と肺がん死亡比を示したものである．

これらコホート研究は，それぞれ，R. Doll & A.R. Hillの英国の医師会員，カナダの退役軍人，米国の退役軍人，および米国の25州の男性集団を対象にした長期間にわたって追跡調査された結果の一部である．いずれのコホートにおいても1日の喫煙量と肺がん死亡には量—反応関係が認められる（関連の強固性）．また，これらのコホート調査は，調査対象や調査時期が異なっているが，調査結果には一貫性が認められる（関連の普遍性）．

図3は，前出のR. Doll & A.R. Hillの英国の医

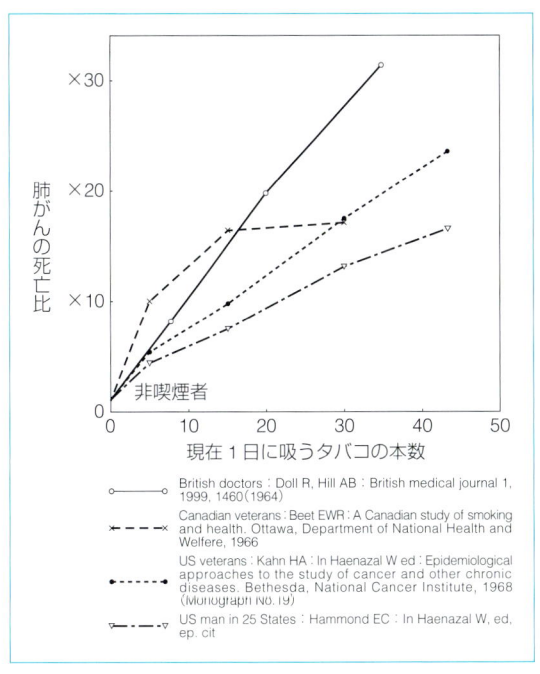

図2 喫煙量と肺がん死亡比の比較
(Fletcher CM, Horn D : WHO Chronicle 24, 350, 1970)

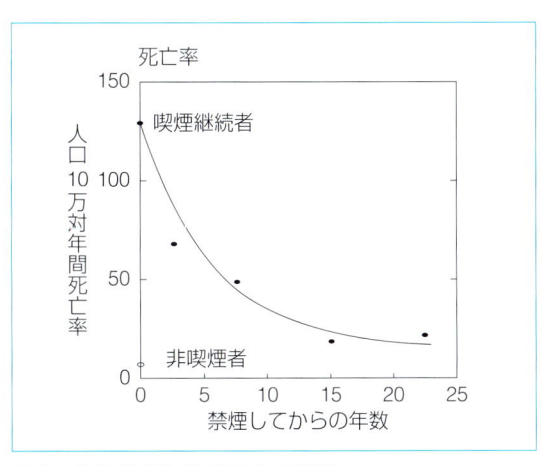

図3 禁煙効果と肺癌死亡の関係
(Doll R, Hill AB : British medical journal 1 : 1399, 1450, 1954)

師会員を対象とした禁煙の効果を検討した結果である．

　禁煙後5年以上経過すると肺がん発生率は急速に低くなる．ただし，禁煙後20年経過しても，非喫煙に比べて2～3倍の増加がみられる（関連の整合性）．

3. 疫学で用いられる指標

a. 罹患率 (incidence) と有病率 (prevalence)

　罹患とは，疾病の新たな発生を意味する．罹患率は一定期間におけるその集団内における罹患者の割合を示す．危険曝露人口 population at risk とは分母となる集団のことで，その構成員はすべてある異常（疾病）に遭遇する危険性（リスク）をもっている．例えば，子宮頸がんや乳がんの危険曝露人口は女性全員である．麻疹の場合は，麻疹の既往歴がない者が危険曝露人口となる．

$$罹患率 = \frac{ある期間内に観察された新たな疾病発生数}{危険曝露人口} \times 100,000$$

　有病率とはある一時点における，特定の集団の中で疾病に罹っている状態にある者（有病者）の割合をいう（⇒時点有病率 point prevalence）．

$$有病率 = \frac{ある一時点におけるその地域の全患者数}{危険曝露人口} \times 100,000$$

　罹患率（I）と有病率（P）と平均有病期間（D）は，その疾病が平衡状態にあるときには，

$$P = I \times D$$
　　(P ; Prevalence I ; Incidence D ; Duration)

という関係が成立する．ただし，罹患率が不変でも，治療の進歩や診断能力の向上などにより有病期間が長くなり，その結果，有病率が上昇することがある．

b. 人年法 person-year method

　一般住民，職場集団などを対象に疾病や異常の発生頻度を測定する場合，個人によって観察開始が異なったり，観察途中での転出入によって観察期間が異なったりする場合がある．このような場合，集団の疾病異常の発生頻度（罹患率，有病率，死亡率など）を測定することは困難である．そこで，これらのデータを有効に利用し，かつ他の集団ともデータを比較できるようにするために考え

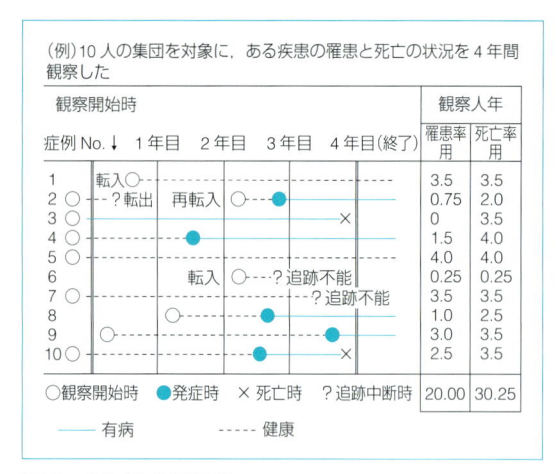

（例）10人の集団を対象に，ある疾患の罹患と死亡の状況を4年間観察した

観察開始時 症例 No.↓	1年目	2年目	3年目	4年目(終了)	観察人年 罹患率用	観察人年 死亡率用
1	転入				3.5	3.5
2	?転出	再転入			0.75	2.0
3				×	0	3.5
4					1.5	4.0
5					4.0	4.0
6	転入	?追跡不能			0.25	0.25
7			?追跡不能		3.5	3.5
8					1.0	2.5
9					3.0	3.5
10				×	2.5	3.5
					20.00	30.25

○観察開始時　●発症時　×死亡時　?追跡中断時
――― 有病　----- 健康

図4　人年法の計算例

られたのが人年法(person-year method)である．

人年法は対象者の人数を観察期間を考慮した分母を用いて疾病異常の発生頻度を測定するもので，1人を1年間観察した場合を単位として1人年とよぶ．1年間の途中で事件（観察開始，終了，追跡不能，発病，死亡など）が起きたときは，年央に事件が起きたと仮定して，該当年は0.5人年として計算する．また，半年の途中で転入かつ転出したものは0.25人年として計算する．

人年法では10人を1年間観察しても，1人を10年間観察しても分母は，いずれも10人年である．図4に10名の集団を4年間にわたって観察した例で，人年法の計算例を述べる．

人年法によって死亡率を計算する場合には，健康，罹病状態にかかわらず，観察した人年の合計が分母（観察人年）となる．また，罹患率を計算する場合には，観察した人年のうち健康な状態の人年のみが分母（観察人年）となる．

図4の例では，観察期間内の発病者5名，死亡者2名となっており，罹患率，死亡率はそれぞれ，

$$罹患率 = \frac{5}{20.0} = 25(人)/100(人年)$$

$$死亡率 = \frac{2}{30.25} = 7(人)/100(人年)$$

調査開始2年目終了時点の

$$時点有病率 = \frac{2}{8} = 25.0\%$$

となる．

B 疫学の調査方法

疫学研究は，調査時に対象集団へ人為的な介入をするか否かによって，観察的研究(observational study)と介入研究(intervention study)に分類される．前者では対象集団をあるがままに観察し，後者では人為的介入によって特定の要因を変化させて，その影響を調べる．また，研究デザインの違いから，記述疫学と分析疫学に大別される．

1. 記述疫学

対象とする地域や職域の人口集団における疾病異常の発生頻度と分布をありのままに記述するもので，最も基本的な疫学研究である．調査対象の実態を正確に把握するためには，集団のなかで誰が（人），いつ（時），どこで（場所）発病したかを観察記録することが必要である．これにより疾病の特徴を明らかにして，その要因に関する仮説の設定に導く．「ヒト」に関する要因では，性，年齢，人種，民族などの別に疾病頻度を記述する．「時」に関する要因では，疾病頻度を時間的に観察することで，曝露が単一か否か，経時的な増加あるいは減少傾向にあるのか，周期性があるかどうかなどが把握できる．「場所」に関する要因では，疾病頻度の地域差（生活習慣，食習慣，環境要因など）を記述する．このように「時」と「場所」を組合せて，疾病の発生が地域的，時間的に集積性があるのかどうか，流行地域が時間的にどのように動いていったかを検討することが重要である．

以上の観察の結果，地域や職域集団における疫学的な特徴を明らかにし，疾病の発生要因に関する仮説を設定することが，記述疫学の究極の目的である．

2. 分析疫学

記述疫学によって立てられた仮説を検証する研究を分析疫学という．分析疫学には，コホート研究や患者対照研究などがある．

a. コホート研究

コホート研究(cohort study)とは，調査対象の母集団のすべてを，危険因子への曝露群(exposure)と非曝露群(non-exposure)に分けて，現在から将来にわたって前向きに追跡観察し，それぞれの群間の発症率(罹患率・有病率など)を比較する方法である．元来コホート(cohort)とは，古代ローマの軍団の一単位で，300～600名の兵隊からなる「群れ」という意味である．これを疫学で使う場合は，一定の特徴(要因曝露)，環境や体験を共有する集団をコホートとして，疾病や死亡の発生を追跡することになる．例えば，R DollとAB Hillは，英国の医者の集団(約6万名)を対象に喫煙者群と非喫煙者群に分けて追跡して発生する肺がんなどの疾病を観察・記録した．その発生率を両群間で比べることにより，要因曝露と疾病発生との関係を解明したのはコホート研究の代表例である．

また，1930年代以降の米国において，心血管疾患は死因のトップとなり国民病として，当時その原因究明は国家的課題であった．1948年にボストン郊外のフラミンガム市で始まり，現在も継続されている循環器疾患に関する追跡調査研究(Framingham heart study 1948)は，コホート研究の代表的な事例の1つである．国内では，福岡県久山町の40歳以上の一般住民を対象として1961年から継続している大規模なコホート調査として，久山町研究がある．

b. 症例対照研究

症例対照研究(case-control study)では，調査対象となる疾患に罹患した症例(case)群として集める．一方，その病気に罹患していない者を対照(control)群として集める．対照群を集める場合には，症例群との間で，性，年齢などの基本的な特性を一致させる(matching)ことが大事である．また，症例と対照の双方に対して，要因曝露の状況を過去(症例における発病以前)に遡って調査する．症例と対照の両群について，要因曝露の状況(使用頻度，曝露量など)を比較することによって，疾病と要因曝露との関連性を解明する．

症例対照研究の代表的な研究事例として，1940年代に妊婦が妊娠3か月以内に，風疹に罹患した場合，その妊婦から生まれた新生児に平均20～25%の割合で，先天性風疹症候群(白内障，心臓奇形，聾唖)が見つかることを指摘した眼科医Gregg博士の研究や1970年代にエストロゲン様物質であるジエチルスチルベストロールの経胎盤性発ガンを明らかにしたHerbstらの報告がある．

図5にコホート研究と症例対照研究の観察方法，長所と短所などを比較して示した．

3. 介入研究

介入研究は，設定された仮説が正しいか否かを検証するために，2つの集団にあらかじめ条件を割り当てる．つまり，A集団には疑われる要因を人為的に与えたり，除いたり(intervention)し，B集団にはそのままの生活を維持してもらう．その後の疾病の発生状況をA，B両集団間で比較観察する研究方法であり，実験的要素があるため実験研究に分類されることもある．個人に介入する場合と地域全体に介入する場合がある．

図6で，「虫歯予防のための水道水へのフッ素添加(intervention)」を考えてみよう．これは地域全体に介入した事例である．すなわち，介入群にはフッ素添加の水道水を飲用してもらう．一方，対照群には通常の水道水を飲用してもらう．調査の終了時点で，両群間で疾病(虫歯)発生状況の多寡を比較することになる．この研究の場合，介入群と対照群の比較性を確保するために，無作為割付け(random allocation)が必要となる．英国の医学研究協議会が1950年代に実施した研究，中学生のツ反応陰性者を無作為に，BCG接種群と非接種群に分けて，その後20年間の結核の発病状

過去か未来を調べて因果関係を推定

	症例対照研究	コホート研究
概念図	過去　時間の流れ　現在 要因　　　　　　　疾病 ←〔症例群〕 ←〔対照群〕 観察の方向	過去　時間の流れ　現在 要因　　　　　　　疾病 〔曝露群〕→ 〔非曝露群〕→ 観察の方向
研究期間	短い	長い
対象の規模	小さい	大きい
費用・労力	小さい	大きい
思い出しバイアス	大きい	小さい
稀な疾患の調査	有利	不利
複数疾患の評価	不可能	可能
複数要因の評価	有利	可能
相対危険	オッズ比で近似	算出可能
寄与危険	算出不可能	算出可能

図5　コホート研究と症例対照研究の比較

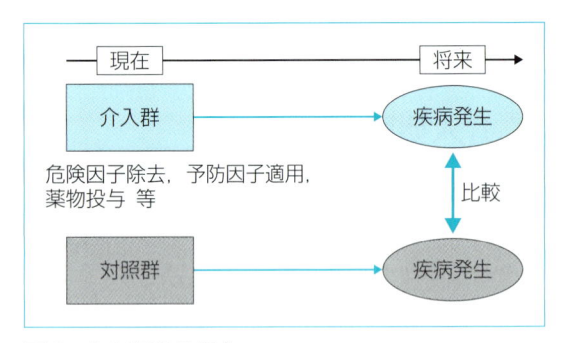

図6　介入研究の概念

況を追跡した研究は，介入研究の代表例である．また，有効と思われる**治験薬**の臨床試験を行うために，**対象者を治験薬投与群と偽薬(placebo)投与群の2群に分け**，治験薬の有効性・安全性を比較検討するのも介入研究といえる．

このように対象者を介入群と対照群に無作為に割付けて，介入効果を評価する研究を特に無作為比較対照試験(randomized control trial ; RCT)とよばれ，現在，要因と疾患との因果関係を明らかにするうえで，最も信頼性が高く，優れた疫学研究であると考えられる．この研究の特徴は，基本的に二重盲検法(double blind)が採用されることが多い．また，無作為化の導入により，背後にある交絡因子(confounding factor)の影響が排除される．この研究手法が現実に適応できるのは，人体に有益とみられる要因を与える場合に限られる．介入研究を企画，実施する場合は，あらかじめ対象者に研究目的，研究概要を十分に説明し，研究参加の同意(informed consent)を得ることが原則である．すなわち，対象者が自らの意思で参加し，途中での脱退はもちろんのこと，不参加による不利益がないことが保障されねばならない．

今日では個人情報保護の立場から，文部科学省および厚生労働省は共同して，「疫学研究に関する倫理指針」を策定し，2002(平成14)年7月1日から施行されている．この中では介入研究に限らず，疫学研究を実施する場合にはあらかじめ研究対象者からインフォームド・コンセントを受け取ることが原則とされる．

4. リスク評価の指標

分析疫学研究の結果は，コホート研究，症例対照研究どちらの研究デザインであっても，要因曝露の有無と疾病発生の有無の関係を表す四分割表(2×2クロス集計表ともよばれる)にまとめられる(表1)．表1の四分割表を縦方向(上から下へ)に解釈すれば，症例対照研究となり要因曝露経験者(例えば，サリドマイド服用と健康被害の研究では，不幸にして奇形児を生んだ母親のつわり

表1 要因と疾病の関連を表す四分割表と得られるリスク指標

	疾病（＋）	疾病（－）
リスク要因（＋）	a	b
リスク要因（－）	c	d

← コホート研究 ／ 症例・対照研究 ↓

表2 喫煙と肺がん死亡との関連に関するコホート研究の結果

	喫煙者集団	非喫煙者集団	合計
曝露人年	98,090	15,107	113,197
肺がん死亡	83	1	84
死亡率（対10万人年）	85	7	74

資料：Doll R, Hill AB：Br Me J 2(5001)：1071-1081, 1956

時のサリドマイド服用率を意味する）の割合 $a/(a+c)$ と，対照群（健常児を生んだ母親の同時期のサリドマイド服用率を意味する）の要因曝露経験者の割合 $b/(b+d)$ が比較される．

一方，表1を横方向（左から右へ）に解釈すれば，コホート研究となり，要因曝露経験がある群での疾病発生者の割合（つわり時にサリドマイドを服用した妊婦集団での奇形児の発生率）$a/(a+b)$ と曝露経験のない群（つわり時にサリドマイドを服用しなかった妊婦集団での奇形児の発生率）での疾病発生者の割合 $c/(c+d)$ が比較される．

リスク評価の指標として，相対危険度（relative risk），寄与危険度（attributable risk），寄与危険

サイドメモ：コホート研究の例

1951年に英国のR DollとAB Hillは，英国の医師全員約6万名にアンケート票を送り，約4万名から有効な回答を得た．アンケートのなかには，喫煙に関する質問（喫煙しているか，やめたか，喫煙したことがないか，また喫煙経験者の場合，1日の平均喫煙本数）も含まれている．回答者をその後4年5か月にわたって追跡した．これが，喫煙習慣と肺がんとの関連に関する世界初のコホート研究である．35歳以上の結果を**表2**に示す．

肺がん死亡率（10万人年あたり）は，（肺がん死亡数÷観察人年）×100,000 という式で求められる．したがって，死亡率は，喫煙者集団で（83÷98,090）×100,000＝85，非喫煙者集団でも同様に7となる．これを元に上記3つのリスク指標を計算してみよう．

- 相対危険度＝曝露群の死亡率÷非曝露群の死亡率
  ＝85÷7＝12.1

非喫煙者集団に比べて，喫煙者集団での肺がん死亡のリスクが12.1倍高かった．

- 寄与危険度＝曝露群の疾病頻度
  －非曝露群の疾病頻度
  ＝85－7＝78

喫煙者集団では，喫煙のために肺がん死亡リスクが10万人年対78増えた．

- 寄与危険度割合＝（曝露群の疾病頻度
  －非曝露群の疾病頻度）
  ÷曝露群の疾病頻度
  ＝（85－7）÷85＝78÷85×100
  ＝92％

喫煙集団における肺がん死亡のうち92％が喫煙によると説明できる．

症例対照研究の例（表1の四分割表を縦方向に解釈した場合）

要因曝露と疾病との関連の強さを示すリスク指標として，症例対照研究ではオッズ比（odds ratio）が使われる．オッズ比とは，ある事象の起こる確率と起こらない確率との比をとったものである．つまり，ある確率を p とすると，オッズ比は $p/(1-p)$ という式で求められる．症例対照研究の結果も表1の四分割表を使えば，症例群〔疾病（＋）〕，対照群〔疾病（－）〕と読み替えて，オッズ比は，症例群における要因オッズ（a/c）と対照群における要因オッズ（b/d）に対する比なので，以下の式で計算する．

オッズ比＝症例群の要因オッズ
　　÷対照群の要因オッズ
　　＝$(a/c)/(b/d)=ad/bc$

調査対象となる疾病の頻度が低い場合には，このオッズ比をもって相対危険度の近似値とすることができる（図5参照）．なお，症例対照研究では，寄与危険度を推定できない．

度割合(attributable risk percent)およびオッズ比(odds ratio)が使われる.

(1) 相対危険度(RR；relative risk)

$$RR = I_{exp(+)}/I_{exp(-)} = a/(a+b)$$

$I_{exp(+)}$；曝露群の罹患率
$I_{exp(-)}$；非曝露群の罹患率

相対危険度は，非曝露群に比べて曝露群の疾病頻度が何倍になるかを表す.

相対危険度が高いほど，関連の強固性が認められることになる.

(2) 寄与危険度(attributable risk)

$$AR = I_{exp(+)} - I_{exp(-)} = a/(a+b) - c/(c+d)$$

寄与危険度は，曝露群ではその要因のためにどれくらい疾病頻度が増えたのかを表す.

(3) 寄与危険度割合(attributable risk percent)

$$AR\% = (I_{exp(+)} - I_{exp(-)})/I_{exp(+)} \times 100$$
$$= (RR - 1)/RR \times 100$$

寄与危険度割合がわかると，その要因を除去することによって，疾病の発生をどの程度予防できるかが推定できる.

5. バイアス，エラーおよび交絡因子

疫学上における誤差とは，想定される真の値と実際の観測値とのズレのことである．自然界におけるばらつきのために不可避的に生じる誤差を「偶然誤差」とよび，その他の人為的な原因によってもたらされる誤差を「系統誤差」という.

a. 偶然誤差(ランダムエラー)

ある特定の固体が標本に含まれるか否かは偶然によって左右される．同一の母集団から無作為に抽出された複数の標本間において，それぞれの観測値に差異が生じるのはこのためである．偶然誤差はそれゆえに標本誤差ともよばれる．偶然誤差は，標本サイズを大きくすることにより小さくなるという性質をもつ．また，偶然誤差の大きさは，統計学的推論によって評価できる.

b. 系統誤差；バイアス(偏り)

観察対象集団の選択に起因する偏り，調査漏れ，測定・観察等情報の収集に起因する偏り，誤回答など，なんらかの原因によって誤差が，偶然誤差とは異なり，ある一定の方向に偏って生じることをいう．系統誤差には次のようなものがある.

1) 選択バイアス

調査対象集団の選択時に生じる．例えば，健康診査の受診者に喫煙状況を調査する場合，健康意識の高い(喫煙をしない)人たちが健診を自発的に受診している可能性が高いので，回答者における「喫煙率」はその地域住民の真の値より低めに推計されるというバイアスが生じる.

母集団を代表するような調査対象集団を抽出することが選択バイアスを避けることになる.

2) 情報バイアス

測定や情報の不正確さにより生じる誤差である．例えば，症例対照研究の面接調査で，対象者が症例・対照のどちらかなのかを面接者が知っている場合である．その際，症例には詳しく聞いて思い出しを促す一方で，対照には簡単に済ませるかもしれない．それにより，要因と疾病との関連が真の値より強めに推計されるというバイアスが生じる.

このような面接者によるバイアスを避けるためには，盲検化(遮蔽)処理(わからせない工夫)をする配慮が必要である.

3) 交絡因子(confounding factor)

コホート研究や症例対照研究を行うとき，調べようとする要因以外の表面にでない背景因子で，要因と疾病の関係をゆがめる第3の因子を交絡因子という．例えば，飲酒量の多い者ほど肺がん発生が高いといった統計学的な関連が示されることがある．そのような関連は，喫煙によってかく乱されている可能性がある．飲酒量の多い者ほど喫煙率が高い場合，飲酒と肺がんとの間に因果関係がなくても，飲酒量の多い者では喫煙率が高いために肺がん発生率は有意に上昇してしまう．このことを「飲酒と肺がんとの統計学的な関連は，喫

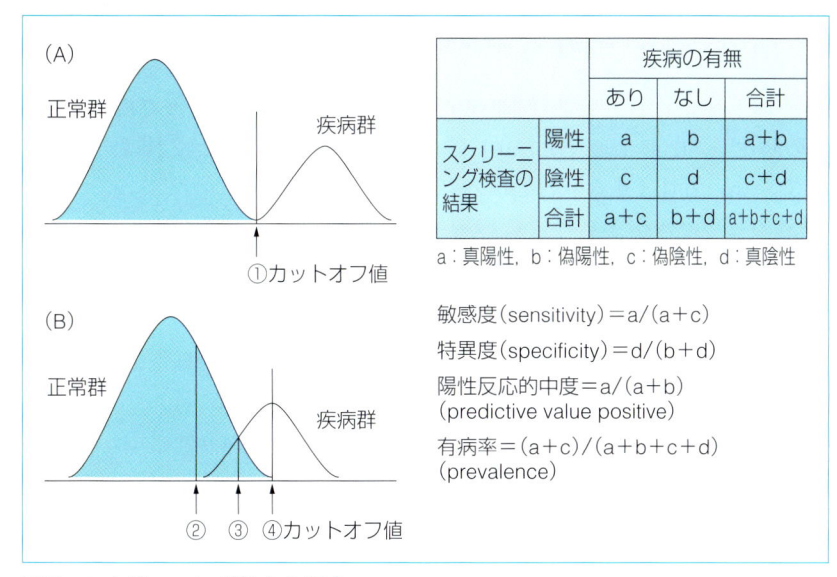

図7 スクリーニング検査の概念
スクリーニング検査の精度は，敏感度(感度)と特異度で評価．

煙により交絡された」と表現する．このほか，性や年齢，社会経済的要因が交絡因子となりうる．

以上のような交絡因子によるバイアスを除去するために，研究をデザインする段階と解析する段階で注意が必要である．症例対照研究で主に用いられる方法は，ある症例に対して，対照(コントロール)を選定するときには，交絡因子と考えられる性別や年齢，社会経済的因子などを症例と一致させるようにする(マッチング)ことである．また，介入研究で，曝露を人為的に割り当てるとき，無作為に割り付ける方法である．これにより曝露群，非曝露群間で曝露要因以外の要因をそろえることが可能となり，交絡因子の影響も除去できる．一方，交絡因子の影響は，層別化解析や多変量解析を行うことにより，ある程度は制御可能となる．

6. スクリーニング(集団検診)

スクリーニングとは「迅速に実施可能な試験，検査その他の手技(例えば，慢性気管支炎に関するBMRC質問表を用いた呼吸器症状調査など)を用いて無自覚の疾病または欠陥を暫定的に識別すること(WHO慢性疾患予防に関する委員会，1951)」と定義されている．スクリーニング検査で陽性となりふるい分けされた者はそのまま患者として診断されたわけではない．診断を確定するには，二次的な精密検査を経なければならない

スクリーニング検査では，異常者を見逃さないことが必要であり，スクリーニング検査の結果を陽性と判断するスクリーニング・レベル(カットオフ値)をどこに設定するかが重要である．

ある測定値を境に健常者群と疾病群が完全に分かれている場合(A)は，ふるい分けレベルの決定は容易である．しかし，現実的には両者は重なり合い(B)，レベルのとり方で，健常者を誤って異常とする率(偽陽性率 false positive rate)と異常者を誤って健常者とする率(偽陰性率；false negative rate)が，それぞれある率で出現する．ある検査を行って，図7に示される分割表が得られたとき，スクリーニング検査の精度を示す指標は次のように定義される．

(1)敏感度(真の陽性率；true positive rate)

$$敏感度 = \frac{a}{a+c}$$

実際に疾病に罹患している者(a+c人)が検査の結果，陽性とされる(a人)確率をいう．この場合，c人は検査で見逃されたことになり，この確

率を偽陰性率とよび，(1－敏感度)で表される．

$$偽陰性率=\frac{c}{a+c}=1-敏感度$$

(2)特異度(真の陰性率；true negative rate)

疾病に罹患していない者(b+d 人)が検査の結果で，陰性とされる(d 人)確率をいう．この場合，b 人は検査で誤って陽性と判定されることになり，この確率を偽陽性率とよび，(1－特異度)で表される．

$$偽陽性率=\frac{b}{b+d}=1-特異度$$

(3)陽性反応適中度(予測値；predictive value)

実際のスクリーニング検査では，敏感度や特異度よりも検査の結果陽性とされた者のなかで本当にその病気に罹っている割合はいくらかであろうかということに最も関心がある場合が多い．

ところで，集団の観念からすれば，陽性と判定された者のなかで実際にその病気に罹患している者の割合(a/a＋b)が，個人としてみればいったん陽性と判定されたら，実際患者である確率はどれほどであるかが問題である．これがスクリーニング検査法の予測値である．

$$陽性反応適中度(予測値)=\frac{a}{a+b}$$

(4)予測値の求め方

検査が陽性という判定をした条件のもとで患者である確率を求めるわけであるが，その方法はBayes の定理を用いる．

ある病気，例えばがんの有病率を $P(c)$ で表し，検査を行ったとき陽性になる割合を $P(+)$ で表すとしよう．すると図7の分割表で，

$$P(c)=\frac{a+c}{N}$$

$$P(+)=\frac{a+b}{N}$$

となる．同様に $P(\bar{c})$ と $P(-)$ を次のように定義する．

$$P(\bar{c})=\frac{b+d}{N}$$

$$P(-)=\frac{c+d}{N}$$

なお，ここで N(＝a＋b＋c＋d)とする．

次に，条件付き確率を考える．例えば，がん患者が生じた条件のもとで検査結果が陽性になる確率 $P(+|c)$ で表すとすれば，

$$P(+|c)=敏感度=\frac{a}{a+c}$$

$$P(-|\bar{c})=特異度=\frac{d}{b+d}$$

$$P(+|\bar{c})=偽陽性率=\frac{b}{b+d}$$

$$P(-|c)=偽陰性率=\frac{c}{a+c}$$

であることは図7の分割表から明らかである．

スクリーニングにおいて，陽性であることが判明した条件のもとで患者である確率 $P(c|+)$ はBayes の定理により

$$P(c|+)=\frac{P(+|c)\cdot P(c)}{P(+|c)\cdot P(c)+P(+|\bar{c})\cdot P(\bar{c})}$$

で求められる．つまり右辺でわかるように，スクリーニング検査法の予測値は，疾病の有病率(prevalence)，検査法の敏感度と特異度の三者によって決定される．

例えば，もし，あるがん検査術式の敏感度が95％，特異度が95％で，そのがんの有病率は人口1,000 に対して5 であるとすれば，

$P(+|c)=敏感度=0.95$
$P(+|\bar{c})=偽陽性率=1-P(-|\bar{c})$
$\quad\quad\quad\quad\quad =1-特異度=0.10$
$P(c)=0.005$
$P(\bar{c})=1-有病率=0.995$

この検査法を使って陽性と判定されてもがん患者である確率は

$$P(c|+)=\frac{0.95\times 0.005}{0.95\times 0.005+0.10\times 0.995}=0.0456$$

となり，陽性と判定された者約 22 名について，たったの1 名が実際の患者であるという予測が成り立つ．残りの21 名は偽陽性ということになる．

ところが $P(c|+)$ を計算するにあたって当該疾病の有病率が分子にある．したがって，有病率が高ければ，陽性者が患者である確率は高くなり，有病率が低ければ敏感度や特異度が高くても，検

表3 検査術式の予測値と有病率の関係
(敏感度95%, 特異度95%の条件のもとで)

有病率 $P(c)$	予測値 $P(c\|+)$	患者1名につき陽性者数(偽陽性者)
0.000001	0.000019	52,633
0.00001	0.000190	5,264
0.0001	0.001900	527
0.001	0.018664	54
0.002	0.036680	27
0.003	0.054080	18
0.005	0.087156	11
0.01	0.161017	6

査の予測効率は必ずしも高くないことになる.表3にスクリーニング検査に用いられる検査術式の予測値 $P(c|+)$ と有病率 $P(c)$ の関係を示す.

表3から検査法の敏感度95%,特異度95%が共に高く,有効性が高い検査術式をもってしても,例えば,有病率が100万に1人というまれな疾患の場合,1名の患者を見つけるのに52,632名の偽陽性者が生じることになる.一方,有病率が100人に1人という誰もが罹患する可能性の高い疾患の場合には,1名の患者を見つけるのに5名の偽陽性者を出すに留まる.

すなわち,スクリーニング検査法の予測値はほとんど有病率の高低に比例することが理解できよう.

スクリーニング検査は,地域や職域の全員を対象とする集団スクリーニング(一般の集団スクリーニングはこの方法をとる)と罹患の危険性の高いグループ(high risk group)を選択して実施する選択的スクリーニング(Brinkman Index が400以上のものに対する肺がん検診など)に大別される.また,高血圧患者の発見という単一目的に対して,血圧測定以外に高血圧に伴う自覚症状,眼底動脈硬化などを同時に検診項目に入れて実施することがある.このように単一の目的に対する多項目の検診,あるいは多目的に対する多項目の検診をともに,多相ふるい分け集団検診(multiphasic mass screening examination)とよばれる.労力・経費がかかるが,時間的には効率がよいので,近年,人間ドック,老人健診に採用されることが多い.

参考文献

1) Last JM, et al. (eds):A Dictionary of Epidemiology 3rd Ed, Oxford University Press, 1995
   ※ Last JM(編),日本疫学会(訳):Dictionary・Epidemiology 疫学辞典,第3版.日本公衆衛生協会から2000年に日本語訳が出版されている

2) 土屋健三郎(編):疫学入門 2版.医学書院,1978
   ※医学生,保健所などで働く公衆衛生従事者,産業の場で活躍する産業医や衛生管理者あるいは臨床像をまとめようとする臨床家のために,疫学の方法の原則について,広く学ぶことができる

3) U.S. Department of Health, Education, and Welfare Public Health Service:"Smoking and Health", Public Health Service Publication No. 1103, 1964
   ※アメリカの Surgeon General の諮問委員会が,タバコの肺がんに対する因果関係を判断する際,5つのクライテリアの条件を満たすべきとした報告書である

4) 重松逸造(編):疫学 臨床家のための方法論.講談社,1982
   ※疫学方法論一般について,豊富なデータを利用してわかりやすくまとめられているし,発生要因の把握と因果関係の推定では,豊富な研究事例(喫煙と肺がん,SMON,イタイイタイ病等)を引用して,理解しやすく説明されている

5) 嶋康晃:世界の心臓を救った町(フラミンガム研究の55年).ライフサイエンス出版,2006
   ※著者(医療ライター)が,これまでにフラミンガム研究にかかわってきた多くの研究者の証言をもとに,フラミンガム研究の55年を一般の人々にも興味深く,紹介している

第4章 感染症予防

学習のポイント

❶ 感染症法は，感染症予防を行ううえで最も重要な法律である．一類から五類感染症に分類されている意味を理解する．
❷ 医療関連感染症（院内感染を含む）対策の基本は，標準予防策と感染経路別予防策である．感染症の成立要因をふまえて理解する．
❸ 日本と世界の予防接種の実情を比較し，ワクチンの重要性を理解する．
❹ 今後問題となる新興感染症，再興感染症，検疫感染症について理解する．

本章を理解するためのキーワード

❶ 感染症法
感染症予防に関する考え方を抜本的に見直し，感染症予防および感染症患者診療についての法律を統廃合し1999年4月1日に施行された．2012年現在も改正が行われている．

❷ 一類，二類，三類，四類，五類感染症
感染症法で定められた発生動向調査（サーベイランス）を行う疾患で，この分類に基づき感染症対策が異なる．

❸ 標準予防策
感染症対策において最も基本の予防策で，汗を除くすべての血液，体液，分泌物，排泄物，傷のある皮膚，粘膜は感染性があるものとして扱う．

❹ 感染経路別予防策
空気感染予防策，飛沫感染予防策，接触感染予防策の3つがあり，それぞれの感染経路により予防策が異なる．血液による感染対策は標準予防策に含まれる．

❺ ワクチン後進国
予防接種は感染症予防のための数少ない方法である．予防接種戦略が今後の日本の感染症予防の鍵を握っている．2012年現在，先進国のなかにおいて日本のワクチン接種状況は遅れている．

A 感染症の成立要因

　感染とは，病原体（病原微生物）が宿主内に侵入し，定着・増殖することである．感染が成立するためには，1. 感染源としての病原体が存在する，2. その病原体に定まった感染経路で宿主まで運ばれる，3. 宿主が病原体に対して感受性がある，の3要因が必要である．症状があれば顕性感染もしくは発症といい，症状がなければ不顕性感染という．

1. 感染源

　感染源とは，単純に病原体が存在する場所を示している．感染源がヒトであれば感染患者，保菌者，病原体を有しているヒトへの接触者などが含まれ，動物ならば感染源動物である．大きく自然界で病原体が棲息する場所であれば病原巣という．病原体が宿主に伝播する強さを感染力，宿主に発病させる性質を病原性とし，病原性が著しく強く致死率に関係があれば毒力とよんでいる．病原体が体表面に留まっていれば汚染（contamination），病原体が皮膚や粘膜上に常在し増殖しているが，宿主に悪影響を及ぼしていなければ増殖

(colonization)である．

麻疹は感染源が麻疹感染患者であり，空気感染で伝播するので，麻疹患者と同じ部屋や閉鎖空間にいるだけで感染が成立する．伝染期間は，発疹出現前5日から発疹治癒後4日であり，発症していない潜伏期感染者およびすでに治癒した回復期感染者からも感染する．感染力は強く，麻疹の免疫がない場合高率で感染する．

B型肝炎ウイルスもしくはC型肝炎ウイルス保菌者（キャリア）は，症状がなくても感染源となる．肝細胞内でウイルスが増殖し血中にウイルスが放出されるので，肝炎ウイルス保菌者の血液が感染源となる．患者に刺した針を自分に刺したため（針刺し損傷），患者血液が自分の体内に入り感染する．感染力は，1回の針刺し損傷にてB型肝炎ウイルスの場合30%，C型肝炎ウイルスの場合3%とされている．

メチシリン耐性黄色ブドウ球菌や多剤耐性緑膿菌など多くの細菌は接触感染で伝播する．感染患者もしくは保菌者に接触することにより，手や衣服が汚染される．その後，汚染された手や衣服で別の人（患者）に触れると，菌が伝播される．

ツツガムシ病のリケッチアはダニの一種であるツツガムシの中で増殖し，ツツガムシがヒトを刺すことにより感染が成立する．ツツガムシが感染源動物であり感染源となる．

2. 感染経路

a. 一般的な分類

感染経路は，病原微生物が感染源から宿主へ運ばれる経路である．直接感染と間接感染に大別される．直接感染は，人と人が手，口や性器を介し直接接触することにより感染する．一方，間接感染では，感染を仲介する媒介物が存在し，食物を介する食物感染および水を介する水系感染などがある．また，伝染様式による分類では，妊婦の感染が胎児に感染する垂直感染（経胎盤感染，経産道感染，母乳感染）とそれ以外の水平感染に分けられる．

病原微生物の侵入門戸別分類では，経口感染，

表1 医療関連感染経路別対策

感染経路	主な疾患	主たる予防策
血液感染	B型肝炎，C型肝炎，後天性免疫不全症候群（HIV）など	標準予防策
空気感染	結核，麻疹，水痘	N95マスク
飛沫感染	インフルエンザ，流行性耳下腺炎，百日咳など	サージカルマスク
接触感染	黄色ブドウ球菌，緑膿菌，大腸菌，アシネトバクターなどによる感染	手洗い

経皮感染，経気道感染，経胎盤感染，創傷感染，粘膜感染，尿路感染などがあり，発病時期では急性，亜急性，慢性，遅発性，持続，再発などに分類される．

b. 医療関連感染対策のための分類（表1）

医療関連感染（healthcare-associated infection）は，以前院内感染もしくは病院感染ともいわれていた．医療関連感染対策では，標準予防策（standard precaution）に加えて，感染経路別予防策として，空気感染予防策，飛沫感染予防策，接触感染予防策が重要である．

標準予防策（血液予防策を含む）は，汗を除くすべての血液，体液，分泌物，排泄物，傷のある皮膚，粘膜は感染性があるものとして扱い，患者および医療従事者の感染リスクを低減することができる．血液などに直接触れる場合，手袋などで防御を行い，処置後の手指衛生を基本とする．

空気感染は，空気中に長く存在する病原微生物を含む直径5μm以下の微小飛沫核を吸入することで伝播する．対象となる病原微生物は，結核菌，水痘および麻疹ウイルスである．空気感染予防策としては，患者の陰圧個室への隔離，医療従事者のN95マスク着用が基本である．

飛沫感染は，咳，くしゃみ，会話などで発生する飛沫（病原体を含む）が，鼻腔，口腔もしくは気道粘膜に付着することによって感染する．対象となる微生物は，インフルエンザウイルス，マイコプラズマ，風疹ウイルスなどである．飛沫感染予防策としては，患者隔離およびサージカルマスク

着用が基本となる．

接触感染は，感染・保菌患者との直接接触，あるいは患者に使用した機材や環境表面との間接接触にて伝播する．ほとんどの微生物が接触感染を起こす．接触感染予防策としては，患者隔離，手指衛生，器具消毒，環境整備が基本になる．

3. 宿主の感受性（宿主因子）

病原微生物に曝露しても，感染の成立は宿主の感受性に大きく影響を受ける．したがって，同じ病原微生物に同様に曝露されても，すべての人に感染が成立するわけではない．宿主の感受性を左右する要素に年齢，人種，遺伝，栄養，生活習慣などがあるが，最も重要なのは免疫である．

出生時から有している非特異的免疫を先天性免疫，過去の感染や予防接種により獲得した特異的な免疫を後天性免疫という．後天性免疫には能動免疫と受動免疫が含まれており，感染や予防接種によって獲得したものを能動免疫，母乳やγグロブリン注射により獲得したものを受動免疫という．受動免疫は免疫効果を急速に獲得できるが，数日〜数か月以内に効力を失うのが特徴である．

感染症の流行は，その地域において免疫を保有している割合（集団免疫）により影響を受ける．インフルエンザウイルスの流行では，住民の30％が免疫を獲得すると，流行が終息に向かうとされている．したがって，予防接種による能動免疫獲得にて流行形式が大きく異なる．

母児免疫とは，胎児が母体から胎盤を通じてγグロブリンを獲得することで，6〜10か月で消失する．

B 感染症法

1. 感染症の予防および感染症の患者に対する医療に関する法律（感染症法）

感染症法は1998年10月2日に制定され，1999年4月1日に施行された．これまでの感染症予防に関する考え方を抜本的に見直し，感染症予防および感染症患者診療についての施策を総合的に推進させ，"伝染病予防法"，"性病予防法"，"エイズ予防法"を廃止統合した．2007年4月1日にはさらに"結核予防法"を統合し，日本の感染対策を行ううえで最も重要な法律である．その後，2002年から2003年にかけて東アジアに発生した重症急性呼吸器症候群(severe acute respiratory syndrome；SARS)，2009年にメキシコで発生した新型インフルエンザ〔現在ではパンデミック(H1N1)2009とよばれている〕対策のために改正が行われた．

本感染症法では，感染症患者の人権尊重も重要な要綱になっている．過去にハンセン病，後天性免疫不全症候群(acquired immunodeficiency syndrome；AIDS)患者に対する無意味な差別や偏見が存在したという事実を重く受け止めている．第5条の医師などの責務では，"医師その他の医療関係者は，感染症の患者等が置かれている状況を深く認識し，良質かつ適切な医療を行うとともに，当該医療について適切な説明を行い，当該患者等の理解を得るよう努めなければならない"と記されている．

a. 感染症とは

感染症法の感染症は，一類から五類感染症，新型インフルエンザ等感染症，指定感染症および新感染症をいう（表2）．

1) 一類感染症

一類感染症には，1. エボラ出血熱，2. クリミア・コンゴ出血熱，3. 痘そう，4. 南米出血熱，5. ペスト，6. マールブルグ病，7. ラッサ熱の7感染症が含まれており，2012年11月現在日本での発症例はない．

2) 二類感染症

二類感染症には，1. 急性灰白髄炎，2. 結核，3. ジフテリア，4. 重症急性呼吸器症候群(SARSコロナウイルスに限る)，5. 鳥インフル

表2 感染症法に基づく届出疾病

1. 全数把握の対象

一類感染症（診断後直ちに届出）
　エボラ出血熱*，クリミア・コンゴ出血熱*，痘そう*，南米出血熱*，ペスト*，マールブルグ病*，ラッサ熱*

二類感染症（診断後直ちに届出）
　急性灰白髄炎*，結核*，ジフテリア*，重症急性呼吸器症候群（病原体がコロナウイルス属SARSコロナウイルスであるものに限る）*，鳥インフルエンザ（H5N1）*

三類感染症（診断後直ちに届出）
　コレラ*，細菌性赤痢*，腸管出血性大腸菌感染症*，腸チフス*，パラチフス*

四類感染症（診断後直ちに届出）
　E型肝炎*，ウエストナイル熱（ウエストナイル脳炎を含む）*，A型肝炎*，エキノコックス症*，黄熱*，オウム病*，オムスク出血熱*，回帰熱*，キャサヌル森林病*，Q熱*，狂犬病*，コクシジオイデス症*，サル痘*，腎症候性出血熱*，西部ウマ脳炎*，ダニ媒介脳炎*，炭疽*，チクングニア熱*，つつが虫病*，デング熱*，東部ウマ脳炎*，鳥インフルエンザ（H5N1を除く），ニパウイルス感染症*，日本紅斑熱*，日本脳炎，ハンタウイルス肺症候群*，Bウイルス病*，鼻疽*，ブルセラ症*，ベネズエラウマ脳炎*，ヘンドラウイルス感染症*，発しんチフス*，ボツリヌス症*，マラリア*，野兎病*，ライム病*，リッサウイルス感染症*，リフトバレー熱*，類鼻疽*，レジオネラ症*，レプトスピラ症*，ロッキー山紅斑熱*

五類感染症（全数）（診断から7日以内に届出）
　アメーバ赤痢*，ウイルス性肝炎（E型肝炎及びA型肝炎を除く），急性脳炎（ウエストナイル脳炎，西部ウマ脳炎，ダニ媒介脳炎，東部ウマ脳炎，日本脳炎，ベネズエラウマ脳炎及びリフトバレー熱を除く）*，クリプトスポリジウム症，クロイツフェルト・ヤコブ病*，劇症型溶血性レンサ球菌感染症*，後天性免疫不全症候群*，ジアルジア症，髄膜炎菌性髄膜炎*，先天性風しん症候群*，梅毒，破傷風*，バンコマイシン耐性黄色ブドウ球菌感染症*，バンコマイシン耐性腸球菌感染症*，風しん*，麻しん*

新型インフルエンザ等感染症（診断後直ちに届出）
　新型インフルエンザ*，再興型インフルエンザ*

2. 定点把握の対象

五類感染症（定点）
　インフルエンザ定点（週単位で報告）：インフルエンザ（鳥インフルエンザを除く）*
　小児科定点（週単位で報告）：RSウイルス感染症，咽頭結膜熱*，A群溶血性レンサ球菌咽頭炎*，感染性胃腸炎*，水痘，手足口病*，伝染性紅斑，突発性発しん，百日咳*，ヘルパンギーナ*，流行性耳下腺炎*
　眼科定点（週単位で報告）：急性出血性結膜炎*，流行性角結膜炎*
　性感染症定点（月単位で報告）：性器クラミジア感染症，性器ヘルペスウイルス感染症，尖圭コンジローマ，淋菌感染症
　基幹定点（週単位で報告）：クラミジア肺炎（オウム病を除く），細菌性髄膜炎*，マイコプラズマ肺炎，無菌性髄膜炎*
　基幹定点（月単位で報告）：ペニシリン耐性肺炎球菌感染症，メチシリン耐性黄色ブドウ球菌感染症，<u>薬剤耐性アシネトバクター感染症</u>，薬剤耐性緑膿菌感染症
　法第14条第1項に規定する厚生労働省令で定める疑似症
　疑似症定点（診断後直ちに報告，オンライン報告可）：摂氏38度以上の発熱及び呼吸器症状（明らかな外傷又は器質的疾患に起因するものを除く．）若しくは発熱及び発しん又は水疱（ただし，当該疑似症が二類感染症，三類感染症，四類感染症又は五類感染症の患者の症状であることが明らかな場合を除く．）

3. オンラインシステムによる積極的疫学調査結果の報告の対象

二類感染症
　鳥インフルエンザ（H5N1）

下線：2011年2月1日の改正で追加・変更された疾病
*：病原体サーベイランスの対象となる疾病

エンザ（A型H5N1に限る）の5感染症が含まれる．

3）三類感染症

　三類感染症には，1. コレラ，2. 細菌性赤痢，3. 腸管出血性大腸菌感染症，4. 腸チフス，5. パラチフスの5感染症が含まれる．

4）四類感染症

　四類感染症には，1. E型肝炎，2. A型肝炎，3. 黄熱，4. Q熱，5. 狂犬病，6. 炭疽，7. 鳥インフルエンザ（A型H5N1を除く），8. ボツリヌス症，9. マラリア，10. 野兎病，11. 既知の感染性で，動物又はその死体，飲食物，衣類，寝

具などを介して人に感染し，他の四類感染症と同等として政令で定めるものが含まれる．

5）五類感染症

五類感染症には，1．インフルエンザ（鳥インフルエンザ及び新型インフルエンザ等感染症を除く），2．ウイルス性肝炎（E型及びA型肝炎を除く）3．クリプトスポリジウム症，4．後天性免疫不全症候群，5．性器クラミジア感染症，6．梅毒，7．麻しん，8．メチシリン耐性黄色ブドウ球菌感染症，9．既知の感染症（四類感染症を除く）であって，他の五類感染症と同等として厚生労働省令で定めるものが含まれる．

6）新型インフルエンザ等感染症

新型インフルエンザ等感染症には，新型インフルエンザと再興型インフルエンザを含む．

新型インフルエンザは，新たに人から人に感染するようになり，多くの人々が免疫を獲得していないために，国民の生命および健康に重大な影響を与える恐れがあるインフルエンザウイルス感染症である．

再興型インフルエンザは，かつて世界的に流行していたが，長い間流行がなかったため多くの人々が免疫を有していないために，国民の生命および健康に重大な影響を与える恐れがあるインフルエンザウイルス感染症である．

7）指定感染症

指定感染症とは，既知の感染症で，一類から三類感染症もしくは新型インフルエンザ等感染症の規定を適応しないと，国民の生命および健康に重大な影響を与える恐れがあるとして政令で定める感染症をいう．

8）新感染症

新感染症とは，既知の感染症とは病状および治療効果が異なるが，人から人への感染が認められ，まん延により国民の生命および健康に重大な影響を与える恐れがある感染症をいう．

9）感染症指定医療機関

特定感染症，第一種感染症，第二種感染症，結核指定医療機関の4つが定められている．

特定感染症指定医療機関は，新感染症の所見があるか，一類感染症，二類感染症もしくは新型インフルエンザ等感染症の患者を入院させる機関で，厚生労働大臣が指定する．

第一種感染症指定医療機関は，一類感染症，二類感染症もしくは新型インフルエンザ等感染症の患者を入院させる機関で，都道府県知事が指定する．

第二種感染症指定医療機関は，二類感染症もしくは新型インフルエンザ等感染症の患者を入院させる機関で，都道府県知事が指定する．

結核指定医療機関は，結核患者の治療を行う医療機関（病院，診療所，薬局等）で，都道府県知事が指定する．

10）知っておいたほうがよい語句

疑似症患者：感染症の疑似症を呈しているもの．

無症状病原体保有者：病原体を有しているが症状を呈していないもの．いわゆる保菌者．

毒素：病原体によって産生され，人体に有害な物質．

11）感染症の届け出

医師は，一類から四類感染症，新型インフルエンザ等感染症患者もしくはその無症状病原体保有者，および新感染症の疑いがある患者を診断した時は，直ちに保健所長を経由して都道府県知事に届け出なければならない．

また，医師が，厚生労働省令で定める五類感染症およびその無症状病原体保有者を診断したときは，原則として7日以内に保健所長を経由して都道府県知事に届け出なければならない．

C 感染症流行予測事業・発生動向調査事業

1. 感染症流行予測調査事業

感染症流行予測調査事業は,「伝染病流行予測調査事業」として1962(昭和37)年より開始され,1999(平成11)年の感染症法施行により名称が変更になった.

この事業の概要は,定期予防接種対象疾患(ポリオ,ジフテリア,百日咳,インフルエンザ,日本脳炎,風疹,麻疹の7疾患)に対する,国民の免疫保有率調査(集団免疫の現状把握:感受性調査),病原体の流行調査(病原体の検索:感染源調査)を行うことである.これらを地域・年齢・予防接種歴などをふまえて分析し,予防接種の効果的運用の参考資料とする.また,長期的視野から,総合的に疾病の流行を予測することも目的としている.調査は,厚生労働省・国立感染症研究所・都道府県・都道府県衛生研究所が協力して実施する.

2. 感染症発生動向調査（サーベイランス）

感染症法に基づいて定められた感染症発生動向調査は,これまでの感染症サーベイランス体制(感染症情報の収集および公表,感染症発生状況と動向の把握,病原体情報)をさらに充実・強化し,情報を全国的に収集,分析,公開していくシステムの再構築と積極的疫学調査により有効な感染症対策の確立を目的としている.

サーベイランスの対象疾患としては,一類から五類感染症に含まれるすべての疾患において,定められた医療機関からの報告により行われる五類定点把握疾患以外は全症例がサーベイランス対象になる.

D 医療関連感染対策

最近,院内感染(hospital-acquired infection)という言葉の代わりに医療関連感染(healthcare-associated infections)が多く用いられる.米国のCenter of Disease Control and Prevention(CDC)がhospital-acquired infectionではなく,healthcare-associated infectionsを用いるようになったからであるが,個々の病院がいかに感染対策を行っても院内感染を予防することができないからである.多剤耐性緑膿菌,バンコマイシン耐性腸球菌,メチシリン耐性黄色ブドウ球菌をはじめとした多剤耐性菌対策は,診療所,老健施設および介護施設などを含めた地域全体の医療施設が一体となって行う必要がある.

1. 感染防止対策加算（保険診療において）

2010年の診療報酬改正にて,感染防止対策加算が入院患者の入院初日に100点認められた.感染管理を行う専任常勤医師および感染管理にかかわる適切な研修を修了した専任看護師(医師または看護師の内1名は専従)に専任薬剤師と専任臨床検査技師を加えて,少なくとも4名で感染防止対策チームを組織し,感染防止にかかわる日常業務と行うことが条件であった.厚生労働省が院内感染対策の重要性を認めたものであるが,大きな病院であっても,4人の人件費を賄うことは難しい額であった.適切な院内感染対策を行えば行うほど病院の負担が大きくなった.

2012年の診療報収改定では,感染防止対策加算が1と2に分かれ,感染防止対策加算1では入院患者の入院初日に100点から400点に増額された.感染防止対策チームの条件は同じであるが,地域の小規模病院の感染防止対策をサポートすることが条件に加わった.院内感染対策を含めた地域での感染対策の重要性が十分に理解された結果と判断される.さらに,感染防止対策地域連携加算100点も認められ,医療関連感染対策には医療

機関間の連携が不可欠であることが示された．2012年，日本において医療関連感染対策に人材を投入できる財政的基盤ができた．

2. 医療関連感染対策の実際

CDCや英国病院感染症学会などから医療関連感染対策のガイドラインは多数刊行されているが，日本では2011年7月に改訂第3版が発刊された"国公立大学附属病院感染対策協議会の病院感染対策ガイドライン"が使いやすい．

医療現場における感染防止の基本としての標準予防策(standard precaution)に加えて，特異な感染経路を示す感染症に対しては感染経路別予防策を追加適応する二段階感染予防策が推奨されている．

標準予防策では，汗を除くすべての血液，体液，分泌物，排泄物，傷のある皮膚，粘膜は感染性があると考え対応することで，患者および医療従事者の感染リスクを低減するために実施する．手指衛生が基本であり，血液や体液，傷のある皮膚や粘膜に触れた場合，直ちに石けんと流水で手を洗う．患者に接触する前後で，手に目に見える汚染がない場合でもアルコール性速乾式手指消毒薬を用いる．また，手袋をはずした後も手指衛生を行う．

感染経路別予防策には，空気感染予防策，飛沫感染予防策，接触感染予防策が含まれる．それぞれの病原体の感染経路に基づいて対策を講じることにより，効果的な感染対策が実践できる．空気感染予防策を考慮する病原体は，結核菌，麻疹ウイルスおよび水痘ウイルスで患者隔離とN95マスク着用が基本になる．飛沫感染する病原体は，インフルエンザウイルスのほかにも多く，咳やくしゃみで患者の唾液が飛んで接触者の鼻腔や口腔に入ることで感染が成立する．したがって，患者および接触者がサージカルマスクを着用することが感染防止の基本になる．接触感染では，医療従事者の手が細菌感染症を媒介することが多く，確実な手指衛生が対策の基本である．

3. 医療従事者のワクチン接種

医療従事者が病原体の媒介者となってはならないので，ワクチン接種で予防できる疾患に対してはワクチン接種することが望ましい．もちろん，自分が罹患しないためにもワクチン接種は有効である．抗体価を上昇させておいたほうがよい疾患は，B型肝炎，麻疹，水痘，風疹，流行性耳下腺炎，インフルエンザがあげられる．2009年の日本環境感染学会院内感染対策としてのワクチンガイドラインにおいて，麻しん，水痘，風しんおよび流行性耳下腺炎に関しては2回のワクチン接種歴が確認できれば十分としており，抗体価にかかわらずそれ以上の接種は必要ないとしている．

4. 結核を防ぐための胸部単純X線写真

結核は自覚症状および身体所見に乏しいため，排菌のある活動性結核でも発見が困難な場合が多い．入院時にすべての患者に胸部単純X線写真を撮影することは，結核を病院内に拡大させないという観点からは重要である．医療従事者が年1回胸部単純X線写真を撮影することも，結核に罹患していないことの証である．医療従事者が結核菌の媒介者とならないために重要な検査であり，医療従事者の義務といっても過言ではない．

E 日本のワクチン接種

1958年に世界保健機構(WHO)総会で"世界天然痘根絶計画"が可決され，1980年5月8日に根絶宣言を行った．現在のところ，ワクチン接種は感染症を有効に予防する数少ない手段である．ワクチン接種をいかに有効に活用することができるかが，感染症予防の鍵を握っている．

1. 日本のワクチン接種の現状

日本のワクチン接種状況は，他の先進諸国に比

較すると著しく劣っている．

2007年に日本で麻疹が流行したとき，諸外国から"日本は麻疹輸出国である"と揶揄され，全世界に日本がワクチン接種に関して遅れた国であることを露呈した．また，1994年からインフルエンザワクチン接種が定期の予防接種から外されたため，接種率が著しく低下し，若年層のインフルエンザ罹患率が上がり，結果として老人の死亡率上昇を招いたと国外から指摘された．

ワクチン接種は，異物を体内に入れるためアナフィラキシーショックなどにより死亡することもなくはないが，非常にまれである．しかし，ワクチン接種の副作用が過度に報道されるため，日本人にはワクチン接種に対して不要な恐怖心が存在している．ワクチン接種にて死亡する確率とワクチン接種をしないために感染症で死亡する確率を比較した場合，圧倒的にワクチン接種しないために死亡する確率の高いことを知らなければならない．個々の不幸な事例に目を奪われることなく，日本国民の利益になる冷静なワクチン接種行政が望まれる．

2. 予防接種法(表3)

予防接種法は1948年6月30日に制定され，2011年7月23日にも改正が行われている．

予防接種法の目的は，伝染のおそれがある疾病の発生およびまん延を予防することである．日本にて予防接種を行う疾病は，1. ジフテリア，2. 百日咳，3. 急性灰白髄炎，4. 麻疹，5. 風疹，6. 日本脳炎，7. 破傷風，8. 結核，9. その他政令により定められた疾病（一類疾病）と定められている．インフルエンザは，個人の発病または重症化を防止し，合わせてまん延を防ぐことを目的としており，二類疾病に分類されている．

不幸にして，予防接種により疾病にかかり，傷害の状態となり，または，死亡した場合，予防接種法により医療費および医療手当，障害児養育年金，傷害年金，死亡一時金，葬祭料の給付が行われる．

表3 ワクチンで予防可能な疾患

A型肝炎	水痘
B型肝炎	痘瘡（天然痘）
インフルエンザ	日本脳炎
黄熱	肺炎球菌感染症
流行性耳下腺炎	破傷風
狂犬病	百日咳
ジフテリア	風疹
b型インフルエンザ菌髄膜炎	ポリオ
	麻疹

3. ユニバーサルワクチン

費用対効果を考慮して高危険群にのみに予防接種を行うのに対して，ユニバーサルワクチン接種（universal vaccination）は出生児全員に行う．1992年にWHOとUNICEFが全新生児と青少年にB型肝炎ワクチン接種を行うように勧告したが，いまだに実施されていない先進国は，日本，英国，北欧諸国など少数を残すだけである．一方，ユニバーサルワクチンという言葉は変化の速いウイルスに対して，一種類で恒常的な免疫が得られるワクチンを指す場合もあり，注意を要する．

米国では，日本の予防接種法で推奨されるワクチンに加え，1歳6か月までにB型肝炎，ロタウイルス，b型インフルエンザ菌，肺炎球菌，インフルエンザウイルス，A型肝炎のワクチン接種が行われている．予防接種済みの証明がないと学校に通うことができない場合もあり，ユニバーサルワクチン的な予防接種である．思春期以後もヒトパピローマウイルスワクチンが接種され，10年ごとにジフテリア，破傷風および百日咳の混合ワクチンが接種される．ワクチンで防げる感染症はワクチンで防ぐという感染症対策の考えが根本にある．逆に，日本で行われている結核に対するBCG接種は米国では行われない．BCG接種が結核予防に有効とするエビデンスに乏しいからである．

4. 海外渡航者の予防接種

海外渡航前の予防接種は，自分自身を感染症から守り，周囲の人への二次感染を防止する目的が

ある．厚生労働省検疫所では，地域により予防接種の種類の目安を示しているが，どれが必要かは渡航予定者が決めるとしている．破傷風，A型肝炎，B型肝炎，狂犬病，日本脳炎，ポリオ，黄熱，ジフテリア，麻疹に対する予防接種があげられ，渡航先の感染リスクに応じて選択する．

5. 海外の病院で研修を受けるための予防接種証明

海外の病院にて見学もしくは研修を行う場合，予防接種証明を求められることが多い．病院により様式は異なるが，結核（ツベルクリン2段階法，胸部単純X線写真），麻疹・水痘・風疹（予防接種日時，抗体価）は必須で，B型肝炎ウイルス抗体陽性，破傷風・ジフテリアの10年ごとの接種，インフルエンザの毎年接種が望まれる．

F 結核（表4）

減少していた日本の結核罹患率が1997年，1998年に増加に転じ，厚生省は1999年に"結核緊急事態宣言"を行った．その後結核罹患率は減少に転じているが，2009年には2万4千人以上の発生が認められ，罹患率（10万人対新登録結核患者数）は19.0となっており，先進国では群を抜いて高値である．さらに，厚生労働省は，2003年に"21世紀型日本版DOTS戦略"を発表し，高齢者などに対する結核予防総合事業および大都市における結核の治療率向上（DOTS）事業を推進させた．2007年に結核予防法が廃止となり感染症法に統合された．2012年3月現在，結核は感染症法において二類感染症に分類されている．

1. 世界における結核

2011年になっても世界で約20億人の結核感染者が存在し，毎年900万人以上の新規患者が発生し，300万人以上が死亡している．世界的に，結核は死亡者数の多い感染症の1つである．WHO

表4 諸外国と日本の結核罹患率

国名	罹患率	年次
米国	4.1	2009
カナダ	4.9	2009
ドイツ	5.0	2009
スウェーデン	5.6	2009
フランス	6.1	2009
オーストラリア	6.4	2009
イタリア	6.4	2009
オランダ	6.5	2009
デンマーク	6.8	2009
英国	12.0	2009
日本	18.2	2010

（諸外国のデータは，Global Tuberculosis Control WHO Report 2010より）

は，1993年に結核緊急事態宣言を発令し，DOTS戦略を開始した．加えて，結核対策の一番の課題は人々が結核という病気を忘れてしまうこととし，毎年3月24日を世界結核デーとして結核を再認識する機会とした．

2. 医療従事者の健康診断

定期健康診断では，胸部X線写真にて結核のスクリーニングを行っている．入職時にツベルクリン反応が行われることが多いが，わが国ではほとんどの国民がBCG接種を行っているため活動性結核を発見するのには役立たない．ツベルクリン反応に代わって，クォンティフェロン（QFT）検査が行われるようになってきている．国立大学附属病院感染対策協議会病院感染対策ガイドラインでは，新採用職員にはQFT検査を実施し，ベースラインのQFT値を把握して，活動性肺結核患者と接触があった医療従事者の定期外健診に用いることが推奨されている．

3. BCG

2005年4月から，BCG接種は乳幼児期の重症結核などを早期に予防する目的で生後6か月未満の1回接種に変更された．ただ，BCG接種に関しては結核予防に有効であるとするエビデンスに乏しく，各国で対応が異なる．

G エイズ(図1)

1. 日本の動向

2011年度は，HIV，AIDS新規患者は，それぞれ1,019人，467人であり合計1,486人であった．2010年度とほぼ同じ患者数であり，増加傾向は鈍化しているものの明らかな減少には転じていない．HIV検査が十分に行われているとはいえないので，HIV感染対策を強化する必要がある．

2. 世界の動向

2009年，世界においてHIV陽性者数は3330万人，新規感染者260万人と推計されており，1999年と比較して新規患者数は19%減少した．アフリカなどにおける予防効果と治療の普及によるものと考えられている．また，欧米の先進国では予防対策や治療が進んで，HIVの新規感染者が減少に向かっている．

3. HIV検査

HIV検査は，保健所や自治体の特設検査施設で無料・匿名で受け付けている．HIV検査はスクリーニング検査と確定検査の2段階で行う．スクリーニング検査で陰性であれば"HIV陰性"となる．スクリーニング検査陽性であれば確認検査を行い，陽性であれば"HIV感染"，陰性であれば"HIV陰性"と判断する．

したがって，スクリーニング検査陽性は，HIV感染による「真の陽性」と，HIV感染がないのに陽性となる「偽陽性」が含まれており，確認検査を必ず施行しなければならない．

H 新興感染症，再興感染症，検疫感染症

新興感染症(表5)とはWHOの定義では，今まで知られていなかったが，1970年以降に新しく認識され公衆衛生上問題となる感染症とされている．30以上あり，HIV，鳥インフルエンザ，重症急性呼吸器症候群(SARS)などが含まれる．病原体はウイルス，細菌，スピロヘータ，寄生虫とさまざまである．

再興感染症(表5)は，予防接種や抗菌薬にて抑えられていた感染症が，病原体や環境の変化にて再度流行することである．結核，百日咳，狂犬病，デング熱，マラリアなどが含まれる．

検疫感染症(検疫伝染病)とは，検疫法に規定さ

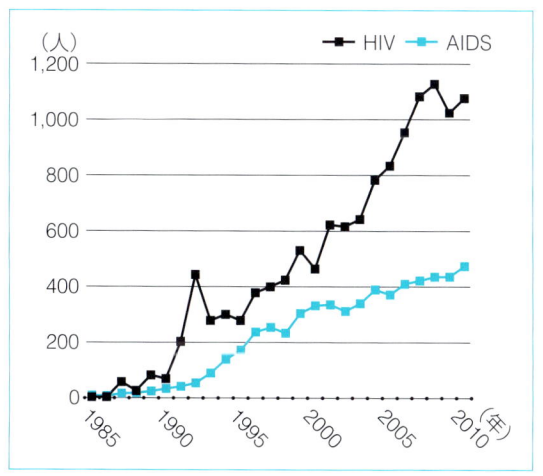

図1 HIV感染者およびAIDS患者の新規報告数年次推移
(2010年エイズ発生動向：厚生労働省 エイズ動向委員会)

表5 主な新興感染症と主な再興感染症

主な新興感染症	主な再興感染症
重症急性呼吸器症候群(SARS)	劇症型A群連鎖球菌感染症
鳥インフルエンザ	ペスト
ウエストナイル熱	ジフテリア
エボラ出血熱	結核
クリプトスポリジウム症	百日咳
クリミア・コンゴ出血熱	サルモネラ感染症
後天性免疫不全症候群(HIV)	コレラ
	狂犬病
腸管出血性大腸菌感染症	デング熱
ニパウイルス感染症	黄熱病
日本紅斑熱	マラリア
バンコマイシン耐性黄色ブドウ球菌(VRSA)感染症	住血吸虫症
	リーシュマニア症
マールブルグ病	トキソプラズマ症
ラッサ熱	エキノコックス症

れていて、日本に常在しない、検疫の対象となる感染症を指す。一類感染症のエボラ出血熱、クリミア・コンゴ出血熱、ペスト、痘瘡、南米出血熱、マールブルグ病、ラッサ熱、および鳥インフルエンザ（A型H5N1）、デング熱、マラリアを含んでいる。

1. 狂犬病

　四類感染症であり、診断した医師は直ちに最寄りの保健所に届けなければならない。

　日本では、1950年に狂犬病予防法が施行されてから発生が減少し、1957年以降国内発症は認められていない。世界では毎年55,000人が狂犬病で亡くなっており、日本、英国、スカンジナビア半島を除くすべての地域で認められる。日本では、1970年に1名と2006年に2名、狂犬病による死亡が確認されたが、いずれも海外旅行中にイヌに噛まれて感染した。輸入感染症としても注目されているが、日本において狂犬病ウイルス感染動物が棲息してもおかしくない状況下にある。

　狂犬病は、イヌ、スカンク、キツネ、タヌキ、オオカミ、コウモリなどの哺乳類に感染しているウイルスがヒトに伝染して起こる人畜共通伝染病である。20～90日の潜伏期内にワクチンを接種しないと不幸な転帰をたどる。海外旅行前には狂犬病ワクチンを接種したほうがよいが、ワクチン接種の有無にかかわらず、海外で動物に噛まれたら狂犬病ワクチンの接種の必要がある。

2. マラリア

　四類感染症である。日本では1960年以降媒介蚊によるマラリアの自然感染は認められず、熱帯・亜熱帯諸国からの輸入感染症である。国内では、年間70～80人が発症している。熱帯熱マラリアは、迅速かつ適切な治療が行われないと短期間で重症化し死亡することがある。世界では、毎年3～5億人が罹患し150万～270万人が死亡している。

　マラリアはマラリア原虫の感染にて成立するが、ハマダラカにより媒介される。予防は、蚊に刺されない工夫が必要で、長袖服・長ズボンの着用、昆虫忌避剤の使用が考えられる。流行地に行く場合は、ワクチンはないが抗マラリア薬の予防投与が推奨される。診断されたら直ちに化学療法（クロロキン、スルファドキシン/ピリメタミン合剤もしくはメフロキン）を行う必要がある。

3. デング熱

　四類感染症。日本での感染例はないが、海外旅行で感染し国内で発症する例が認められる。日本でのデング熱患者届出数は年間数十件である。世界では年間1億人が罹患し、約25万人がデング出血熱を発症する。

　デング熱はデングウイルスにより発症し、ネッタイシマカにより媒介される。有効な抗ウイルス薬がなく、対症療法が主体である。ただ、デング出血熱の場合には、血漿漏出と出血傾向が生じ重症化することがあるので、適切な治療が必要になる。致死率は数％とされ、死に至る疾患である。

4. 鳥インフルエンザ

　二類感染症。A型H5N1亜型鳥インフルエンザウイルスがトリに感染する。ヒトは、感染したトリおよびその排泄物などに濃厚に接触することにより感染するが、日本での発症例は確認されていない。世界では2012年3月現在、592人が発症し、349人が死亡している。主にアジア、中東、アフリカを中心に感染者が認められ、感染した鳥類は、東南アジア、中東、ヨーロッパ、アフリカで確認されている。

　国内でも鳥インフルエンザに感染したトリが認められており、感染予防策としては鳥との接触を避けることが最も重要である。マスクの着用、手指衛生の励行も効果がある。

5. ウエストナイル熱/脳炎

　日本脳炎ウイルスに近いウエストナイルウイル

スを蚊が媒介する．ヒトからヒトへの感染は認められていない．ヒトのほかにトリ，ウマなどへの感染も確認されている．インフルエンザ様の比較的軽い症状ですむことが多いが，ウエストナイル脳炎を発症すると重症になる．現在のところ日本国内での感染例はないが，海外旅行からの帰国者に発症した例が認められている．CDCの発表によると，米国では，2009年1年間でウエストナイル熱380例，ウエストナイル脳炎601例が発症し，45名が死亡している．

2012年3月現在，ウエストナイルウイルスに対するワクチンはなく，抗ウイルス薬もない．治療は症状を軽減する対症療法が主体となる．

■ 衛生動物，寄生虫

衛生動物は，蚊，ハエ，ダニ，ネズミなど感染症を媒介する衛生昆虫・動物，毒蛇，ハチ，ドクガなどの有毒動物，ゴキブリ，ユスリカなどの不快昆虫類など，衛生に直接的な害を及ぼす有害動物の総称である．

マラリア，デング熱，ウエストナイル熱，フィラリア症（糸状虫）は蚊が媒介し，日本紅斑熱，ライム病，ダニ脳炎はマダニが媒介する．ドブネズミからはレプトスピラ症（ワイル病）のスピロヘータが検出されている．

衛生環境が整うにつれ，回虫などの土壌由来の寄生虫病は一時激減した．しかし，国際交流，ペット飼育，自然食などが盛んになるにつれ，以前とは異なるアニサキス，ウエステルマン肺吸虫，宮崎肺吸虫などの寄生虫病が認められるようになった．

参考文献
1) 感染症の予防及び感染症の患者に対する医療に関する法律
 http://law.e-gov.go.jp/htmldata/H10/H10HO114.html
 ※日本の感染症対策の基本となる法律である
2) 国公立大学附属病院感染対策協議会：病院感染対策ガイドライン改訂版，じほう，2012
 ※日本の医療関連感染(院内感染)対策で最も使いやすいガイドラインである
3) 日本環境感染学会：院内感染対策としてのワクチンガイドライン改訂版，環境感染誌，24 supplement：S1-S8，2009
 ※日本における医療従事者のワクチン接種の考え方を示したガイドラインである

第5章 保健

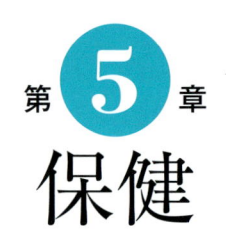

学習のポイント

❶ 保健の対象は，乳児から高齢者まで非常に幅広い．
❷ それぞれの対象に合わせた対策を学ぶとともに，栄養保健や精神保健など国民全体にかかわるような内容についても理解する．
❸ 国内に限らず，世界の保健の状況についても理解する．
❹ 職業病を発生させないための労働衛生管理を学ぶ．

本章を理解するためのキーワード

❶「健康」の定義
健康とは，病気でないとか，弱っていないということではなく，肉体的にも，精神的にも，そして社会的にも，すべてが満たされた状態にあることをいう．（WHO 憲章前文より，日本 WHO 協会訳）

❷ 作業環境管理
作業環境中の有害な因子を除去，あるいは環境改善して低減することを行う．

❸ 作業管理
作業のやり方，作業姿勢，あるいは作業時間を見直し，有害な因子による作業者の曝露を低減する．労働衛生保護具の適正使用も含む．

❹ 健康管理
一般および特殊健康診断を受診し，産業医などから指導を受ける．

❺ メンタルヘルス
精神的な疲労，ストレス，悩みなどの軽減とそれへのサポート．

❻ 過重労働
長時間にわたる労働や心理的負荷を過度に蓄積させる労働のこと．

A 健康の保持増進

1. 栄養保健

a. 栄養欠乏・栄養過剰

栄養欠乏には，食糧摂取の不足から起こる飢餓と，バランスのよくない食事によって起こるミネラル欠乏症などがある．また，食事で摂取した栄養素を体内で十分に活用できない場合，下痢などの健康障害がある場合にも栄養欠乏に陥る場合がある．

栄養過剰は，食糧を必要以上に多量に摂取した場合，肥満につながる．また，特定の栄養素（ビタミンなど）を過剰に摂取することにより起こる過剰症などにも注意が必要である．

栄養欠乏・栄養過剰を防ぐために，厚生労働省と農林水産省は平成 17（2005）年に「食事バランスガイド」を策定している（図1）．平成 22（2010）年には，日本人の食事摂取基準（2010 年版）の改定を踏まえ，エネルギー量の幅を広げるなど，食事バランスガイドの一部が変更されている．

b. 国民健康・栄養調査

国民健康・栄養調査は，健康増進法に基づき，国民の身体の状況，栄養素など摂取量，食品群別

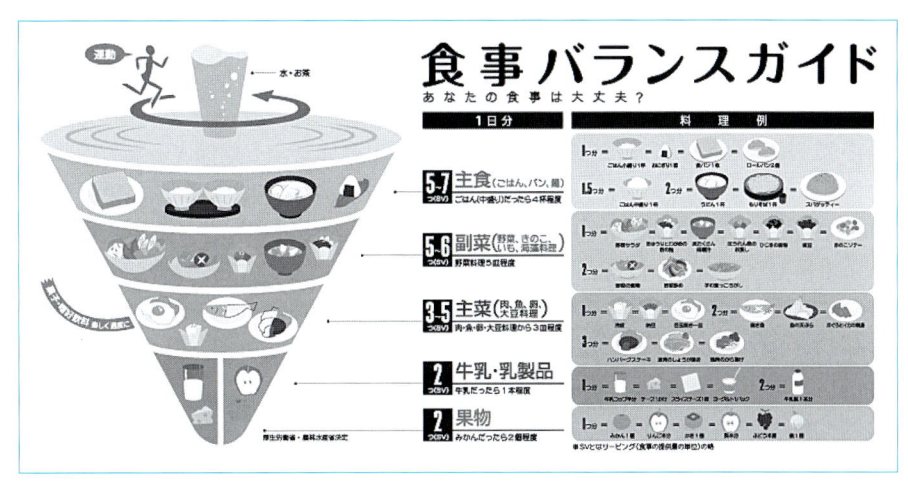

図1 食事バランスガイド
(出典：農林水産省ホームページ　http://www.maff.go.jp/j/balance_guide/)

表1　食品添加物の分類

食品添加物	指定添加物	厚生労働大臣が安全性と有効性を確認して指定 例：キシリトール
	既存添加物	長年使用されてきた実績があり，厚生労働大臣が認めたもので引き続き使用可能なもの 例：クチナシ色素
	天然香料	動植物から得られる天然の物質で，香りをつけることを目的として使用され，健康被害がないとして使用が認められているもの 例：バニラ香料
	一般飲食物添加物	一般に食品としても使われているものを添加物として使用しているもの 例：寒天

摂取量，生活習慣の状況などを明らかにすることを目的として，平成15(2003)年から実施されている．平成21(2009)年の調査結果によると，習慣的に朝食をほとんど食べない人は，男性10.7％，女性6.0％であり，男女とも20歳代(男性21.0％，女性14.3％)，30歳代(男性21.4％，女性10.6％)では比率が高くなっていた．また，体重管理を実践しようと心がけている人は，男性67.8％，女性75.6％で，前回調査(平成16年)に比べて男女ともに増加しているが，メタボリックシンドローム(内臓脂肪症候群)の予防や改善のための食事や運動の実践状況は，男性27.5％，女性24.2％で3割に満たなかった．

2. 食品安全および食品衛生

a. 食品添加物

食品衛生法では，食品の製造過程で，または食品の加工や保存の目的で食品に添加，混和などの方法によって使用するものと定義されている．調味料や保存料，着色料などがある．食品添加物は**表1**に示すように，4つに分類される．

b. 食中毒

食中毒の原因としては，細菌，ウイルス，植物性自然毒，動物性自然毒などがある．代表的なものを**表2**に示す．

食中毒の事件数，患者数などの推移は**表3**に示すとおりである．年による変動が大きく，一定の増減傾向はみられない．平成22(2010)年に原因

食品が判明した事件のうち，魚介類に起因するものが10.2%と最も多かった．原因施設では，飲食店が52.8%と最も多く（表4），病因物質としてはノロウイルスが31.8%で最も多かった（表5）．

c. 食品監視

近年，遺伝子組換えなどの科学技術の発展，食品流通の広域化，国際化の進展などにより，食品の安全性の確保が重要になっている．わが国では平成13（2001）年，国内初の牛海綿状脳症（BSE）の発生を契機に，食品安全行政に関する関係閣僚会議において今後の食品安全行政のあり方について取りまとめられ，平成15年に「食品安全基本法」が成立した．また，「食品衛生法」に基づき，都道府県などは毎年，食品衛生監視指導計画を策定し，地域の実情に応じて重点的かつ効率的に監視指導を実施している．

d. 輸入食品

わが国の食料供給における輸入食品の割合は，ここ数年カロリーベースで約6割を占めている．輸入食品の安全を確保するためには，輸出国における対策，水際（輸入時）の対策，国内流通時の対策と，3段階で適切な対応が必要となる．輸入食品の監視体制として，検疫所の食品監視窓口に食品衛生監視員を配置し，輸入届出書の審査やモニ

表2 食中毒を引き起こす原因物質

細菌	腸炎ビブリオ，サルモネラ，ブドウ球菌，ボツリヌス菌，カンピロバクター，大腸菌 など
ウイルス	ノロウイルス，ロタウイルス，アデノウイルス など
植物性自然毒	キノコ類，トリカブト，ジギタリス など
動物性自然毒	フグ，貝 など

表4 原因施設別の食中毒事件数

平成22年

施設別	事件数	発生率（%）
総数	1,254	100
家庭	155	12.4
事業場	37	3.0
学校	22	1.8
病院	6	0.5
旅館	78	6.2
飲食店	662	52.8
販売店	16	1.3
製造所	9	0.7
仕出し屋	54	4.3
行商	0	0
採取場所	4	0.3
その他	22	1.8
不明	189	15.1

（厚生労働省：食中毒発生状況）

表3 食中毒事件数・患者数などの推移

年次（平成）	事件数	患者数	死者数	1事件当たりの患者数	罹患率（人口10万対）	死亡率（人口10万対）
12	2,247	43,307	4	19.3	34.2	0.0
13	1,928	25,862	4	13.4	20.3	0.0
14	1,850	27,629	18	14.9	21.7	0.0
15	1,585	29,355	6	18.5	23.0	0.0
16	1,666	28,175	5	16.9	22.1	0.0
17	1,545	27,019	7	17.5	21.1	0.0
18	1,491	39,026	6	26.2	30.5	0.0
19	1,289	33,477	7	26.0	26.3	0.0
20	1,369	24,303	4	17.8	19.0	0.0
21	1,048	20,249	0	19.3	15.9	0.0
22	1,254	25,972	0	20.7	20.4	0.0

（厚生労働省：食中毒発生状況）

表5 病因物質別の食中毒事件数

平成22年

物質名	事件数	発生率(%)
総数	1,254	100
細菌(総数)	580	46.3
サルモネラ属菌	73	5.8
ブドウ球菌	33	2.6
ボツリヌス菌	1	0.1
腸炎ビブリオ	36	2.9
病原大腸菌	35	2.8
腸管出血性大腸菌	27	2.2
その他の病原大腸菌	8	0.6
ウエルシュ菌	24	1.9
セレウス菌	15	1.2
エルシニア・エンテロコリチカ	0	0
カンピロバクター・ジェジュニ/コリ	361	28.8
ナグビブリオ	0	0
コレラ菌	0	0
赤痢菌	1	0.1
チフス菌	0	0
パラチフスA菌	0	0
その他細菌	1	0.1
ノロウイルス	399	31.8
その他のウイルス	4	0.3
化学物質	9	0.7
自然毒(総数)	139	11.1
植物性自然毒	105	8.4
動物性自然毒	34	2.7
その他	28	2.2
不明	95	7.6

(厚生労働省:食中毒発生状況)

タリング検査などを実施している．また，食品衛生法に基づき，都道府県などは年度毎に「輸入食品監視指導計画」を策定している．輸入時に合格した食品は，この計画に基づき都道府県などで再度，検査を実施し，合格した食品だけが消費者へ流通している(**図2**)．

3. 母子保健

a. 母子保健の指標

母子保健の指標は，その国や地域の保健水準を判断するのに重要である．国際比較を行う場合，出生千対の乳児死亡率が用いられる．乳児の生存は母体の健康状態，養育状況などの影響を強く受けるため，乳児死亡率はその地域の衛生状態や経済状況などを反映するといわれている．わが国では，乳児死亡率が，明治，大正期には出生千対150～160であった．その後，母子保健法の制定(昭和40年)などさまざまな対策がなされ，昭和50年には10.0となり，以降毎年改善され，平成21(2009)年は2.4となり世界的にも非常に低い数値となっている．

母子保健にかかわる人口動態統計指標を**表6**に示す．

b. 妊産婦，乳幼児健康診査

妊産婦および乳幼児の健康診査は母子保健法の第13条に基づき実施されている．実施主体はいずれも市町村である．各健康診査の主な内容を**表7**に示す．

c. 新生児マス・スクリーニング(表8)

先天性代謝障害・内分泌異常の早期発見，早期治療により，知的障害などの心身障害の発生を予防するために，すべての新生児を対象として，都道府県・指定都市において，血液を用いてのマス・スクリーニング検査が実施されている．

4. 学校保健

a. 健康教育・保健管理

学校保健における健康教育は，保健教育ともよばれ，「保健学習」と「保健指導」に大別される．保健学習では，感染症，心の健康，生活習慣病の予防，薬物乱用防止，性に関する問題行動への対応などについて学ぶ．保健指導では，健康に関する日常の具体的問題に対応するための実践的能力や態度の育成を目指している．

保健管理は，学校保健安全法の第1条で，「学校環境衛生」「健康診断」「健康相談」「感染症予防」を含むとされている．

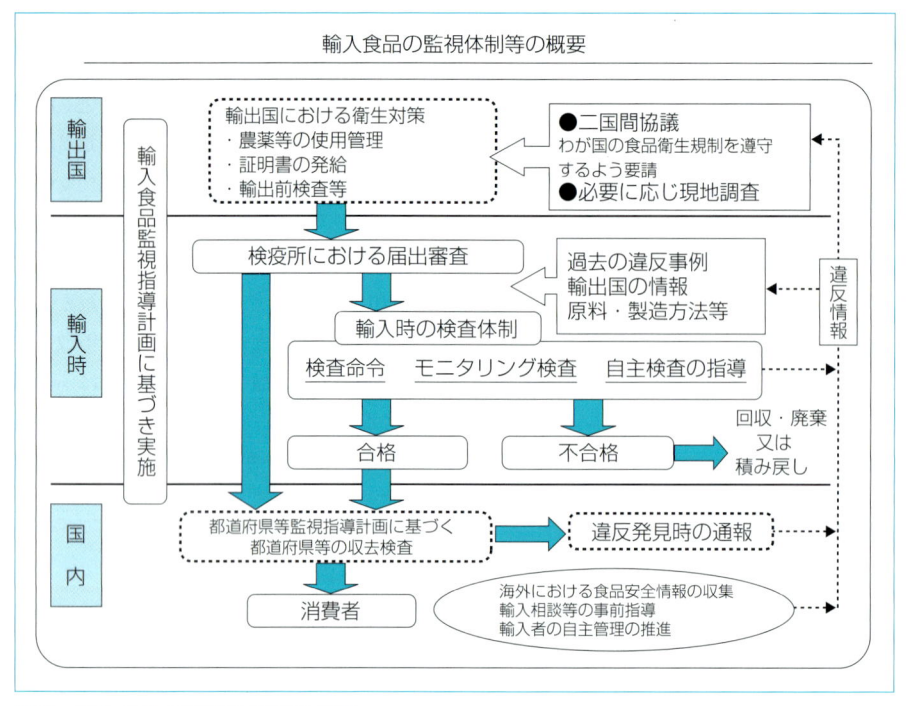

図2 輸入食品の監視体制等の概要
(厚生労働省 http://www.mhlw.go.jp/topics/bukyoku/iyaku/syoku-anzen/iken/dl/07115data2.pdf)

表6 母子保健にかかわる人口動態統計指標

$$出生率 = \frac{出生数}{人口} \times 1,000$$

$$合計特殊出生率 = \sum_{x=15}^{49} \frac{x歳の母の出生数}{x歳の女子人口}$$

$$総再生産率 = \sum_{x=15}^{49} \frac{x歳の母の女児出生数}{x歳の女子人口}$$

$$純再生産率 = \sum_{x=15}^{49} \left(\frac{生命表によるx歳女子の定常人口}{生命表による0歳女児生存数} \times \frac{x歳の母の女児出生数}{x歳の女子人口} \right)$$

$$乳児死亡率 = \frac{生後1年未満の死亡数}{出生数} \times 1,000$$

$$新生児死亡率 = \frac{生後4週未満の死亡数}{出生数} \times 1,000$$

$$早期新生児死亡率 = \frac{生後7日未満の死亡数}{出生数} \times 1,000$$

$$死産率(自然死産率・人工死産率) = \frac{死産(自然・人工)数}{出産(出生+死産)数} \times 1,000$$

$$妊娠満22週以後の死産率 = \frac{妊娠満22週以後の死産数}{出産(出生+妊娠満22週以後の死産)数} \times 1,000$$

$$周産期死亡率 = \frac{妊娠満22週以後の死産数+早期新生児死亡数}{出産(出生+妊娠満22週以後の死産)数} \times 1,000$$

$$妊産婦死亡率 = \frac{妊産婦死亡数}{出生数または出産数} \times 10,000 \text{ または } 100,000$$

$$婚姻率 = \frac{婚姻件数}{人口} \times 1,000$$

$$離婚率 = \frac{離婚件数}{人口} \times 1,000$$

表7 妊産婦および乳幼児健康診査の概要

健康診査	目的	時期	内容
妊産婦健康診査	妊娠，分娩が正常に経過していることを確認し，また流産，早産，妊娠高血圧症候群など，妊娠，分娩中に母胎，胎児に起こる異常を早期に発見し，適切な対応が取れるようにする．	妊娠前期から出産まで 産後は必要に応じて実施 ※受診することが望ましい健診回数（平成8年11月20日付け児発第934号局長通知） ①妊娠初期より妊娠23週（第6月末）まで：4週間に1回 ②妊娠24週（第7月）より妊娠35週（第9月末）まで：2週間に1回 ③妊娠36週（第10月）以降分娩まで：1週間に1回 （※これに沿って受診した場合，受診回数は14回程度と考えられる）	問診・診察，梅毒血清反応，血液検査，血圧測定，尿検査など
乳児健康診査	疾病異常の早期発見および健康な発育・発達のための栄養指導などを行う．最近では，児童虐待防止のために母の精神的健康についても考慮して問診等を実施している．	実施する自治体により異なるが，多くは3〜6か月，および9〜11か月に行っている．	問診・診察，身体測定，各種の定期予防接種の励行など
1歳6か月児健康診査	心身障害の早期発見，う歯の予防，栄養状態の確認，および保護者への育児や栄養指導を行う．	1歳6か月を超え，2歳に達しない時期	問診・診察，身体測定，歯科検診など
3歳児健康診査	身体の発育，精神発達面や視聴覚障害の早期発見などを目的としている．	3歳を超え，4歳に達しない時期	問診・診察，身体測定，歯科検診，視聴覚検査など

表8 新生児マス・スクリーニングの対象疾患，検査項目，検査方法

対象疾患		検査項目	検査方法
アミノ酸代謝異常	フェニルケトン尿症	フェニルアラニン	BIA法（ガスリー法）
	ホモシスチン尿症	メチオニン	BIA法（ガスリー法）
	メープルシロップ尿症	ロイシン	RIA法（ガスリー法）
糖質の代謝異常	ガラクトース尿症	ガラクトース ガラクトース-1-リン酸	ペイゲン法，ボイトラー法
内分泌疾患	先天性甲状腺機能低下症（クレチン症）	TSH FT4	酵素免疫法（エライザー法）
	先天性副腎過形成症	17-OHP	酵素免疫法（エライザー法）

b. 学校伝染病

学校保健安全法施行規則により，校長は，学校内において感染症にかかっているまたはその疑いがある児童生徒などを発見した場合，必要に応じて学校医に診断させ，学校保健安全法第19条の規定による出席停止の指示をするほか，消毒などの処置を行う．学校において予防すべき感染症について，表9に示す．

c. 学校精神保健

近年，児童生徒の心身の健康問題が複雑・多様化してきている．文部科学省の問題行動調査によると，平成22年度の小・中・高・特別支援学校における，いじめの認知件数は77,630件で，前年度より6.7%増加した．また，小・中学校における，不登校児童生徒数は119,891人で，3年連続で減少しているが，14年続けて10万人を超えている．文部科学省は，いじめなどの問題に対応するためスクールカウンセラーなどの配置を進め

表9 学校において予防すべき感染症（平成24年4月改正）

	感染症の種類	出席停止の期間基準	考え方
第一種	エボラ出血熱 クリミア・コンゴ出血熱 痘そう 南米出血熱 ペスト マールブルグ熱 ラッサ熱 急性灰白髄炎 ジフテリア 重症急性呼吸器症候群（病原体がSARSコロナウイルスであるものに限る） 鳥インフルエンザ（病原体がインフルエンザウイルスA属インフルエンザAウイルスであってその血清亜型がH5N1であるものに限る） 感染症予防法に規定される新型インフルエンザ等感染症, 指定感染症及び新感染症	治癒するまで	感染症法の一類感染症及び二類感染症（結核を除く）
第二種	インフルエンザ〔鳥インフルエンザ（H5N1）及び新型インフルエンザを除く〕	発症した後5日を経過し, かつ解熱した後2日（幼児にあっては, 3日）を経過するまで	飛沫感染する感染症で児童生徒の罹患が多く, 学校において流行を広げる可能性が高いもの
	百日咳	特有の咳が消失するまで又は5日間の適正な抗菌性物質製剤による治療が終了するまで	
	麻しん	解熱した後3日を経過するまで	
	流行性耳下腺炎	耳下腺, 顎下腺又は舌下腺の腫脹が発現した後5日を経過し, かつ, 全身状態が良好になるまで	
	風しん	発疹が消失するまで	
	水痘	すべての発疹が痂皮化するまで	
	咽頭結膜熱	主要症状が消退した後2日を経過するまで	
	結核 髄膜炎菌性髄膜炎	病状により学校医その他の医師において感染のおそれがないと認めるまで	
第三種	コレラ 細菌性赤痢 腸管出血性大腸菌感染症 腸チフス パラチフス 流行性角結膜炎 急性出血性結膜炎 その他の感染症	病状により学校医その他の医師において感染のおそれがないと認めるまで	学校教育活動を通じ, 学校において流行を広げる可能性があるもの

資料　学校保健安全法施行規則などにより作成
（2012/2013年　国民衛生の動向, p 365を改変）

ている. スクールカウンセラーを配置した学校の暴力行為, 不登校, いじめの発生状況を全国における発生状況と比較（文部科学省調べ）すると, スクールカウンセラーを配置した学校の発生状況の方が低い数値となっており, 一定の成果を上げているが, 人材の不足や偏在, 財政状況などの理由によって活用状況に地域差があるなど, まだまだ課題も残されている（表10）.

d. 学校安全

学校は, 子どもたちの健やかな成長と自己実現を目指して学習活動を行うところであり, その基盤として安全で安心な環境が確保されている必要がある. しかし, 学校を発生場所とする凶悪犯罪

表10 平成14～16年度スクールカウンセラー派遣校における問題行動等の派遣前(平成13年度)と派遣後(平成16年度)の発生状況比較

問題行動等	年度	SC派遣校における発生状況 (2年以上派遣)		全国における発生状況 (公立)	
			増減率		増減率
暴力行為発生件数 (学校内)	平成13年度	12,595件	▲13.3%	31,018件	▲9.5%
	平成16年度	10,924件		28,084件	
不登校児童生徒数	平成13年度	56,661件	▲14.8%	138,722件	▲11.1%
	平成16年度	48,294件		123,358件	
いじめ発生件数	平成13年度	7,887件	▲21.4%	22,841件	▲14.8%
	平成16年度	6,203件		19,466件	

(文部科学省ホームページ:http://www.mext.go.jp/a_menu/hyouka/kekka/08100105/030.htm)

や，下校中の児童が殺害されるという事件が発生するなど，近年，学校や通学路における事件が大きな問題となっている．学校保健安全法の第27条で，学校は児童生徒などの安全の確保を図るため安全に関する事項について計画を策定し，これを実施しなければならないと定めている．文部科学省の学校の安全管理の取組状況に関する調査(平成19年度実績)によると，学校安全計画を策定している学校の割合は全体で82.9%という結果であった．学校関係者だけではなく，警察署その他の関係機関や，地域住民などと連携しながら，児童生徒などの安全を守っていく必要がある．

5. 成人保健

a. 生活習慣病の発症と予防，リスクファクター

生活習慣病とは，「食生活や運動習慣，休養や喫煙，飲酒などの生活習慣が，病気の発症や進行に関与している疾患のこと」と厚生労働省が定義している．すなわち，1人ひとりが生活習慣を改善し，健康増進に努めることで生活習慣病の予防が可能となる．

現在，わが国の3大死因は悪性新生物，心疾患，脳血管疾患であり，死因の約6割を占めている．平成20年の患者調査によると，医療機関を受診している総患者数は，高血圧性疾患797万人，糖尿病237万人，悪性新生物152万人，脳血管疾患134万人，虚血性心疾患81万人となって

表11 主な生活習慣病のリスクファクター

疾患	リスクファクター
悪性新生物	喫煙，飲酒，偏った食事，肥満などウイルスが原因とされているものには肝臓がん(HB・HCウイルス)，子宮頸がん(パピローマ，ヘルペスウイルス)がある．
虚血性心疾患	高コレステロール，喫煙，高血圧，肥満，食塩過剰摂取など
脳血管疾患	高血圧，喫煙，飲酒，運動不足，ストレスなど
糖尿病	肥満，高血圧，高脂血，喫煙，運動不足など
肝硬変	HB・HCウイルス，飲酒，自己免疫など

いる．

主な生活習慣病のリスクファクターを表11に示す．

b. 国民健康づくり対策 (図3)

わが国では，昭和53(1980)年から国民健康づくり対策が開始された．時代に合わせて重点事項，目標を定め，現在，第3次国民健康づくり対策として実施された健康日本21の最終評価が公表されている．最終評価の結果，9つの分野(栄養・食生活，身体活動・運動，休養・こころの健康づくり，たばこ，アルコール，歯の健康，糖尿病，循環器病，がん)の全指標80項目のうち，再掲21項目を除く59項目において，全体の約6割で一定の改善がみられた．主なものとしては，以下のとおりである．

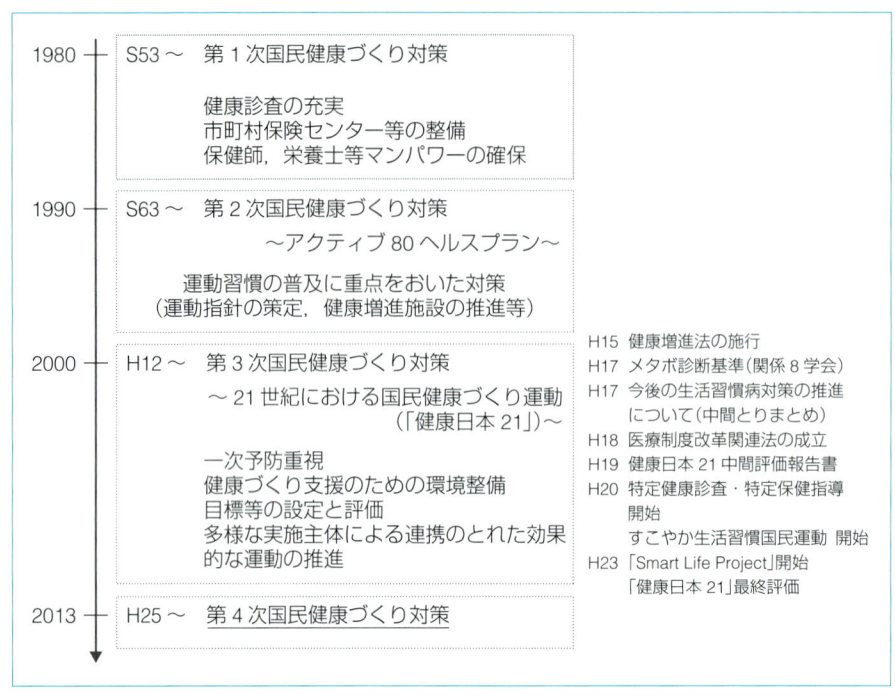

```
1980 ─  S53〜  第1次国民健康づくり対策
               健康診査の充実
               市町村保険センター等の整備
               保健師,栄養士等マンパワーの確保

1990 ─  S63〜  第2次国民健康づくり対策
               〜アクティブ80ヘルスプラン〜
               運動習慣の普及に重点をおいた対策
               (運動指針の策定,健康増進施設の推進等)

                                                    H15 健康増進法の施行
                                                    H17 メタボ診断基準(関係8学会)
2000 ─  H12〜  第3次国民健康づくり対策              H17 今後の生活習慣病対策の推進
               〜21世紀における国民健康づくり運動        について(中間とりまとめ)
                        (「健康日本21」)〜           H18 医療制度改革関連法の成立
                                                    H19 健康日本21中間評価報告書
               一次予防重視                          H20 特定健康診査・特定保健指導
               健康づくり支援のための環境整備              開始
               目標等の設定と評価                         すこやか生活習慣国民運動 開始
               多様な実施主体による連携のとれた効果   H23 「Smart Life Project」開始
               的な運動の推進                             「健康日本21」最終評価

2013 ─  H25〜  第4次国民健康づくり対策
```

図3 健康づくり対策の流れ
(第1回次期国民健康づくり運動プラン策定専門委員会資料)

- 食塩摂取量の減少
- メタボリックシンドロームの該当者・予備群の減少
- 意識的に運動を心がけている人の増加
- 高齢者で外出について積極的態度をもつ人の増加
- 自殺者の減少
- 喫煙が及ぼす健康影響についての十分な知識の普及
- 多量飲酒する人の減少
- 80歳で20歯以上・60歳で24歯以上の自分の歯を有する人の増加
- 糖尿病合併症の減少
- 高脂血症の減少
- 糖尿病やがん検診の促進

6. 老人保健

a. 高齢者福祉対策

高齢者が,介護が必要になっても住み慣れた地域や住まいで,尊厳ある自立した生活を送るためには,質の高い保健医療・福祉サービスの確保とともに地域住民も参加して,地域全体で高齢者を支えていく必要がある.例えば,高齢化で増え続けている認知症への対策として,厚生労働省が2005年より開始している事業の1つに「認知症サポーター100万人キャラバン」がある.認知症サポーターになるには,認知症に関する正しい知識と理解を身につけるために,市町村あるいは企業などが開催している90分を標準とする養成講座を受講する.認知症サポーターには,特別に何かの活動を要求されるわけではないが,日常生活のなかで認知症の人と出会ったときに,必要に応じて手助けをしたり,認知症の人を介護する家族の理解者になることなどが期待されている.全国キャラバンメイト連絡協議会によると,平成21年には認知症サポーター数が100万人を超え,平成24年9月30日現在,認知症サポーターの数は3,631,903人である.

b. 在宅医療

現在,わが国は在宅医療を推進しようとしてい

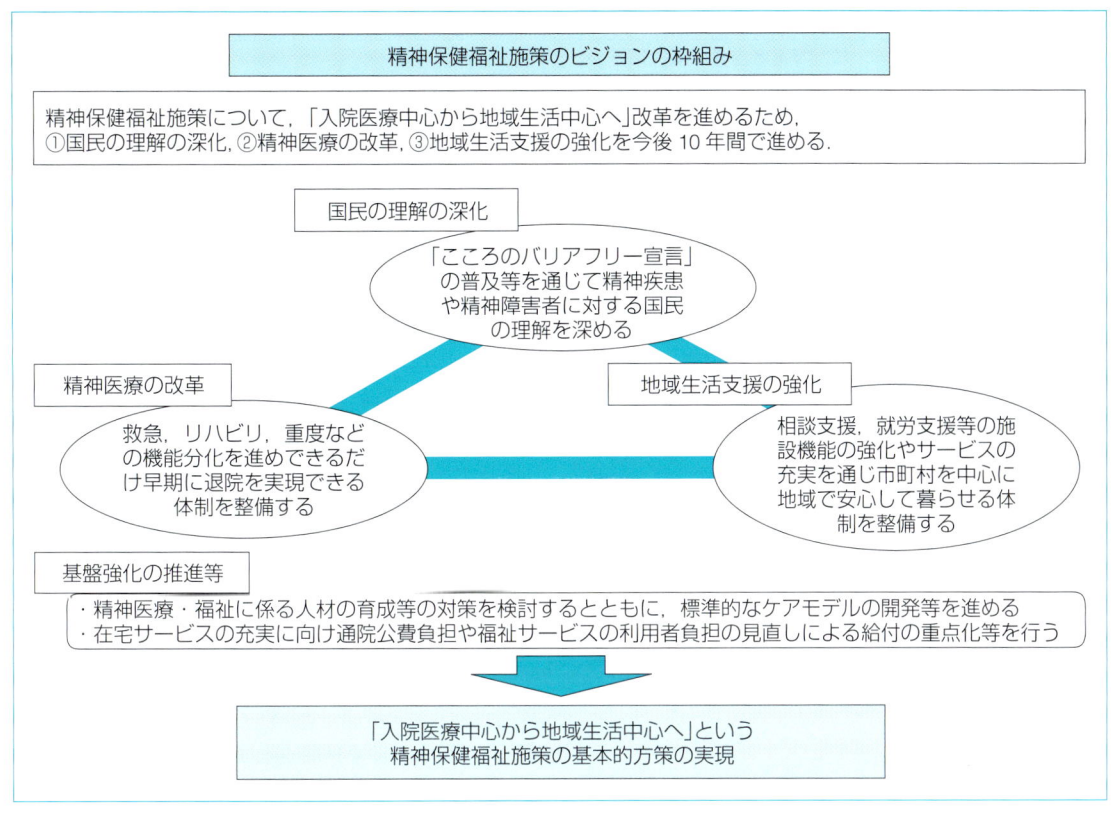

図4 精神保健医療福祉の改革ビジョン
(厚生労働省 http://www.mhlw.go.jp/kokoro/nation/4_02_00vision.html)

る．厚生労働省が公表している，終末期医療に関する平成20年の調査では，自宅での療養希望が63.3%，そのうち10.9%が家で最期を迎えたいと考えていた．しかし，そのためには24時間体制で在宅医療を支えてくれるようなシステムが必要である．平成18年に診療報酬において「在宅療養支援診療所」の制度を創設，また平成20年の診療報酬改定においても，在宅医療を担う医療関係者と入院を担当する医師が共同で行う指導を評価するなど，在宅医療の推進に向け対策が取られているところである．

7. 精神保健

a. 精神保健福祉対策

わが国では，精神障害者に対して入院医療中心の施策が長年続き，社会復帰施設やグループホームなどが十分に整備されてこなかったという経緯がある．そこで，厚生労働省は平成16(2004)年9月に入院医療中心から地域生活中心への改革を進めるために，「精神保健医療福祉の改革ビジョン」を発表した(図4)．このビジョンでは，国民の理解の深化，精神医療の改革，地域生活支援の強化を3つの柱としており，これらを今後10年間で進めるとしている．

b. 入院形態，精神保健指定医 (表12)

精神障害者の入院形態は，精神保健福祉法に基づき，以下のように分類される．厚生労働省の調査によると，平成19(2007)年は，任意入院が60.2%，医療保護入院が38.6%，措置入院が0.6%，その他が0.6%であった．過去5年間も同様の結果となっている．

精神保健福祉法に基づく「精神保健指定医」とは，5年以上の診療経験と3年以上の精神科診療の経験を有し，所定の研修を修了した医師を厚生

表12　精神障害者の入院形態

任意入院(法22条の3)	精神障害者自身の同意に基づいて入院が行われる．
措置入院(法29条)	2人以上の精神保健指定医が診察した結果，その者が精神障害者であり，かつ入院させなければその精神障害のために自身を傷つけまたは他人に害を及ぼすおそれがあることに一致した場合に，都道府県知事が国もしくは都道府県立の精神科病院または指定病院に入院させる制度である．
医療保護入院(法33条)	精神保健指定医の診察の結果，精神障害者であると診断され，入院の必要があると認められた者で，保護者の同意がある場合に，精神科病院の管理者が患者本人の同意がなくても精神科病院に入院させることができる制度である．

労働大臣が指定するものである．入院の必要性の判定や行動制限の必要性の判定，入院継続の必要性の判定などを行う．

c. 薬物依存

薬物依存による精神障害には，アルコール，有機溶剤，覚せい剤がある．厚生労働省が2002年度から3年間にわたって実施した調査によると成人男性の約2％，50人に1人の割合でアルコール依存症があることがわかった．平成21年度の国民健康・栄養調査によると飲酒習慣のある者の割合は，男性36.4％，女性6.9％であり，前年に比べ男女ともその割合は横ばいである．有機溶剤や覚せい剤は，若い世代の乱用や，外国人による犯罪の増大などが問題となっている．

B 国際保健

1. 国際機関・医療協力

a. 世界保健機関(WHO)

国際連合により国際的な保健対策を進めるために，1948年に設立された．本部はスイスのジュネーブである．健康を基本的人権の1つとして捉え，その達成を目的としている．日本は1951年に加盟が承認された．WHOの本部事務局の組織を図5，WHO地域割りと地域事務局を図6に示す．

b. 国際連合(UN)

第二次世界大戦後の1945年に設立された国際

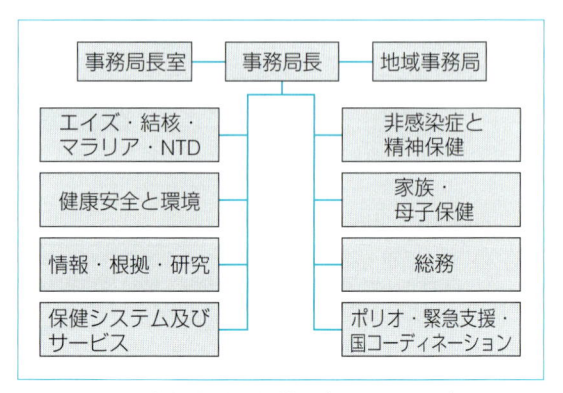

図5　WHO本部事務局組織図(2012年4月)
(2012/2013年　国民衛生の動向, p39)

平和機関である．本部はアメリカのニューヨークである．平和と安全の確立，国際協力の達成を目的としている．日本は1956年に加盟が承認された．加盟国数は2012年1月現在で193か国．国連には6つの主要機関があり，国連本部で活動しているが，国際司法裁判所だけは，オランダのハーグにある．

- 総会
- 安全保障理事会
- 経済社会理事会
- 信託統治理事会
- 国際司法裁判所
- 事務局

c. 国際協力機構(JICA)

独立行政法人国際協力機構法(平成14年)に基づき，平成15年10月に設立された．開発途上国などの経済および社会の開発，復興，経済の安定に寄与することを通じて，国際協力の促進および

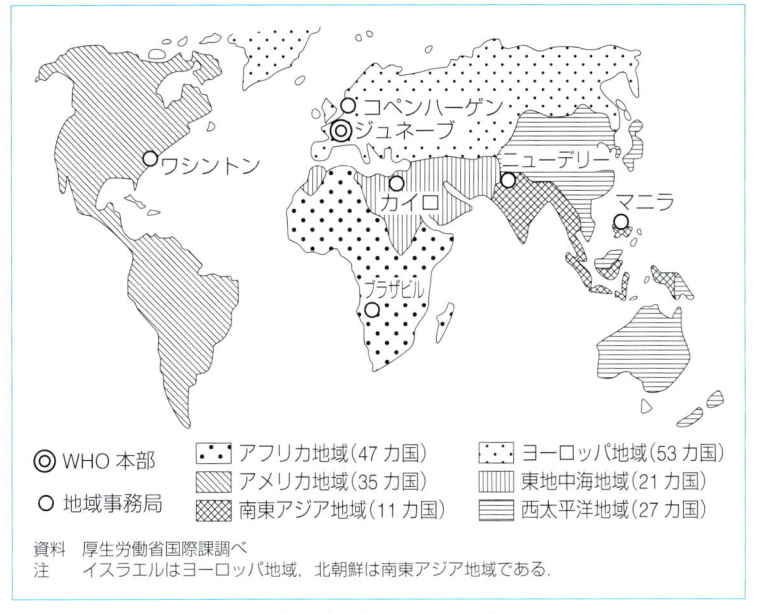

図6 WHO地域割りと地域事務局(2012年4月)
(2012/2013年 国民衛生の動向 p39)

国際経済社会の健全な発展に役立てることを目的としている．主な活動としては以下のとおりである．

- 開発途上国への技術協力
- 有償/無償資金協力
- 海外移住者，日系人への支援
- 調査および研究
- 緊急援助のための機材，物資の備蓄，供与
- 国際緊急援助隊の派遣　など

2. 世界の保健状況

a. 世界の人口

2011年の世界人口は70億人である．世界人口は，今後も発展途上地域を中心に増え続け，2025年には80億人，2050年には92億人に達すると予測されている(表13)．

人口が1億人以上の国は11か国で，日本は2011年現在，第10位である．

b. 死亡統計

粗死亡率・年齢調整死亡率・乳児死亡率(出生千対)を表14に示す．

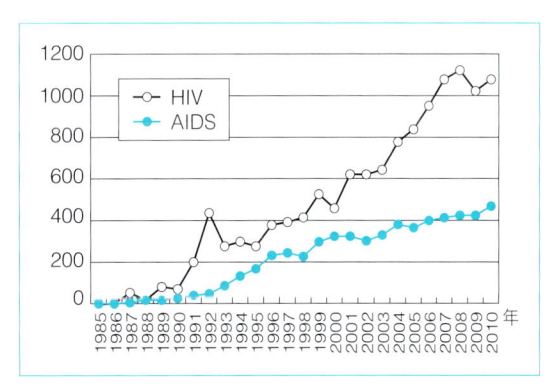

図7 わが国のHIV感染者およびAIDS発症者の推移
〔厚生労働省　エイズ動向委員会　平成22(2010)年エイズ発生動向年報〕

次に，悪性新生物の年齢調整死亡率を表15に示す．わが国は，他の国と比べて胃がんの死亡率が高い．また，心疾患，および脳血管疾患の死亡率などを表16，17に示す．

c. 感染症の実態

1) HIV

国際連合によるHIVの2009年の推定感染者数は，全世界で約3千3百万人，そのうち15歳以

表13 世界人口の推移（1950～2050年）

年次	世界(100万人)	州別内訳 アジア	北アメリカ	南アメリカ	ヨーロッパ	アフリカ	オセアニア	先進国(%)	開発途上国(%)	日本[a](1,000人)	年平均増加率(%) 世界	日本
1950	2,529	1,403	227	112	547	227	13	32.1	67.9	84,115	…	…
1955	2,763	1,542	250	129	575	253	14	31.2	68.8	90,077	1.8	1.4
1960	3,023	1,694	276	148	604	285	16	30.3	69.7	94,302	1.8	0.9
1965	3,332	1,886	302	169	634	322	18	29.0	71.0	99,209	2.0	1.0
1970	3,686	2,125	326	191	656	367	20	27.3	72.7	104,665	2.0	1.1
1975	4,061	2,379	351	215	676	419	21	25.8	74.2	111,940	2.0	1.4
1980	4,438	2,623	376	241	693	482	23	24.4	75.6	117,060	1.8	0.9
1985	4,846	2,890	400	268	707	556	25	23.0	77.0	121,049	1.8	0.7
1990	5,290	3,179	429	296	721	639	27	21.7	78.3	123,611	1.8	0.4
1995	5,713	3,448	461	322	727	726	29	20.6	79.4	125,570	1.5	0.3
1996	5,795	3,499	467	327	728	744	29	20.3	79.7	125,859	1.4	0.2
1997	5,876	3,550	474	332	727	763	30	20.1	79.9	126,157	1.4	0.2
1998	5,956	3,600	480	337	727	781	30	19.9	80.1	126,472	1.4	0.2
1999	6,036	3,649	486	342	727	800	31	19.7	80.3	126,667	1.3	0.2
2000	6,115	3,698	492	347	727	819	31	19.5	80.5	126,926	1.3	0.2
2001	6,195	3,747	498	352	727	839	32	19.4	80.6	127,316	1.3	0.3
2002	6,274	3,795	504	357	727	859	32	19.2	80.8	127,486	1.3	0.1
2003	6,354	3,842	509	362	728	879	33	19.0	81.0	127,694	1.3	0.2 [b]
2004	6,433	3,890	515	367	729	900	33	18.8	81.2	127,787	1.2	0.1
2005	6,512	3,937	520	372	729	921	34	18.7	81.3	127,768	1.2	−0.0
2006	6,592	3,983	525	376	730	943	34	18.5	81.5	127,770	1.2	0.0
2007	6,671	4,029	531	381	731	965	34	18.4	81.6	127,771	1.2	0.0
2008	6,750	4,075	536	385	732	987	35	18.2	81.8	127,692	1.2	−0.1
2009	6,829	4,121	542	389	732	1,010	35	18.1	81.9	127,510	1.2	−0.1
2010	6,909	4,167	547	393	733	1,033	36	17.9	82.1	127,176	1.2	−0.3
2015	7,302	4,391	574	413	734	1,153	38	17.2	82.8	125,430	1.1	−0.3
2020	7,675	4,596	599	430	733	1,276	40	16.5	83.5	122,735	1.0	−0.4
2025	8,012	4,773	622	445	729	1,400	43	15.9	84.1	119,270	0.9	−0.6
2030	8,309	4,917	642	458	723	1,524	45	15.4	84.6	115,224	0.7	−0.7
2035	8,571	5,032	660	468	716	1,648	46	15.0	85.0	110,679	0.6	−0.8
2040	8,801	5,125	674	475	708	1,770	48	14.6	85.4	105,695	0.5	−0.9
2045	8,996	5,193	686	480	700	1,887	50	14.2	85.8	100,443	0.4	−1.0
2050	9,150	5,231	695	483	691	1,998	51	13.9	86.1	95,152	0.3	−1.1

注：国際連合人口部による各掲載年の7月1日現在の推計人口(1950～2010年)及び将来推計人口(2010～2050年)の中位推計値．国際連合では隔年に推計し直しており，2008年の推計値である．
a 総務省統計局「国勢調査」，「人口推計」及び国立社会保障・人口問題研究所「日本の将来推計人口（平成18年12月推計）」による10月1日現在の人口．
b 対前年増加率．
（統計局ホームページ：http://www.stat.go.jp/data/sekai/02.htm）

下の小児が250万人である．また，新規感染者は約260万人である．

サハラ砂漠以南のアフリカ諸国の感染者数は約2250万人で特に多く，新規感染者は180万人と推定されている．

わが国では2009年，新規HIV感染者が1,021件で増加傾向である（図7）．性的接触による感染がHIV保有者で89%と最も多い．

表14 粗死亡率・年齢調整死亡率・乳児死亡率の国際比較

	粗死亡率[1] (人口10万対)	年齢調整 死亡率[2] (人口10万対)	乳児 死亡率 (出生千対)
日本('08)	892.5	349.3	3
カナダ('08)	704.3	401.2	5
アメリカ合衆国('08)	817.5	504.9	7
フランス('08)	841.8	397.7	3
ドイツ('08)	1009.1	440.6	4
イタリア('08)	975.7	383.0	3
オランダ('08)	805.2	427.3	4
スウェーデン('08)	974.5	409.8	2
イギリス('08)	960.2	462.1	5
オーストラリア('08)	667.6	378.0	4
ニュージーランド('08)	677.8	420.9	5

資料 WHO Global Health Observatory Data Repository
粗死亡率・年齢調整死亡率：Mortality and burden of disease
Disease and injury country estimates, 2008
乳児死亡率：World Health Statistics, 2010
注1) 年齢調整死亡率と併記したので粗死亡率と表したが，単に死亡率といっているものである．
2) 年齢調整死亡率の基準人口は世界標準人口による．日本も同様であるため数値は表11と異なる．

表16 心疾患の死亡率(人口10万対)の国際比較

	日本 ('09)	アメリカ 合衆国 ('05)	フランス ('05)	イギリス ('06)
男				
心疾患	139.5	211.1	157.6	214.2
慢性リウマチ性心疾患	1.2	0.7	1.9	1.2
虚血性心疾患	68.1	159.0	77.6	177.8
肺性心疾患及び肺循環疾患，その他の型の心疾患[1]	70.1	51.4	78.2	35.2
女				
心疾患	147.6	207.0	158.6	188.0
慢性リウマチ性心疾患	2.4	1.5	3.3	2.8
虚血性心疾患	52.2	142.0	56.2	135.5
肺性心疾患及び肺循環疾患，その他の型の心疾患[1]	9.3	63.5	99.1	49.7

資料 厚生労働省「人口動態統計」
WHO "Health statistics and health information systems「Mortality Database」" Disease and injury country estimates, 2008
注1) 日本は，「肺塞栓症」「その他の肺血管の疾患」を含まない．

表15 部位別にみた悪性新生物の年齢調整死亡率[1]（人口10万対）の国際比較

	悪性 新生物	胃	肺[2]	乳房
日本('08)	115.1	16.8	21.3	5.5
カナダ('08)	125.8	3.9	33.7	10.9
アメリカ合衆国('08)	123.8	2.8	35.4	10.2
フランス('08)	138.4	4.7	29.6	12.6
ドイツ('08)	127.5	7.0	26.0	12.0
イタリア('08)	124.2	8.3	25.5	10.8
オランダ('08)	147.1	5.4	36.6	13.7
スウェーデン('08)	116.4	4.0	20.3	9.5
イギリス('08)	137.0	4.8	31.0	12.9
オーストラリア('08)	118.8	3.8	23.0	9.7
ニュージーランド('08)	131.6	5.1	24.3	11.4

資料 WHO Global Health Observatory Data Respository
Mortality and burden of disease
Disease and injury country estimates, 2008
注1) 年齢調整死亡率の基準人口は世界標準人口による．日本も同様である．
2) 気管，気管支と肺を示す．

表17 脳血管疾患の粗死亡率・年齢調整死亡率（人口10万対）の国際比較

	粗死亡率[1]	年齢調整死亡率[2]
日本('08)	104.9	36.7
カナダ('08)	46.6	22.9
アメリカ合衆国('08)	47.1	26.4
フランス('08)	55.0	25.4
ドイツ('08)	82.4	21.7
イタリア('08)	106.9	34.9
オランダ('08)	56.8	27.3
スウェーデン('08)	91.7	32.9
イギリス('08)	91.3	36.9
オーストラリア('08)	58.6	28.4
ニュージーランド('08)	62.3	33.3

資料 WHO Global Health Observatory Data Respository
Mortality and burden of disease
Disease and injury country estimates, 2008
注1) 年齢調整死亡率と併記したので粗死亡率と表したが，単に死亡率といっているものである．
2) 年齢調整死亡率の基準人口は世界標準人口による．日本も同様である．

2) 結核

結核は，世界の主要な疾患および死因の1つであり，特にアジアとアフリカで大きな問題となっている．世界の結核対策の主目的は，

・2015年までに結核罹患率を下げる
・2015年までに結核有病率と死亡率を1990年のレベルの半分にする
・発生する塗抹陽性患者のうち少なくとも70%を発見してDOTSを開始する
・塗抹陽性患者の少なくとも85%を治療成功させる

ということである．2009年のWHOレポートによると，結核罹患率は2004年以降低下しており，有病率と死亡率は3地域において目標を達成したが，世界全体では未達成である．患者発見率は63%，治療成功率は2006年に85%に達した．

世界では，2007年には927万人の患者発生が推定された．2007年の推計の分布では，アジア（55%）とアフリカ（31%）が多く，中東（6%），欧州（5%），アメリカ（3%）が少ない．2007年について患者数で見た上位5か国は，インド（200万人），中国（130万人），インドネシア（53万人），ナイジェリア（46万人），南アフリカ（46万人）であった．

次に日本の現状について少し述べる．わが国において，結核罹患率の減少傾向は続いているが，他の先進諸国と比較すると日本は依然として結核まん延国である（表18）．

平成22（2010）年の結核登録者情報年報（厚生労働省）によると，平成22年中に新たに結核患者として登録された者の数は23,261人で，前年より909人（3.8%）減少した．罹患率は18.2であり，前年の19.0より0.8減少して平成20年と21年の減少率（H20, H21は0.4減少）より改善した（表19）．

70歳以上の高齢結核患者は新登録結核患者の半数以上を占め，さらに増加傾向にある．高齢者の結核罹患率は減少しているが，80歳以上では減少は遅い．また，結核罹患率の地域差が大きく，大阪や東京など大都市で高い傾向になっている（表20）．

平成22年中の結核による死亡者数は2,126人（概数）で，前年の2,159人に比べ33人減少，死亡率は1.7である（表21）．死因順位は，26位である．

3）マラリア

4種類のマラリア原虫（熱帯熱・三日熱・卵形・四日熱マラリア原虫）が感染する熱性疾患である．ハマダラカが媒介し，熱帯アフリカ，インド亜大陸，東南アジア，オセアニア，中南米など，世界

表18　諸外国と日本の結核罹患率

国名	罹患率	年次
米国	4.1	2009
カナダ	4.9	2009
ドイツ	5.0	2009
スウェーデン	5.6	2009
フランス	6.1	2009
オーストラリア	6.4	2009
イタリア	6.4	2009
オランダ	6.5	2009
デンマーク	6.8	2009
英国	12.0	2009
日本	18.2	2010

（諸外国のデータは，Global Tuberculosis Control WHO Report 2010より）
〔平成22年結核登録者情報調査年報結果（概況）参考資料〕

表20　結核罹患率の都道府県別おもな順位（2010年）

	都道府県名	罹患率
罹患率の低い5県	長野	9.1
	群馬	11.0
	山形	11.2
	宮城	11.3
	福島	12.2
罹患率の高い5都府県	大阪	29.9
	長崎	23.3
	東京	23.1
	愛知	22.5
	兵庫	20.9

〔平成22年結核登録者情報調査年報結果（概況）参考資料〕

表19　新登録結核患者数・罹患率など

区分	平成18年	平成19年	平成20年	平成21年	平成22年
新登録結核患者数	26,384人	25,311人	24,760人	24,170人	23,261人
罹患率（人口10万対）	20.6	19.8	19.4	19.0	18.2
菌喀痰塗抹陽性肺結核患者数	10,492人	10,204人	9,809人	9,675人	9,019人
新登録結核患者数に占める割合	39.8%	40.3%	39.6%	40.0%	38.8%

〔平成22年結核登録者情報調査年報集計結果（概況）〕

中に広く分布している．WHO の推計によると，罹患は世界全体で年間 3〜5 億人，死亡は年間 150〜270 万人である．死亡の 90% はアフリカ地域で，5 歳以下の小児死亡の主因となっている．

d. グローバルファンド

三大感染症といわれるエイズ・結核・マラリアは，途上国の開発にとって重大な阻害要因となっている．世界エイズ・結核・マラリア対策基金（グローバルファンド：世界基金）は，途上国のこれらの三大感染症対策の資金を提供する機関として，2002 年にスイスに設立された．各国の政府や民間財団，企業などから大規模な資金を調達し，開発途上国が自ら行う三疾患の予防，治療，感染者支援のための事業に資金を提供している．日本は，米国，フランス，イギリスに次いで，多くの額を拠出している（表22）．

C 産業保健

産業保健は，職場で働く労働者の健康を維持し増進させることと，安全で快適な職場の環境を作り上げることである．世界保健機関（WHO）と国際労働機関（ILO）の合同委員会では「産業保健の目的は，すべての職場で働く人々が，身体的，精神的，社会的に最高に良好な状態にあるように，作業を人に適合させ，各個人をその職場に適合さ

表21 結核死亡数および死亡率の年次推移（人口動態統計）

区分	死亡数/前年比		死亡率（人口10万対）/前年	
平成 6 年	3,094	△155	2.5	△0.1
平成 7 年	3,178	84	2.6	0.1
平成 8 年	2,858	△320	2.3	△0.3
平成 9 年	2,742	△116	2.2	△0.1
平成 10 年	2,795	53	2.2	0.0
平成 11 年	2,935	140	2.3	0.1
平成 12 年	2,656	△279	2.1	△0.2
平成 13 年	2,491	△165	2.0	△0.1
平成 14 年	2,317	△174	1.8	△0.2
平成 15 年	2,337	20	1.9	0.1
平成 16 年	2,330	△7	1.8	△0.1
平成 17 年	2,296	△34	1.8	0.0
平成 18 年	2,269	△27	1.8	0.0
平成 19 年	2,194	△75	1.7	△0.1
平成 20 年	2,220	22	1.8	0.1
平成 21 年	2,159	△61	1.7	△0.1
平成 22 年	2,126	△33	1.7	0.0

（注）死亡率は人口10万対
　　　平成22年は概数
〔平成22年結核登録者情報調査年報結果（概況）参考資料〕

表22 世界基金の主要ドナーと累計拠出額　　　　単位：US ドル

政府ドナー（50 カ国 1 機関）総額　197 億 1168 万ドル		その他のドナー（民間団体，企業など）総額　9 億 9525 万ドル	
主要拠出国（累計で5億ドル以上の拠出国）		主要ドナー（累計で50万ドル以上のドナー）	
カナダ	8 億 4381 万	ビル&メリンダ・ゲイツ財団	6 億 5000 万
欧州委員会	12 億 422 万	Communitas 財団	200 万
フランス	28 億	Debt2Health（債務振り替え）	5319 万
ドイツ	13 億 9575 万	UNITAID	3869 万
イタリア	10 億 826 万	シェブロン社	3000 万
日本	14 億 205 万	コミック・リリーフ	298 万
オランダ	6 億 99 万	ギフト・フロム・アフリカ*	68 万
スペイン	7 億 2422 万	Idol Gives Back	1660 万
スウェーデン	6 億 2872 万	M・A・C エイズ基金	87 万
イギリス	16 億 6520 万	プロダクト RED	1 億 8276 万
米国	58 億 6986 万	武田薬品工業	224 万
		国連財団を通した個別寄付	963 万

世界基金ウェブサイトより（2011年12月6日現在）

＊アクセス銀行（ナイジェリア），アングロ・アメリカン（南アフリカ），シーラス・オイル（ガーナ）など，アフリカの民間企業からの寄付
〔世界基金支援日本委員会ホームページ　http://www.jcie.or.jp/fgfj/03-2.html#03-05〕

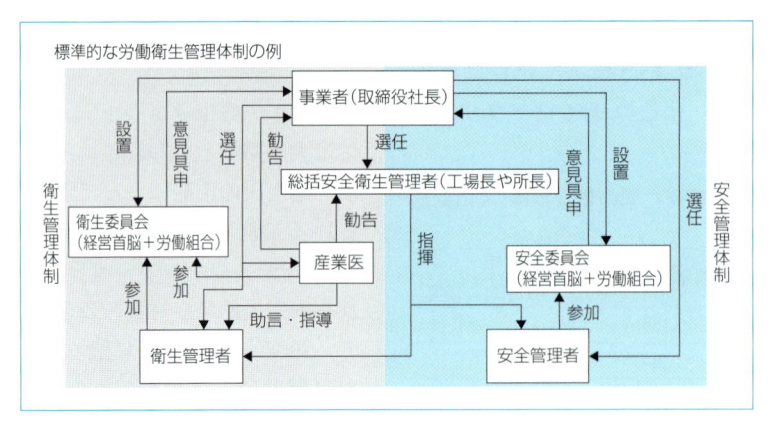

図8 労働安全衛生管理体制
〔図説国民衛生の動向(2011/2012) 厚生労働統計協会〕

せることである」と，定義している．労働衛生の行政機関は，厚生労働省の労働基準局が主管しており，都道府県の労働局，労働基準監督署を通して行われている．関連する法律は労働基準法，労働安全衛生法などがある．

1. 業務上疾病

労働者が就業にかかわる建造物，設備，原材料，ガス，蒸気，粉じんなどにより，または作業行動その他業務に起因して，労働者が負傷し，疾病にかかり，または死亡したとき，それを労働災害とよぶ．労働災害による死傷者数は年々減少傾向を示し，平成22年には休業4日以上の死傷者数が107,759人，死亡者数は1,195人であった．

2. 労働安全衛生管理

労働安全衛生法は，職場における労働者の安全と健康を確保するとともに，快適な職場環境の形成を促進することを目的とする．この法律により，労働安全衛生管理体制の整備を図ることが義務付けられている(図8)．

その中心が衛生委員会で，50人以上の職場では設置が義務付けられている．衛生委員会の任務は労働者の健康障害の防止，健康増進および労働災害の防止である．委員は事業者から指名された者と労働組合代表により成り立っている．事業者から指名された者は総括安全衛生管理者，衛生管理者，産業医などを含む．

労働衛生管理は，**図9**に示す作業環境管理，作業管理，健康管理の3つが基本で，さらに，労働衛生教育と労働衛生管理体制の確立を含めて進める．

3. 一般健康診断・特殊健康診断

一般健康診断や特殊健康診断を通じ労働者の健康状態を継続的に把握し，労働者個々の健康を管理することと同時に作業環境や作業を原因とする健康影響原因を早期に発見することで，職業病の予防，衛生管理の改善，向上を目指すことである．生活習慣病の予防やメンタルヘルスの問題も最近取り上げられてきた．検診結果は労働者自身に通知するとともに，必要な場合は保健指導を行い，検診結果によっては，配置換え，就業制限，休業などの処置をとることもある．発がん物質取扱作業や粉じん作業など影響が長期に及ぶ場合には，健康管理手帳が交付され，長期にわたり定期的な健康診断を行う．

4. 交替制勤務

交替制勤務では1日を3直ないし2直に分けて，4組3交替とか3組2交替というように，各組が数日周期で交替して勤務につく場合が多いの

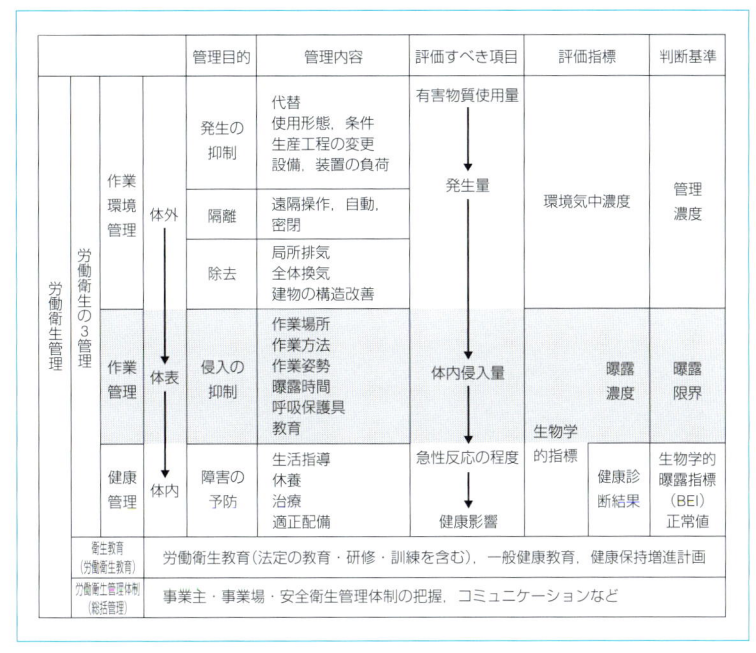

			管理目的	管理内容	評価すべき項目	評価指標	判断基準
労働衛生の3管理	作業環境管理	体外	発生の抑制	代替 使用形態，条件 生産工程の変更 設備，装置の負荷	有害物質使用量 ↓ 発生量	環境気中濃度	管理濃度
			隔離	遠隔操作，自動，密閉			
			除去	局所排気 全体換気 建物の構造改善			
	作業管理	体表	侵入の抑制	作業場所 作業方法 作業姿勢 曝露時間 呼吸保護具 教育	体内侵入量	曝露濃度	曝露限界
	健康管理	体内	障害の予防	生活指導 休養 治療 適正配備	急性反応の程度 ↓ 健康影響	生物学的指標 健康診断結果	生物学的曝露指標(BEI) 正常値
衛生教育 (労働衛生教育)			労働衛生教育（法定の教育・研修・訓練を含む），一般健康教育，健康保持増進計画				
労働衛生管理体制 (総括管理)			事業主・事業場・安全衛生管理体制の把握，コミュニケーションなど				

図9 労働衛生管理対策
〔図説国民衛生の動向（2011/2012） 厚生労働統計協会〕

で，夜勤昼間睡眠の影響とともに，直の変化による影響を考えねばならない．夜勤の影響では，睡眠に適した夜間に働くという負荷，昼間睡眠での睡眠不足と，食事を規則正しくとれないことが問題になる．深夜業とは，午後10時から午前5時まで（厚生労働大臣が必要と認める場合においては，午後11時から午前6時まで）の業務とされている．労働安全衛生法で深夜業を行う業務に対して，その業務への配置転換の際と6か月に1回健康診断が必要とされている．

5. 産業疲労，過重労働（過労死）

1992年の労働安全衛生法の改定により，「仕事による疲労やストレスを感じることの少ない，働きやすい職場づくり」を目指している．快適な職場の目標には作業環境の維持管理，作業方法の改善，労働者の心身の疲労回復を図るための施設・設備の設置・整備，職場生活施設の維持管理があげられる．快適な職場作りのポイントは，長期的展望に基づいた継続的かつ計画的取り組みが大切である．また，労働者自身の意見が反映されなければならない．温度や照度の感じ方や心身の負担は，年齢や性別など，個人差が大きいため，特に配慮した措置が必要である．職場における喫煙対策は，非喫煙者の受動喫煙を予防するための適切な措置が求められており，空間分煙の推進も重要である．

6. トータル・ヘルスプロモーション・プラン（THP）

トータル・ヘルスプロモーションとは，総合的な健康増進計画のことである．1986年にWHOはオタワ憲章を公表し，健康資源の社会，個人，経済にとっての重要さと活動を推進することによって，よりよい健康保持環境を整えていくことの大切さを提唱した．日本でも労働者の健康への動機を高め，個人の健康レベルに応じた健康増進を行い，より健康で質の高い勤労生活が送れるよう，指導・相談などを行うこととした．"健康測定"とよばれる生活状況調査，運動機能検査を含む多種の項目の測定調査を行い，その結果に基づいて，産業医を中心とする専門的研修を受けた専

任スタッフから指導を受けて，個々の健康保持・増進を進めるというものである．これらの指導者は運動指導担当者(ヘルスケア・トレーナー)，運動実践担当者(ヘルスケア・リーダー)，心理相談担当者，産業保健指導担当者，産業栄養担当者の養成研修を受講したうえで活動する．

参考文献

1) 厚生労働統計協会：国民衛生の動向
   ※保健や医療の動向について，最新の統計データに基づき編集されている．ほぼ1年ごとに最新版が発行される
2) 中央労働災害防止協会：衛生管理(上)《第1種用》

第6章 環境・衛生

学習のポイント

1. 地球環境問題の人への影響として，食物不足による栄養失調，沿岸域の洪水や暴風雨による感染症の増加が危惧される．また，オゾン破壊による紫外線の増加は新たな健康への影響を及ぼす．
2. 生活環境のほか，事業所の事務所や特定建築物においても衛生上の管理は重要で，受動喫煙などの問題もある．水と健康のかかわりとして，現代に合わせて水質基準や下水の浄化法が新しくなっている．ごみ処理はその種類と管理が課題となっている．
3. 物理環境として電離放射線の種類と影響，基準値が注目される．
4. 主要な大気汚染物質とその健康影響や，四大公害訴訟とその原因，水質汚染の評価方法と基準値が環境汚染防止として重要である．
5. 今日行われている環境リスクによる環境基準の設定，有害物質の曝露基準とその評価方法を考慮する必要がある．
6. 熱中症の予防と新たな評価方法やVDT作業と健康障害は重要な課題である．

本章を理解するためのキーワード

❶ 地球環境化問題
大気中の二酸化炭素の増加により気温は上昇する（温室効果）．温暖化により生態系が急変し，人においても罹病と死亡，栄養失調，感染症の増加の問題がある．

❷ 水質基準
上水については，水道法に基づいて水質基準が定められており，トリハロメタンを含む水質基準項目50項目と水質管理目標設定項目がある．下水の水質試験項目はヒトの健康と生活環境の保全からBOD（生物化学的酸素要求量），COD（化学的酸素要求量），SS（浮遊物質濃度），DO（溶存酸素），有害物質，一般細菌，大腸菌などがある．

A 地球環境

1. 地球温暖化問題

大気中の二酸化炭素は赤外線を吸収する性質があるため，二酸化炭素の増加は気温を上昇させる．これを温室効果という．温暖化により水不足，沿岸域の洪水や暴風雨，沿岸陸地の喪失，穀物生産の低下，生態系の急変が起こるとされている．1997年に「京都議定書」が採択され，日本は2002年に批准した．2008年には温暖化防止を目的として「主要国首脳会議」（洞爺湖サミット）が開催された．

a. オゾン層破壊

南極上空でオゾンが減少した部分であるオゾンホールが確認された．オゾンは紫外線を吸収する作用があるが，クロロフルオロカーボン（CFC）などのフロンなどにより破壊され，今後，紫外線

の増加による皮膚がん，白内障の増加や，生態系への影響が心配される．オゾン層保護のために，ウィーン条約(1985年)，モントリオール議定書(1987年)などの取り決めがなされている．

b. 酸性雨

工場・自動車などから放出される硫黄酸化物(SO_x)や窒素酸化物(NO_x)は，雲の粒子に取り込まれたり，雨に溶解するとpHは5.6より低くなり，酸性雨となる．酸性雨による湖沼の酸性化はプランクトンや魚類への悪影響を，また建造物・文化財への劣化をきたしている．

これらの問題に関して1992年に地球環境問題に対する国連会議(地球サミット)や，「環境と開発に関するリオデジャネイロ宣言」がなされた．

B 生活環境

1. 屋内環境

事業所の事務所や，多数の者が利用する建築物(特定建築物)の衛生管理は重要であり，事務所衛生基準規則(表1)や建築物における衛生的環境の確保に関する法律にて，項目ごとの基準が定められている．

a. 二酸化炭素

空気中には約0.03%含まれているが，室内空気汚染の指標として用いられ，0.5%(5,000 ppm)以下が室内空気の環境基準として用いられる．6%を超えると中毒症状が起きるといわれている．

表1 事務所衛生基準規則の規定する室内環境基準

項目				基準
気積				10 m³/人以上とすること
換気(その他の開口部)				最大開放部分の面積が常時面積の1/20以上とすること
室内空気の環境基準	一酸化炭素			50 ppm以下とすること
	炭酸ガス			5,000 ppmとすること
温度	10℃以下のとき			暖房などの措置を行うこと
	冷房実施のとき			外気温より著しく低くしないこと
空気環境 中央管理方式による場合	空気調和設備	供給空気の洗浄度	浮遊粉じん(約10μm以下)	0.15 mg/m³以下とすること
			一酸化炭素	10 ppm以下とすること
			炭酸ガス	1,000 ppm以下とすること
		室内空気の基準	気流	0.5 m/s以下とすること
			室温	17℃以上28℃以下になるよう努めること
			相対温度	40%以上70%以下とすること
	測定			2月以内ごとに1回以上行うこと
	機械換気設備	供給空気の洗浄度	浮遊粉じん	0.15 mg/m³以下とすること
			一酸化炭素	10 ppm以下とすること
			炭酸ガス	1,000 ppm以下とすること
			室の気流	0.5 m/s以下とすること
採光・照明	照度	精密な作業		300ルクス以上とすること
		普通の作業		150ルクス以上とすること
		粗な作業		70ルクス以上とすること
	採光・照明の方法			明暗の対象を少なくすること(局所照明と全般照明を併用)
				まぶしさをなくすこと

b. 一酸化炭素

室内の一酸化炭素は，不完全燃焼や室外よりの自動車の排出ガスの混入などによる．一酸化炭素は，組織の酸素不足や組織窒息を起こすため，室内空気の環境基準は 50 ppm 以下となっている．

c. 浮遊粉じん

粒径が $10\,\mu m$ 以下と小さい場合，肺胞まで到達しやすく，呼吸器への影響が出る．室内供給空気の基準では $0.15\,mg/m^3$ 以下とされている．

d. 温熱因子

空気の温熱因子は気温，気湿，気流，輻射熱などからなる．「感覚温度(実効温度)」は乾球温度，湿球温度，気流により求め，ヤグローの図表が一般に使用される．

e. 照明採光

照明採光(昼光照明)は太陽を光源とするものである．窓による採光能率は窓の面積，高さ，方向などにより異なるが，直射日光を含まない天空光による屋外水平面照度に対する室内照度の比(%)である昼光率により評価され，2〜3% 以上が必要である．

f. シックハウス症候群

近年，新築住宅にて建物の換気条件が悪い場合，ホルムアルデヒドなどの揮発性有機化合物が原因となり，粘膜刺激やアトピー性皮膚炎の悪化などの症状を起こすことが問題となっている．これをシックハウス症候群とよぶ．

g. 受動喫煙

喫煙者が直接吸い込む煙を主流煙，燃焼部分から発生するものを副流煙とよぶ．有害化合物の量は副流煙のほうが多い．非喫煙者がこの副流煙に曝露することを受動喫煙という．WHO(世界保健機関)では 2005 年に受動喫煙防止をはじめ，たばこの規制に関し「たばこの規制に関する世界保健機関枠組条約(たばこ規制枠組条約)」を策定した．

2. 上水

a. 上水道の水質基準

ヒトが飲用するために供給される水を上水といい，水道法に基づいて水質基準が定められている．2009 年 4 月にはトリハロメタンを含む水質基準項目 50 項目(表2)と水質管理目標設定項目(新たに水質管理上留意すべき項目)が定められた．

b. 上水道の構造

浄水場では，沈殿，濾過，消毒の順に浄水操作が実施されるが，急速濾過は薬品沈殿を併用するため濾過速度が速く，都市部では主として用いられている．消毒には塩素(Cl)が用いられるが，一部は未反応として遊離残留塩素である HClO(次亜塩素酸)および OCl^-(次亜塩素酸イオン)を生じ，殺菌能力が強い．次亜塩素とアンモニアは反応して結合型残留塩素が生じる．殺菌力は次亜塩素酸より弱い．

給水栓末端で遊離残留塩素が 0.1 ppm 以上，結合型残留塩素の場合は 0.4 ppm 以上にしなければならない．また近年，クリプトスポリジウムなどの耐塩素性病原生物への対応などが課題となっている．

3. 下水

生活や事業からの廃水，雨水などを下水という．処理方法には簡易処理(沈殿法)，中級処理(散水濾床法)，高級処理(活性汚泥法)などがある．活性汚泥法は汚水に空気を送入し，好気性微生物を繁殖させ活性汚泥(フロック)をつくり，この活性汚泥に下水を加え，曝気槽で撹拌する方法である．

4. 廃棄物

廃棄物は廃棄物処理法にて一般廃棄物と産業廃棄物に区分される．

表2 水質基準項目と基準値(50項目)

項目	基準	項目	基準
一般細菌	1 mLの検水で形成される集落数が100以下	臭素酸	0.01 mg/L 以下
大腸菌	検出されないこと	総トリハロメタン	0.1 mg/L 以下
カドミウム及びその化合物	カドミウムの量に関して,0.003 mg/L 以下	トリクロロ酢酸	0.2 mg/L 以下
水銀及びその化合物	水銀の量に関して,0.0005 mg/L 以下	ブロモジクロロメタン	0.03 mg/L 以下
セレン及びその化合物	セレンの量に関して,0.01 mg/L 以下	ブロモホルム	0.09 mg/L 以下
鉛及びその化合物	鉛の量に関して,0.01 mg/L 以下	ホルムアルデヒド	0.08 mg/L 以下
ヒ素及びその化合物	ヒ素の量に関して,0.01 mg/L 以下	亜鉛及びその化合物	亜鉛の量に関して,1.0 mg/L 以下
六価クロム化合物	六価クロムの量に関して,0.05 mg/L 以下	アルミニウム及びその化合物	アルミニウムの量に関して,0.2 mg/L 以下
シアン化物イオン及び塩化シアン	シアンの量に関して,0.01 mg/L 以下	鉄及びその化合物	鉄の量に関して,0.3 mg/L 以下
硝酸態窒素及び亜硝酸態窒素	10 mg/L 以下	銅及びその化合物	銅の量に関して,1.0 mg/L 以下
		ナトリウム及びその化合物	ナトリウムの量に関して,200 mg/L 以下
		マンガン及びその化合物	マンガンの量に関して,0.05 mg/L 以下
フッ素及びその化合物	フッ素の量に関して,0.8 mg/L 以下	塩化物イオン	200 mg/L 以下
ホウ素及びその化合物	ホウ素の量に関して,1.0 mg/L 以下	カルシウム,マグネシウム等(硬度)	300 mg/L 以下
四塩化炭素	0.002 mg/L 以下	蒸発残留物	500 mg/L 以下
1,4-ジオキサン	0.05 mg/L 以下	陰イオン界面活性剤	0.2 mg/L 以下
シス-1,2-ジクロロエチレン及びトランス-1,2-ジクロロエチレン	0.04 mg/L 以下	ジェオスミン	0.00001 mg/L 以下
		2-メチルイソボルネオール	0.00001 mg/L 以下
ジクロロメタン	0.02 mg/L 以下	非イオン界面活性剤	0.02 mg/L 以下
テトラクロロエチレン	0.01 mg/L 以下	フェノール類	フェノールの量に換算して,0.005 mg/L 以下
トリクロロエチレン	0.01 mg/L 以下	有機物(全有機炭素(TOC)の量)	3 mg/L 以下
ベンゼン	0.01 mg/L 以下		
塩素酸	0.6 mg/L 以下	pH値	5.8以上 8.6以下
クロロ酢酸	0.02 mg/L 以下	味	異常でないこと
クロロホルム	0.06 mg/L 以下	臭気	異常でないこと
ジクロロ酢酸	0.04 mg/L 以下	色度	5 度以下
ジブロモクロロメタン	0.1 mg/L 以下	濁度	2 度以下

水質管理目標設定項目と目標値(27項目128物質)

水道水中での検出の可能性があるなど,水質管理上留意すべき項目です.

[項目]	[目標値]
アンチモンおよびその化合物	アンチモンの量に関して,0.015 mg/L 以下
ウラン及びその化合物	ウランの量に関して,0.002 mg/L 以下(暫定)
ニッケル及びその化合物	ニッケルの量に関して,0.01 mg/L(暫定)
亜硝酸態窒素	0.05 mg/L 以下(暫定)
1,2-ジクロロエタン	0.004 mg/L 以下
トルエン	0.4 mg/L 以下
フタル酸ジ(2-エチルヘキシル)	0.1 mg/L 以下
亜塩素酸	0.6 mg/L 以下
二酸化塩素	0.6 mg/L 以下
ジクロロアセトニトリル	0.01 mg/L 以下(暫定)
抱水クロラール	0.02 mg/L 以下(暫定)
農薬類(102物質)	検出値と目標値の比の和として,1以下
残留塩素	1 mg/L 以下
カルシウム,マグネシウム等(硬度)	10 mg/L 以上 100 mg/L 以下
マンガン及びその化合物	マンガンの量に関して,0.01 mg/L 以下
遊離炭酸	20 mg/L 以下
1,1,1-トリクロロエタン	0.3 mg/L 以下
メチル-t-ブチルエーテル	0.02 mg/L 以下
有機物等(過マンガン酸カリウム消費量)	3 mg/L 以下
臭気強度(TON)	3以下
蒸発残留物	30 mg/L 以上 200 mg/L 以下
濁度	1 度以下
pH値	7.5 程度
腐食性(ランゲリア指数)	−1 程度以上とし,極力0に近づける
従属栄養細菌	1 mLの検水で形成される集落数が2,000以下(暫定)
1,1-ジクロロエチレン	0.1 mg/L 以下
アルミニウム及びその化合物	アルミニウムの量に関して,0.1 mg/L 以下

a. 一般廃棄物

廃棄物の処理方法は資源化，焼却などの中間処理，最終処分に大別できる．近年，資源化のリサイクル率は約20%にも達している．また，焼却施設はダイオキシン類対策が推進され，発電施設を約25%が所有するまでになっている．

b. 産業廃棄物

産業廃棄物には事業活動に伴って排出される廃棄物のうち，燃え殻，汚泥，廃油，廃プラスチック類ほか，20種類が定められている．適正に処理するため，公的に関与する法人を環境大臣は廃棄物処理センターとして指定している．

c. 特別管理廃棄物

爆発性，毒性，感染性など，健康または生活環境に被害を生じるおそれのある廃棄物を特別管理廃棄物として区分している．排出された時点から厳しい規制を行っている．

d. 廃棄物リサイクル対策

リサイクルを総合的に推進するため，2000年に「循環型社会形成推進基本法」が制定された．また，製品ごとの推進を目的として容器包装リサイクル法，家電リサイクル法，建設リサイクル法，食品リサイクル法，自動車リサイクル法が制定されている．

5. 悪臭

悪臭から生活環境を守るために悪臭防止法がある．規制には敷地境界線（1号基準），気体排出口（2号基準），排出水（3号基準）がある．敷地境界線では臭気強度（ほぼ2.5～3.5）に対応する，機器分析による気中濃度を規制基準としている．また，臭気の苦情の多様化に対応するために，嗅覚測定法による臭気指数規制や臭気判定士制度が導入された．

6. 花粉症

a. 花粉症とは

花粉症は花粉が原因となるアレルギー疾患である．花粉数と症状は個人差があるが，1万人を対象とする疫学調査文献では，花粉症有病率は全国平均が15.6%と報告されている．

b. 花粉症対策

花粉症対策として，発生源への対策，花粉量予測による予防，発症の原因究明，治療などがある．環境省では花粉症についての保健指導マニュアルを作成し，普及に努めている．

7. 交通災害

交通事故による負傷者数は全国で1,183,120人（2004年）をピークに減少しているが，交通事故による労働災害死亡者数は，全労働災害死亡者数の約2割を占める．厚生労働省は2008年に「交通労働災害防止のためのガイドライン」の改正を行い，交通労働災害防止に関係する管理者を選任し，必要な教育の実施などが定められた．

C 物理環境

1. 電離放射線

a. 電離放射線の種類と影響

電離放射線は医学診断や癌治療，原子力発電など多くの用途に用いられる．種類としてはα線，β線，γ線，X線，中性子線がある．ただし，X線，γ線および中性子線は物質透通力が強いため体の外側からの被曝（外部被曝）が，α線，β線は透通力が弱いが，摂取された場合は臓器からの被曝（内部被曝）が問題となる．健康障害としては急性と慢性があり，急性は食欲低下，悪心，嘔吐，胎児への影響など，慢性は皮膚の炎症，潰瘍，白内障，不妊のほか，再生不良性貧血や白血病，がんが知られている．

ある被曝線量以上で障害が現れるものを非確率的影響，被曝線量の増加に伴って発症確率が増加する影響を確率的影響という．非確率的影響として皮膚炎症や白内障，不妊などが，確率的影響としては白血病やがん，遺伝的障害などがある．

b. 電離放射線の被曝線量限度

職業被曝に対する線量限度として，男性は5年間につき100 mSv，1年間につき50 mSvが，一般の女性は3か月につき5 mSv，妊娠と診断された女性労働者は，外部被曝は腹部表面の等価線量で2 mSv，内部被曝は母体の実効線量で1 mSvなどが定められている．「平成23年東北地方太平洋沖地震に起因して生じた事態に対応するための電離放射線障害防止規則の特例に関する省令」により，福島第1原発の事故処理の作業など，特にやむをえない緊急の場合には「緊急作業時の全身被曝の限度」を250 mSvにすることとされた．

c. 電離放射線障害の防止

電離放射線障害防止規則において，外部被曝の防護，内部被曝の防護，被曝管理，特別な作業の管理，健康管理，安全衛生教育の実施など定められている．

2. 非電離放射線

a. 非電離放射線とは

非電離放射線とはラジオ波，マイクロ波，レーザー，赤外線(波長0.75～1,000 μm)，可視光線(400～750 nm)，紫外線(100～400 nm)のことをいう．

b. 赤外線

赤外線は発熱体などから放出され，熱線のことである．皮膚の深部に作用するような透過性があり，眼の水晶体や網膜へ障害をもたらすことがある．

c. 紫外線

紫外線は太陽光のなかに含まれており，長時間さらされると眼に対して角膜炎や結膜炎，皮膚には色素沈着や紅斑現象のほか，皮膚がんの原因になるといわれている．曝露の可能性がある職業としては屋外作業者，アーク溶接者などがある．

3. 寒冷・高温

a. 寒冷

体温が35℃以下となった場合の障害として偶発性低体温症がある．また，重症では組織の壊死，壊疽が起きる．

b. 高温

熱中症は高温多湿の環境下などにおいて，体内の水分および塩分(ナトリウムなと)のバランスの崩れ，体内の調節機能の破綻などで発症する障害の総称である．特に熱(日)射病は適切な治療を行わないと死亡する事例もある．屋外建設作業場，溶鉱炉の炉前作業ほか，日常生活における発生も増加している．熱中症の予防として防熱，作業時間の短縮，休憩時間の確保，計画的な熱順化，水分と塩分の補給などがある．

WBGT(wet bulb-glove temperature index；湿球黒球温度)とは熱ストレスの評価指数で，熱中症予防の指標として有用である．厚生労働省より2009年に通達「職場における熱中症の予防について」が出された．

4. 気圧

a. 減圧による障害

急激に減圧すると，体に吸収されていた窒素が気泡化し，関節や中枢神経などの組織中で障害(減圧症)を起こす．潜水病，潜函病ともいう．また，低気圧下で発生する健康障害には高山病がある．

b. 高気圧による障害

高気圧下での作業としてはトンネル建設現場の圧気潜函(ケイソン)工法や圧気シールド工法，潜水作業などがある．耳の締め付け障害や，体内ガス成分比率の異常で酸素中毒，窒素酔いや炭酸ガ

ス中毒が起こりうる.

5. 騒音

ヒトが不快に感じる音を騒音という. 自動車や航空機など交通機関, 工場や建設現場, 店舗, 家庭生活に伴うものがある. 騒音は難聴のほか, 生活妨害となり, 騒音規制法にて発生源ごとに環境基準を設けている.

6. 振動

振動公害は主として建設作業振動, 道路交通から発生し, 家屋の物的被害や, 気分のイライラ, 睡眠妨害などの感覚的苦情を発生させる. 振動規制法や, 規制地域の指定により対策がなされている.

D 化学環境

1. 大気

通常の空気の組成(体積比)は, 窒素が78.1%, 酸素は209.%, 二酸化炭素0.03%, アルゴン0.94%, 他である. しかし, 地下室, 浄化槽などでは, メタン, 硫化水素などの存在により酸素濃度が低く, 酸素欠乏となる可能性がある. 酸素濃度16～12%では脈拍や呼吸の増加, 頭痛, めまいが, 10～8%では顔面蒼白, 意識不明, 失神昏倒, 6%では瞬時に昏倒して, 呼吸が停止し, 6分間で死亡となる.

2. 有害ガス

a. 一酸化炭素

一酸化炭素は主として不完全燃焼によって生じる. 一酸化炭素中毒では大脳の障害, 頭痛, 虚脱, 意識混濁や呼吸中枢麻痺が起きる場合がある.

b. 硫化水素

硫化水素は火山ガス成分のほか, 下水道などでも発生する場合がある. 腐卵臭の刺激性ガスで, 粘膜刺激作用がある. 10～50 ppmで結膜炎や眼のかゆみや痛み, 100 ppm以上では気管支炎, 肺炎, 肺水腫などを, また, 呼吸中枢を過剰刺激して呼吸麻痺や窒息死に至る場合もある.

3. 粉じん

大気汚染防止法では, 物の破砕, 選別その他の機械的処理または堆積に伴い発生し, 飛散する物質のことを粉じんという. 人の健康に被害を生じるおそれのある物質を特定粉じん, その他を一般粉じんと定めている. 現在, 特定粉じんは, アスベストのみである. 一方, 石炭や石油系の燃料の燃焼に伴い発生するすすなどの固体粒子を煤塵(ばいじん)といい, 粉じんと区別する.

4. 有機物質

代表的な有機物質にはダイオキシン類がある. ダイオキシン類はゴミの焼却過程で生じ, 発がん性, 催奇形性, 神経毒性のほか, 外因性内分泌攪乱物質様作用を発現する化学物質である.

油脂などの非水溶性の物質を溶解する性質をもつ有機化合物の総称を有機溶剤という. 健康障害には局所と全身, また急性と慢性に分けられるが, ほぼ共通して皮膚粘膜刺激症状や麻酔作用による中枢神経抑制作用などを認める. 安全性データシート(SDS)による正しい取り扱いが重要である.

5. 内分泌攪乱物質

内分泌機能を攪乱し, 障害を与える外因性の化学物質を内分泌攪乱物質(環境ホルモン)とよぶ. PCB, DDT(殺虫剤), ビスフェノールA(樹脂原料)などがあり, エストロゲンと類似の反応を示す. ダイオキシン類もホルモン作用を攪乱することがわかっている.

表 3-1 大気汚染にかかわる基準

物質	二酸化硫黄(SO_2)	一酸化炭素(CO)	浮遊粒子状物質(SPM)
環境上の条件 (設定年月日等)	1時間値の1日平均値が 0.04 ppm 以下であり,かつ,1時間値が 0.1 ppm 以下であること.(S48.5.16 告示)	1時間値の1日平均値が 10 ppm 以下であり,かつ,1時間値の 8 時間平均値が 20 ppm 以下であること.(S48.5.8 告示)	1時間値の1日平均値が 0.10 mg/m^3 以下であり,かつ,1時間値が 0.20 mg/m^3 以下であること.(S48.5.8 告示)
	極小粒子状物質(PM2.5)	二酸化窒素(NO_2)	光化学オキシダント(OX)
	1年平均値が 15 $\mu g/m^3$ 以下であり,かつ,1日平均値が 35 $\mu g/m^3$ 以下であること.(H21.9.9 告示)	1時間値の1日平均値が 0.04 ppm から 0.06 ppm までのゾーン内又はそれ以下であること.(S53.7.11 告示)	1時間値が 0.06 ppm 以下であること.(S48.5.8 告示)

表 3-2 有害大気汚染にかかわる環境基準

物質	ベンゼン	トリクロロエチレン	テトラクロロエチレン	ジクロロメタン
環境上の条件 (設定年月日等)	1年平均値が 0.003 mg/m^3 以下であること.(H9.2.4 告示)	1年平均値が 0.2 mg/m^3 以下であること.(H9.2.4 告示)	1年平均値が 0.2 mg/m^3 以下であること.(H9.2.4 告示)	1年平均値が 0.15 mg/m^3 以下であること.(H13.4.20 告示)

6. 大気汚染

大気汚染を防ぐために,大気汚染防止法により環境基準が定められている.硫黄酸化物,窒素酸化物,浮遊粒子状物質やベンゼンなど排出規制が行われている(表3).

a. 二酸化硫黄

二酸化硫黄(SO_2)は,硫黄分を含む石油,石炭などが燃焼することにより生じ,気道粘膜に作用して咽頭炎,感冒,気管支炎,気管支喘息,肺気腫を起こす.

b. 浮遊粒子状物質

浮遊粒子状物質(SPM)とは,大気中に浮遊する粒子状物質のうち,粒径が 10 μm 以下のものをいう.特にディーゼル機関からの排気微粒子(DEP)は,発がん性ほか,アレルギー疾患との関連が指摘されている.

c. 二酸化窒素

二酸化窒素(NO_2)などの窒素酸化物(NO_X)は主として石炭,石油の燃焼時に発生し,自動車,工場,ビルなどが排出源である.NO_2 は呼吸により肺胞にまで侵入し,肺胞壁を刺激性して浮腫や肺気腫を起こす.

d. 光化学オキシダント

光化学オキシダントは窒素酸化物(NO_X)と揮発性有機化合物(VOC)が太陽光の作用により反応(光化学反応)し,二次的に生成される.オゾンなどの強い酸化力をもった物質で,いわゆる光化学スモッグの原因となる.粘膜への刺激,呼吸器へ悪影響を与える.

e. 一酸化炭素

一酸化炭素(CO)は,不完全燃焼により多く発生し,特に自動車のアイドリング時に多く排出される.

7. 水質汚濁

a. 環境基準

環境基本法により水質汚濁に関する環境基準が定められている.公共用水の水質基準として健康項目と生活環境項目とがある.

b. 健康項目

健康項目は全国の公共用水域(河川,湖沼,海域)と地下水に原則として一律に適用される(表4).

表4 人の健康の保護に関する環境基準

項目	基準値	項目	基準値
カドミウム	0.003 mg/L 以下	1,1,2-トリクロロエタン	0.006 mg/L 以下
全シアン	検出されないこと	トリクロロエチレン	0.03 mg/L 以下
鉛	0.01 mg/L 以下	テトラクロロエチレン	0.01 mg/L 以下
六価クロム	0.05 mg/L 以下	1,3-ジクロロプロペン	0.002 mg/L 以下
ヒ素	0.01 mg/L 以下	チウラム	0.006 mg/L 以下
総水銀	0.0005 mg/L 以下	シマジン	0.003 mg/L 以下
アルキル水銀	検出されないこと	チオベンカルブ	0.02 mg/L 以下
PCB	検出されないこと	ベンゼン	0.01 mg/L 以下
ジクロロメタン	0.02 mg/L 以下	セレン	0.01 mg/L 以下
四塩化炭素	0.002 mg/L 以下	硝酸性窒素及び亜硝酸性窒素	10 mg/L 以下
1,2-ジクロロエタン	0.004 mg/L 以下	フッ素	0.8 mg/L 以下
1,1-ジクロロエチレン	0.1 mg/L 以下	ホウ素	1 mg/L 以下
シス-1,2-ジクロロエチレン	0.04 mg/L 以下	1,4-ジオキサン	0.05 mg/L 以下
1,1,1-トリクロロエタン	1 mg/L 以下		

備考
1 基準値は年間平均値とする．ただし，全シアンにかかわる基準値については，最高値とする．
2 「検出されないこと」とは，定められた測定方法により測定した場合において，その結果が当該方法の定量限界を下回ることをいう．
3 海域については，フッ素及びホウ素の基準値は適用しない．
4 硝酸性窒素及び亜硝酸性窒素の濃度は，規格 43.2.1，43.2.3 または 43.2.5 により測定された硝酸イオンの濃度に換算係数 0.2259 を乗じたものと規格 43.1 により測定された亜硝酸イオンの濃度に換算係数 0.3045 を乗じたものの和とする．

c. 生活環境項目

生活環境項目は pH，化学的酸素要求量（COD）や生物化学的酸素要求量（BOD）などの項目について河川や湖沼などに設けられている．近年，生活排水などによる赤潮の発生など，湖沼や内湾の水質悪化が社会問題化しており，原因物質である窒素とリンの基準も定められた．

8. 公害のエピソード

a. 公害の歴史

昭和 42 年に公害対策基本法が成立した．公害の要素である大気汚染，水質汚濁，土壌汚染，騒音，振動，地盤の沈下および悪臭を「典型七公害」とよぶ．平成 5 年に公害対策基本法と自然環境保全法を統合して環境基本法が制定された．

b. 水俣病

1956（昭和 31）年に熊本県の水俣湾沿岸地域にて，1965（昭和 40）年には新潟県阿賀野川流域にて，工場排水に含まれる有機水銀（メチル水銀）を濃縮した魚などを長期に食べることにより発症した．特徴は，四肢末梢の感覚障害，歩行障害，眼球運動異常などを特徴とする中枢神経障害などである．

c. イタイイタイ病

1955（昭和 30）年，富山県神通川流域にて，カドミウムの摂取により慢性中毒となり，腎障害，骨軟化症をきたした病気である．

d. 四日市喘息

1960（昭和 35）年頃から三重県四日市市の石油コンビナートから排出される二酸化硫黄などを多量に含んだ有害ガスにより，住民に気管支喘息や慢性気管支炎が多発した．

e. 四大公害裁判

「熊本水俣病事件」「新潟水俣病事件」「イタイイタイ病事件」「四日市公害事件」は四大公害裁判と

して社会の注目を浴びた．

E 環境リスクの評価

1. 量反応関係・量影響関係

a. 量反応関係と量影響関係
化学物質の毒性は，物質固有の性質と量に依存する．量と生じる生物反応の関係は反応率や，反応の程度(強さ)でみる．前者を量反応関係，後者を量影響関係という．

b. NOEL と NOAEL
多くの生体反応は，対数にて表した用量に対して正規分布することが知られており，縦軸を累積反応率(%)で表したものが量—反応曲線で，シグモイド曲線となる．毒性試験において，物質による影響のみられない1日あたりの最大投与量を無作用量(無影響量)(no observed effect level；NOEL)といい，有害な影響が生じない最大の投与量について表した値を無毒性量(no observed adverse effect level；NOAEL)という．

2. 環境基準，許容濃度

a. 環境基準
好ましくない事象が起こる確率を「リスク」というが，環境のリスク対策は，モニタリングなどの結果に基づきリスクの評価を行い，その評価に基づきリスク管理を行う．そしてリスクを正しく伝達し，相互の理解を図るためにリスクミュニケーションを行い，どの程度のリスクが容認できるかを決め，環境基準を設定し，規制が行われる．

b. 許容濃度
労働者が1日8時間，週40時間程度の労働時間で連日曝露されてもほとんどすべての労働者に健康上の悪影響がみられないと判断される濃度を「許容濃度」とし，日本産業衛生学会によって「許容濃度の勧告」値が示されている．

3. 1日許容摂取量

a. 1日許容摂取量と安全係数
閾値があると考えられる化学物質について，一生涯，連日摂取し続けても，認めるべき影響が出ないであろうと推定される1日あたりの摂取量を1日許容摂取量(ADI)という．通常体重あたりのmg数(mg/kg/日)で表され，NOAEL(またはNOEL)から推定し，安全性の見地から安全係数で除したものをADIとする．

b. 閾値の有無
用量反応関係において，ある用量以下では反応率が事実上ゼロに場合，この時の用量が閾値である．しかし，遺伝毒性や遺伝子損傷に基づく発がん性には閾値が存在しないとみなされている．

4. 生物学的モニタリング
生体試料(血液，尿，毛髪，爪など)を採取して，曝露された化学物質やその代謝産物の濃度を測定し，曝露程度(量)を推定することを生物学的モニタリングという．

日本産業衛生学会や米国の産業衛生専門家会議(ACGIH)では，生物学的曝露指標(biological exposure index；BEI)を公表している．

F 環境検査法

1. 水質検査，空(大)気試験

a. 水質検査
下水の水質検査として，生物化学的酸素要求量(biochemical oxygen demand；BOD)，化学的酸素要求量(chemical oxygen demand；COD)がある．BODはバクテリアを使い，CODは化学的手法で消費する酸素の量で表し，値が大きいほど汚染度が高い．

b. 空(大)気試験

大気の試験のうち，一酸化炭素濃度の測定は非分散型赤外線吸収法を，二酸化硫黄濃度の測定は溶液導電率法を，二酸化窒素濃度の測定はザルツマン法を，光化学オキシダント濃度は中性ヨウ化カリウム法により自動式で測定が行われている．

G 労働環境

1. 職業病

各職業の固有の作業や特殊な職業にのみ多く発生する疾病を職業病という．原因となる物質や，労働環境の有害因子により物理的環境因子，化学的環境因子，作業条件に分類される．

2. 物理的環境因子によるもの

a. 騒音性難聴

騒音性難聴は内耳蝸牛内のコルチ器有毛細胞の脱落により生じ，4,000 Hz 近傍の聴力低下（C5-dip）を特徴とする感音性の不可逆性変化である．日本産業衛生学会では職業上の許容基準を定めている．

b. 振動障害

手腕などの局所に長期間振動を曝露すると，局所振動障害が起きる場合がある．手持ち振動工具（チェンソーや削岩機など）によるレイノー症候群といわれる血行障害を起こすものに白ろう病がある．全身振動障害としてはトラックやバス運転者などの腰痛や筋骨格系疾患，消化器疾患がある．

3. 化学的環境因子によるもの

a. じん肺

じん肺は吸入性粉じんを長期間（通常は数年から数十年）吸入することによって起きる肺線維症の総称である．進行すると肺機能の低下や呼吸困難になり，完治は望めない．特に遊離珪酸（SiO_2）を吸入して起きるじん肺を珪肺という．労働者の健康障害防止として粉じん障害防止規則がある．

b. 石綿

また特に珪酸化合物のなかでも石綿（アスベスト）によるじん肺を石綿肺という．発症までの潜伏期間は30〜40年と長いが，石綿肺のほか，悪性中皮腫，肺がんも多く発生している．

今後は石綿を使用した建築物の解体作業が本格化することを考慮し，2005（平成17）年に石綿障害予防規則が制定された．2006（平成18）年には原則として石綿および石綿を0.1％を超えて含有する物の製造，輸入，譲渡，提供または使用が禁止された．

c. 金属中毒

1) 鉛

鉛の高曝露により腹部痛，伸筋麻痺，腎臓障害などの症状が現れ，造血器を障害するためヘム合成に関与する酵素の不活性させ，貧血を起こす．またδ-アミノレブリン酸（ALA）の血中濃度が上昇し，尿中に排出される．

2) 水銀

水銀の慢性中毒は倦怠感などの全身症状，歯肉に青い線状の色素沈着，口内炎，振戦，失調性歩行などの神経症状や不眠，うつ状態などの精神症状である．有機水銀中毒として水俣病がある．

3) マンガン

マンガン中毒では睡眠障害，情動失禁，性格変化，行動異常などの精神症状と神経症状がある．

4) クロム

三価と六価クロムが問題とされ，中毒では潰瘍，皮膚炎などの皮膚症状と粘膜刺激症状（鼻中核穿孔），呼吸器症状が特徴である．六価クロムの長期曝露者には肺癌が発生することがある．

5) カドミウム

急性曝露で発熱，咳，呼吸器症状を，慢性中毒

表5　がん原性のある物質，因子または工程

物質・工程	がんの種類
ベンジジン	尿路系腫瘍
ベータ-ナフチルアミン	尿路系腫瘍
4-アミノジフェニル	尿路系腫瘍
ビス(クロロメチル)エーテル	肺がん
ベンゾトリクロライド	肺がん
石綿	肺がんまたは中皮腫
ベンゼン	白血病
塩化ビニル	肝血管肉腫
電離放射線	白血病，肺がん，皮膚がん，骨肉腫または甲状腺がん
オーラミンを製造する工程	尿路系腫瘍
マゼンタを製造する工程	尿路系腫瘍
コークスまたは発生炉ガスを製造する工程	肺がん
クロム酸塩または重クロム酸塩を製造する工程	肺がんまたは上気道のがん
ニッケルの製錬または精錬を行う工程	肺がんまたは上気道のがん
ヒ素	肺がんまたは皮膚がん
すす，鉱物油，タール，ピッチ，アスファルトまたはパラフィン	皮膚がん

として歯のカドミウム黄色環，呼吸器障害，腎障害(近位尿細管障害)を引き起こす．蛋白尿(β_2-ミクログロブリン)が特徴である．

6) ヒ素

ヒ素の中毒症状は全身症状のほか，皮膚角化症，白斑，皮膚癌，鼻粘膜・呼吸器症状として鼻中隔粘膜壊死，慢性気管支炎，肺癌などがある．

7) 金属熱

ベリリウム，クロム，マンガン，ニッケル，鉄，銅などの金属を精錬したり，合金する際の高熱処理時にヒュームを吸入し，発熱や呼吸困難などを起こす疾患．

d. 発がん物質

現在，多くの発がん物質が明らかになっているが，その一部の物質名と因子や工程を**表5**に示した．化学物質は産業活動の上で必要不可欠な物質もあるが，発がん物質は発がん性のない物質への代替や，密閉された設備内にて使用し，人に曝露しないようにすることが極めて重要である．

4. 作業条件によるもの

a. VDT

VDT作業とは，情報端末機器(visual display terminal)の前で作業することであり，一般的にはキーボードなどによるコンピュータの作業のことである．作業姿勢，照度，反射，グレアなどの作業環境や多情報処理，単調作業などの作業の内容により問題が生じる．

ディスプレイを長時間眺めていると，眼の疲れや充血のほか，肩凝り，後頭部の筋痛や，食欲不振，全身倦怠感などの症状が現れる．これを眼精疲労という．また，手指の反復作業が原因で手根管症候群を起こすことがある．厚生労働省は2002年に「VDT作業のための労働衛生上の指針」を改訂し，人間工学的対策，健康障害の防止を図っている．

b. 重量物負荷

重量物負荷の作業として重量物取扱い作業，介護作業などがある．健康障害の多くは腰痛である．1994(平成6)年に「職場における腰痛予防対策指針」が公布されている．

参考文献

1) 環境省：図で見る環境・循環型社会・生物多様性白書．日経印刷，2012
　※基本的な環境問題について，図を見ながら学ぶことができる
2) 柳川洋，他(編)：公衆衛生マニュアル．南山堂，2012
　※公衆衛生全般にわたる範囲について，各論の基礎から詳細まで記載されている
3) 厚生統計協会(編)：国民衛生の動向 2012/2013・厚生の指標(臨時増刊，第59巻第9号)．厚生統計協会，2012
　※衛生について，最新の話題が広く記載されている
4) 厚生労働省(監修)：労働衛生白書．ぎょうせい，2012
　※労働衛生にかかわる最新の話題や統計が記載されている

第7章 行政

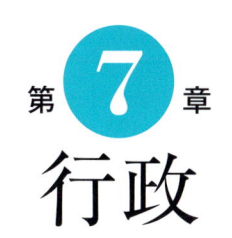

学習のポイント

❶ 医療従事者として働くうえで，衛生行政や医療制度，保険，福祉について理解を深めることは重要である．
❷ 医療制度や保険は，社会情勢に合わせて内容が変わるので，常に最新情報を集めるようにする．

本章を理解するためのキーワード

❶ **社会保障**
わが国の社会保障として，社会保険，社会福祉，公衆衛生・医療，公的扶助などがあげられる．

❷ **国民皆保険・皆年金**
わが国では，昭和36年に，原則としてすべての国民に対して公的な医療保険と年金保険を保障する「国民皆保険・皆年金」体制を確立した．

A 衛生行政

1. 衛生行政

a. 一般衛生行政

わが国における一般衛生行政の体系として，基本的には国（厚生労働省）-都道府県（衛生主管部局）-保健所-市町村（衛生主管課係）という一貫した体系が確立されている．一般的に，保健所の設置は都道府県が行うことになっているが，地域保健法施行令によって指定された市66市（平成21年6月現在）と東京都の23特別区は直轄の保健所を設置することになっている．一般衛生行政の主な内容を表1に示す．

b. 労働衛生行政

労働衛生行政は，厚生労働省労働基準局安全衛生部において行われている．地方組織としては，厚生労働省直轄の都道府県労働局が本省（労働基準局）の指揮監督を受け，管内の労働基準監督署を指揮監督している．雇用関係のある労働者の健康については，事業主が責任主体となり，労働基準法，労働安全衛生法などに基づいて，その保持・増進を図っている．

c. 環境保全行政

環境保全行政は，環境省が総合的に推進してお

表1 一般衛生行政分野の主な内容

一般衛生行政
保健予防
健康増進対策，生活習慣病対策
栄養対策
喫煙，アルコール
母子保健，老人保健
精神保健
歯科保健
感染症対策，エイズ・結核対策
難病，障害者
医療
医療関係者，医療施設
救急，へき地医療，地域リハビリテーションなど
薬事
医薬品などの生産，安全性と有効性の確保
血液製剤（献血）・ワクチン
麻薬・覚醒剤，毒物・劇物
生活環境衛生
生活環境施設（上水道，廃棄物）
食品保健，化学物質の安全対策
生活衛生関係営業

（「国民衛生の動向」から作成）

表2 施設の種類別にみた施設数(2010年10月1日)

	施設数		対前年		構成割合(%)	
	平成22年(2010)	平成21年(2009)	増減数	増減率(%)	平成22年(2010)	平成21年(2009)
総数	176,878	176,471	407	0.2	…	…
病院	8,670	8,739	△69	△0.8	100.0	100.0
精神科病院	1,082	1,083	△1	△0.1	12.5	12.4
結核療養所	1	1	―	―	0.0	0.0
一般病院	7,587	7,655	△68	△0.9	87.5	87.6
(再掲)療養病床を有する病院	3,964	4,021	△57	△1.4	45.7	46.0
一般診療所	99,824	99,635	189	0.2	100.0	100.0
有床	10,620	11,072	△452	△4.1	10.6	11.1
(再掲)療養病床を有する一般診療所	1,485	1,625	△140	△8.6	1.5	1.6
無床	89,204	88,563	641	0.7	89.4	88.9
歯科診療所	68,384	68,097	287	0.4	100.0	100.0
有床	41	40	1	2.5	0.1	0.1
無床	68,343	66,057	286	0.4	99.9	99.9

〔厚生労働省　平成22年医療施設(動態)調査・病院報告〕

り，その内部部局は，大臣官房，同廃棄物・リサイクル対策部，総合環境政策局，同環境保健部，地球環境局，水・大気環境局，自然環境局から成る．また，附属機関としては，国立水俣病総合研究センターや法令権限を委任された地方支分部局である地方環境事務所が設置されている．

2. 医療制度

a. 医療施設

平成22(2010)年医療施設(動態)調査・病院報告によると，全国の医療施設は176,878施設で，前年に比べ407施設増加している．医療法では，病院は「医師または歯科医師が，公衆又は特定多数人のため医業又は歯科医業を行う場所であって，20人以上の患者を入院させるための施設を有するもの」，診療所は「医師または歯科医師が，公衆又は特定多数人のため医業又は歯科医業を行う場所であって，患者を入院させるための施設を有しないもの又は19人以下の患者を入院させるための施設を有するもの」としている．施設の種類別にみた施設数を**表2**に示す．前年度と比較し，無床の一般診療所と歯科診療所は増加，病院と有床の一般診療所は減少した．

b. 医療従事者

国民の医療を担当する職種としては，医師，歯科医師，薬剤師，保健師，助産師，看護師，臨床検査技師，診療放射線技師，理学療法士，作業療法士，視能訓練士，歯科衛生士，柔道整復師などさまざまであり，それぞれの職種が専門性を発揮しつつ，他職種とも協働しながら医療に従事している．

c. 医療費と負担

平成22年度の国民医療費は37兆4202億円，前年度の36兆67億円に比べ1兆4135億円，3.9%の増加となっている．人口1人当たりの国民医療費は29万2200円，国民医療費の国民所得に対する比率は10.71%となっている．国民医療費，対国民所得比ともに年々増加する傾向にある(**図1**)．年齢階級別にみると，65歳以上の構成割合が55.4%と半数を超えている(**表3**)．制度区分別では，公費負担医療給付分，医療保険等給付分，後期高齢者医療給付分，患者負担分などに分けられ，平成22年は患者負担分の構成割合が13.4%，前年度に比べて0.4%増加した(**表4**)．

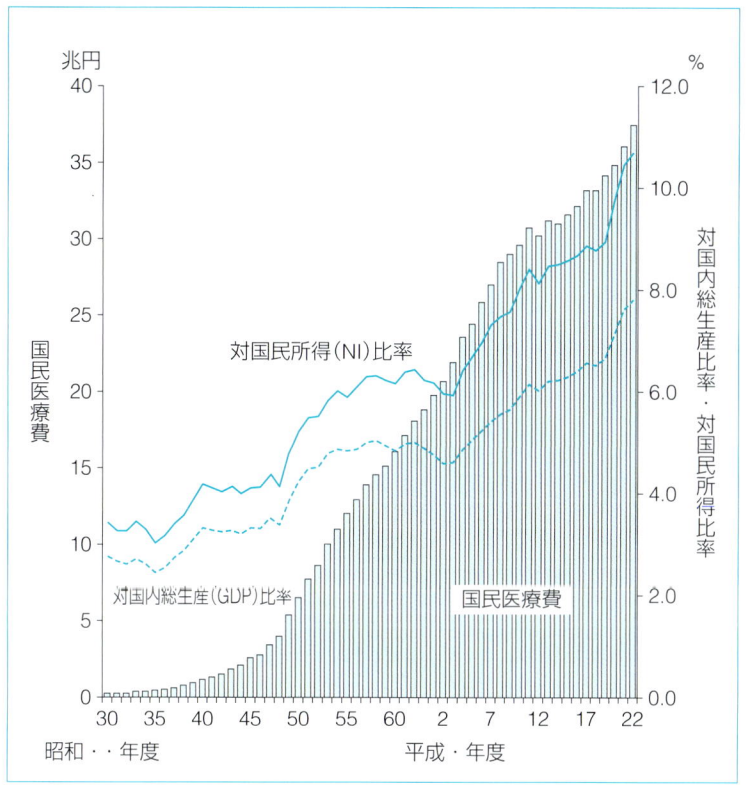

図1　国民医療費・対国内総生産及び対国民所得比率の年次推移
(厚生労働省　平成22年度国民医療費の概況)

表3　年齢階級別国民医療費

年齢階級	平成22年度			平成21年度		
	推計額 (億円)	構成割合 (％)	人口一人当たり 国民医療費(千円)	推計額 (億円)	構成割合 (％)	人口一人当たり 国民医療費(千円)
総数	374,202	100.0	292.2	360,067	100.0	282.4
65歳未満	167,027	44.6	169.4	160,587	44.6	163.0
0～14歳	24,176	6.5	143.6	22,595	6.3	132.8
15～44歳	49,959	13.4	106.1	48,951	13.6	103.3
45～64歳	92,891	24.8	268.2	89,042	24.7	261.0
65歳以上	207,176	55.4	702.7	199,479	55.4	687.7
70歳以上(再掲)	168,603	45.1	794.9	160,500	44.6	778.3
75歳以上(再掲)	124,685	33.3	878.5	117,335	32.6	855.8

注：年齢階級別の人口一人当たり国民医療費を算出するため，総務省統計局「推計人口」の各年齢階級別人口を分母に用いた．

(厚生労働省　平成22年度国民医療費の概況)

3. 社会保険

a. 医療保険

　医療保険は，疾病，負傷，死亡，出産など短期的な経済的損失について保険給付をする制度である．医療給付は，金銭を支給する方法をとらず，医療機関にかかった費用を保険者から支払うという現物給付の形をとるのが原則である(図2)．医療保険制度は，自営業者などが加入する国民健康保険(国保)，会社員・公務員などが加入する被用者保険(健康保険，共済組合など)がある．75歳以上の者については平成20年4月より，後期高

表4 制度区分別国民医療費

制度区分	平成22年度 推計額(億円)	平成22年度 構成割合(%)	平成21年度 推計額(億円)	平成21年度 構成割合(%)	対前年度 増減額(億円)	対前年度 増減率(%)
国民医療費	374,202	100.0	360,067	100.0	14,135	3.9
公費負担医療給付分	26,353	7.0	24,601	6.8	1,752	7.1
医療保険等給付分	178,950	47.8	173,368	48.1	5,582	3.2
医療保険	176,132	47.1	170,769	47.4	5,363	3.1
被用者保険	84,348	22.5	81,615	22.7	2,733	3.3
被保険者	41,936	11.2	40,452	11.2	1,484	3.7
被扶養者	38,109	10.2	36,733	10.2	1,376	3.7
高齢者[1]	4,304	1.2	4,430	1.2	△126	△2.8
国民健康保険	91,784	24.5	89,154	24.8	2,630	2.9
高齢者以外	65,488	17.5	64,097	17.8	1,391	2.2
高齢者[1]	26,296	7.0	25,057	7.0	1,239	4.9
その他[2]	2,818	0.8	2,599	0.7	219	8.4
後期高齢者医療給付分[3]	116,876	31.2	110,307	30.6	6,569	6.0
患者負担分	50,151	13.4	49,928	13.9	223	0.4
軽減特例措置[4]	1,872	0.5	1,864	0.5	8	0.4

注:1) 被用者保険及び国民健康保険適用の高齢者は70歳以上である.
2) 労働者災害補償保険,国家公務員災害補償法,地方公務員災害補償法,独立行政法人日本スポーツ振興センター法,防衛省の職員の給与等に関する法律,公害健康被害の補償等に関する法律及び健康被害救済制度による救済給付等の医療費である.
3) 70~74歳の患者の窓口負担の軽減措置に関する国庫負担分である.
(厚生労働省 平成22年度国民医療費の概況)

齢者医療制度により保険給付が実施されているが,今後はこの制度が廃止され,75歳以上の者も現役世代と同様に国保か被用者保険に加入することになる予定である(図3).

b. 年金保険(図4, 5)

年金制度には,社会保障の観点から国が行う公的なものと私的年金があるが,ここでは公的年金について説明する.年金には,老後の生活を支える老齢年金,事故や病気で障害が残った場合に支払われる障害年金,遺族の生活を保障する遺族年金がある.公的年金制度は,現役世代が納める保険料と税金で高齢者の年金を負担する仕組みになっている.

わが国では,昭和36年の拠出制国民年金制度の発足以来,「国民皆年金」の体制になっている.20歳以上の国民は国民年金の被保険者となり,老齢,障害または死亡に際しては,一定の要件に該当すれば,全国民共通の基礎年金が支給される.会社員や公務員など被用者については,基礎年金に加えて厚生年金(公務員などは共済年金)が支給され,さらに企業はその従業員のために厚生年金に上乗せをする年金制度を実施することも可能である.また,自営業など被用者ではない国民年金の被保険者のためには,国民年金基金制度など基礎年金に上乗せする別途の仕組みがある.

c. 雇用保険

雇用保険では,業種や規模にかかわらず,全産業の全労働者(公務員を除く)を適用対象としている.主な事業として,被保険者である労働者が失業したり,雇用の継続が困難となった場合に失業等給付を行い,求職活動を行う間の生活保障と雇用の安定,再就職の援助を行う.育児休業給付や介護休業給付も雇用保険で行われる.また,雇用の安定を図るための雇用安定事業や,労働者の能力の開発向上を図るための能力開発事業を実施している.

d. 労災保険

労災保険とは,労働者災害補償保険の略である.労災保険の対象となるのは,「職業の種類を

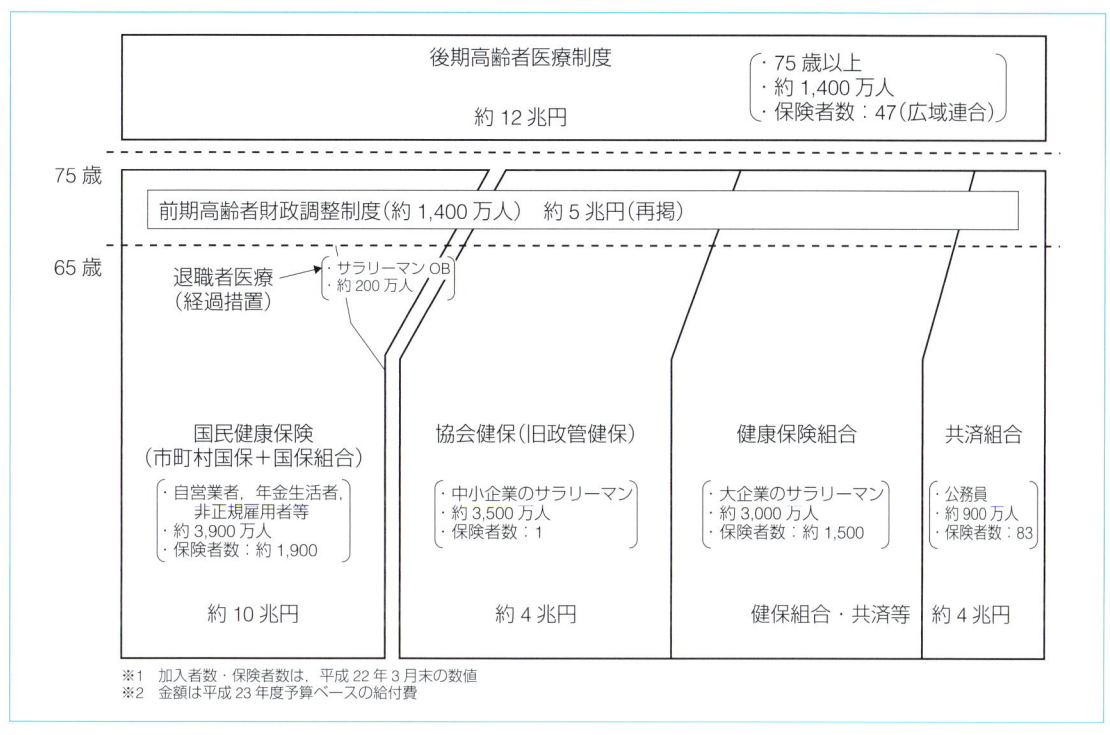

図2 現在の医療保険制度の体系
(厚生労働省ホームページ　http://www.mhlw.go.jp/bunya/iryouhoken/iryouhoken01/01.html)

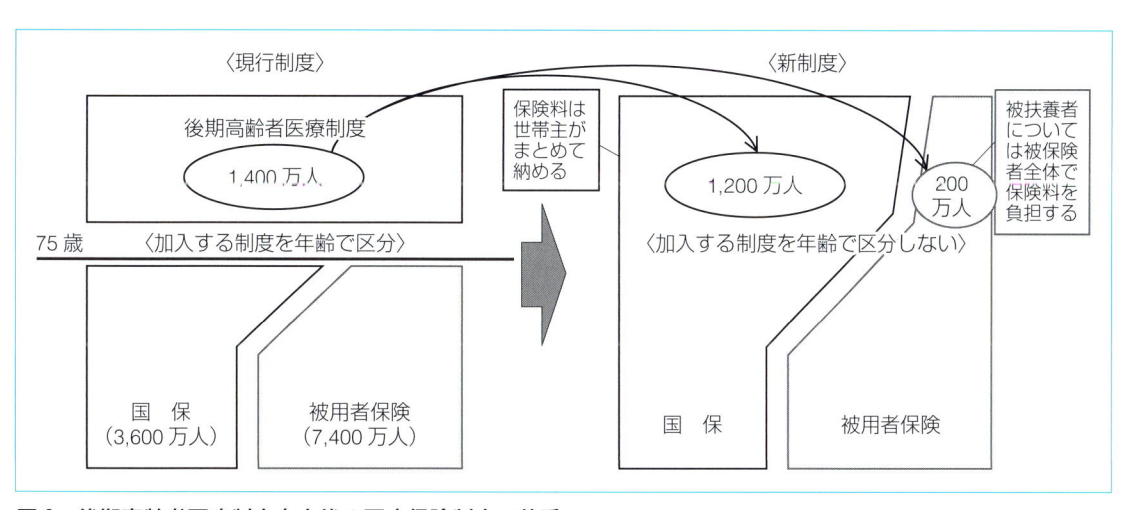

図3 後期高齢者医療制度廃止後の医療保険制度の体系
〔厚生労働省　第14回高齢者医療制度改革会議　資料2(平成22年12月)〕

問わず，事業に使用されるもので，賃金を支払われる者」であり，雇用形態は問わない．業務上の事由や通勤による労働者の負傷，疾病，障害，死亡などに対して保険給付が行われる．保険料は原則として事業主が負担する．

e. 介護保険

介護保険制度は，高齢化の進展に伴い，高齢者の介護を社会全体で支え合う仕組みとして平成12年から施行され，これまでに数回の改正が行われている．介護保険は市町村が保険者となり，

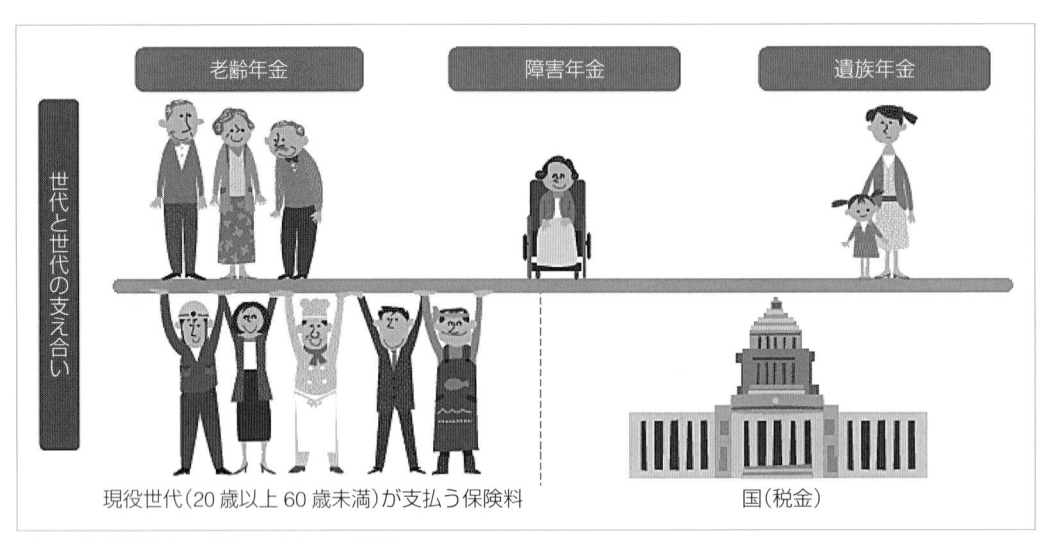

図4 世代間扶養の仕組み（イメージ図）
（日本年金機構ホームページ　http://www.nenkin.go.jp/main/system/index.html）

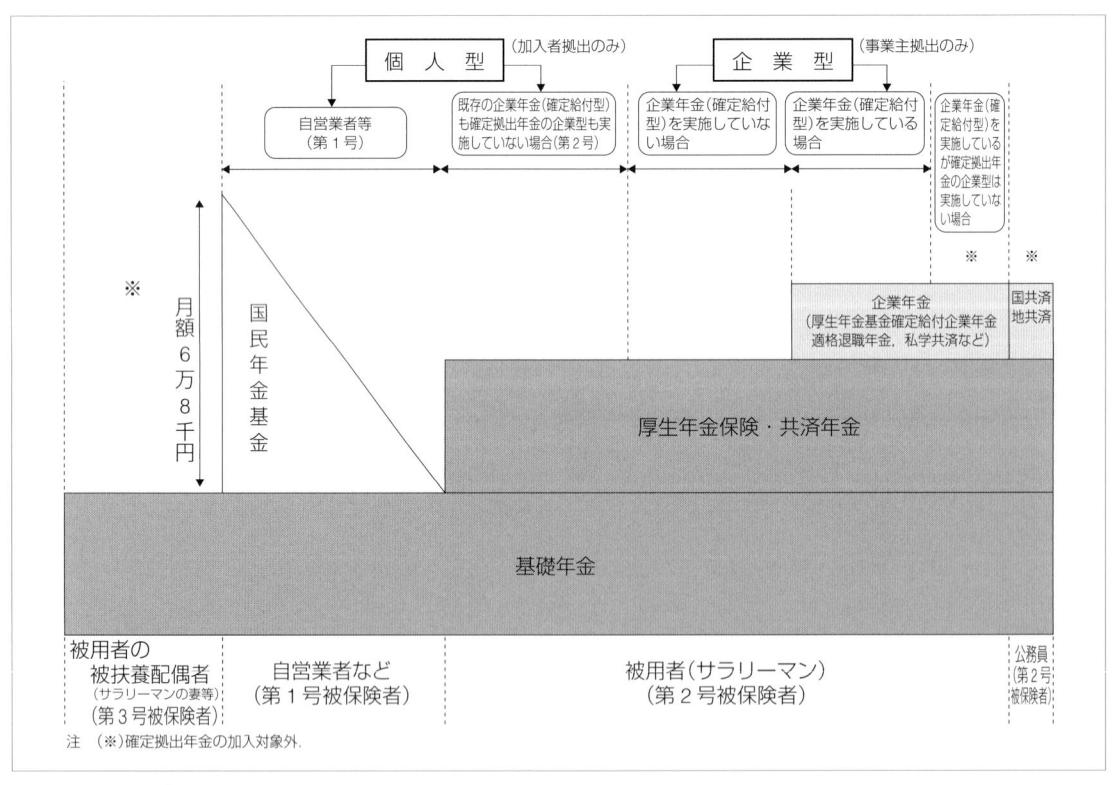

図5 年金の対象者と種類
（2011/2012年　保険と年金の動向，p 150，図7を改変）

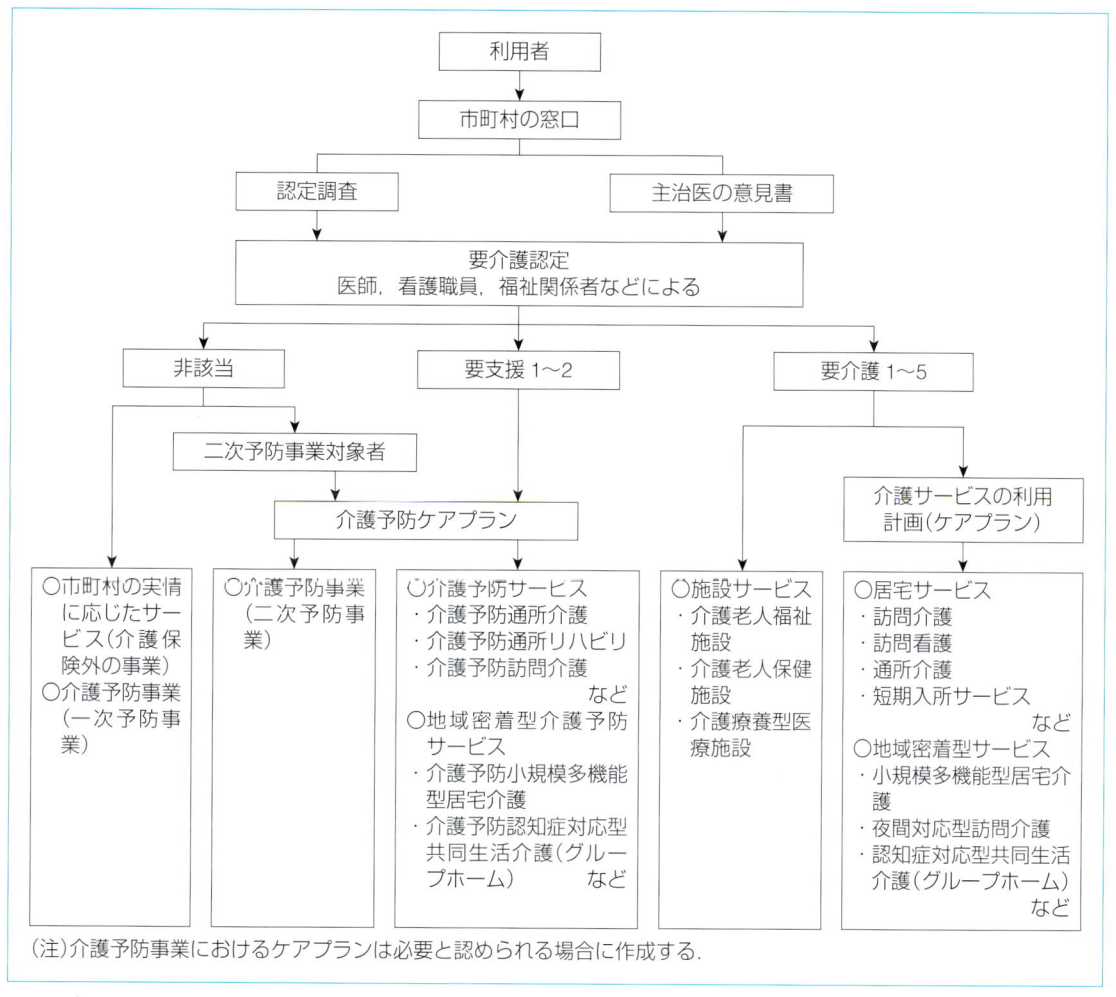

```
                    ┌──────────┐
                    │  利用者   │
                    └────┬─────┘
                         │
                    ┌────┴─────┐
                    │市町村の窓口│
                    └────┬─────┘
              ┌──────────┴──────────┐
         ┌────┴─────┐         ┌─────┴──────┐
         │ 認定調査  │         │主治医の意見書│
         └────┬─────┘         └─────┬──────┘
              └──────────┬──────────┘
                    ┌────┴─────────────────────┐
                    │       要介護認定          │
                    │医師，看護職員，福祉関係者などによる│
                    └────┬─────────────────────┘
```

図6 介護サービスの利用手続き
(2012/2013年 保険と年金の動向. p 115)

被保険者は保険料を負担するかわりに，介護が必要な状態になった時に，保険者に対し要介護認定の申請を行い，認定されれば保険者から介護サービスの保険給付を受けることができる．被保険者は65歳以上の第1号被保険者と，40歳以上65未満の医療保険加入者の2つに分類される．介護サービスの利用手続きについて，図6に示す．

4. 社会福祉

a. 児童福祉・母子福祉

すべての児童の健全な育成と福祉の推進を基本精神として，1947年に児童福祉法が制定された．児童福祉法では，18歳未満の者を対象としている．児童福祉法制定当時は，要保護児童や非行児童の保護活動が主なものであったが，近年では少子化や女性の高学歴化と社会進出の増加により，ニーズも随分と変化してきている．少子化対策としては，1994年のエンゼルプラン，1999年の新エンゼルプラン，2004年の子ども・子育て応援プラン，2001年からの健やか親子21などがあげられる．また，共働き世帯を支援するために，幼保一体型のこども園の導入などについて，検討が進められている．また，児童虐待なども増加しており，児童相談所が相談窓口や在宅指導，一時保護などの援助で重要な役割を担っている．

また，母子家庭支援には，「母子及び寡婦福祉法」により手当や子育て支援，就労支援などが行われているが父子家庭への支援が少ないのが現状である．

b. 老人福祉

これまで老人福祉で実施されてきた介護サービスは平成12年から施行されている介護保険制度に移行し，低所得者以外もサービスを利用できるようになった．しかし介護以外の生活支援は老人福祉で実施しており，自治体での格差が大きい．高齢者在宅福祉サービスとしては，ヘルパー派遣，福祉用具給付，紙おむつなどの介護用品の支給，食事支援，緊急通報，安否確認・見守りなどがある．現在の老人福祉にかかわる課題として，孤独死や高齢者虐待などがあり，対策が必要である．

c. 心身障害者福祉

障害者・障害児童は年々増加している．障害のある人々が地域社会のなかで共に暮らせる社会を作っていくことが必要である．障害者にかかわる法律として，「障害者基本法」(1993年)と「障害者自立支援法」(2006年)などがある．障害者自立支援法ではこれまで三障害(身体・知的・精神)が別々の制度体系であったものを1つにまとめ，また実施主体が都道府県と市町村に二分化されていたものを市町村に一元化し，都道府県はバックアップする体制にするなどの改革が行われた．今後はさらに，難病患者も対象とする法律の改正が検討されている．

参考文献
1) 厚生労働統計協会：国民衛生の動向
　　※保健や医療の動向などについて，最新の統計データに基づき編集されている．ほぼ1年ごとに最新版が発行される
2) 厚生労働統計協会：保険と年金の動向
　　※社会保険制度，年金制度などについて，最新の統計データに基づき編集されている．ほぼ1年ごとに最新版が発行される

和文索引

あ

アイソトープ標識　220
アジソン病　120
アスペルギルス症　91
アディポサイトカイン　178
アデノウイルス　31
アトピー性皮膚炎　160,199
アナフィラキシー反応　157
アナログ回路　251
アプリケーションプロトコル　302
アミロイドーシス　175
アメーバ赤痢　92
アルカローシス　38
アルゴリズム　297
アルツハイマー病　152
アレルギー疾患　**156**
アレルギー性気管支肺アスペルギルス症　31
アレルギー性結膜炎　179
アレルギー性紫斑病　109
アレルギー性肺疾患　**32**
アレルギー性鼻炎　**185**
アレルギー反応　156
アレルゲン　156
アレルゲン特異的 IgE 抗体　159
悪臭　393
悪性腫瘍　2,51
悪性リンパ腫　103
足首上腕血圧比　24
安全対策　251
　── を表す電気的表示記号　268
安定狭心症　18

い

イーサネット　293
インクジェット式記録器　280
インクレチン　167,172
インスリノーマ　69
インスリン抵抗性　176
インターネット　300
インターフェロン　85
インターフェロン治療　57
インピーダンス整合　272
インフォームド・コンセント　6
インフルエンザ　82
インフルエンザウイルス　31
インフルエンザ脳症　145
医原性 Creutzfeldt-Jakob 病　146
医用エレクトロニクスの基礎　238
医用画像情報システム　315
医用機器・設備　251
医用接地方式　266
医用電気機器の安全基準　264
医用電子回路　251
医療関連感染　70
医療関連感染経路別対策　359
医療関連感染対策　359,363
医療協力　380
医療従事者
　── の健康診断　366
　── のワクチン接種　364
医療情報システム　289,312
　── の運用　319
　── の標準化　323
医療情報の保護とプライバシー　317
医療分野におけるアプリケーションプロトコル　303
医療保険　403
胃炎　47
胃潰瘍・十二指腸潰瘍　49
胃癌　52
遺伝　2
遺伝子異常　196
遺伝性球状赤血球症　221
遺伝性脊髄小脳変性症　149
遺伝的要因　3
一次救命処置　2
一類感染症　360
一過性脳虚血発作　143
一般健康診断　386
咽頭炎　76
院内感染　363

う

ウィルソン病　169
ウィンスロー　332
　── の定義　332,333
ウイルス肝炎　84
ウイルス感染症　79
ウイルス性出血熱　94
ウイルス性髄膜炎　143
ウイルス性脳炎　144
ウイルス性肺炎　31
ウエストナイル熱/脳炎　368
ウォータフォールモデル　297
運動ニューロン疾患　151

え

エイズ　83,367
エコノミークラス症候群　38
エストロゲン　138
エプスタイン・バールウイルス（EBV）　82
エラー　354
エントロピー　283
衛生行政　401
衛生動物　369
疫学　347
　── のトライアングル　348
液体クロマトグラフィ　189
遠隔診断支援システム　314

お

オウム病　87
オージオグラム　184
オーダエントリシステム　312
オームの法則　242
オペレーティングシステム　282,294
オリーブ橋小脳萎縮症　149
黄色ブドウ球菌感染症　74

か

カンジダ症　90
ガス　191
ガス入り検出器　215
ガス壊疽　78
ガスクロマトグラフィ　189
ガストリノーマ　50,69
ガストリン値　50
下垂体性巨人症　110,111
下垂体前葉機能低下症　110,113
下垂体ホルモン　112
下大静脈フィルター　39
化学発光免疫測定法　220
加齢性白内障　179
花粉症　160,393
家族性痙性対麻痺　149
過換気症候群　44
過重労働　370
過重労働（過労死）　387
過敏性腸症候群　51
過敏性肺炎　36
画像解像度　286

画像検査，放射性同位元素を用いた 229
介護サービス 407
介護保険 405
介入研究 350, 351
潰瘍性大腸炎 48
壊変，放射性同位元素の 229
外因 3
外耳炎 182
外耳道湿疹 182
外注検査の管理 328
拡張型心筋症 22
核医学画像法 229
褐色細胞腫 111, 117
学校安全 376
学校精神保健 375
学校伝染病 375
学校において予防すべき感染症 376
学校保健 373
川崎病 25
肝外胆管癌 64
肝外胆汁うっ帯 54
肝癌 59
肝硬変 57
肝再生 54
肝性脳症昏睡度分類 56
肝線維化 54
肝門部胆管癌 64
冠攣縮性狭心症 19
患者心理 5
患者調査 337, 344
乾性咳嗽 28
寒冷 394
感染 4
感染経路 359
感染経路別予防策 358
感染症 27, 70, 381
── の届け出 362
感染症指定医療機関 362
感染症発生動向調査 363
感染症発生の三大要因 348
感染症法 358, 360
── に基づく届出疾病 361
感染症予防 358
感染症流行予測調査事業 363
感染性心内膜炎 17
感染性腸炎 47
感染性肺疾患 28
感染防止対策加算 363
関節リウマチ（RA） 160, 161
環境基準 398
環境検査法 398
環境リスク 398
観察の研究 350
眼疾患 179
眼振所見記載方法 184
癌 3

き

キルヒホッフの法則 243
ギラン・バレー症候群 153
気圧 394
気管支喘息 32, 159
気胸 41
希釈法 220
記憶装置 291
記憶容量 291
記数法 285
記録器 272
寄生虫 369
期外収縮 12
機密保護通信技術 308
偽陰性率 356
偽膜性大腸炎 78
偽陽性率 356
疑似症患者 362
喫煙 34
逆流性食道炎 48
急性肝炎 54
急性冠症候群 19
急性骨髄性白血病 98
急性糸球体腎炎 76, 126
急性心筋梗塞 20
急性心膜炎 20
急性膵炎 65
急性中耳炎 182
急性乳腺炎 201
急性肺血栓塞栓症 38
急性リンパ性白血病 100
急性緑内障発作 179
急速進行性糸球体腎炎 126
救急医療 7
巨赤芽球性貧血 96
虚血性心疾患 18
許容濃度 398
共通鍵暗号方式 307
狂犬病 368
胸膜炎 40
強皮症 160, 162
境界型 166
競合法 220
業務上疾病 386
ギラン・バレー症候群 153
筋萎縮性側索硬化症 151
筋強直性ジストロフィ 154
筋ジストロフィ 153
緊急異常値の報告 328

く

クオンティフェロン 73
クッシング症候群 111, 119
クラインフェルター 196
クラミジア感染症 87

クラミジア肺炎 32, 87
クラミドフィラ肺炎 32
クリニカルインディケータ 324
クリプトコッカス症 91
クリプトコッカス髄膜炎 146
クリプトスポリジウム症 93
グレーブズ病 114
グローバルアドレス 301
グローバルファンド 385
くも膜下出血 143
偶然誤差 354
屈折異常 179

け

下痢原性大腸菌 71
系統誤差 354
蛍光・酵素免疫測定法 220
経腟超音波断層法検査 137
劇症型A群連鎖球菌感染症 76
劇症肝炎 55
血圧異常 23
血液凝固IX因子 107
血液量検査 223
血友病A 106
血友病B 107
血管機能 9
血管性（アレルギー性）紫斑病 109
血球貪食症候群 103
血小板回転 223
血小板減少症 105
血小板寿命曲線 222
血小板寿命検査 222
血漿鉄交替率 224
血漿鉄消失率 224
血栓性血小板減少性紫斑病 106
結合エネルギー 209
結膜炎 180
結核 364, 366, 383
結核症 73
結石 133
結節性多発性動脈炎 160, 163
健康 2
── の定義 370
健康管理 370
健康寿命 337, 343
健康水準 337
健康増進法 370
健康日本21 334
検疫感染症 367
検査結果の信頼性保証 323
検査結果報告 327
検出法 188
検体検査システム 325
嫌気性菌感染症 77
原子 208
原子核 208

原子番号　208
原虫感染症　92
原発性アルドステロン症　111,121
原発性骨髄線維症　102
原発性糸球体疾患　125
原発性胆汁性胆管炎　60
原発性肺高血圧症　39
原発性補体欠損　165
原発性マクログロブリン血症　105

こ

コアグラーゼ陰性ブドウ球菌感染症
　　　75
コイル(L)　246
コホート研究　351-353
コレラ　72
コン症候群　121
コンデンサの原理　245
コンピュータネットワーク　297
コンピュータの基本構成　290
ゴーシェ病　168
呼吸器疾患　27
呼吸器の解剖　28
呼吸細気管支炎　36
固定小数点　285
個人・資格認証システム　316
個人情報保護法　312,317
雇用保険　404
五類感染症　362
公開鍵暗号方式　308
公害　397
甲状腺悪性腫瘍　110,115
甲状腺機能亢進症　110,114
甲状腺機能低下症　110
好塩基球　157
好酸球　157
交替制勤務　386
交通災害　393
交絡因子　347,352,354
交流回路　238
光電管・光電子増倍管　275
光電池　274
拘束型心筋症　22
拘束性肺疾患　36
後天性出血性疾患　108
高比重リポ蛋白コレステロール　173
高プロラクチン血症　110,113
高齢者福祉対策　378
項部硬直　143
鉱質コルチコイド　122
酵素免疫測定法　220
膠原病　156,160
合計特殊出生率　340,341
国際機関　380
国際協力機構(JICA)　380
国際連合(UN)　380

国勢調査　337
国民皆保険・皆年金　401
国民健康・栄養調査　370
国民健康づくり対策　377
国民生活基礎調査　337,344
骨シンチグラフィ　231
骨髄異形成症候群　98
骨髄性白血病　98
婚姻　340,342
混合性結合組織病　160,162

さ

サーベイランス　363
サーマル・アレイ式記録器　280
サーミスタ　274
サイトメガロウイルス感染症　81
サブクリニカルクッシング症候群
　　　118
サルコイドーシス　36,44
リンドイッチ法　227
サンプリング　251
サンプリング定理　261,262
作業環境管理　370
作業管理　370
差動増幅　254
差動増幅回路　256
再興感染症　367
再生産率　341
再生不良性貧血　97
再発性持続性血尿　127
細気管支炎　35
細菌性髄膜炎　146
細菌性赤痢　71
細菌性肺炎　29,30
最小感知電流　264
最大回収率(%)　223
在宅医療　378
三尖弁疾患　17
三類感染症　361
産業疲労　387
産業保健　385
酸性雨　390
酸素飽和度の測定原理　239

し

シアン　191
シェーグレン症候群　163
シャイ・ドレーガー症候群　149
シャルコーの三徴　62
シンチグラフィ　218,229-235
シンチレーション検出器　217
ジュールの法則　244
じん肺　399
じんま疹　159
子宮筋腫　138

子宮頸癌　139
子宮腺筋症　138
子宮体癌　140
子宮内膜炎　137
子宮内膜症　139
市中感染型 MRSA（CA-MRSA）感染症　75
糸球体　124
糸球体腎炎　125
糸球体濾過値　124
死産率　340
死亡統計　381
自然毒　189
肢帯型筋ジストロフィ　153
指定感染症　362
脂質異常症　167,173,174
脂質代謝異常　173
脂肪肝　61
紫外線　394
視神経脊髄炎/Devic（デビック）病
　　　152
歯状核赤核淡蒼球ルイ体萎縮症　149
試料計測検査　220
自覚症状　5
自己抗体　95
自己免疫疾患　160
自己免疫性肝炎　60
自己免疫性膵炎　67
自己免疫性溶血性貧血　221
自動体外式除細動器　13
耳疾患　182
耳痛　182
児童福祉　407
磁気量子数(m_l)　208
疾病の自然史　334
疾病の発生要因　348
質量欠損　209
質量数　208
社会保障　401
遮断器　268
主量子数(n)　208
守秘義務　318
腫瘍　3,148
受療率　345
樹状細胞　157
収縮性心膜炎　21
周期性四肢麻痺　154
周波数特性　264
集団検診　355
重症筋無力症　155
重症複合免疫不全症　164
従属人口　337
宿主の感受性　360
出生数　341
出生率　340,341
純音聴力検査　183
純再生産率　340

循環器疾患　9
循環血漿量　223
循環赤血球量　224
徐脈性不整脈　11
小球性低色素性貧血　96
消化管疾患　46
消化管造影検査　46
消化管内視鏡検査　46
症例対照研究　351
猩紅熱　76
傷病別推計患者数　344
障害調整平均余命　344
衝突(反応)断面積　213
上室頻拍　12
常染色体異常　194,195
情報科学　282
情報処理システム　297,308
情報セキュリティ　312
──の6要素　307
情報セキュリティシステム　318
情報のコード化　285
情報量　283
静脈瘤　25
食事バランスガイド　371
食中毒　371
──を引き起こす原因物質　372
食道炎　46
食道癌　51
食品監視　372
食品添加物　371
植物毒　189
心因　5
心筋炎　22
心筋梗塞　20
心筋脂肪酸代謝シンチグラフィ　233
心筋シンチグラフィ　232
心筋疾患　21
心原性脳血栓塞栓症　142
心交感神経シンチグラフィ　232
心室細動　13
心室中隔欠損症　14
心室頻拍　13
心身症　2
心タンポナーデ　21
心不全　9
心房細動　12
心房粗動　12
心房中隔欠損症　14
心膜疾患　20
神経芽腫　111
神経梅毒　146
神経変性　142
信号の量子化と符号化　261
侵襲性肺アスペルギルス症　31
真菌感染症　90
真性赤血球増加症　102
真性多血症　102

振動　395
進行性多巣性白質脳症　145
深部静脈血栓症　25
診療支援機能　330
新型インフルエンザ等感染症　362
新感染症　362
新興感染症　367
新生児マススクリーニング
　　　　　　　　167,373,375
滲出性中耳炎　183
人口高齢化速度　339
人口センサス　337
人口静態統計　338
人口置換水準　337
人口統計　337
人口動態統計　339
人口の推移　338
人口ピラミッド　337,338
人年法　349,350
腎盂腎炎　133
腎腫瘍　134
腎不全　129,130

す

スクールカウンセラー　377
スクリーニング　355
スクリーニング検査　347
ステージング(ステージの確定)　51
ステロイド吸入　33
スパニングツリー　306
スピロヘータ感染症　88
スピン磁気量子数(m_S)　208
水質汚濁　396
水質管理目標設定項目　392
水質基準　389
水質基準項目　392
水痘・帯状疱疹ウイルス感染症　81
膵癌　67
膵疾患　65
膵神経内分泌腫瘍　69
錐体路　169
髄膜炎　143,146

せ

セキュリティ　307
セキュリティ6要素　297
セキュリティ管理　288
センサ　272
センサ・トランスデューサー　272
センチネルリンパ節生検　198
セントロニクスインターフェース
　　　　　　　　　　　　293
世界の人口　381
生活環境　390
生活習慣病　176,377

生体情報収集技術　272
生体電気信号の計測　280
生体物性　238
生物学的モニタリング　398
生命表　343
正弦波発振回路　257
正視　179
成人T細胞白血病　101
成人成長ホルモン分泌不全症　111
成人保健　377
成長ホルモン分泌不全性低身長症
　　　　　　　　110,114
性器クラミジア感染症　88
性ステロイド　122
性染色体異常　194,195
青酸　191
精神保健医療福祉の改革ビジョン
　　　　　　　　　379
精巣腫瘍　135
精度管理　327
整流回路　253
石綿　399
赤外線　394
脊髄小脳変性症　142,148
積分回路　256
赤血球寿命検査　221
赤血球鉄交替率　224
赤血球鉄利用率　224
先端巨大症　110,111
先天性筋強直性筋ジストロフィ　155
先天性出血性疾患　106
先天性心疾患　14
先天性代謝異常　167
先天性免疫不全症　164
染色体異常　194
線減弱係数　214
線条体黒質変性症　149
選択的静脈サンプリング　118
全身性エリテマトーデス　160,161
全身性硬化症　162
前立腺癌　135
前立腺肥大症　134

そ

ゾリンジャー・エリソン症候群　50
粗死亡率　342,383
組織因子　108
僧帽弁狭窄症　15
僧帽弁閉鎖不全症　16
総再生産率　340
騒音　395
増幅回路　251,254

た

ターナー症候群　195

タバコ　190
ダイオード　248, 249
ダウン症候群　195
多因子型遺伝疾患　195
多因子病　195
多形性心室頻拍　13
多系統萎縮症　148
多剤耐性菌感染症　76
多剤耐性結核菌　73
多腺性自己免疫症候群　123
多発(性)筋炎　155
多発性筋炎・皮膚筋炎　160, 162
多発性硬化症　152
多発性骨髄腫　103
多発性内分泌腺腫症　123
大気　395
大気汚染　396
退院患者の平均在院日数　346
大球性正色素性貧血　96
大腸癌　52
大腸ポリープ　52
大動脈炎症候群　25
大動脈解離　24
大動脈弁狭窄症　16
大動脈弁閉鎖不全症　17
大動脈瘤　24
大脳皮質基底核変性症　150
第一次予防　333
高安病　25
単安定マルチバイブレータ　258
単一遺伝子病　194
単純ヘルペスウイルス感染症　81
単純ヘルペス脳炎　144
胆管炎　61
胆管癌　64
胆汁うっ帯　54
胆石症　63
胆石の部位による違い　63
胆嚢炎　62
胆嚢癌　65

ち

チール・ニールセン染色　73
チャイルド・ピュー分類　58
チューブ固相法　226
地球温暖化問題　389
地球環境化問題　389
中央処理装置　282, **290**
中耳炎　182
中性脂肪　173
中毒　188
超音波の特性, 生体組織における
　　　　　　　　　　　　240
腸管出血性大腸菌感染症　71
腸チフス　70
腸閉塞　50

徴候　5
調律機能　9
直接クームス試験　97
直流回路　238

つ

ツツガムシ病　87
痛風　175, 176

て

ティンパノメトリー　183
テレパソロジー　314
テレラジオロジー　315
ディジタル回路　251, 257
データ通信　292
　── の信頼性　288
　── の方式　282
データベース　296
データベース管理システム　282
データベース言語　296
デュシェンヌ/ベッカー型筋ジストロフィ(DMD/BMD)　154
デング出血熱　93
デング熱　93, 368
てんかん　147
てんかん重積状態　147
手足口病　80
低血圧症　23
低酸素性肺血管攣縮　39
低比重リポ蛋白コレステロール　173
抵抗
　── の直並列接続　243
　── の直列接続　242
　── の並列接続　243
定電圧回路　254
鉄欠乏性貧血　95
鉄代謝異常　176
鉄代謝検査　224
電界効果トランジスタ　249
電気回路　238, 240
電気用図記号　241
電撃に対する人体反応　263
電源回路　253
電子カルテシステム　312, 313
電子カルテに情報を保存する場合に確保すべき3条件　312
電子回路　238
電子捕獲　210
電磁雑音　270
電磁波　269
電磁波障害の対策　270
電磁誘導　246
電離放射線の被曝線量限度　394
電離放射線障害の防止　394

と

トータル・ヘルスプロモーション・プラン(THP)　387
トキソプラズマ症　93
トラコーマ　88
トランジスタ　248, 249
トリソミー　194
透析導入　131
糖原病　172
糖質コルチコイド　122
透析導入　131
糖代謝異常　169
糖尿病　166, 169
糖尿病性腎症　128
同意　352
動物毒　189
動脈管開存症　15
特異度　356
特殊健康診断　386
特発性炎症性筋疾患　154
特発性血小板減少性紫斑症　105, 222
毒素　362
毒物　188
鳥インフルエンザ　368

な

ナチュラルキラー細胞　103
内因　3
内視鏡治療　46
内視鏡的逆行性膵胆管造影検査　54
内視鏡的粘膜下層剥離術　51
内視鏡的粘膜切除術　51
内診　137
内分泌攪乱物質　395
難聴　182

に

ニーマン・ピック病　168
ニューモシスチス肺炎　91
二次性高血圧症　23
二重盲検法　347, 352
二段階感染予防策　364
二類感染症　360
日本のワクチン接種　364
日本脳炎　144
乳がん　202
乳児健康診査　375
乳児死亡率　383
乳腺症　201
尿蛋白　124
尿沈渣　124
尿道炎　134
尿崩症　110
尿路感染症　133

尿路結石　132
妊産婦健康診査　375

ね

ネットワーク・トポロジー　303
ネットワークの仮想化　306
ネフローゼ症候群　128,129
熱性痙攣　147
熱電対　274
年金保険　404
年齢調整死亡率　342,383
年齢の3区分別人口構成　337
粘膜皮膚リンパ節症候群　25

の

ノーマライゼーション　332,334
ノカルジア　31
ノロウイルス感染症　86
脳アスペルギルス症　147
脳血管障害　142
脳血栓症　142
脳血流シンチグラフィ　231
脳塞栓症　142
脳膿瘍　146
農薬　191

は

ハイパスフィルタ　251
ハチ毒　189
ハンチントン病　150
バーキット(Burkitt)リンパ腫　100
バーコードリーダー(bar-code reader)　292
バージャー(Buerger)病　25
バイアス　354
バイト　282
バレット腺癌　46
パーキンソニズム　150
パーキンソン病　150
パラチフス　70
パルス回路　258
パルス検出円筒型GM計数管　216
パルス変調　263
ばち指　37
破傷風　77
播種性(汎発性)血管内凝固(症候群)　108
肺アスペルギローマ(菌球型)　31
肺炎球菌　31
肺癌　27,41
　――の組織型　42
肺気腫　34
肺血栓塞栓症　38
肺結核症　30

肺真菌症　31
肺動脈弁疾患　17
敗血症　78
梅毒　88
　――の自然経過　89
梅毒スピロヘータ　146
白癬　200
白内障　180
曝露効果の評価　347
橋本病　110,115
白血病　98
半減期　211
半導体　247
半導体検出器　216
半波整流回路　253

ひ

ヒスタミン遊離試験　159
ヒト免疫不全ウイルス　83
ビーズ固相法　226
ビタミンK欠乏症　108
ビタミン代謝異常　176
ビッグデータ　289
ビット　282
ピークフローメーター　33
びまん性汎細気管支炎　36
日和見感染　2,70
皮下乳腺全摘　198
皮質性小脳萎縮症　148
皮膚筋炎　155
皮膚疾患　198
皮膚軟部組織感染症　76
非アルコール性脂肪性肝炎　58,59
非結核性抗酸菌症　30
非常電源設備　268
非接地配線方式　268
非定型肺炎　30
非電離放射線とは　394
非特異的アレルギー検査　159
肥大型心筋症　21
肥満　176
肥満細胞　157
微量アルブミン　124
鼻閉　184
標準予防策　358,359,364
敏感度　356

ふ

ファロー四徴症　15
フィラデルフィア(Ph)染色体　99
フェニルケトン尿症　168
フェリチン　96
フォトダイオード　275
フォン ヴィレブランド病　107
フォン ヒッペル・リンドウ病　134

フグ毒　189
フリードライヒ失調症　149
フリードワルドの計算式　173
フローティング電源　268
ブドウ球菌感染症　75
ブルガダ症候群　13
プライバシー権　317
プライバシー保護法　317
プライマリヘルスケア　335
プリオン病　145
プログラミング言語　282,295
不安定狭心症　19
不随意運動　151
不整脈　11
不妊　137
不分極電極　272
浮動小数点　285
風疹　80
副甲状腺機能亢進症　110,116
副甲状腺機能低下症　111,117
副甲状腺疾患　116
副腎偶発腫　118
副腎性器症候群　111,122
副腎皮質機能亢進症　119
副腎皮質機能低下症　111,120
副鼻腔炎　186
復調　262
腹腔鏡下副腎手術　118
粉じん　395
憤怒痙攣　147
分析疫学　351

へ

ヘビ毒　189
ヘモクロマトーシス　176
ヘリオトロープ疹　154
ヘリコバクター・ピロリ感染症　72
ヘルスプロモーション　335
ベーチェット病　163
ベロ毒素　71
ペニシリン耐性　74
平均寿命　337,343
平均情報量　284
平均余命　337,343
閉塞性血栓性血管炎　25
閉塞性動脈硬化症　24
変性疾患　**148**
変調　262
弁膜疾患　15

ほ

ホイートストンブリッジ　244
ホール素子　276
ホルモン受容体　198
ホルモン受容体発現細胞　157

ボツリヌス症　77
ポール・バンネル反応　82
ポリエチレングリコール(PEG)法　226
ポルフィリン症　167
ポンプ機能　9
保健　370
母子福祉　407
母子保健　373
方位量子数(l)　208
方形波発振回路　257
放射性医薬品　229
放射性同位元素　208,**209**
─── の壊変　229
放射性崩壊(壊変)　208,**209**
放射能　208
放射平衡　212
放線菌　31
放線菌症　90
膀胱炎　134
膀胱腫瘍　135
発作性夜間血色素尿症　221
本態性高血圧症　23

ま

マーフィー徴候　62
マイクロプロセッサ　290
マイコプラズマ肺炎　31
マクロショック　263,264
マクロファージ　157
マラリア　92,368,384
マンモグラフィ　203
麻疹　79
慢性肝炎　56
慢性甲状腺炎　110,115
慢性骨髄性白血病　99
慢性骨髄増殖性疾患　102
慢性糸球体腎炎　127
慢性糸球体腎炎症候群　127
慢性腎臓病　131
─── の重症度分類　132
慢性腎不全　130
慢性膵炎　66
慢性中耳炎　183
慢性肉芽腫症　164
慢性閉塞性肺疾患　27,33
慢性リンパ性白血病　100

み

ミオトニア　154
ミオパシー　152
ミクロショック　264
ミトコンドリア遺伝病　195
脈管疾患　24

む

ムンプス　80
無γ-グロブリン血症　164
無安定マルチバイブレータ　258
無芽胞性嫌気性グラム陰性桿菌感染症　78
無効造血　95
無作為比較対照試験　352
無作為割付け　347
無症状病原体保有者　362

め

メタボリック症候群　167,178
メニエール病　184
メンタルヘルス　370
メンデル型遺伝疾患　194
めまい　182
免疫不全症　156,164
免疫放射定量法　225,**228**

も

もやもや病　143
漏れ電流許容値　265
門脈圧亢進症　58

や・ゆ

薬剤耐性菌　70
ユニバーサルワクチン接種　365
輸入感染症　70,93
輸入食品の監視体制　374
有害ガス　395
有機物質　395
有機溶剤　191
有棘赤血球を伴う舞踏病　151
有病率　349

よ

予防　332
予防医学　332
予防手段の適用段階　334
予防接種法　365
陽性反応適中度(予測値)　356
溶血性尿毒症症候群　106
溶血性貧血　97

ら

ラクナ梗塞　142
ラジオイムノアッセイ　**225**
ラジオレセプターアッセイ　225,**228**

り

ランダムエラー　354
卵巣腫瘍　140

リウマチ熱　76,163
リケッチア感染症　87
リスク評価の指標　352
リンパ性白血病　100
リンパ浮腫　25
罹患率　349
離婚　342
離婚率　340
離脱電流　264
流行性角結膜炎　80
流行性耳下腺炎　80
量影響関係　398
量反応関係　398
緑内障　181
淋疾　74
臨床検査オートメーションシステム　326
臨床検査情報システム　323,324
臨床検査データの保存　328

る・れ

ルンペル・レーデ現象陽性　109
レイノー現象　24
レーザー式記録器　280
レジオネラ症　74
レニン-アンジオテンシン-アルドステロン系　121,123
レニン-アンジオテンシン系　129

ろ

ローパスフィルタ　252
老化　4
老人保健　378
労作性狭心症　18
労災保険　404
労働安全衛生管理　386
労働安全衛生管理体制　386
労働衛生管理対策　387
労働環境　399
論理演算　258,287
論理演算回路　287,288

わ

ワイル病　89
ワクチン接種　364
ワルファリン　40

欧文索引

数字・ギリシャ文字

1 型糖尿病　166
1 日許容摂取量　398
2 型糖尿病　166
2 者間認証　307
2 値情報　284
3 者間認証　307
10 進数，2 進数，16 進数の換算　285
Ⅰ型アレルギー反応　156,157
α-fetoprotein（AFP）　59
α崩壊・β崩壊　210
γ線放出　210

A

ACC/AHA ガイドライン　10
acute lymphocytic leukemia（ALL）　100
acute myelocytic leukemia（AML）　98
adenocorticotropic hormone（ACTH）　113
adult T-cell leukemia（ATL）　101
Alzheimer 病　152
Americn Society for Testing and Materials（ASTM）1381,1394　303
amyotrophic lateral sclerosis（ALS）　151
analog to digital conversion（A/D 変換）　261,284
ankle brachial index（ABI）　24
antidiuretic hormone（ADH）不適合分泌症候群　110
antidiuretic hormone（ADH）分泌不全症候群　167
aplastic anemia（AA）　97
arginine vasopressin（AVP）　113
athentication　307
autoimmune polyendocrine syndrome（APS）　123
automated external defibrillator（AED）　13
A 型肝炎　84
A 型肝炎ウイルス　54
A 群溶血性連鎖球菌感染　15
A 群連鎖球菌感染症　75

B

Basedow 病　114
basic life support（BLS）　2
Behçet 病　163
B/F 分離法　225
Braunwald による不安定狭心症の分類　19
B 型肝炎　84
B 型肝炎ウイルス　54
B 群連鎖球菌感染症　76

C

CA125　138
cancer　3
case-control study　351
CD8 T 細胞　157
CdS　276
central processing unit（CPU）　282,284,290
cerebral abscess　146
certification　307
Charcot の三徴　62
chemiluminescent immunoassay（CLIA）　220
Child-Pugh 分類　58
Chorea acanthocytosis　151
chort study　351
chronic kidney disease（CKD）　131
chronic lymphocytic leukemia（CLL）　100
chronic myelocytic leukemia（CML）　99
chronic obstructive pulmonary disease（COPD）　33
Clark 電極　280
Clostridium perfringens 感染症　78
confounding factor　347,354
congenital myotonic dystrophy　155
Conn 症候群　121
cortical cerebellar atrophy（CCA）　148
Creutzfeldt-Jakob 病，孤発性　145
Crohn 病　49
crude death rate　342
CR 積分回路の周波数特性　252
CR 微分回路の周波数特性　252
C 型肝炎　85,86
C 型肝炎ウイルス　55

D

DALE（disability-adjusted life expectancy　344
database（DB）　296
D/A 変換　260
dentatorubropallidoluysian atrophy（DRPLA）　149
dermatomyositis（DM）　155
Digital Imaging and COmmunication in Medicine（DICOM）　303,312,315
disability adjusted life year（DALY）　344
disseminated intravascular coagulation（syndrome）（DIC）　108
double blind test　347
Down 症候群　195
Duchenne/Becker 型筋ジストロフィ　142,154
dystrophya myotonica（DM）　154
D 型肝炎ウイルス　55
D ダイマー　39

E

endoscopic mucosal restriction（EMR）　51
endoscopic submucosal dissection（ESD）　51
enzyme immunoassay（EIA）　220
Epidemiology　347
Epstein-Barr（EB）ウイルス（EBV）　82
estogen receptor（ER）　198
ex vivo 検査　220
E 型肝炎ウイルス　55

F

Fallot 四徴症　15
FDG PET　235
field effect transistor（FET）　249
FireWire　293
fluorescence-enzyme immunoassay（FEIA）　220
Friedewald の計算式　173
Friedreich 失調症　149

G

Gaucher病　168
GH-releasing hormone(GH-RH)産生腫瘍　111
graphical user interface(GUI)　292
Guillain-Barré syndrome(GBS)　153

H

H. pylori　52
HCV コア抗原　86
HDL-C　173
health　2
health promotion　335
healthcare-associated infections　359,363
Health Level Seven(HL7)　303
Helicobacter pylori　47,72
hemolytic anemia　97
hemolytic uremic syndrome(HUS)　106
hemophagocytic syndrome(HPS)　103
hemorrhagic shock and encephalopathy(HSE)症候群　145
hepatitis A virus(HAV)　54
hepatitis B virus(HBV)　54
hepatitis C virus(HCV)　55
hepatitis D virus(HDV)　55
hepatitis E virus(HEV)　55
heredity　2
high pass filter　251
homeostasis model assessment ratio(HOMA-R)　172
hospital-acquired infection　363
human epidermal growth factor receptor 2(HER2)　198
Huntington病　150

I

idiopathic thrombocytopenic purpura(ITP)　105
IgA腎症　127
immunoradiometric assay(IRMA)　225,227,**228**
in vitro 検査　220,221,**225**
in vivo 検査　220,**221**
incidence　349
infection　4
informed consent(IC)　6
inheritance　2
insulinogenic index　172
intervention study　350
iron deficiency anemia(IDA)　95
ISO/IEEE 11073　303

J・K

JDS値　166
Kernig徴候　143
Kirchhoff's law　243
Klinefelter症候群　196
KOH法　201

L

laboratory automation system(LAS)　326
laboratory information system(LIS)　324
lacunar infarction　142
LD50　188
LDL-C　173
Lennox-Gastaut症候群　147
life expectancy　343
life expectancy at birth　343
limb-girdle muscular dystrophy(LGMD)　153
linear attenuation coefficient　214
local area network(LAN)　299
low pass filter　252

M

Machado-Joseph病　149
macroshock　263
malignant lymphoma(ML)　103
Medical waveform Format Encoding Rule(MFER)　303
megaloblastic anemia　96
micro-processing unit(MPU)　**290**
microshock　264
mixed connective tissue disease(MCTD)　162
MR胆管膵管検査　54
multiple endocrine neoplasia(MEN)　123
multiple myeloma(MM)　103
multiple sclerosis(MS)　152
multiple system atrophy(MSA)　148
Murphy徴候　62
muscular dystrophy　153
myasthenia gravis(MG)　155
myelodysplastic syndrome(MDS)　98
myotonic dystrophy　154
M蛋白血症　103

N

Neuromyelitis Optica(NMO)　152
NGSP値　166
Niemann-Pick病　168
NK細胞　157
non-alcoholic steatohepatitis(NASH)　58,59
NYHA(ニューヨーク心臓協会)による心不全の重症度分類　10

O

observational study　350
Ohm's law　242
olivopontocerebellar atrophy(OPCA)　149
open system interconnection(OSI)　299
operating system(OS)　282,294
optical character reader(OCR)　292
optical mark reader(OMR)　292
order entry system　312
OSI参照モデル　297
O抗原　71

P

palymyostis/dermatomyositis(PM/DM)　162
Parkinson病　150
Paul Bunnell反応　82
P_{CO_2}電極　276
periodic paralysis　154
person-year method　349,350
pH電極　276
Picture Archiving and Communication System(PACS)　312,315
plasma iron disappearance(PID)　224
plasma iron turnover rate(PIT)　224
P_{O_2}電極　280
polycythemia vera(PV)　102
polymyositis(PM)　155
positron emission tomography(PET)　219,229,230
prevalence　349
primary health care(PHC)　335
primary myelofibrosis(PMF)　102
progesterone receptor(PgR)　198
progressive multifocal leucoencephalopathy(PML)　145
prostate specific antigen(PSA)　124
protein induced by vitamin K absence or antagonists(PIVKA)　109
pulse code modulation(PCM)　284

Q

QT延長症候群　13
quality of life(QOL)　337

R

radio receptor assay(RRA) 225
radioimmunoassay(RIA) 225
radioreceptor assay(RRA) 228
RAID 321
random allocation 347
randomized control trial(RCT) 352
rapidly progressive glomerulonephritis(RPGN) 126
red cell iron turnover rate(RIT) 224
red cell iron utilization(%RCU) 224
respiratory syncytial(RS)ウイルス 31
reverse transcriptase-polymerase chain reaction(RT-PCR)法 95
rheumatoid arthritis(RA) 161
RI 核種 219

S

scintigraphy 218
serologic tests for syphilis(STS)法 89
severe combined immunodeficiency(SCID) 112, 164
Shy-Drager 症候群 149
SI 単位 241
single photon emission computed tomography(SPECT) 229, 230
Sjögren 症候群 163
small computer system interface(SCSI) 293
spinocerebellar ataxia 149
spinocerebellar degeneration(SCD) 148
standard precaution 359, 364
striatonigral degeneration(SND) 149
subarachnoid hemorrhage(SAH) 143
syndrome of inappropriate secretion of antidiuretic hormone(SIADH) 167
systemic lupus erythematosus(SLE) 161
systemic sclerosis(SSc) 162

T

TCP/IP(transmission control protocol/internet protocol) 297, 301
Th1 細胞 157
Th2 細胞 157
thrombotic thrombocytopenic purpura(TTP) 106
tissue factor(TF) 108
transient ischemic attack(TIA) 143
triglyceride(TG) 173
tumor 3
Turner 症候群 195

U・V

universal serial bus(USB) 293
VDT 作業 400
von Hippel-Lindau 病 134
von Willebrand disease(VWD) 107

W

Weil 病 89
West 症候群 147
Wheatstone bridge 244
WHO 憲章 333
WHO の健康の定義 332, 335
Widal 反応 71
wide area network(WAN) 299
Willis 動脈輪閉塞症(moyamoya disease) 143
Wilson 病 169
WPW 症候群 12

X・Z

X 連鎖無γグロブリン血症 164
Ziehl-Neelsen 染色 73

臨床検査技師国家試験出題基準対照表

章	カリキュラム名	国試出題基準※ 大項目	『標準臨床検査学』シリーズ タイトル	
Ⅰ章 臨床検査総論	検査総合管理学	1 臨床検査の意義	臨床検査医学総論	
		2 検査管理の概念	検査機器総論・検査管理総論	
		3 検査部門の組織と業務		
		4 検査部門の管理と運営		
		5 検体の採取と保存		
		6 検査の受付と報告		
		7 精度管理		
		8 検査情報		
		9 検査情報の活用		
	生物化学分析検査学	1 尿検査	臨床検査総論	
		2 脳脊髄液検査		
		3 糞便検査		
		4 喀痰検査		
		5 その他の一般的検査		
	形態検査学	1 寄生虫学	微生物学・臨床微生物学・医動物学	
		2 寄生虫検査法		
Ⅱ章 臨床検査医学総論	臨床病態学	1 総論	臨床医学総論	臨床検査医学総論
		2 循環器疾患	臨床医学総論	
		3 呼吸器疾患		
		4 消化器疾患		
		5 肝・胆・膵疾患		
		6 感染症		
		7 血液・造血器疾患		
		8 内分泌疾患		
		9 腎・尿路・男性生殖器疾患		
		10 女性生殖器疾患		
		11 神経・運動器疾患		
		12 アレルギー性疾患・膠原病・免疫病		
		13 代謝・栄養障害		
		14 感覚器疾患		
		15 中毒		
		16 染色体・遺伝子異常症		
		17 皮膚及び胸壁の疾患		
		18 検査診断学総論	臨床検査医学総論	
		19 循環器疾患の検査		
		20 呼吸器疾患の検査		
		21 消化器疾患の検査		
		22 肝・胆・膵疾患の検査		
		23 感染症の検査		
		24 血液・造血器疾患の検査		
		25 内分泌疾患の検査		
		26 腎・尿路疾患の検査		
		27 体液・電解質・酸-塩基平衡の検査		
		28 神経・運動器疾患の検査		
		29 アレルギー性疾患・膠原病・免疫病の検査		
		30 代謝・栄養異常の検査		
		31 感覚器疾患の検査		
		32 有毒物中毒の検査		
		33 染色体・遺伝子異常症の検査	遺伝子検査学	
		34 悪性腫瘍の検査	臨床検査医学総論	遺伝子検査学
Ⅲ章 臨床生理学	人体の構造と機能／生理機能検査学	1 臨床生理検査の特色	生理検査学・画像検査学	
		2 循環系検査の基礎		
		3 心電図検査		
		4 心音図検査		
		5 脈管疾患検査		
		6 呼吸器系検査の基礎		
		7 呼吸機能検査		
		8 神経系検査の基礎		
		9 脳波検査		
		10 筋電図検査		
		11 超音波検査の基礎		
		12 心臓超音波		
		13 腹部超音波		
		14 その他の超音波検査		
		15 磁気共鳴画像検査〈MRI〉		
		16 その他の臨床生理検査		
Ⅳ章 臨床化学	人体の構造と機能／生物化学分析検査学	1 生命のメカニズム	基礎医学	臨床化学
		2 生物化学分析の基礎	臨床化学	
		3 生物化学分析の原理と方法		
		4 無機質	基礎医学	臨床化学
		5 糖質		
		6 脂質		
		7 蛋白質		
		8 生体エネルギー		
		9 非蛋白質性窒素		
		10 生体色素		
		11 酵素		
		12 薬物・毒物		
		13 微量金属(元素)		
		14 ホルモン		
		15 ビタミン		
		16 機能検査		
		17 遺伝子	遺伝子検査学	
		18 放射性同位元素	臨床医学総論	

章	カリキュラム名	国試出題基準※ 大項目	『標準臨床検査学』シリーズ タイトル	
Ⅴ章 病理組織細胞学	人体の構造と機能／医学検査の基礎と疾病との関連	1 解剖学総論	基礎医学	
		2 病理学総論	病理学・病理検査学	
		3 解剖学・病理学各論	基礎医学	病理学・病理検査学
	形態検査学	1 病理組織標本作製法	病理学・病理検査学	
		2 病理組織染色法		
		3 電子顕微鏡標本作製法		
		4 細胞学的検査法		
		5 病理解剖〈剖検〉		
		6 病理業務の管理		
Ⅵ章 臨床血液学	人体の構造と機能／形態検査学／病因・生体防御検査学	1 血液の基礎	基礎医学	血液検査学
		2 血球		
		3 止血機構		
		4 凝固・線溶系		
		5 血球に関する検査	血液検査学	
		6 形態に関する検査		
		7 血小板、凝固・線溶系検査		
		8 赤血球系疾患の検査結果の評価		
		9 白血球系疾患の検査結果の評価		
		10 造血器腫瘍系の検査結果の評価		
		11 血栓止血検査結果の評価		
		12 染色体の基礎	遺伝子検査学	血液検査学
		13 染色体の検査法		
		14 染色体異常		
Ⅶ章 臨床微生物学	医学検査の基礎と疾病との関連	1 分類	微生物学・臨床微生物学・医動物学	
		2 形態、構造及び性状		
		3 染色法		
		4 発育と培養		
		5 遺伝と変異		
		6 滅菌と消毒		
		7 化学療法		
		8 感染と発症		
	病因・生体防御検査学	1 細菌		
		2 真菌		
		3 ウイルス		
		4 プリオン		
		5 検査法		
		6 微生物検査結果の評価		
Ⅷ章 臨床免疫学	病因・生体防御検査学	1 生体防御の仕組み	免疫検査学	
		2 抗原抗体反応による分析法		
		3 免疫と疾病の関わり		
		4 免疫検査の基礎知識と技術		
		5 免疫機能検査		
		6 輸血と免疫血清検査		
		7 輸血の安全管理		
		8 移植の免疫検査		
		9 妊娠・分娩の免疫検査		
Ⅸ章 公衆衛生学	保健医療福祉と医学検査	1 医学概論	臨床医学総論	
		2 公衆衛生の意義		
		3 人口統計と健康水準		
		4 疫学		
		5 環境と健康		
		6 健康の保持増進		
		7 衛生行政		
		8 国際保健		
		9 関係法規		
Ⅹ章 医用工学概論	医療工学及び情報科学	1 臨床検査と生体物性		
		2 電気・電子工学の基礎		
		3 医用電子回路		
		4 生体情報の収集		
		5 電気的安全対策		
		6 情報科学の基礎		
		7 ハードウェア		
		8 ソフトウェア		
		9 コンピュータネットワーク		
		10 情報処理システム		
		11 医療情報システム		
	検査総合管理学	1 検査機器学総説	検査機器総論・検査管理総論	
		2 共通機械器具の原理・構造		

※平成23年版

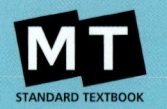

MT STANDARD TEXTBOOK

標準臨床検査学

ラインナップ 全12巻

シリーズ監修　矢冨　裕　横田浩充

臨床医学総論
臨床医学総論　放射性同位元素検査技術学　医用工学概論
情報科学・医療情報学　公衆衛生学
編集　小山高俊・戸塚　実

臨床検査医学総論
編集　矢冨　裕

基礎医学――人体の構造と機能
編集　岩屋良則

臨床検査総論
編集　伊藤機一・松尾収二

検査機器総論・検査管理総論
編集　横田浩充・大久保滋夫

臨床化学
編集　前川真人

免疫検査学
編集　折笠道昭

血液検査学
編集　矢冨　裕・通山　薫

遺伝子検査学
編集　宮地勇人・横田浩充

微生物学・臨床微生物学・医動物学
編集　一山　智・田中美智男

病理学・病理検査学
編集　仁木利郎・福嶋敬宜

生理検査学・画像検査学
編集　谷口信行